よくわかる
頭痛
めまい
しびれ
のすべて

鑑別診断から治療まで

岩手医科大学名誉教授
編集 東儀 英夫

永井書店

■執筆者一覧

●編集
東儀　英夫（岩手医科大学名誉教授）

●執筆者（執筆順）
下村登規夫（鳥取大学医学部病態解析医学講座臨床検査医学　助教授）

小谷　和彦（鳥取大学医学部病態解析医学講座臨床検査医学）

村上　文代（鳥取大学医学部病態解析医学講座臨床検査医学）

濱田　潤一（慶應義塾大学医学部神経内科　専任講師）

福内　靖男（足利赤十字病院　院長）

平田　幸一（獨協医科大学神経内科　教授）

森松　光紀（山口大学医学部脳神経病態学（神経内科学）教授）

作田　　学（杏林大学医学部第一内科（神経内科）学教室　教授）

寺本　　純（寺本神経内科クリニック　院長）（名古屋市）

紙谷　秀規（鳥取大学医学部附属脳幹性疾患研究施設脳神経外科部門　助教授）

渡辺　高志（鳥取大学医学部附属脳幹性疾患研究施設脳神経外科部門　教授）

野村　貞宏（山口大学医学部脳神経病態学脳神経外科）

鈴木　倫保（山口大学医学部脳神経病態学脳神経外科　教授）

山口　滋紀（横浜市立大学医学部附属市民総合医療センター神経内科　部長（講師））

黒岩　義之（横浜市立大学医学部神経内科　教授）

山本　纊子（藤田保健衛生大学神経内科　教授）

山崎　　健（岩手医科大学医学部整形外科学教室　助教授）

髙橋　洋司（岩手医科大学医学部眼科学教室　助教授）

田澤　　豊（岩手医科大学医学部眼科学教室　教授）

米澤　久司（岩手医科大学医学部神経内科学）

東儀　英夫（岩手医科大学名誉教授）

佐藤　宏昭（岩手医科大学医学部耳鼻咽喉科　教授）

高橋　哲哉（新潟大学医学部脳研究所　神経内科）

五十嵐修一（新潟大学医学部脳研究所附属生命科学リソース研究センター分子神経疾患資源解析学）

辻　　省次（東京大学医学部神経内科　教授）

埜中　征哉（国立精神・神経センター武蔵病院　院長）

西尾　健資(京都大学大学院医学研究科認知行動脳科学)

八木　聰明(日本医科大学大学院医学研究科頭頸部・感覚器科学分野　教授)

内野　　誠(熊本大学大学院脳神経科学講座　神経内科学分野　教授)

和田　千鶴(秋田大学医学部第一内科)

豊島　　至(秋田大学医学部第一内科　講師)

別府　高明(岩手医科大学脳神経外科　講師)

紺野　　広(岩手医科大学脳神経外科　講師)

小川　　彰(岩手医科大学脳神経外科　教授)

竹森　節子(賛育会病院耳鼻咽喉科)(東京都墨田区)

渡辺亜貴子(福島県立医科大学神経内科)

山本　悌司(福島県立医科大学神経内科　教授)

辻　　　純(京都大学医学部耳鼻咽喉科・頭頸部外科学)

小川　　郁(慶應義塾大学医学部耳鼻咽喉科　教授)

松永　宗雄(弘前大学医学部脳研神経統御部門　教授)

蒔苗　公利(弘前大学医学部耳鼻咽喉科)

山之内　博(東京都老人医療センター　副院長)

刈部　　博(東北大学大学院医学系研究科神経外科学)

白根　礼造(東北大学大学院医学系研究科神経外科学　助教授)

栗田　啓司(山形大学医学部器官病態統御学生命情報内科学分野　講師)

加藤　丈夫(山形大学医学部器官病態統御学生命情報内科学分野　教授)

野口　佳裕(東京医科歯科大学大学院医歯学総合研究科認知行動医学系専攻システム神経医学講座聴平衡覚応答調節学分野　講師)

喜多村　健(東京医科歯科大学大学院医歯学総合研究科認知行動医学系専攻システム神経医学講座聴平衡覚応答調節学分野　教授)

矢沢代四郎(滋賀医科大学耳鼻咽喉科　助教授)

坂本　　崇(徳島大学医学部神経内科)

梶　　龍兒(徳島大学医学部神経内科　教授)

國本　雅也(国立国際医療センター神経内科　医長)

本田英比古(東京慈恵会医科大学神経内科　助教授)

千田　圭二(国立療養所岩手病院　副院長)

糸山　泰人(東北大学大学院医学系研究科神経科学講座神経内科分野　教授)

田代　眞一(昭和薬科大学病態科学教室　教授)

序にかえて

　頭痛・めまい・しびれはいずれも日常診療の中で、特に頻繁にみられる自覚症状である。いずれの症状も一生の間に一度も経験しない者はいないといっても過言ではない。対症的な治療により、症状が消失することも多いが、重要な疾患の警告症状（warning symptoms）である場合もある。逆に慢性に繰り返し起こる場合には、また異なった診断、治療上の問題がある。本書は、頭痛・めまい・しびれについて、最新の知見をもとに、高度の内容を日常診療に生かせるように配慮して構成されている。

　頭痛は、通常は良性の症状であるが、今まで経験したことがないような頭痛が急性に生じた場合には、髄膜炎、くも膜下出血、脳腫瘍などの重大な疾患が疑われる。救急医療の場に訪れる頭痛患者の約5％はこのような例であり、迅速にかつ正確に診断し、治療する必要がある。眼科的・耳鼻科的疾患、全身疾患などの可能性も考慮する必要がある。慢性、反復性に起こる頭痛は、いわゆる緊張性頭痛のような頻度の高いものから、稀なものにわたるいくつかのタイプがある。このタイプ分類はInternational Headache Society（IHS）の分類（1988）が国際的に広く用いられているが、いくつかの問題点も指摘されている。代表的なタイプは偏頭痛（migraine）である。その発症機序として、約40年前、神経伝達物質であるセロトニン（5-hydroxytryptamine；5-HT）の関与が指摘され、その拮抗薬であるメチセルジドが予防薬として導入された。その後、セロトニンに対する関心が低くなった時期があったが、最近5-HT受容体の1つ（5-HT$_{1B}$）に対する刺激作用をもつトリプタン系薬物が導入されるとともに、再びセロトニン、背側縫線核（dorsal raphe nucleus）の役割に注目が集まっている。遺伝子の面からもMELASにおけるミトコンドリア遺伝子、家族性片麻痺片頭痛におけるカルシウム・チャネル遺伝子の点突然変異のほか、遺伝子多型の解析により、片頭痛とドパミンD2受容体アレルとの関連が見い出されている。このような知見は、片頭痛の発症機序にさらに新しい局面を拓いてゆくであろう。

　"めまい"という訴えは、真のめまい（vertigo）のほかに、失神、歩行の不安定、頭部の異常感覚などを意味することもあり、患者の訴える"めまい"が真のめまいを意味しているか否かを確認することがまず第一に重要である。空間における身体位置に関する見当識は、前庭系、視覚系、体制感覚系からの情報から成り立っている。これらの系は相互に情報を交換し、協調して機能し、重複した機能を有し、互いに代償し合っている。めまいは、このいずれの系の障害でも生じうるが、前庭系の障害によることが最も多い。前庭神経核からの投射路は、眼球運動を司る動眼神経・滑車神経・および外転神経の諸核、脊髄・大脳に投射して前庭眼反射（vestibuloocular reflex；VOR）の回路を形成するとともに、小脳・脊髄そして視床を介して大脳皮質にも投射している。前庭系に異常が生じたとき、突然めまいという症候として現れる。前庭系の生理学は、最近急速に進歩しつつある。

　"しびれ"の訴えは、異常感覚、感覚鈍麻、軽度の運動麻痺など、さまざまな症状を意味し

ている場合があり、その内容を十分確認する必要がある。神経学的には、異常感覚（ディゼステジア、dysesthesia；パレステジア、paresthesia）を指すことはいうまでもない。Déjérineの定義ではディゼステジアとは、自覚的感覚障害のうち、痛み以外の異常感覚（例えばしびれ）を指し、パレステジア（paresthesia）は他覚的感覚障害のうち、本来感ずべき感覚（例えば触覚）をそれと異なった（para-）感覚（例えば痛み）として自覚する場合を指す。しかし、最近は厳密に区別されて用いられてはいない。体制感覚は末梢の感覚受容器から末梢神経、脊髄、延髄、橋、視床、大脳白質、大脳皮質感覚野に至る神経伝達の連鎖を通じて知覚される。"しびれ"はこのいずれのレベルの病変によっても起こりうる。その原因病巣の診断において重要なことは、"しびれ"の分布である。両側四肢末梢部のしびれでは、ニューロパチー、中毒、代謝性疾患などが原因である可能性が高い。神経根や末梢神経の支配と一致して分布を示す場合は、部位診断は困難ではない。但し、中枢神経系の病変で、いかにも末梢性のしびれに類似した分布を呈する場合もある。脳梗塞急性期の症状であれば、MRIの拡散強調画像で小さな梗塞巣を診断しうる。

　頭痛、めまい、しびれ—このありふれた症状の患者を診て、あとでハッとする思いをした経験のない医師は、おそらくいないのではないかと思う。詳しい病歴の聴取と簡にして要を得た診察、そして必要な場合には迷わず、CT・MRIなどの画像診断を行うことが重要である。そのような診療に役立つことを願って、広い専門領域の先生方に執筆をお願いした。ご多忙な毎日を過ごしておられる中で、執筆の労をとって下さった先生方に心から感謝申し上げる次第である。

　平成15年9月

東儀英夫

目　次

A. 頭　痛

I 頭痛の分類・疫学 ──────────────（下村登規夫、ほか） 3
1. 頭痛の分類 …………………………………………………………3
2. 頭痛の疫学 …………………………………………………………8

II 頭痛の発生機序・診断・治療 ──────────────

◆片頭痛の病態発生機序 ──────────────（濱田潤一、ほか） 15
1. 痛みを感ずるメカニズム …………………………………………15
2. 片頭痛の病態仮説の変遷 …………………………………………18
3. 血管説(vascular theory) …………………………………………19
4. 神経説(neuronal theory または neural theory) ………………20
5. 三叉神経血管説(trigeminovascular theory) ……………………23
6. 片頭痛の生化学(神経伝達物質・血管作動性物質) ……………24
7. 片頭痛と遺伝子異常 ………………………………………………26
8. 現時点の片頭痛の病態仮説のまとめ ……………………………28

◆片頭痛の診断・治療 ──────────────（平田幸一） 33
1. 診断の実際 …………………………………………………………33
2. 鑑別診断を進める …………………………………………………35
3. 片頭痛と診断したら ………………………………………………39
4. 治療 …………………………………………………………………40

◆群発頭痛 ──────────────（森松光紀） 46
1. 群発頭痛とは ………………………………………………………46
2. 群発頭痛患者の頻度 ………………………………………………47
3. 性差、遺伝性、発病年齢、発作頻度 ……………………………47
4. 症候 …………………………………………………………………48
5. 発生機序と病態生理 ………………………………………………49
6. 検査成績 ……………………………………………………………52
7. 鑑別診断 ……………………………………………………………52
8. 治療 …………………………………………………………………54

◆緊張型頭痛 ──────────────（作田　学） 59
1. 緊張型頭痛(筋収縮性頭痛)の診断 ………………………………60
2. 頭痛診断のヒント；問診票と頭痛ノートの利用法 ……………61
3. 緊張型頭痛のメカニズム …………………………………………64
4. 筋緊張型頭痛の治療 ………………………………………………68

◆慢性連日性頭痛 ──────────────────────────（寺本　純）70
   1．慢性連日性頭痛の沿革 ……………………………………………………70
   2．慢性連日性頭痛の病態 ……………………………………………………71
   3．その他の慢性連日性頭痛 …………………………………………………73
   4．薬物誘発性・離脱性頭痛 …………………………………………………75
   5．慢性連日性頭痛の治療 ……………………………………………………77
   6．慢性連日性頭痛の今後の課題 ……………………………………………77

◆脳腫瘍の頭痛 ─────────────────────────（紙谷秀規、ほか）80
   1．総論 …………………………………………………………………………80
   2．頭蓋内圧亢進症状としての頭痛 …………………………………………81
   3．頭蓋内圧亢進とは無関係な脳腫瘍の局在による頭痛 …………………82

◆脳血管障害の頭痛 ──────────────────────（野村貞宏、ほか）86
   1．頭痛の機序 …………………………………………………………………86
   2．くも膜下出血 ………………………………………………………………87
   3．脳梗塞 ………………………………………………………………………90
   4．脳出血 ………………………………………………………………………92
   5．頭痛の治療 …………………………………………………………………96
   6．脳血管障害慢性期の頭痛 …………………………………………………96

◆三叉神経痛 ──────────────────────────（山口滋紀、ほか）98
   1．三叉神経の解剖 ……………………………………………………………98
   2．特発性三叉神経痛 ………………………………………………………101
   3．症候性（二次性）三叉神経痛 …………………………………………102
   4．三叉神経痛の発生機序 …………………………………………………103
   5．三叉神経痛の治療 ………………………………………………………104

◆側頭動脈炎 ─────────────────────────────（山本繍子）108
   1．疫学 ………………………………………………………………………108
   2．病因・病態生理 …………………………………………………………108
   3．病理 ………………………………………………………………………110
   4．臨床症候 …………………………………………………………………110
   5．検査所見 …………………………………………………………………112
   6．診断・鑑別診断 …………………………………………………………112
   7．治療 ………………………………………………………………………113
   8．予後・死因 ………………………………………………………………114

◆頭痛と頸椎疾患 ─────────────────────────────（山崎　健）116
   1．発生機序 …………………………………………………………………116
   2．原因疾患：頭痛、後頭部痛、後頸部痛を示す疾患の分類 …………118
   3．後頭部痛、後頸部痛の診断（問診）のポイント ……………………118
   4．頸椎部の診察のポイント ………………………………………………120
   5．画像診断のポイント ……………………………………………………122

  6. 治療のポイント ……………………………………………………………125

◆眼科領域の頭痛 ──────────────────（髙橋洋司、ほか）127
  1. Red Eye を呈する疾患群 ……………………………………………………128
  2. White Eye 群 …………………………………………………………………133
  3. White Eye＋眼球運動障害 …………………………………………………136
  4. White Eye＋視力障害、視覚異常 …………………………………………137

◆ Tolosa-Hunt 症候群 ──────────────────（米澤久司、ほか）140
  1. 概念と定義 ……………………………………………………………………140
  2. 診断基準 ………………………………………………………………………140
  3. 病因、病態と臨床症状 ………………………………………………………141
  4. 画像による補助診断 …………………………………………………………143
  5. 臨床検査値 ……………………………………………………………………144
  6. 鑑別診断 ………………………………………………………………………145
  7. Tolosa-Hunt 症候群の治療 …………………………………………………147

◆耳鼻科領域の頭痛 ──────────────────────（佐藤宏昭）149
  1. 耳疾患と耳痛・頭痛 …………………………………………………………150
  2. 鼻・副鼻腔疾患と顔面痛・頭痛 ……………………………………………155
  3. 口腔疾患と疼痛 ………………………………………………………………157
  4. 咽喉頭疾患と疼痛 ……………………………………………………………158

III 最近の知見

◆家族性片麻痺性片頭痛 ─────────────────（高橋哲哉、ほか）160
  1. 症状 ……………………………………………………………………………160
  2. 診察所見・検査所見 …………………………………………………………161
  3. FHM の分子遺伝学 …………………………………………………………161
  4. 治療 ……………………………………………………………………………162
  5. 症例 ……………………………………………………………………………162

◆ミトコンドリア異常に伴う頭痛 ─────────────────（埜中征哉）166
  1. ミトコンドリア病とは ………………………………………………………166
  2. メラス(MELAS) ……………………………………………………………167
  3. その他のミトコンドリア病 …………………………………………………170

◆ CADASIL と頭痛 ────────────────────────（西尾健資）172
  1. CADASIL とは？ ……………………………………………………………172
  2. CADASIL の臨床像 …………………………………………………………173
  3. CADASIL の病理学的特徴 …………………………………………………174
  4. CADASIL の遺伝子異常と推定される血管病変発症メカニズム ………174
  5. CADASIL の確定診断の方法 ………………………………………………178
  6. CADASIL の治療 ……………………………………………………………179

B. めまい

I めまいの発生機序 ──────────────── (八木聰明) 183
1. 前庭系の形態と機能 ……………………………………… 183
2. 前庭覚、視覚、深部知覚の混乱 ………………………… 191
3. めまい、平衡障害の発症機序 …………………………… 195

II めまいを生じる主な疾患 ───────────── (内野 誠) 198
1. 当科に入院しためまい患者の実態 ……………………… 200
2. めまいを呈する代表的疾患 ……………………………… 201

III めまいの診かた、鑑別診断

◆神経内科的立場から ──────────── (和田千鶴、ほか) 211
1. めまいの問診 ……………………………………………… 212
2. めまいの診察 ……………………………………………… 214
3. 鑑別疾患 …………………………………………………… 215
4. めまいを起こす代表的疾患 ……………………………… 220

◆脳神経外科的立場から ─────────── (別府高明、ほか) 228
1. 平衡機能とめまいの関係 ………………………………… 228
2. めまいの種類と診断 ……………………………………… 228
3. めまいを伴う疾患の鑑別 ………………………………… 229

◆耳鼻科的立場から ──────────────── (竹森節子) 237
1. 耳鼻科の受付において …………………………………… 237
2. 観察 ………………………………………………………… 238
3. 問診 ………………………………………………………… 241
4. 検査 ………………………………………………………… 245

IV めまい患者の検査

◆神経内科的検査(CT、MRI、MRA など) ──── (渡辺亜貴子、ほか) 251
1. 脳幹・小脳の病変あるいは機能障害 …………………… 251
2. 大脳の病変あるいは機能障害 …………………………… 265
3. 末梢前庭系の病変 ………………………………………… 266

◆耳鼻咽喉科的検査 ──────────────── (辻 純) 268
1. 聴覚検査 …………………………………………………… 268
2. 平衡機能検査 ……………………………………………… 268

V めまいの原因疾患と治療法

◆メニエール病 ―――――――――――――――――― (小川 郁) 278
1. 疾患概念 ……………………………………………278
2. 病態 …………………………………………………279
3. 診断 …………………………………………………281
4. メニエール病周辺疾患の診断 ……………………283
5. 治療 …………………………………………………284

◆良性発作性頭位めまい ―――――――――――― (松永宗雄、ほか) 288
1. 歴史的経緯・疫学 …………………………………288
2. 臨床症状 ……………………………………………289
3. 病因・病態 …………………………………………290
4. 診断の手順 …………………………………………290
5. 鑑別診断 ……………………………………………294
6. 治療 …………………………………………………295

◆脳血管障害 ――――――――――――――――――― (山之内 博) 299
1. 脳血管障害にみられるめまいの具体的症状 ……299
2. 発症様式と補助診断 ………………………………300
3. めまいを主訴とする主な脳血管障害のタイプ …301

◆脳腫瘍 ―――――――――――――――――――― (苅部 博、ほか) 307
1. 平衡機能障害に起因するめまい …………………307
2. 頭蓋内圧亢進に起因するめまい …………………313
3. 視床下部-下垂体障害に起因するめまい ………315

◆神経変性疾患 ―――――――――――――――― (栗田啓司、ほか) 318
1. 小脳や脳幹病変を主病変とする変性疾患 ………318
2. 自律神経系を主病変とする変性疾患 ……………323
3. その他 ………………………………………………324

VI 最近の知見

◆遺伝学的知見 ―――――――――――――――― (野口佳裕、ほか) 328
1. 非症候群性遺伝性難聴 ……………………………328
2. 前庭障害を呈する難聴遺伝子 ……………………329
3. めまいに関する遺伝学的知見 ……………………336

◆免疫学的知見 ―――――――――――――――――― (矢沢代四郎) 337
1. 動物実験 ……………………………………………338
2. 臨床的研究 …………………………………………339
3. 治療 …………………………………………………344

4．むすび ……………………………………………………………………345

C. しびれ

I しびれの発生機序・鑑別診断 ──────────（坂本　崇、ほか）351

1．「しびれ」とは ……………………………………………………351
2．しびれの診察と評価 ………………………………………………351
3．しびれの発生機序 …………………………………………………352
4．しびれの検査 ………………………………………………………354
5．しびれの鑑別診断-感覚障害のパターンと原疾患 ………………356

II しびれをきたす疾患の診断と治療 ──────────

◆末梢神経疾患 ──────────────────（國本雅也）362

1．しびれがニューロパチー由来であることの診断 ………………362
2．個々の末梢神経疾患の診断と治療 ………………………………369

◆脊髄・根疾患 ─────────────────（本田英比古）374

1．病歴をとるコツ ……………………………………………………374
2．脊髄・根疾患でのしびれを理解するための症候学 ……………375
3．診察のコツ …………………………………………………………382
4．画像所見診断に必要な脊髄・脊椎の高位差 ……………………385
5．神経内科での診断の流れ …………………………………………387
6．変形性脊椎症 ………………………………………………………387
7．脊髄障害をきたす疾患 ……………………………………………389
8．根障害を単独できたす疾患 ………………………………………393

◆脳疾患 ──────────────────（千田圭二、ほか）399

1．感覚の中枢伝導路 …………………………………………………399
2．脳疾患によるしびれ ………………………………………………400
3．診断 …………………………………………………………………407
4．治療 …………………………………………………………………407

D. 頭痛・めまい・しびれの東洋医学的アプローチ

（田代眞一）

1．頭痛・めまい・しびれの治療と東洋医学 ………………………411
2．気虚による頭痛・めまい・しびれ ………………………………411
3．気鬱による頭痛・めまい・しびれ ………………………………417
4．気逆による頭痛・めまい・しびれ ………………………………418
5．血虚による頭痛・めまい・しびれ ………………………………419
6．瘀血による頭痛・めまい・しびれ ………………………………420
7．水毒による頭痛・めまい・しびれ ………………………………422

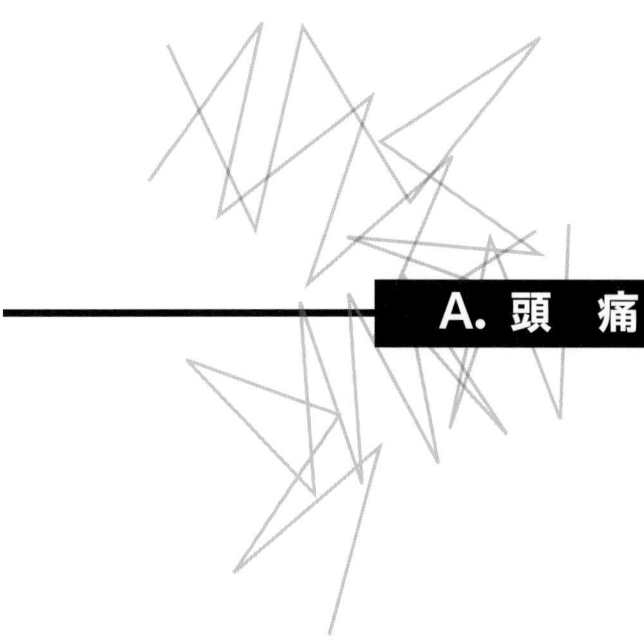

A. 頭　痛

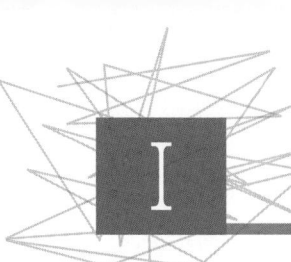

I 頭痛の分類・疫学

■はじめに

　頭痛は日常診療において多く認められる訴えの1つである。わが国における頭痛の疫学的検討は外来患者に関する検討が中心で、地域住民を対象とした疫学調査は多くない。近年、一地域あるいは全国レベルでの疫学調査が行われるようになり、日本における頭痛の実態が明らかになりつつある。

　本稿では頭痛の国際分類を提示し、片頭痛、緊張型頭痛、群発頭痛などの機能性頭痛を中心にして、わが国における頭痛の疫学調査と諸外国の報告を比較しながら頭痛の分類ならびに疫学について概説する。

1 頭痛の分類

　頭痛の分類には国際頭痛学会（1988年）による頭痛、頭蓋神経痛、顔面痛の分類[1]が用いられることが多い。本分類は13項目からなる大分類があり、さらに各項目が細分化されている（表1）。本分類では診断基準が明記されているとともに、疾患概念の解説、同義語、本分類以前に用いられていた Ad Hoc Committee による頭痛分類で用いられていた用語との比較も簡単に述べられている。大分類の1～4は機能性頭痛（一次性頭痛、明らかな器質的原因のない頭痛）であり、5～12はなんらかの器質的原因を有する症候性頭痛（二次性頭痛）である。本分類は発表後既に13年が経過し、新しい概念の導入などを含めて現在改定作業が進められており、2003年には改訂版が発表される予定である。

1. 片頭痛（migraine）

　片頭痛は大きく7種類に分類されているが、主要なものは前兆を伴わない片頭痛と前兆を伴う片頭痛である（表2）。前兆とは「片頭痛に前駆あるいは随伴する局所神経症状の総称」と定義されている。

❶前兆を伴わない片頭痛（migraine without aura）

　前兆として明らかな局所神経症状を呈さない片頭痛発作の総称と考えればよい。後述する前兆を伴う片頭痛患者の中に、時に前兆を伴わない片頭痛発作を呈することがあるのはよく知られている。前兆を伴わないタイプは片頭痛の中では最も多いタイプである。前兆ではないが、発作の前に情緒不安定、眠気、なまあくび、浮腫などの症状を認めることがある。女性に多く、性周期と関連して発作が出現する症例がある。

表1. 国際頭痛学会の頭痛の分類（大分類）

1. Migraine
   片頭痛
2. Tension-type headache
   緊張型頭痛
3. Cluster headache and chronic paroxysmal hemicrania
   群発頭痛および慢性発作性片側頭痛
4. Miscellaneous headaches unassociated with structural lesion
   器質的病変を伴わない各種の頭痛
5. Headache associated with head trauma
   頭部外傷に伴う頭痛
6. Headache associated with vascular disorders
   血管障害に伴う頭痛
7. Headache associated with non-vascular intracranial disorder
   非血管性頭蓋内疾患に伴う頭痛
8. Headache associated with substances or their withdrawal
   原因物質あるいはその離脱に伴う頭痛
9. Headache associated with non-cephalic infection
   頭痛以外の感染症に伴う頭痛
10. Headache associated with metabolic disorder
    代謝障害に伴う頭痛
11. Headache or facial pain associated with disorder of cranium, neck, eyes, ears, nose, sinuses, teeth, mouth, or other facial or cranial structures
    頭蓋骨、頸、眼、耳、鼻、副鼻腔、歯、口、あるいはほかの顔面・頭蓋組織に起因する頭痛あるいは顔面痛
12. Cranial neuralgias, nerve trunk pain and deafferentation pain
    頭痛神経痛、神経幹痛、求心路遮断性疼痛
13. Headache not classifiable
    分類できない頭痛

❷前兆を伴う片頭痛（migraine with aura）

　前兆が頭痛発作に先行するのが特徴である。最も多い前兆は、閃輝暗点（scintillating scotoma）と呼ばれるものである。一般的にはこの前兆が終了するのに引き続いて頭痛が出現する。頭痛は当初拍動性であるが、数時間から長くとも半日後には非拍動性で持続性の痛みとなる。そのほかに羞明、音過敏、気分不快、下痢など多彩な随伴症状が認められる。

❸その他の片頭痛

　眼筋麻痺型片頭痛、網膜片頭痛、小児周期性症候群、片頭痛の合併症および上記分類に属さない片頭痛、のように分類されている。前兆を伴う片頭痛、小児周期性症候群、片頭痛の合併症などはさらに詳細に分類されている。これらの中で、片頭痛の合併症の中に含まれている片頭痛による脳梗塞は重要で、若年者の脳梗塞の中に片頭痛に伴って発症する脳梗塞例があり、注意を要する。

2. 緊張型頭痛（tension-type headache）

　緊張型頭痛は国際学会の分類で初めて採用された用語である。従来、緊張性頭痛という用語

表2. 片頭痛の分類

1. Migraine
   片頭痛
   1.1 Migraine without aura
       前兆を伴わない片頭痛
   1.2 Migraine with aura
       前兆を伴う片頭痛
       1.2.1 Migraine with typical aura
             典型的前兆を伴う片頭痛
       1.2.2 Migraine with prolonged aura
             前兆遷延性片頭痛
       1.2.3 Familial hemiplegic migraine
             家族性片麻痺性片頭痛
       1.2.4 Basilar migraine
             脳底型片頭痛
       1.2.5 Migraine aura without headache
             前兆のみで頭痛を伴わないもの
       1.2.6 Migraine with acute onset aura
             突発性前兆を伴う片頭痛
   1.3 Ophthalmopegic migraine
       眼筋麻痺性片頭痛
   1.4 Retinal migraine
       網膜片頭痛
   1.5 Childhood periodic syndromes that may be precursors to or associated with migraine
       小児周期性症候群（片頭痛との関連が示唆されるもの）
       1.5.1 Benige paroxysmal vertigo of childhood
             小児良性発作性めまい
       1.5.2 Alternating hemiplegia of childhood
             小児交代性方麻痺
   1.6 Complications of migraine
       片頭痛の合併症
       1.6.1 Status migrainosus
             片頭痛発作重積
       1.6.2 Migrainous infarction
             片頭痛による脳梗塞
   1.7 Migrainous disorder not fulfilling above criteria
       上記分類に属さない片頭痛

が用いられていたが、これとは異なることが強調されている。緊張型頭痛とは「軽度から中等度の頭痛で日常生活に支障は少ない。頭部を圧迫されるような、締めつけられるような頭痛で両側性に生じることが多い。体位変換、運動など日常生活動作による増悪は少なく、悪心・嘔吐、羞明、音過敏などを伴うことも少ない。器質的な病変による頭痛を臨床的に除外できること」とされている。診断基準により細かく診断の指針が示されている。本分類にはいわゆる「緊張性頭痛」と「筋収縮性頭痛」を含んでいると考えられる。いずれの頭痛においても精神的・社会的ストレスが最も重要な原因となっていることは否定できない。また、不安、うつ、神経症、妄想などの精神的因子により引き起こされることも多い。また、頭頸部の筋緊張、姿勢異常、頸椎症、顎関節症、眼科・耳鼻科的疾患などが原因となっていることもある。当然の

表3. 緊張型頭痛の分類

```
2. Tension-type headache
   緊張型頭痛
   2.1  Episodic tension-type headache
        反復発作性緊張型頭痛
        2.1.1  Episodic tension-type headache associated with disorder of pericranial muscles
               頭部筋群の異常を伴う緊張型頭痛
        2.1.2  Episodic tension-type headache unassociated with disorder of pericranial muscles
               頭部筋群の異常を伴わない緊張型頭痛
   2.2  Chronic tension-type headache
        慢性緊張型頭痛
        2.2.1  Chronic tension-type headache associated with disorder of pericranial muscles
               頭部筋群の異常を伴う慢性緊張型頭痛
        2.2.2  Chronic tension-type headache unassociated with disorder of pericranial muscles
               頭部筋群の異常を伴わない慢性緊張型頭痛
   2.3  Headache of the tension-type not fulfilling above criteria
        上記分類に属さない緊張型頭痛
```

ことながら精神的因子とこれらの頭頸部の因子とが互いに影響し合って発症することがある。したがって、国際分類では反復発作性と慢性に大きく分類し、さらに頭部筋群の緊張を伴っているか否かによる分類を行っている（表3）。

3. 群発頭痛および慢性発作性片側頭痛
(cluster headache and chronic paroxysmal hemicrania)

群発頭痛は片頭痛、緊張型頭痛と並んで重要な頭痛である。痛みは眼部、眼窩部あるいは眼窩上部から側頭部に認められ、15～180分持続し、頭痛側の流涙、鼻汁、結膜充血を伴うとされている。男性に多いのが特徴である。大きく3つに分類されており、周期性の不明確なもの、周期性群発頭痛、慢性群発頭痛に分けられている（表4）。慢性発作性片側頭痛は女性に多く、群発頭痛に類似した痛みと随伴症状を認めるもので、インドメタシンが極めて有効で、持続時間が短く、発作が頻回であるのが特徴である。

4. 器質的病変を伴わない各種の頭痛
(miscellaneous headaches unassociated with structural lesion)

この分類の中にはさまざまな頭痛が含まれている。例えば、冷たいものによる頭痛（ice-cream headacheの一種）、運動後頭痛、性交に伴う頭痛（coital headache）、咳嗽による頭痛などである。

5. 頭部外傷に伴う頭痛
(headache associated with head trauma)

急性型と慢性型に大きく分けられている。外傷前から存在した頭痛が外傷後に増強した場合

表 4. 群発頭痛および慢性発作性片側頭痛の分類

3. Cluster headache and chronic paroxysmal hemicrania
   群発頭痛および慢性発作性片側頭痛
   3.1　Cluster headache
   　　　群発頭痛
   　　3.1.1　Cluster headache periodicity undetermined
   　　　　　周期性の不明な群発頭痛
   　　3.2.2　Episodic cluster headache
   　　　　　反復発作性群発頭痛
   　　3.1.3　Chronic cluster headache
   　　　　　慢性群発頭痛
   　　　　3.1.3.1　Unremitting from onset
   　　　　　　　　寛解期のないもの
   　　　　3.1.3.2　Evolved from episodic
   　　　　　　　　反復発作性からの移行型
   3.2　Chronic paroxysmal hemicrania
   　　　慢性発作性片側頭痛
   3.3　Cluster headache-like disorder not fulfilling above criteria
   　　　上記分類に属さない群発頭痛類似疾患

には、既に存在している頭痛を診断名として用いる。外傷に伴う出血による頭痛の場合には血管障害による頭痛に分類し、外傷後の水頭症は非血管性頭蓋内疾患に伴う頭痛に分類される。

6. 血管障害に伴う頭痛
(headache associated with vascular disorders)

　脳梗塞、脳出血、くも膜下出血に伴う頭痛、血管炎、静脈血栓症および高血圧などに伴う頭痛が含まれている。したがって、側頭動脈炎などはこの分類に含まれることになる。

7. 非血管性頭蓋内疾患に伴う頭痛
(headache associated with non-vascular intracranial disorder)

　頭蓋内病変の症状や兆候を有する症例で、病変の存在によって新たに頭痛を引き起こしたものである。脳脊髄液圧の亢進あるいは低下、頭蓋内感染症、サルコイドーシスなどの非感染性炎症性疾患、髄内への薬剤投与による頭痛、脳腫瘍およびその他の頭蓋内の異常による頭痛に分類されている。

8. 原因物質あるいはその離脱に伴う頭痛
(headaches associated with substances or their withdrawal)

　薬物の投与あるいは離脱により新たに生じてきた頭痛と定義される。急性投与あるいは曝露による頭痛、慢性の投与あるいは曝露による頭痛、急性投与からの離脱による頭痛、慢性投与からの離脱による頭痛および薬物投与に伴うが、発症機序が明確でない頭痛に分けられている。

9. 頭部以外の感染症に伴う頭痛
（headache associated with non-cephalic infection）

例えば風邪をひいたりしたときに起こる頭痛などがこの分類に入るものである。ウイルス感染、細菌感染およびその他に分類されている。

10. 代謝障害に伴う頭痛
（headaches associated with metabolic disorder）

代謝障害が存在することによって生ずる頭痛が含まれている。すなわち、低酸素血症、炭酸ガス血症、低酸素・高炭酸ガス血症の合併、低血糖、血液透析、他の代謝異常による頭痛（貧血、血漿交換など）に分けられている。

11. 頭蓋骨、頸、眼、耳、鼻、副鼻腔、歯、口あるいは他の顔面・頭蓋組織に起因する頭痛あるいは顔面痛
（headache or facial pain associated with disorder of cranium, neck, eyes, ears, sinuses, teeth, mouth, or other facial or cranial structures）

この分類の中には多くの頭痛や顔面痛および神経痛を引き起こす原因が含まれているが、この分類では神経痛による頭痛や顔面痛は除外する。顎関節の異常に起因するものもこの分類に含まれる。

12. 頭部神経痛、神経幹痛、求心路遮断性疼痛
（cranial neuralgias, nerve trunk pain and deafferentation pain）

脳神経に端を発する持続性の疼痛で、圧迫や脱髄によるもの、脳神経の炎症、帯状疱疹、三叉神経痛、舌咽神経痛、後頭神経痛などがこの分類に含まれている。

13. 分類不能な頭痛（headache not classifiable）

上述のいずれの分類にも属さない頭痛である。この分類の中に入る頭痛はほとんどないであろう。

2 頭痛の疫学

慢性あるいは反復発作性に頭痛を感じている人がどの程度存在しているかということを把握するのは実際には非常に困難である。鳥取県某町において10歳以上の住民7,258人（男3,439人、女3,819人）を対象に実施したアンケート調査によると、慢性あるいは反復発作性に頭痛を有すると回答した住民は12.2％であり、男女比は1：2.9であった[2]。このこと

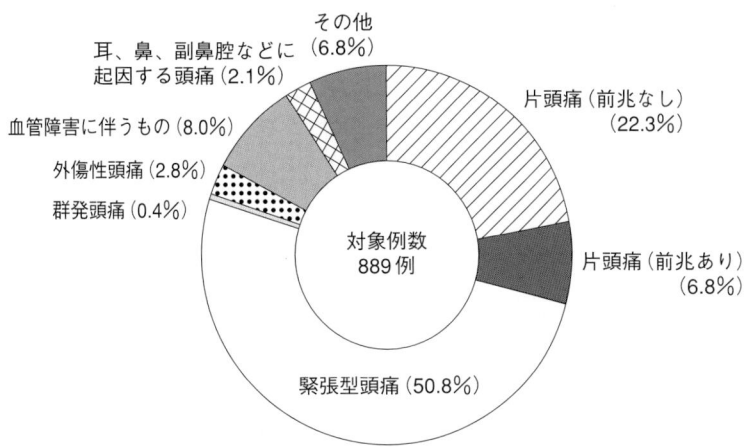

図1．頭痛調査による頭痛患者の分類

から慢性的な頭痛を有する頻度は人口の12％程度で、女性が男性の3倍近く頭痛を訴えていると考えられる。

国際頭痛学会の分類に従って上述の頭痛を有する人を分類すると片頭痛は30％程度であったが緊張型頭痛は50％以上であり、圧倒的に緊張型頭痛を有する例が多いことがわかる（図1）。米子市内の病院の外来患者における頭痛患者の頻度においても緊張型頭痛患者の占める割合は50.5％で多数を占めていた[3]。頭痛患者すべてが医療機関を受診するわけではなく、受診率は5％に満たない場合もある。したがって、住民調査と外来調査では頭痛の割合が異なる場合もあるが、緊張型頭痛が大きな割合を占めていることは否定できない。

a. 片頭痛の疫学

片頭痛は前兆を伴う片頭痛（migraine with aura）と前兆を伴わない片頭痛（migraine without aura）の2つに大きく分類されている。前兆を伴わない片頭痛患者の方が前兆を伴う片頭痛患者よりも多い傾向がある（図1）。片頭痛は比較的激しい頭痛発作を有することが多く、病院を受診する例も多い。

❶片頭痛の頻度

われわれの調査による片頭痛の有病率は3.5％（人口）であった[2]。Sakaiら[4]による全国調査では8％程度であり、地域差が存在していることから、日本人における片頭痛の頻度は3～8％程度であると考えられる。すなわち、わが国には片頭痛患者が400～800万人存在することになる。欧米における片頭痛の頻度は15～20％（人口）程度との報告が多く、日本人よりもやや多い。

平山ら[5]による全国の神経内科外来患者統計では、頭痛患者の中に片頭痛患者の占める割合は14.3％であり、米子市の医療機関における外来統計（14.9％）と同様であった[3]。日本では外来患者の14～15％前後が片頭痛患者であると考えてよいであろう。

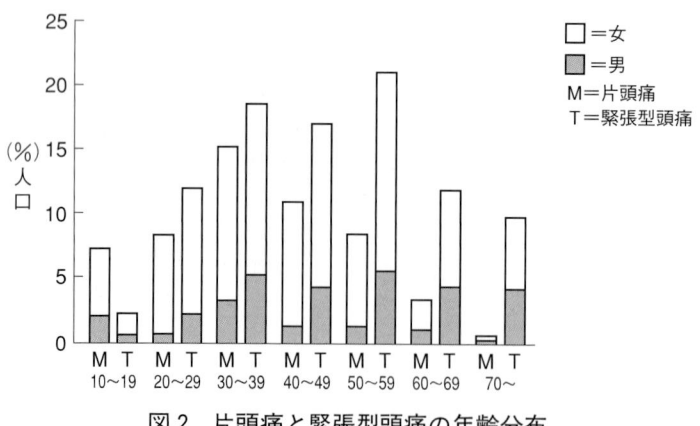

図2. 片頭痛と緊張型頭痛の年齢分布

表5. 頭痛発作の誘因

	片頭痛 例数（％）	緊張型頭痛 例数（％）
環境の変化	227（88.3）	183（40.5）
特定の飲食物（チョコレート、コーヒーなど）	74（28.8）	66（14.6）
睡眠不足	192（74.7）	206（45.6）
睡眠過多	35（13.6）	20（ 4.4）
精神的ストレス	130（50.5）	85（18.8）
激しい運動	37（14.4）	7（ 1.5）
肩凝り	86（33.5）	208（46.0）
疲れを感じたとき	191（74.3）	193（42.7）

❷片頭痛の年齢分布

　片頭痛患者は比較的若年者に多いと考えられている。前兆を伴わない片頭痛患者も前兆を伴う片頭痛患者も男女とも30歳代に最も多く以後は年齢とともに減少していく傾向がある（図2）。いずれの年齢においても女が男に比して圧倒的に多い。この傾向は、外来統計とも類似しており、片頭痛患者が最も多い年齢は30歳代と考えられる。中国、フィンランドでも同様の傾向が認められているが、イタリアでは日本よりもやや遅れて、40～50歳代に最も多い傾向が認められている[6]。このような年齢の違いは、調査方法のみならず、生活習慣や人種による差があるものと考えられる。

❸片頭痛発作における季節の影響

　片頭痛は一般的に季節の影響が強いと考えられている。疫学的検討でも、春に最も頭痛が起こりやすく、冬よりも夏に頭痛が起こりやすい傾向がある。

❹片頭痛発作の誘因

　頭痛発作の誘因としては出張や職場の配置替えなど、いわゆる生活環境の変化、睡眠不足、精神的ストレス、疲れを感じたときなどが比較的多い（表5）。片頭痛は特定の飲食物により誘発される場合があり、チョコレート、コーヒー、アルコールなどにより誘発される例が多

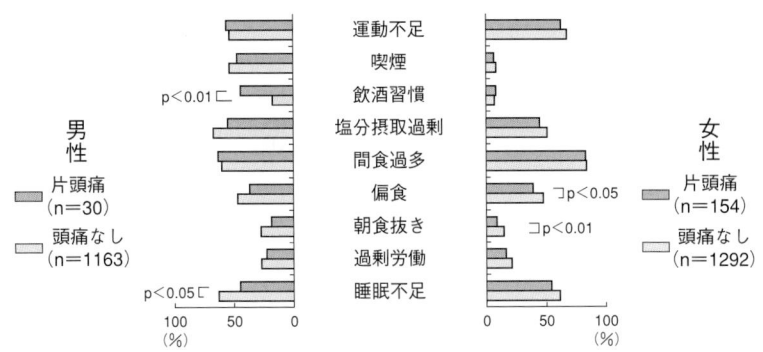

図3．片頭痛患者のライフスタイルの評価
片頭痛患者では特に男性で節酒傾向が強いことがわかる。

い。中でも、チョコレートは片頭痛発作を誘発する原因物質として注目されているものの1つである。日本人でのチョコレートによる頭痛誘発例は多くないが、アルコールで誘発される例が多く、節酒（酒を飲まないようにする）傾向[7]が認められている（図3）。

女性では、月経との関連が大きいと考えられる。われわれの検討でも、全女性片頭痛患者の半数以上が月経との関連を訴えていた[2]。片頭痛発作と月経との関連があると答えた症例のうちでは、月経前と月経中に頭痛発作が多いと訴えた症例が多く、ホルモンの変動との関連が考えられている。

コツ 食生活の指導で頭痛を起こす食品を避けることも重要である。

メモ1
片頭痛発作と月経との関連が明確な症例では、予防治療も焦点を絞って実施できる。

❺片頭痛の家族歴

重要 家族歴では前兆を伴う片頭痛も前兆を伴わない片頭痛も40〜50％に家族歴が存在している。特に母親に頭痛を有する例が多い傾向がある。

b．緊張型頭痛の疫学

緊張型頭痛は国際頭痛学会の分類[1]では大きく反復発作性緊張型頭痛と慢性緊張型頭痛に分類されている。緊張型頭痛は外来診療において多く認められる頭痛の1つである。このことは近年の海外での疫学調査においても同様のことが示されている。

❶緊張型頭痛の頻度

平山ら[5]の報告では、神経内科外来における頭痛患者のうち39.2％が緊張型頭痛であったと報告している。米子市の外来統計では50.5％であり、緊張型頭痛の症例が多く認められている。上述のアンケート調査では、緊張型頭痛の有病率は6.2％（人口）であり、片頭痛の約1.8倍で、全頭痛例に占める割合も50.8％で最も多い（図1）。日本人全体では1,400万人程

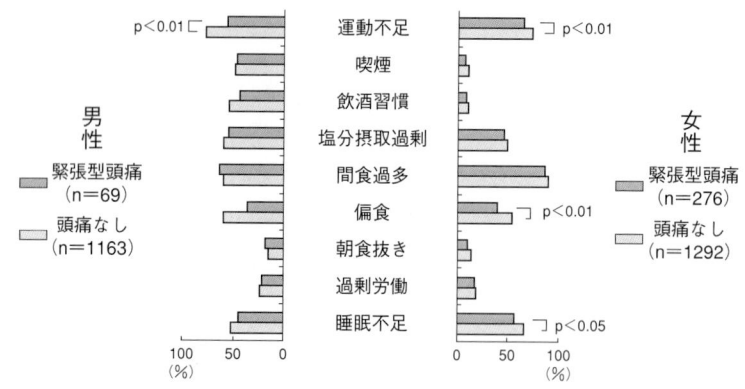

図4. 緊張型頭痛患者のライフスタイルの評価
緊張型頭痛患者では男女ともに特に運動をしない傾向が強いことがわかる。

度存在することになる。デンマークにおける頭痛の調査でも緊張型頭痛を有する例は78％に認められたとの報告がある[7]。ここでの片頭痛の割合は16％であり、必ずしも欧米人において緊張型頭痛が少なく、片頭痛が多いとはいえないことを示す報告でもある。

> **メモ2**
> 片頭痛患者の50～80％は緊張型頭痛を合併していると考えられている。

❷緊張型頭痛患者の年齢分布

緊張型頭痛の年齢分布では、片頭痛が若年から中年にかけて多く認められたのに対して、若年者には少なく、男女とも中年以後に多い傾向がある（図2）。慢性緊張型頭痛でこの傾向はさらに強くなり、10歳代ではほとんど認められていない[8]。

> **メモ3**
> 高齢者では脳血流の低下に伴う頭痛も存在すると考えられるが、症状は緊張型頭痛と鑑別できないことが多い。

❸緊張型頭痛の誘発因子

緊張型頭痛を誘発する因子についての報告はほとんどないが、われわれの検討では睡眠不足、肩凝り、生活環境の変化などにより誘発されることが比較的多い（表5）。特定の飲食物による誘発や運動による悪化などは片頭痛と比較して少ない傾向がある[2,8]。

われわれの生活スタイルについての検討では特に緊張型頭痛患者は運動をしない傾向が強く[7]、この点を改善すれば緊張型頭痛の改善にもつながる可能性がある（図4）。

> **コツ**
> 緊張型頭痛患者では運動量が少ないことが頭痛増悪の原因となっていることがある。生活指導のうえで重要なコツでもある。

C. 群発頭痛の疫学

群発頭痛は国際頭痛学会の分類では、周期性の明確でない群発頭痛、反復発作性群発頭痛、慢性群発頭痛の3群に大きく分類されている。群発頭痛は男性に多く、中年以後に多いと考

えられており、頻度は片頭痛よりも少ない。

> **重要** 群発頭痛は片頭痛・緊張型頭痛と異なり、男性に多く、時に頭部外傷の既往を有しているという特徴がある。

❶ 群発頭痛の頻度

日本での外来統計では平山ら[5]の報告をはじめとしていくつかの報告がある。これらによると平山らは全頭痛患者に群発頭痛患者が占める割合は10.1%と報告しているが、1.0～2.1%という報告もある。米子市内の病院における外来統計では0.8%であり[3]、大山町全住民を対象とした調査では0.4%であった[2]。このことから群発頭痛の頻度は地域や集計法によりかなり異なるものと考えられる。群発頭痛発作は極めて激しい頭痛であり、病院を受診する割合が高く、神経内科外来を中心とした統計では、頻度が高くなるものと考えられる。群発頭痛は片頭痛と異なり、男性に多く、男女比は一般的に3～6：1とされている。わが国の検討では2.6～2.8：1であり[3,5]、ほぼ3：1の割合で男性に多いと考えてよいであろう。

❷ 群発頭痛の年齢分布

> **重要** 群発頭痛の年齢分布については、全体として片頭痛よりもやや年齢が高く、発症年齢については、片頭痛よりも10歳年齢が高くなっている。しかし、若年者にまったく認められないわけではなく、特に男性では10歳代でも数％に認められている[3,8]。

d. その他の頭痛

> **重要** 慢性的に頭痛を有する例のほとんどはこれまで述べてきたいわゆる機能性頭痛を有していることがわかる。しかし、頭痛を有する例のうち20%程度の例は、片頭痛・緊張型頭痛・群発頭痛以外の器質的疾患に伴う頭痛あるいは症候性頭痛を有する例である（図1）。

これら症候性頭痛の中で多いものは血管障害に伴う頭痛、頭部外傷に伴う頭痛、頸、眼、耳、副鼻腔などに起因する頭痛である。血管障害に伴う頭痛の中には脳血管障害などの頭蓋内の器質的疾患に伴う頭痛のみならず高血圧に伴う頭痛も含まれている。頭痛を有する例の約20%では頭痛を起こすような器質的疾患を有している可能性があることを念頭において診療にあたる必要がある。

■ おわりに

国際頭痛学会の分類に基づいて片頭痛、緊張型頭痛、群発頭痛を中心に頻度、年齢分布、誘発因子などについて概説した。このような頭痛の頻度などの疫学的知識は、問診による診断が中心となる機能性頭痛の診療において極めて重要な情報を与えてくれるものである。

〈下村登規夫、小谷和彦、村上文代〉

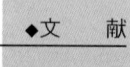◆文　献

1) Headache classification committee of the International Headache Society：Classification and diagnostic criteria for headache disorders, cranial neuralgias and facial pain. Cephalalgia 8（suppl 7）：1-96, 1988.
2) 下村登規夫, 古和久典, 高橋和郎：頭痛の疫学. 日内会誌 82： 8-13, 1993.
3) 下村登規夫, 粟木悦子, 高橋和郎：鳥取県内一都市における片頭痛の実態；診療所, 病院の受診調査から. 神経内科 34：621-625, 1992.
4) Sakai F, et al：Prevalence of migraine in Japan；a nationwide survey. Cephalalgia 17：15-22, 1997.
5) 平山惠造, 伊藤直樹：わが国における片頭痛の実態；10 大学病院神経内科調査から. 神経内科 19：337-343, 1983.
6) D'Alessandro R, et al：Epidemiology of headache in the Republic of San Marino. J Neurol Neurosurg Psychiatry 51：21-27, 1988.
7) Ramussen BK, Jensen R, Olesen J：A population-based analysis of the diagnostic criteria of the international headache society. Cephalalgia 11：129-134, 1991.
8) 下村登規夫, 高橋和郎：頭痛；どう捉え, どう治すか. p 26-37, 金原出版, 東京, 1994.

II 頭痛の発生機序・診断・治療

◆片頭痛の病態発生機序

■はじめに

　頭痛は、日常臨床でよく遭遇する症状であるが、原因疾患が多岐にわたることから、適切な治療を行うために、病態の正確な把握が必要となる[1]。器質的疾患に伴わない、機能性頭痛の1つである片頭痛は、患者の数が比較的多いにもかかわらず致命的な疾患でないが故に、従来それほど注目されていない疾患であった。また、その発症のメカニズムとして、従来より血管性頭痛として分類されてきたように、脳血管の拡張が症状に関与することが推測されてきた[2]。しかし、その発症に至る病態生理学的なメカニズムについては、多数の検討が行われているにもかかわらず、現在でも結論が出ているとはいい難い[3]。近年、治療薬として sumatriptan などの受容体選択性のあるセロトニン作動性薬剤の開発に伴って、片頭痛の治療法は劇的な変化を遂げた[3,4]。この過程において、臨床における検査法の進歩、動物実験を中心とする成績、そして生化学あるいは分子生物学的な手法の飛躍的な変化などにより、多方面より片頭痛の病態生理についての検討がなされ、新たな知見が得られている。そこで、本稿では、片頭痛の病態（仮説）について最近の知見[5,6]を中心に概説する。

1 痛みを感ずるメカニズム

　最近では、片頭痛は単に脳血管のみを場にする病態ではなく、脳血管と脳（神経系）を場とする疾患と考えられる。このために、脳血管や硬膜血管などから中枢に至る片頭痛の痛みを感知するメカニズムの解明の重要性が増しており、まずこれについて述べる。

　片頭痛の痛みを感ずるのに重要な部位としては、脳表および硬膜動脈、硬膜が挙げられる[7]。これらは、いずれもヒトにおける古典的な研究[8]により、痛みを感知する部位であることが示されている。また、比較的大口径の頭蓋内血管（すなわち頭蓋内の脳動脈の比較的近位部）と、硬膜の中および前頭蓋窩の大部分の領域の感覚は三叉神経の第1枝（眼神経）により支配されている。また、後頭蓋窩の同様の構造は、第2頸髄神経根の分枝により支配されており、それぞれより中枢に痛覚を含む感覚情報が伝導される。サルなどの動物実験では、血管からの求心性神経線維を刺激すると、延髄頸髄移行部の尾側三叉神経核（nucleus caudalis）の superficial layer に存在する三叉神経ニューロンと脊髄のC1およびC2の背側角の superficial layer に存在するニューロン（trigeminocervical complex）の活性化が惹起される[9]ことが知られている。また、頸部や後頭部に分布してC2に至る求心性神経の分枝より同じ部位への投射が認められ[10]、これらのオーバーラップの存在により、片頭痛発作時

の頭痛が前頭部や側頭部だけではなく、患者により後頭部や頸部にまで出現することが説明できる。

　脳動脈または硬膜動脈の拡張に伴う三叉神経の末梢における活性化は、ヒトでも calcitonin gene-related peptide（CGRP）などの神経ペプチドの放出が血液中で観察されることにより間接的に明らかにされている[11]。この活性化の trigger として内因性・外因性のさまざまな要因が検討されてきたが、片頭痛患者に普遍的なものはいまだに不明である。動物実験からは三叉神経末梢の活性化に伴って硬膜において出現する無菌性の炎症、すなわち神経原性炎症（neurogenic inflammation）も、痛覚の発現に重要とされた[12]。しかし、ヒトでは同様の現象は観察されていない[13]うえに、選択的な neurogenic inflammation の抑制薬の片頭痛患者における臨床治験でも明らかな効果がないこと[14]から、この炎症は痛覚発現の一要因であるが、どの程度関与するかは不明である。

　片頭痛の痛みは、現在のところ三叉神経およびＣ１、Ｃ２支配領域における末梢性の sensitization とより中枢における sensitization の双方により調節されると考えられる。また、三叉神経の特に第１枝が頭蓋内の大血管や硬膜血管より、求心性情報を侵害刺激（nociception）として感受するだけではなく、同時に血管径を変化させるような遠心性の作用をも有する。末梢側においては、このような神経線維内における双方向性の伝導と三叉神経核内における統合により独特の痛みとして感知されるものと考えられる。また、片頭痛発作は血管拡張薬やその他の外因性物質によっても誘発される場合があるが、この場合は脳や硬膜などに分布する血管が刺激されることにより、三叉神経の末端が刺激され、この結果としていわゆる trigeminovascular reflex が惹起され[15]、過剰な血管拡張をさらに増幅することによると考えられる。なお、三叉神経の病態生理への関与については後述する。

　三叉神経から中枢への痛覚情報の伝達についてであるが、解剖学的な線維連絡については既に明らかになっており、三叉神経は脳幹内で三叉神経脊髄路を下行して、この nucleus caudalis において上行性のニューロンに情報を伝達する。また、痛覚に関与する伝達物質としてセロトニン（5-hydroxytryptamine；5-HT）とともに、substance P（SP）や CGRP などの神経ペプチドが知られている。最近、意識を有するラットで脳内の神経活動の指標として Fos protein の発現を免疫組織学的に検討した報告[16]がある。これによると、三叉神経に対する侵害刺激により nucleus caudalis、area postrema、nucleus of solitary tract、parvicellular reticular nucleus、parabrachial nucleus、locus coeruleus、raphe nuclei、ventrolataral periaqueductal gray matter（PAG）などで Fos の発現が観察され、thalamus や hypothalamus、さらには amygdala、primary somatosensory cortex、insular cortex においても神経活動の変化が認められ、三叉神経より上行する痛覚情報がどのような経路をたどるか生理学的に示されている。しかし、ヒトにおいてはいまだに方法論的な制約が大きく詳細は明らかではない。

　一方、片頭痛のような発作性の内因性の痛みには、痛覚の統合機序として内在する調節機構が明らかにされている[17]。特に重要であると考えられているのは、PAG で二次感覚ニューロ

ンの活動を抑制することにより、痛みを軽減させることである[18]。さらに、最近三叉神経系からの感覚性入力に対して PAG が、modulation の作用を有することが明らかにされており、これに PAG と magnus raphe nucleus（NRM）との線維連絡が重要である[19]という。さらに NRM は、neurotensin、glutamate などの興奮性アミノ酸を伝達物質として[20]、脊髄の後角や三叉神経脊髄路にも線維連絡を有することから、片頭痛の痛みに関与する可能性が高いと考えられる。また、NRM は medullary raphe や ventromedial reticular nuclei と連

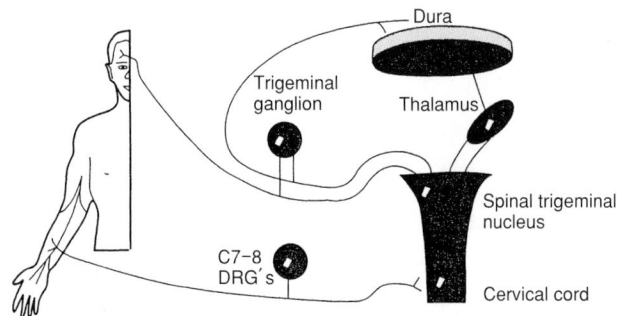

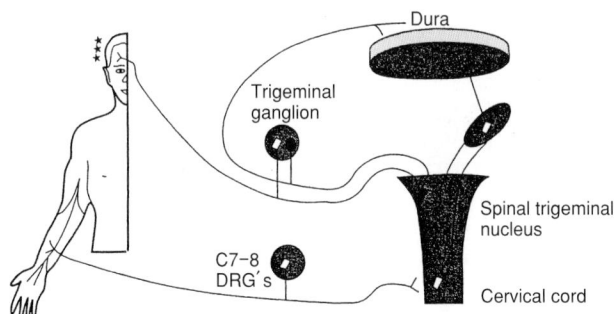

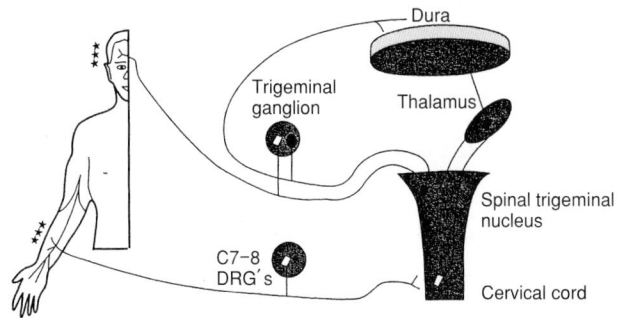

図1．片頭痛発作中の皮膚の allodynia を説明する感覚性調節機序
（Burstein R, Yarnitsky D, Goor-Aryeh I, et al：An association between migraine and cutaneous allodynia. Ann Neurol 47：614-624, 2000 より転載）

続して存在し、これらより脊髄灰白質に対しても線維が投射されており、これらのニューロンの活性化が脊髄レベルの感覚や運動制御系に加えて自律神経系に対しても modulation の作用をもつ[21]。この中で、非セロトニン性ニューロンは、脊髄の痛覚の制御を行うものと、温度のコントロールなど自律神経系の作用に関与し、セロトニン作動性ニューロンも痛覚制御に関与する[21]。さらに、NRM からはセロトニン作動性神経線維が、また locus coeruleus からは norepinephrine を伝達物質とする線維が nucleus caudalis に投射することも明らかにされている。このように PAG と三叉神経や脳幹の諸神経核において痛覚情報の modulation が行われる。一方、ごく最近 PAG において、P/Q 型カルシウムチャンネルを遮断すると三叉神経よりの侵害刺激の促通が観察され[22]、PAG における痛覚情報の modulation の機構に対して、家族性片麻痺性片頭痛などにおけるような遺伝的要因がなんらかの影響を及ぼす可能性もある。

さらに高次の痛覚情報の調節機序に関して、片頭痛発作時に合併する皮膚や眼窩近傍の allodynia（奇妙な痛み）を分析した結果と動物実験の成績から、脳内の感覚の過敏性と allodynia の出現機序に関して考察された報告[22)34)]がある。これによると、片頭痛発作時の allodynia の出現機序として一次、二次、三次の感覚性ニューロンそれぞれのレベルで sensitization あるいは modulation の機序が想定されており、脳幹から視床に至る感覚処理系の片頭痛発作への関与が示されている（図1）。

このように、片頭痛の痛覚が末梢から中枢までどのようなメカニズムで処理されるかについて、動物実験と臨床的観察により明らかにされつつある。

2 片頭痛の病態仮説の変遷

古典的には、主に臨床的な観察より前兆は脳血管の収縮に伴い、片頭痛発作の本態は脳血管の拡張であるとする血管説[24]が支持されていたが、1980年代になりある程度定量的に脳局所血流量測定が可能になると、片頭痛発作は大脳皮質などに起源があり、脳血管の拡張は神経活動の変化に伴う二次的なものとする神経説が、提唱されるようになった[25]。しかし、このいずれの説でも片頭痛発作のすべてのメカニズムを十分かつ合理的に説明できなかった。

こうした中で、Moskowitz らは動物実験より得られた三叉神経とその伝達物質の脳血管への作用から、なんらかの刺激により脳の硬膜および軟膜の動脈に分布する三叉神経終末が刺激され、これが痛覚として感知されると同時に血管拡張が惹起されるとする[12)26)]、三叉神経血管説を提唱した。これ以後、三叉神経と脳血管あるいは三叉神経と脳幹内の各種神経核との相互作用に関心が集まり、多数の実験的な報告が相次いだ。さらに、5-HT と脳血管あるいは片頭痛発作との関連との研究から、新しい治療薬として選択的な 5-HT 受容体の agonist である sumatriptan が開発されて、著明な効果を呈する[3)26)]ことが明らかとなり、病態生理の解明が一層進展している。以下に、上記の3つの仮説について述べる。

3 血管説（vascular theory）

　1930〜1940年代にWolffらが、臨床的な観察を中心に提唱した説[24)27)]である。その後の研究の進展により、主として5-HT、血小板、血管の関連により説明されていたが、自律神経系[28)]とりわけnorepinephrineについても重要性が知られるようになった。当初、GrahamとWolffは[27)]片頭痛発作の前兆（aura）が血管拡張性薬剤のamyl nitrateの投与により消失すること、その後の拍動性の頭痛が血管収縮性薬剤である麦角アルカロイド（エルゴタミン）により軽快することを示した。この結果から前兆は、脳血管の収縮による脳虚血による神経症状であるとし、これに引き続いて生ずる脳血管の過剰な拡張により血管に分布する痛覚感受性の神経が刺激されて、激しい頭痛が生ずるとした。すなわち、前兆を伴う片頭痛においては、脳血管の収縮と拡張という脳血管において正常な場合でも起こる反応が過剰に出現し、特に血管拡張時にはさまざまな血管作動性物質の放出のアンバランスに伴い著明な拡張反応が起こるとともに、血管に分布する痛覚感受性の神経も同時に刺激される。このように、片頭痛発作の本態は頭蓋内外の血管の反応にあり、しかもこれらの刺激に対する血管の異常な反応により片頭痛発作を説明しようとするものである。

　その後、脳血流の測定が片頭痛患者に対して行われるようになり、前兆期に脳血流の低下、頭痛期に脳血流の増加する[29)]ことが示されており、これらは血管説を支持する結果である。また、同時に発作中に髄液中の乳酸の増加をも認め、前兆が脳虚血に伴うもので、頭痛期の脳血流の増加が、虚血後に出現するlactic acidosisが、脳血管の拡張に関与することを示唆した古典的な報告[30)]もある。その後、脳血管のautoregulationを含むさまざまな脳血管の反応性について検討がなされている。片頭痛の発作期と発作間欠期の比較により片頭痛発作期の血管反応性の異常が多数報告されて、血管説を支持する1つの根拠とされた。しかし、脳血流の測定法の空間的な解像度が上がり、経時的な観察が容易になるにつれ、必ずしも血管説を支持する結果を示さない場合も多くなった。

　その後の生化学的検討の進歩により、血管説は以下のように説明されるようになった[5)6)]。すなわち、ストレスなどの外因により血中のカテコールアミンや遊離脂肪酸の増加により血小板の活性化が起こる。活性化された血小板より5-HTが放出される。これに加えて、ほかのセロトニン放出因子も存在し、また5-HTそれ自体が血小板からの5-HT放出を促進することから、さらに大量の5-HTが血中に放出され、この結果5-HTによる血管収縮が起こる。この血管収縮により脳血流の低下が起こり、前兆の神経症状を起こす。しかし、5-HTが血中で急速に代謝されるために、血管のトーヌスが維持できなくなり、今度は過剰な血管拡張反応が起こり、このときに拍動性の頭痛が出現する。また、同時に血管の透過性の亢進やプロスタグランジンやブラジキニンの放出をも伴うために持続性の頭痛となる。

　一方、5-HT以外の血管作動物質も片頭痛発作時の血管変化に関与する可能性が考えられる。片頭痛発作間欠期において交感神経機能の低下とこれに伴うdenervation hypersensitivityの獲得が示されており[2)28)]、初期のカテコールアミンの放出に伴い、血管の異常な収縮が起こり、既にある交感神経機能の機能低下状態により、血管収縮が維持できずに過剰な血管拡張反応が出現しやすいと考えられる。さらに、神経ペプチドのSPやCGRPなどについても、受容体側に同様のdenervation hypersensitivityの存在が考えられ[3)]、生化学的な面から血管説の妥当性を支持するものと考えられる。

しかし、血管説では全身性の血管作動物質の異常が存在するのに、なぜ頭蓋内外の血管のみでこれらの異常な反応が起こるのかが説明できず、さらに5-HT受容体の中で頭蓋内血管や三叉神経系に比較的特異的に存在するものが明らかになっておりある程度脳血管のみが反応する理由は説明できる[31)]が、ほかの血管作動性物質に対する受容体の分布で脳血管に特異的なものがあるのか否かは不明である。また前兆を伴わない片頭痛では、同様の血管自体の変化のみでは病態を説明することは困難である。

4 神経説（neuronal theoryまたはneural theory）

1981年、Olesenら[25)]は前兆を伴う片頭痛患者で^{133}Xeの動脈内投与により局所脳血流の測定を試みた。この結果、片頭痛発作の脳血流の変化を経時的に観察し、局所の短時間のhyperemiaの後に前兆期に脳血流の低下が出現することを示した。さらにこの血流低下は大脳皮質全域に均一に始まるのではなく、後頭葉で血流低下が始まり、その後に血流低下の領域が約2～3 mm/分の速さで徐々に前方に拡大し、後頭葉・頭頂葉境界部にまで達することを示し、この現象をspreading oligemiaと表現した[25)]。すなわち、この現象が単に脳血管の一次的な収縮によるものと考えると、血管支配と合致せず説明できない結果であると指摘した。さらに、前兆期に血流は低下しているが、この血流減少後期に既に頭痛発作が始まっている[32)]ことも明らかにした。また、頭痛発作時にはこれに引き続き、脳血流量が正常より増加している事実を明らかにして、血管説とは異なった観点で片頭痛発作を捉えた。すなわち前兆を伴う片頭痛発作では、脳血管ではなく神経細胞の活動性変化が一次的な要因であるとして、神経説を提唱した。さらに、Lauritzen[33)]は、脳表より記録される電位（neuronal activity）が機械的刺激や高濃度のカリウム液の脳表への滴下などにより脱分極方向へ変化する（図2）ことが動物実験で観察されるが、この変化が周辺へ2～3 mm/分の速さで拡大していく皮質拡延性抑制cortical spreading depression（CSD）と呼ばれる現象と、spreading oligemiaの類似性を指摘した（図3）。また、このspreading oligemiaの脳表での伝播様式が、血管の支配領域とは無関係であることから、大脳皮質由来の変化の反映であることも示した。すなわち、片頭痛の血管または血流の変化は一次的なものではなく、spreading depressionに代表されるneuronal activityの変化が一次的な変化で、血管の変化はこれに伴うものであるとした[33)]。また、上記のように血管拡張期の直前の血流低下期に頭痛発作が始まり、血管拡張と頭痛発作の出現のタイミングにずれがある[32)]ことも明らかにされ（図4）、すなわち頭痛が必ずしも血管拡張のみによるわけではない可能性も考えられた。この結果より、片頭痛の前兆

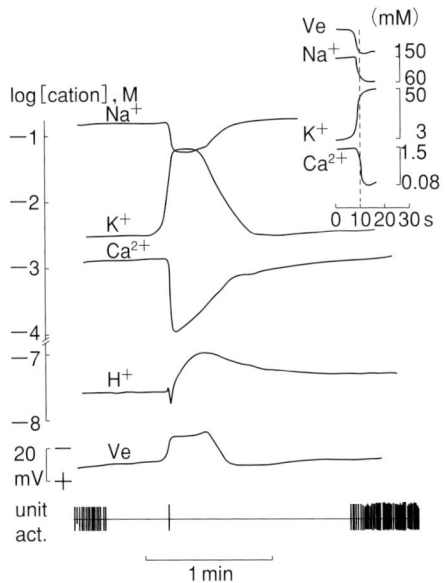

図2. ラットの脳における cortical spreading depression に伴う電気生理学的変化

イオン濃度は、間質液中の濃度をイオン感受性電極により測定された結果。Ve（細胞外電位）と単一細胞よりの活動電位は、細胞外電極で測定されている。
(Lauritzen M：Pathophysiology of the migraine aura. The spreading depression theory. Brain 117：199-210, 1994 より著者改変)

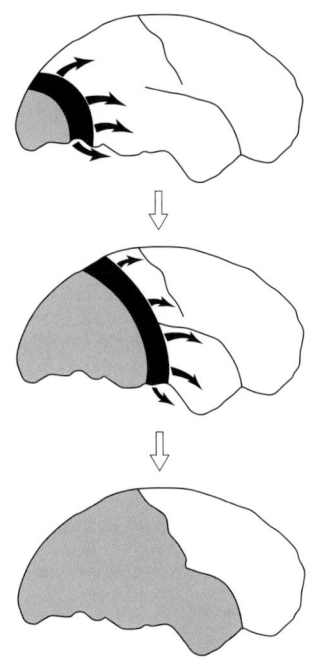

図3. 片頭痛の前兆を説明する cortical spreading depression の模式図

(Lauritzen M：Pathophysiology of the migraine aura. The spreading depression theory. Brain 117：199-210, 1994 より転載)

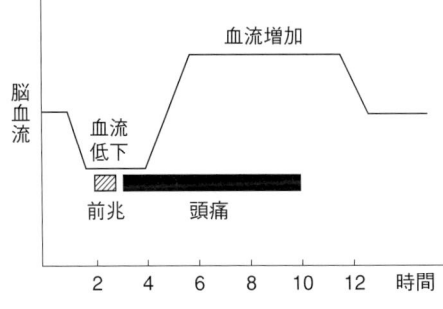

図4. 前兆を伴う片頭痛患者における脳血流変化の模式図

血管拡張と症状の出現には時間的なずれがあり、頭痛発作は血管拡張が原因ではない可能性が示唆される。
(文献32)より改変)

は、CSD すなわち spreading oligemia により出現する症状と考えられる。しかし、この説のみでは頭痛発作自体をも併せて説明できず、三叉神経を介するほかの痛覚感知系の関与も考慮しなくてはならない。さらに、発作の trigger となる要因も不明であり、CSD がいかなる刺激によって始まるかについても十分な説明ができない。最近、脳血管の内皮の irritation が、1つの trigger になりうるとする推論のもとでの検討[34]では、endothelin-1 が N-methyl-D-aspartate receptor（NMDA receptor）を介して CSD の出現を誘発する可能性が考えられている。

なお、CSDについては、動物実験において脳虚血巣周辺、脳外傷、くも膜下出血などで観察され、特に脳虚血またはその周辺の病態生理への関与が考えられることから治療への応用も考慮されて[35]、多数の検討がなされている。電気生理学的には、細胞外へのカリウム流出がtriggerになる脱分極とその後のelectrical silenceにより始まり、それに引き続く細胞内外のナトリウムとカリウムなどのイオン濃度の変化と、エネルギー依存性の復元機序、またこれらに影響される神経伝達物質の放出と再取り込みなどの変動が、周辺に波及し、特にイオン濃度の変化が神経の脱分極として観察される[36]。既にLeão[37]は、これらの電気生理学的な検討に加え、脳軟膜動脈の一過性の拡張をも動物実験で観察していた。最近になり、一過性の大脳皮質血流の血流増加に引き続き血流低下が出現し、しかも遷延化することも明らかになった。この遷延化した脳血流の低下の存在から、CSDが片頭痛発作の前兆に関与することが示唆される。画像診断法の進歩に伴い、前兆を有する片頭痛では、前兆の対側の後頭葉の脳血流低下とこの前方への拡大が次々に示されるようになり、特にpositron emission tomography（PET）による検査中に偶然、片頭痛発作が起こった患者で後頭葉を中心とした脳血流低下が観察され[38]、ここに動物実験と傍証により推測された現象が、実際にヒトでも出現することが確認された。但し、より空間的な解像度の優れた機能性MRI（fMRI）も使用して検討されるようになった結果、虚血による神経症状を呈するほどの血流低下は認められず、血流低下の程度は軽度であることが示されている[39]。一方、前兆を有する片頭痛患者と同様の血流変化が、前兆を伴わない片頭痛患者でも出現することも明らかにされた。また、spreading depressionが、大脳皮質にとどまらず皮質下領域にも起こりうること（すなわち後頭葉に限らない）も明らかになり、視覚症状以外のほかの身体症状を説明できる可能性がある。さらに、blood oxygenation level-dependent（BOLD）signalを検出するfMRIを使用して、片頭痛患者で視覚刺激により発作を誘発して、一過性のBOLD signalの亢進とこれに引き続く遷延化した減衰が検出された[40]。しかも、この現象は前兆の有無にかかわらず出現している。また最近、片頭痛のvisual auraの時期にも同様のBOLD signalの反応が出現すること[41]が報告されている。これらの結果から、頭痛発作開始の機序にspreading depressionが関与する可能性と、神経系における電気生理学的な機序がvisual auraの出現に関与する可能性が推測される。このように、CSDを主とする神経性の要因も片頭痛発作に関与することは、今や疑いのないものとなりつつあるが、動物実験による知見が多く、ヒトにおける検討はなお少数で、今後さらに研究の進展が期待される。

　以上の事実に関連して、片頭痛患者において神経系の異常状態すなわち神経細胞の過剰な興奮状態が既に存在するために、発作につながるという仮説が考えられ、ヒトにおいて臨床神経生理学的な検査により多数の検討[42]がなされている。検査方法としては、脳波、誘発電位（視覚性誘発電位：VEP）、経頭蓋的磁気刺激、脳磁図などによる報告が多数ある。これらの成績から、前兆の有無にかかわらず後頭葉のhyperexcitabilityが存在する[43]ことが示されている。この機序として脳代謝の解糖系を中心とした異常、ミトコンドリアの機能異常、脳内マグネシウム濃度または動態の異常、一酸化窒素（NO）に関連した神経系のmodification

の異常、カルシウムチャンネルの機能異常の存在が推測されている。しかし、これらもヒトで経時的に観察した知見は乏しく、今後さらに検討が必要である。

5 三叉神経血管説（trigeminovascular theory）

　Moskowitzらは、三叉神経と頭蓋内血管・硬膜血管との関係に注目し、また三叉神経の神経伝達物質がいかなる役割を有しているかに注目した。そして、動物実験の結果から、なんらかの刺激がこれらの血管に分布している三叉神経終末を刺激し片頭痛発作が出現するとする三叉神経血管説を提唱した[12)26)]。この説によると、片頭痛発作は次のような一連の機序によるとする。すなわち、なんらかの（不明の）刺激により血管に分布する三叉神経終末や軸索が刺激され、CGRP、SP、neurokinin Aなどの神経伝達物質であるとともに血管作動性の神経ペプチドが放出される。このために血管拡張が起こり、同時に血管透過性変化により血漿蛋白の漏出、血管周辺の肥満細胞の脱顆粒が起こる（神経原性炎症 neurogenic inflammation）。これにより三叉神経の軸索内で順行性と逆行性の伝導が誘発される。逆行性の伝導により、刺激を受けた部位より末梢に変化が伝わり、血管拡張や神経原性炎症はより広い範囲で誘発される。一方、順行性伝導により、末梢よりの痛覚を伝える三叉神経本来の役割を果たし、この痛覚情報は三叉神経節から脳幹内の三叉神経核にもたらされ、その後は既に述べたようなより高次の中枢へと投射される。また、片頭痛発作に随伴する悪心・嘔吐などの自律神経症状は、脳幹内で三叉神経核より各種の神経核への投射により生ずる。以上の機序により片頭痛発作を合理的に説明しうる。

　三叉神経血管説は、片頭痛で出現する臨床症状を説明しやすく、理解しやすい。しかし、「不明の刺激」が何であるかが明らかではないことや、前兆の現象はこの説のみでは説明できず、さらに前兆を伴う片頭痛と前兆を伴わない片頭痛との差はどこに起因するのか、また既に述べたような脳血流変化あるいはCSDとの関係がどのようなものか、などの点については説明できなかった[5)6)]。

　また、神経原性炎症については、当初は不明な点も多かったが、神経原性の刺激による血漿蛋白の血管外漏出は脳内より硬膜血管で著明であること、麦角アルカロイドにより硬膜の血漿蛋白の血管外漏出が抑制されること、三叉神経線維の刺激が硬膜に存在する肥満細胞に分泌性の変化を起こさせること、硬膜での血漿蛋白の血管外漏出が、血管に分布する脳血管拡張系である副交感神経系の翼口蓋神経節の刺激により誘発されること、NOやcytokineとの関連を有する遅発性の血漿蛋白漏出を含む炎症所見の出現など、動物実験により多数の報告がある。しかし、ここにいう神経原性炎症、特に血漿蛋白の血管外への漏出は主として動物実験のみの知見であり、ヒトにおいては網膜における限られた報告[13)]ではあるが、片頭痛発作において血漿の血管外漏出は観察されず、真にヒトにおいて神経原性炎症が頭痛時に影響しているかはいまだに明らかではない。また、選択的な神経原性炎症の抑制薬の実際の患者への臨床治験においてもまったく有効性を認めなかった[14)]ことから、血管外への血漿蛋白漏出や肥満細胞の

脱顆粒は頭痛発作においてさほど大きな関与を有していない可能性がある。

一方、「不明の刺激」がいかなるものかについても検討がなされており、特に最近ではCSDとの関連に焦点が当てられている。動物実験では、前兆期などに起こるCSDが、同部位の軟膜動脈周囲の三叉神経線維の刺激となり、頭痛発作を起こす可能性があるとする報告[45]がある。さらにごく最近、いわゆる実験的片頭痛モデル動物においても髄膜に分布する三叉神経求心性線維がCSD（すなわち内因性の中枢性神経活動の変化）により興奮させられ、このときに三叉神経核でもc-fos proteinの発現が示されている[46]。もし、これが普遍的なものであれば、前兆を認める視野の対側で頭痛発作を認めることが説明でき、また従来の血管説と神経説とを1つに結びつけることが可能となる。しかし、同様な動物実験系において、CSDでは三叉神経求心性線維の興奮や神経原性炎症の誘発は認められず、いずれについてもCSDとの直接的な関係は否定的[47]であり、CSDによる影響は三叉神経刺激には十分な刺激ではなく、また三叉神経核でのfos-like proteinの出現は間接的な機序により十分に説明可能であるとする意見もある。さらにCSDが三叉神経のニューロンを活性化しないとする反対意見もあり、今後の検討がさらに必要である。

このように、三叉神経血管説は、従来の血管説と神経説とを補完する形で提唱されたものであるが、現在では三叉神経と三叉神経核だけを中心とするのではなく、より広く脳幹から投射する中枢神経系、脳血管それぞれに平行・独立して影響が及ぶと考えられるようになった。すなわち、脳幹における相互作用のある神経系または神経核の活動性が、神経症状や出現様式・出現側などに影響を与えるとする神経血管説（neurovascular theory）が提唱されている[48]。

6 片頭痛の生化学（神経伝達物質・血管作動性物質）

片頭痛は、動物モデルの作成が非常に困難な疾患であることから、患者より得られた血液、血小板、髄液やその他の検体を分析することで、片頭痛の生化学的メカニズムが推測できるのではないかという発想で、従来より多数の検討がなされている[49]。ここでは、最近治療薬の開発により最も知見が多い5-HTと、一酸化窒素（NO）について述べる。ほかに、dopamine、交感神経機能を反映するnorepinephrine、三叉神経などの伝達物質としてまた血管作動性物質としての作用を有するSP、CGRP、またその他の神経ペプチドであるvasoactive intestinal peptide（VIP）、neuropeptide Yなどについての知見については著者の総説[49]および著者らの研究室の結果[3]を参照頂ければ幸いである。

1 セロトニン（5-hydroxytryptamine；5-HT）

5-HTは、血管への作用から1930年代より片頭痛発作との関連が示唆されていた[27]が、1960年代になり片頭痛の頭痛発作直後に尿中の5-HTの代謝産物である5-hydroxyindole acetic acid（5-HIAA）が大量に排出される[50]ことが明らかにされた。また血小板の5-HT

濃度が発作期では間欠期に比べて著明に減少していることも明らかにされ、それ以来血小板のみならず血漿などで 5-HT 濃度が測定されてきているが、報告者により結果は異なる。これは、血中では 5-HT のおよそ 90% が血小板中に存在することと、活性化された血小板よりセロトニンが血漿中に放出されることで、測定時の条件や血液の処理法に加え患者側の要因により変動が著しいためと考えられる[5]。しかし、5-HT 自体の投与が片頭痛発作に対して有効なことも知られており、5-HT の拮抗薬が片頭痛予防に有効なことなどから片頭痛と 5-HT との関連が示唆された。その後、前述したように血管説を説明するときに 5-HT の関与が強く推測され、また 5-HT には血管透過性を亢進させたり、ヒスタミンやブラジキニンの産生を促進し、これらがプロスタグランジン系に作用し、痛覚の modulator としての作用があることから、血管反応性へのさらに多様な関与が考えられる。

　三叉神経血管説が有力となって以来、5-HT と片頭痛の関連においても大きな進歩があった。すなわち、5-HT 受容体のサブタイプとその分布が明らかにされ、5-HT$_{1B}$ 受容体、5-HT$_{2A}$ 受容体を介して 5-HT が脳血管では収縮作用を示すことも明らかにされた[31]。さらに、5-HT 受容体の選択性のある agonist である sumatriptan の開発過程においてさらに片頭痛と 5-HT との関連が明らかになった。すなわち、5-HT$_{1B}$ 受容体は脳血管中膜の平滑筋や血管内皮細胞に局在すること、また 5-HT$_{1D}$ 受容体は三叉神経にあるが presynaptic に存在し、この受容体を刺激することで三叉神経終末よりの神経伝達物質あるいは血管作動性物質の放出を抑制する[51]ことが示されている。一方、5-HT$_{1B}$ 受容体、5-HT$_{1D}$ 受容体、5-HT$_{1F}$ 受容体が三叉神経核や三叉神経節においても存在し、しかも CGRP や SP と共存することも明らかにされている。このように最近の片頭痛の治療において大きな進歩をもたらした triptan 系薬剤の開発に伴い、5-HT の片頭痛発症機序における役割の重要性について改めて認識されるようになった。

　以上の知見をまとめると、片頭痛患者では 5-HT の活性は神経系および血中において低下しており、この結果として脳血管の拡張傾向、三叉神経終末における CGRP、SP、neurokinin A などの放出亢進、また、三叉神経核レベルにおける痛覚の感受性を亢進させることなどが想定され、多様性をもって 5-HT が片頭痛発作に関与しているものと考えられる。

2 一酸化窒素（NO）

　NO は、内皮由来の血管拡張因子の 1 つとして発見されて以来、その生物学的役割の多彩さから、片頭痛への関与が容易に考えられ、多数の検討がなされている。NO は、フリーラジカルとしてほかの生体内の分子との反応性が極めて高い。NO の血管における作用としては、血管拡張作用に加えて、血小板凝集および血管壁への粘着抑制、白血球の血管壁への粘着抑制などがあり、脳を含む臓器血流の調節に関与する[44)52]。特に、血管拡張作用は、血管平滑筋細胞内で可溶性の guanylate cyclase を活性化させ、cyclic GMP が増加しこれが細胞内のカルシウムイオン濃度を低下させることによる[44]。神経系においては、NO は脳血管拡張作用に加えて、各種の神経伝達物質の modifier として作用し、中枢・末梢神経いずれにおいて

も侵害刺激受容系に関与することも知られている。また、虚血時などの脳細胞傷害時の過程でも、さまざまな酵素抑制によるエネルギー代謝障害、DNAの代謝障害、細胞膜への傷害、NMDA受容体を介するglutamateによる細胞傷害への関与などの細胞毒性を有する反面、他の有害なフリーラジカルと反応して無毒化するなどの細胞保護的な作用も有する。

　以上のようなNOの血管および神経系における作用から、片頭痛への関与が推測されて多数の検討が行われている。筆者らの検討では、片頭痛患者においてはNOの基質であるL-arginine投与前後の血圧下降の程度が健常者に比べて有意に大であり、投与前後の動脈血中のCGRP濃度の検討では健常者で認める濃度低下が片頭痛患者においては観察されなかった。また、血中のNOの代謝産物であるnitriteをL-arginine投与前後で測定し、投与後のnitrite濃度は片頭痛患者において有意に高値である結果[44]を得ている。一方、NOは脳血管のpH依存性の血管反応性を調節することが報告されている。また、glyceryl trinitrate投与により片頭痛発作が誘発されることも知られており、片頭痛患者においてNOに対するsupersensitivityが獲得されていることも報告されている。このように、血管レベルにおいてNOが片頭痛の発症に関与していることが推測される。

　他方、神経系でも動物実験から、硬膜刺激に対する三叉神経核の反応性に関与したり、三叉神経節でNO合成酵素が共存する報告があり、実験的片頭痛モデルにおける成績や三叉神経を中心とする痛覚受容系における関与[53]についても報告されており、三叉神経血管系を中心とする片頭痛発症に関与するさまざまな部位で関与している[54]ものと考えられる。さらに最近、一酸化窒素合成酵素（NOS）阻害薬を使用した動物実験では血管内皮に存在するNOS（eNOS）は、NO-cGMPの経路を介して血管平滑筋の弛緩をもたらすのに、三叉神経系に存在するNOS（nNOS）は、NO donorにより活性化されてCGRPの放出を促進し、血管拡張をもたらすことが示されている。また、NOS阻害薬によりラットの髄膜より入力を受ける三叉神経核ニューロンの活動性が低下することも示されている。実際、ヒトでcGMPの増加を介して作用するsildenafil（勃起障害の治療薬）服用時に脳血流が変化しないのにもかかわらず、片頭痛発作が誘発されたことが報告[55]されており、これは間接的に片頭痛の発作がNO-cGRP系を介することで始まり、NOの血管拡張だけが、片頭痛に関与するわけではないことを示すものである。

7　片頭痛と遺伝子異常

　従来より、片頭痛は母系遺伝することが多いことが知られているが、特に前兆を伴う片頭痛でその頻度が高い。この中で、常染色体優性遺伝を示す、家族性片麻痺性片頭痛（familial hemiplegic migraine；FHM）は、比較的稀な疾患であるが、遺伝子異常が明確に示されており、片頭痛の発症機序を考察するうえで、極めて重要である。すなわち、Joutelら[56]は、FHMの家系において遺伝子異常の検索を行い、初めて第19番染色体に異常を有することを明らかにした。さらに、その後検討が進み、そのうちの第19番染色体短腕（19 p 13）に連鎖

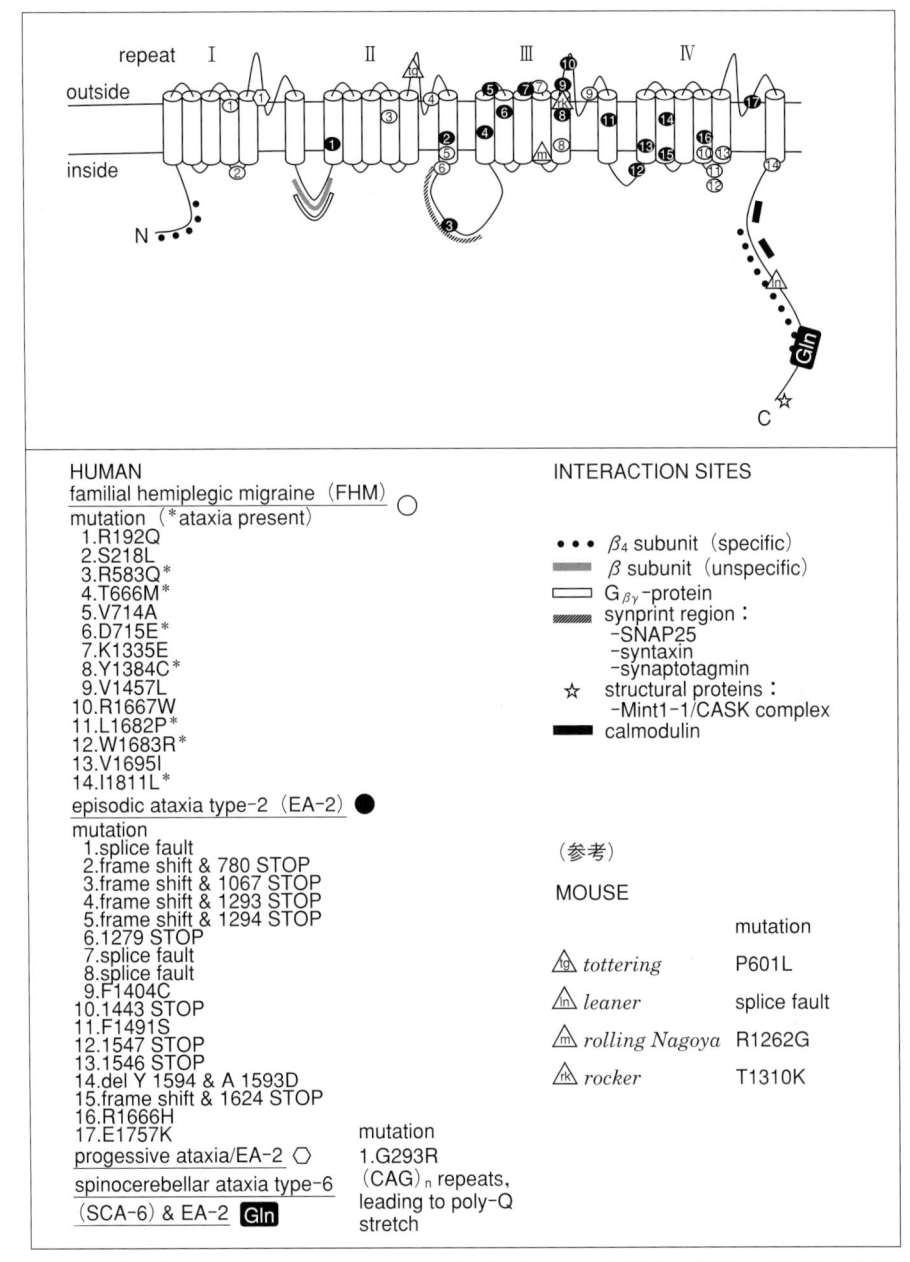

図5. P/Q型カルシウムチャンネルα1Aサブユニット蛋白の構造とFHMと反復発作性失調症2型で確認されているmutationとmodulatory interaction sites

(Plomp JJ, van den Maagdenberg AMJM, Molenaar PC, et al：Mutant P/Q calcium channel electrophysiology and migraine. Curr Opin Investig Drugs 2：1250-1260, 2001より著者改変)

が存在する家系においては、P/Q型カルシウムチャンネルα1Aサブユニット遺伝子（*CACNA1A*）のミスセンス変異に起因することが明らかにされた。その後もさらに別の家系においても*CACNA1A*にさまざまなミスセンス変異が存在することが明らかにされている[57]（図5）。このサブユニットには、電位感受性部位とカルシウムイオンが透過するpore

が存在するために機能を維持するうえで非常に重要である。P/Q型カルシウムチャンネルの主な機能は、神経伝達物質の放出調節とされるが、細胞内カルシウム流入はカルモジュリンなどのカルシウム結合蛋白などを介して細胞機能に多様な影響を与えることが考えられる。FHMでは、変異の種類により臨床症状が微妙に異なることが明らかにされており、さらに変異の神経細胞の興奮性や作動様式に対する影響の解明が必要である。このように、FHMのような特殊な型の片頭痛は、channelopathy の 1 型と考えられ、通常の片頭痛もさらに別な型の channelopathy としての要因がないか検討が進められているが、現状では（少なくとも *CACHA1A* については）明らかな関連があるとはいえない。

　以上のような FHM での知見に基づき、通常の片頭痛患者についてもほかの遺伝子異常がないか多数の検討が行われている[58]が、普遍的なものは現在のところ明らかではない。また、片頭痛感受性遺伝子の検討もなされて、さまざまな遺伝子多型についても報告されている[59]。特に、5-HT 受容体や 5-HT のトランスポーターの遺伝子については polymorphism について精力的に検討がなされているが、今のところ決定的なものはない。

　一方、最近 CSD が、固有の遺伝子発現に関与するとする動物実験の結果があり、従来の遺伝子の関与と異なった型で、片頭痛の発症に関与する可能性がある[60]。また、ミトコンドリア遺伝子異常が機能異常につながり片頭痛患者に存在する可能性も考えられている。さらに遺伝子レベルでの検討では、mitogen-activated protein kinase（MAPK）系の活性化が CGRP の遺伝子を活性化するという報告も認められ、遺伝子レベルでの検討も進展しつつある[61]。

8 現時点の片頭痛の病態仮説のまとめ

　最近ヒトの脳幹で migraine generator と考えられている PAG、locus coeruleus、raphe nuclei などを免疫組織学的手法により検討した報告[62]がなされ、本来の神経伝達物質の存在に加えて CGRP、SP などの神経ペプチドも存在することが明らかになった。生理学的にも片頭痛発症時のこれらの generator の活性化が示され、三叉神経に代表される神経系とこれと関連を有する血管系に病態の場を想定することが妥当と考えられる。一方、古典的なカテコールアミン作動性の神経線維が、ヒトの硬膜の血管近傍に分布している[63]ことが明らかにされている。さらに、dopamine についても直接頭痛発作に関与する証拠は乏しいものの、遺伝子解析を含む生化学的な成績から、また悪心・嘔吐などの随伴症状との密接な関連から片頭痛患者において hypersensitivity が存在する[64]ことが考えられる。また、慢性の片頭痛患者におけるホルモンの検討から、視床下部の関与[65]が明らかにされて、動物実験の成績を加えて特に suprachiasmatic nucleus の片頭痛発症への関与も想定されている。

　以上のような知見をまとめて、現段階の片頭痛発症のメカニズムを整理してみる[4]-[6]（図6）。発作間欠期に、イオンチャンネルの異常などに伴う多様な神経細胞機能の変化があり、このために神経細胞の hypersensitivity および、交感神経機能やセロトニン系などの機能低下

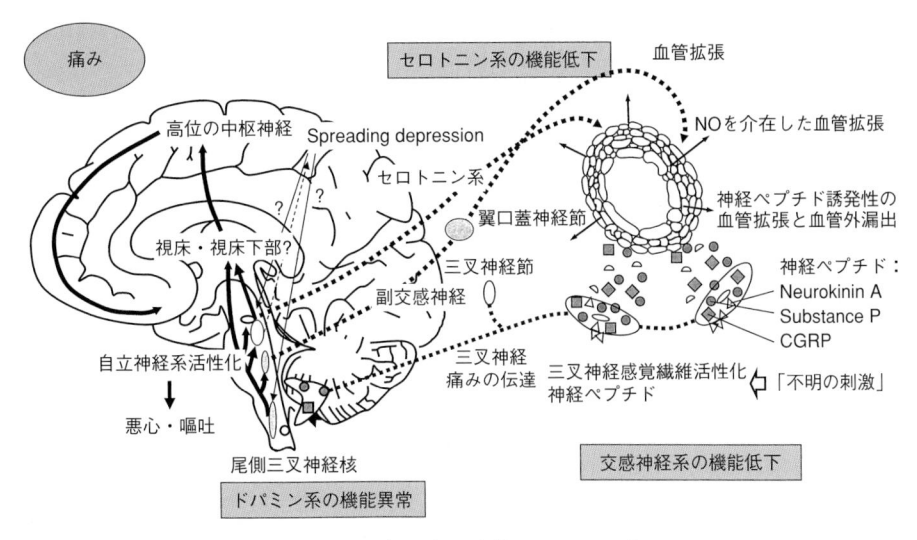

図6. 片頭痛発症と病態のメカニズム

が存在し、血管反応性の異常や三叉神経血管系の軽度の活性化または過敏状態が存在する。ここに、ストレスなどの外因性・内因性の誘因が作用する。前兆は、CSD様の病態により惹起されるが、これは、脳幹に存在するいわゆるmigraine generatorに起因する血管収縮性あるいは反応性の変化も関与するかも知れない。頭痛発作そのものは、硬膜動脈や頭蓋内主幹動脈の異常な血管拡張によるもので、血管周囲の神経原性炎症も関与する。このときに三叉神経血管系の過剰な活性化が重要であるが、間欠期に既に存在した神経機能・血管反応性の異常がさらにこれらの一連の変化を修飾し、さまざまな神経伝達物質・血管作動性物質の変動もこれらの反応に関与する。同時に、三叉神経核より脳幹内で線維連絡のある痛覚処理系や自律神経関連の諸核、交感神経系やdopamine系などのactivationにより随伴症状が惹起されるとともに頭痛発作のmodificationが行われる。また、前兆を伴わない片頭痛や、前兆のみで頭痛発作を伴わない発作の存在から、前兆を惹起する過程と頭痛発作の過程は、以前に考えられていたような連続的な現象ではなく、同様の神経機構を介する平行して進行する事象であると考えられる。一方、前兆を臨床的に認めなくてもfMRIなどでCSD様の変化が捉えられることから、神経細胞機能の変化や痛覚感受系の閾値の変化により前兆の有無が規定される可能性もあろう。

片頭痛は、このように今や一次的な血管自体の反応性異常によるのではなく、神経・血管双方の作用、機能異常により引き起こされる疾患と考えられる。しかし、本稿で述べたような多数の知見が集積されても、いまだに亜型を含めた片頭痛のすべてを説明することは困難であるのが現状である。この理由としては、片頭痛は致命的な疾患でないために、病理組織学的な検討が不可能に近いこと、発作性の疾患であることから検査を現象や症状に応じて施行することが困難であること、動物実験あるいは動物モデルでの検討に限界があることなどが挙げられる。今後、画像診断を中心とする検査技術、分子生物学的手法の応用などの進歩により、より

詳細な検討が可能となるものと思われる。そして、病態生理のより一層の解明が進み、さらに有効かつ確実な治療が可能となるものと信ずる。

（濱田潤一、福内靖男）

◆文　献

1) 濱田潤一, 福内靖男：片頭痛の診断と治療. ペインクリニック 21：665-675, 2000.
2) 濱田潤一：II 片頭痛 1.診断基準と診断の実際. 日内会誌 90：581-588, 2001.
3) 濱田潤一：片頭痛の病態生理と治療；最近の進歩. 神経治療 18：457-461, 2001.
4) 濱田潤一, 福内靖男：片頭痛. 臨牀と研究 79：1718-1724, 2002.
5) 濱田潤一：片頭痛の病態仮説. 神経進歩 46：361-375, 2002.
6) 濱田潤一：片頭痛の病態と支障度. 脳21 6：55-62, 2003.
7) 濱田潤一：頭痛の発現機序. Modern Physician 20：706-709, 2000.
8) Ray BS, Wolff HG：Experimental studies on headache. Pain-sensitive structures of the head and their significance in headache. Arch Surg 41：813-856, 1940.
9) Hoskin KL, Zagami AS, Goadsby PJ：Stimulation of the middle meningeal artery leads to Fos expression in the trigeminocervical nucleus；a comparative study of monkey and cat. J Anat 194：579-588, 1999.
10) Feindel W, Penfield W, McNaughton F：The tentorial nerves and localization of intracranial pain in man. Neurology 10：555-563, 1960.
11) Goadsby PJ, Edvinsson L, Ekman R：Vasoactive peptide release in the extracerebral circulation of humans during migraine headache. Ann Neurol 28：183-187, 1990.
12) Moskowitz MA：The neurobiology of vascular head pain. Ann Neurol 16：157-168, 1984.
13) May A, Shepheard SL, Knorr M, et al：Retinal plasma extravasation in animals but not in humans；implications for the pathophysiology of migraine. Brain 121：1231-1237, 1998.
14) Roon KI, Olesen J, Diener HC, et al：No acute antimigraine efficacy of CP-122,288, a highly potent inhibitor of neurogenic inflammation；results of two randomized, double-blind, placebo-controlled clinical trials. Ann Neurol 47：238-241, 2000.
15) May A, Buchel C, Turner R, et al：Magnetic resonance angiography in facial and other pain；neurovascular mechanisms of trigeminal sensation. J Cereb Blood Flow Matab 21：1171-1176, 2001.
16) Ter Horst GJ, Meijler WJ, Korf J, et al：Trigeminal nociception-induced cerebral Fos expression in the conscious rat. Cephalalgia 21：963-975, 2001.
17) Basbaum AI, Fields HL：Endogenous pain control mechanisms：review and hypothesis. Ann Neurol 4：451-462, 1978.
18) Knight YE, Goadsby PJ：The periaqueductal grey matter modulates trigeminovascular input；a role in migraine？ Neuroscience 106：793-800, 2001.
19) Welch KMA, Nagesh V, Aurora SK, et al：Periaqueductal gray matter dysfunction in migraine；cause or the burden of illness？ Headache 41：629-637, 2001.
20) Fields HL, Heinricher MM, Mason P：Neurotransmitters in nociceptive modulatory circuits. Annu Rev Neurosci 14：219-245, 1991.
21) Mason P：Contributions of the medullary raphe and ventromedial reticular region to pain modulation and other homeostatic functions. Annu Rev Neurosci 24：737-777, 2001.
22) Knight YE, Bartsch T, Kaube H, et al：P/Q-type calcium-channel blocked in the periaqueductal gray facilitates trigeminal nociception；a functional genetic link for migraine？ J Neurosci 22：RC 213 (1-6), 2002.
23) Burstein R, Cutrer MF, Yanitsky D：The development of cutaneous allodynia during a migraine attack. Clinical evidence for the sequential recruitment of spinal and supraspinal nociceptive neurons in migraine, Brain 123：1703-1709, 2000.
24) Wolff HG：Headache and other head pain. 2 nd ed, New York, Oxford University Press, 1963.

25) Olesen J, Larsen B, Lauritzen M : Focal hyperemia followed by spreading oligemia and impaired activation of rCBF in classic migraine. Ann Neurol 9 : 344-352, 1981.
26) Moskowitz MA : Neurogenic versus vascular mechanisms of sumatriptan and ergot alkaloids in migraine. Trends Pharmacol Sci 13 : 307-311, 1992.
27) Graham JR, Wolff HG : Mechanism of migraine headache and action of ergotamine tartrate. Arch Neurol Psychiatr 39 : 737-763, 1938.
28) Gotoh F, Komatsumoto S, Araki N, et al : Noradrenergic nervous activity in migraine. Arch Neurol 41 : 951-955, 1984.
29) Sakai F, Meyer JS : Abnormal cerebrovascular reactivity in patients with migraine and cluster headache. Headache 19 : 257-266, 1979.
30) Skinhoj E : Hemodynamic studies within the brain during migraine. Arch Neurol 29 : 95-98, 1973.
31) Goadsby PJ : The pharmacology of headache. Prog Neurobiol 62 : 509-525, 2000.
32) Olesen J, Friberg L, Olsen TS, et al : Timing and topography of cerebral blood flow, aura, and headache during migraine attacks. Ann Neurol 28 : 791-798, 1990.
33) Lauritzen M : Pathophysiology of the migraine aura. The spreading depression theory. Brain 117 : 199-210, 1994.
34) Dreier JP, Kleeberg J, Petzold G, et al : Endothelin-1 potently induces Leao's cortical spreading depression *in vivo* in the rat. A model for an endothelial trigger of migrainous aura？ Brain 125 : 102-112, 2002.
35) Gorji A : Spreading depression ; a review of the clinical relevance. Brain Res Brain Res Rev 38 : 33-60, 2001.
36) Martins-Ferreira H, Nedergaard M, Nicholson C : Perspectives on spreading depression. Brain Res Brain Res Rev 32 : 215-234, 2000.
37) Leao AAP : Pial circulation and spreading depression of activity in the cerebral cortex. J Neurophysiol 391-396, 1944.
38) Woods RP, Iacoboni M, Mazziotta JC : Bilateral spreading cerebral hypoperfusion during spontaneous migraine headache. N Engl J Med 331 : 1689-1692, 1994.
39) Cutrer FM, Sorensen AG, Weisskoff RM, et al : Perfusion-weighted imaging defects during spontaneous migrainous aura. Ann Neurol 43 : 25-31, 1998.
40) Cao Y, Welch KMA, Aurora S, et al : Functional MRI-BOLD of a visually triggered headache in patients with migraine. Arch Neurol 56 : 548-554, 1999.
41) Hadjikhani N, Sanchez del Rio M, Wu O, et al : Mechanisms of migraine aura revealed by functional MRI in human visual cortex. Proc Natl Acad Sci USA 98 : 4687-4692, 2001.
42) Schoenen J : Clinical neurophysiology of headache. Neurol Clin 15 : 85-105, 1997.
43) Mulleners WM, Chronicle EP, Palmer JE, et al : Visual cortex excitability in migraine with and without aura. Headache 41 : 565-572, 2001.
44) 濱田潤一：一酸化窒素と片頭痛. Progress in Medicine 21 : 20-24, 2001.
45) Moskowitz MA, Nozaki K, Kraig RP : Neocortical spreading depression provokes the expression of *C-fos* protein-like immunoreactivity within trigeminal nucleus caudalis via trigeminovascular mechanisms. J Neurosci 13 : 1167-1177, 1993.
46) Bolay H, Reuter U, Dunn AK, et al : Intrinsic brain activity triggers trigeminal meningeal afferents in a migraine model. Nat Med 8 : 136-142, 2002.
47) Ebersberger A, Schaible H-G, Averbeck B, et al : Is there a correlation between spreading depression, neurogenic inflammation, and nociception that might cause migraine headache？ Ann Neurol 49 : 7-13, 2001.
48) Goadsby PJ, Hoskin KL : Serotonin inhibits trigeminal nucleus activity evoked by craniovascular stimulation through a 5 HT 1 B/1 D receptor＋a central action in migraine？ Ann Neurol 43 : 711-718, 1998.
49) 濱田潤一：頭痛と神経伝達物質. Clinical Neuroscience 15 : 967-971, 1997.
50) Sicuteri F, Testi A, Anselmi B : Biochemical investigations in headache；increase in the hydroxyin-

doleaceteic acid excretion during migraine attacks. Int Arch Allergy 19：55-58, 1961.
51) Limmroth V, Katsarava Z, Liedert B, et al：An in vivo rat model to study calcitonin gene related peptide release following activation of the trigeminal vascular system. Pain 92：101-106, 2001.
52) Dawson TM, Gonzalez-Zulueta M, Kusel J, et al：Nitric oxide：Diverse actions in the central and peripheral nervous systems. Neuroscientist 4：96-112, 1998.
53) Myers DE：Potential neurogenic and vascular roles of nitric oxide in migraine headache and aura. Headache 39：118-124, 1999.
54) Olesen J, Thomsen LL, Lassen LH, et al：The nitric oxide hypothesis of migraine and other vascular headaches. Cephalalgia 15：94-100, 1995.
55) Kruuse C, Thomsen LL, Birk S, et al：Migraine can be induced by sildenafil without changes in middle cerebral artery diameter. Brain 126：241-247, 2003.
56) Joutel A, Bousser M-G, Biousse V, et al：A gene for familial hemiplegic migraine maps to chromosome 19. Nat Genet 5：40-45, 1993.
57) Plomp JJ, van den Maagdenberg AMJM, Molenaar PC, et al：Mutant P/Q calcium channel electro-physiology and migraine. Curr Opin Investig Drugs 2：1250-1260, 2001.
58) Montagna P：Molecular genetics of migraine headaches；a review. Cephalalgia 20：3-14, 2000.
59) 竹島多賀夫, 井尻珠美, 福原葉子, ほか：片頭痛の遺伝子研究. 神経進歩 46：351-359, 2002.
60) Choudhuri R, Cui L, Yong C, et al：Cortical spreading depression and gene regulation；relevance to migraine. Ann Neurol 51：499-506, 2002.
61) Durham PL, Russo AF：Stimulation of the calcitonin geme-related peptide enhancer by mitogen-activated protein kinases and repression by an antimigraine drug in trigeminal ganglia neurons. J Neurosci 23：807-815, 2003.
62) Tajti J, Uddman R, Edvinsson L：Neuropeptide localization in the 'migraine generator' region of the human brainstem. Cephalalgia 21：96-101, 2001.
63) Cavallotti D, Artico M, De Santis S, et al：Catecholaminergic innervation of the human dura mater involved in headache. Headache 38：352-355, 1998.
64) Mascia A, Afra J, Schoenen J：Dopamine and migraine；a review of pharmacological, biochemical, neurophysiological, and therapeutic data. Cephalalgia 18：174-182, 1998.
65) Peres MFP, Sanchez del Rio M, Seabra MLV, et al：Hypothalamus involvement in chronic migraine. J Neurol Neurosurg Psychiatry 71：747-751, 2001.

II 頭痛の発生機序・診断・治療

◆片頭痛の診断・治療

■はじめに

　頭痛は経験したことがない人がいないくらいありふれた症状であり、一般日常診療で診る疾患のうち最も多いものの1つである。急性の経過を辿る、器質性頭痛の正確な診断と治療の必要性については議論を俟たないが、近年、慢性頭痛の代表格である片頭痛についてもその適切な診療の必要性が唱えられている。しかし、外来受診された頭痛患者の正確な診断は簡単なようで難しい。1988年の国際頭痛学会（International headache Society；HIS）の分類[1]に従って診断を下そうとしても、現実には診断に迷ってしまう頭痛の数はかなり多くなることになる。頭痛について多少なりとも勉強をして実際の頭痛診療にあたると非典型例が非常に多いことに驚いてしまうのである。この診断の難しさからか、治療についても必ずしも患者の満足を得られないことがある。わが国で片頭痛に悩む患者の数は850万人ともいわれている[2]にもかかわらず、その患者のうち医師に治療されているのはわずか数％であり、医師の啓蒙不足もあることながら、治療に満足がいかない患者が多いことの表れでもあろう。もちろん、基本的な問題点として、わが国では医師・患者双方ともに頭痛を「疾患」と考えない傾向が強く、有効な薬剤が適切に投与されていないということが背景にあることも否めない。しかし、だからこそ、外来を受診した片頭痛患者をがっかりさせない、満足のゆく治療が必要なのである。
　本稿では片頭痛の診断と治療を具体的にどうしたらよいのかについて概説する。

1 診断の実際

　いうまでもなく、頭痛の原因は多岐にわたる。受診の契機となった頭痛が過去にも経験したものであれば、すなわち、頭痛が慢性反復性であることが明らかであればまず心配ないとも思えるが、くも膜下出血や脳腫瘍、髄膜炎など、診断や治療が遅れると生命予後に影響する重篤な疾患の存在を常に念頭におくべきである。今まで頭痛がなかったのに急に出現した、あるいは今までの頭痛とは性状がまったく異なった頭痛が出現した急性・亜急性頭痛の場合、診察、検査を急ぐことは一目瞭然であるが、問題は慢性頭痛の中にも器質性頭痛が混入あるいは重畳していることを銘記しておくことが重要である。片頭痛を中心とした頭痛診断の全体の流れを図1に示すが、もちろん診断は必ずしもこのような一定のアルゴリズムに則り行われないこともあり注意が必要である。
　冒頭にも述べたが、IHSの診断基準[1]が頭痛の診断に有用と考えられている。IHS分類は1962年、米国NIHのAd Hoc委員会により発表された頭痛の旧分類の欠点を踏まえ、新た

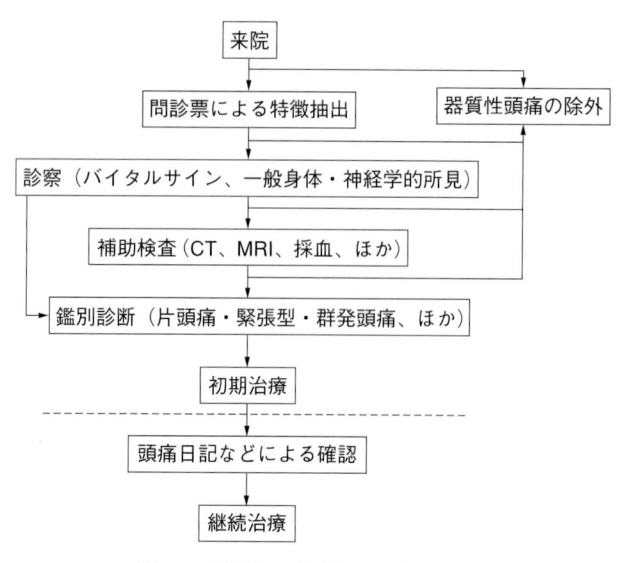

```
                    来院
                     ↓
         問診票による特徴抽出  →  器質性頭痛の除外
                     ↓
      診察（バイタルサイン、一般身体・神経学的所見）
                     ↓
         補助検査（CT、MRI、採血、ほか）
                     ↓
      鑑別診断（片頭痛・緊張型・群発頭痛、ほか）
                     ↓
                  初期治療
         - - - - - - - - - - - - - - - - - - - - -
              頭痛日記などによる確認
                     ↓
                  継続治療
```

図1．片頭痛の診断と治療の流れ

表1．IHS 分類（大分類；1桁目）

1. 片頭痛
2. 緊張型頭痛
3. 群発頭痛および慢性発作性片頭痛
4. その他の非器質性頭痛
5. 頭部外傷に伴う頭痛
6. 血管障害に伴う頭痛
7. 非血管性頭蓋内疾患に伴う頭痛
8. 原因物質あるいは離脱に伴う頭痛
9. 頭部以外の感染症に伴う頭痛
10. 代謝障害に伴う頭痛
11. 頭蓋骨、頸、眼、耳、鼻、副鼻腔、歯、口あるいは他の顔面・頭蓋組織に起因する頭痛あるいは顔面痛
12. 頭部神経痛、神経幹痛、求心路遮断性疼痛
13. 分類できない頭痛

な分類として 1988 年作成された（表1、4、5、メモ1）。この IHS 分類は発表後既に 10 年以上が経過しているが、現在では頭痛の分類として国際的に広く受け入れられている。頭痛はそもそも自覚症状であり、症状が複雑で時に曖昧なものであるが、頭痛にできるだけ科学的アプローチを試みた本分類は頭痛の研究[4]や疫学調査におけるグローバルスタンダードな診断基準として使用されている[5]。

本分類は、多くの利点を有するといえるが、日常診療の面からは難解であるとの意見が多々ある[6]-[8]。分類が複雑なため、細かな診断をつけるために、十分な問診が必要となるが、これには相当の慣れと時間を要する。あとに述べる問診票はもともとこの欠点を補うためこの分類に基づいて作成されたものである。

診断基準を念頭におくことは別として、基本的に丁寧な既往歴、現病歴の聴取は、特に片頭

痛の場合CTやMRIなどの補助検査などよりはるかに重要である[9)-12)]。多くは問診のみで診断の可能なものも多い。

われわれは独自に作成した頭痛問診票[12)]を用い診断の一助としている（表2）。急性かつ重篤な状態を除き、この票を待ち時間に記入することにより、頭痛が始まった年齢、家族歴、既往歴、常用薬の有無、頭痛の性状、前兆、精神状態を含めた全身状態そして頭痛の発現に関連があるものを簡単にしかも系統的に把握可能である。このような問診票・アンケートは各施設で独自に種々のものが作成されていると思うが、近年、岩田らはプライマリ・ケア医を対象とした慢性頭痛の問診票の標準化を試みている（ADITUS Japan）。このような問診票に基づいて血圧をはじめとした各種バイタルサインを含めた視診、聴診、触診による一般身体・神経学的所見を把握する。神経学的所見を素早く、的確に把握するのに習熟した医師であっても、ごく軽度の意識障害、項部硬直、神経局在徴候、側頭動脈炎にみられる側頭動脈の怒張に注意を傾けることは重要であり、また、眼底検査によりうっ血乳頭の有無を確認することも必要不可欠である。われわれの外来では同時に血算、生化学、尿などの一般検査、また、経過をみて診断が明らかにならないときは、放射線、磁気に対するリスクのない場合、頭蓋・頸椎単純X線、頭部CT・MRIをオーダーする。片頭痛の診断に頭部CT・MRIは必ずしも必要ないが、急性経過をとらず、かつ神経徴候に乏しい脳腫瘍、くも膜下出血、慢性硬膜下血腫などが稀ではあるが存在し、これを確実に診断するために施行する。脳波検査も器質性頭痛鑑別のほか脳底型片頭痛の診断に有用なことがある[13)]。

1回目の診察で片頭痛の診断が明らかな場合は敢えて必要ではないかも知れないが、後述するように緊張型頭痛と片頭痛の移行型、中間型あるいは両方をもっている場合など、診断が非常に困難なことが稀ならずあり、このような場合、縦断・継時的診療情報として頭痛日記あるいは頭痛手帳と呼ばれているものを渡しておく。

2 鑑別診断を進める

診断を進めたこの時点でも、群発頭痛、三叉神経痛、緑内障、低髄液圧性頭痛のほか良性労作性頭痛、性行為に伴う頭痛なども片頭痛の鑑別診断として考慮が必要である。緊張型頭痛は慢性頭痛の中で最も頻度が多く、しかも片頭痛と鑑別が困難な場合がある。この両者の鑑別はそれぞれの特徴を参考にして行う（表3）。すなわち、片頭痛の特徴として片側に出現するか、両側に出現するとしても強さに左右差がある拍動性の痛みであること。頭痛は、数日ないし数週の間隔をおいて発作性に出現するが、長くても2～3日で頭痛はいったん治まること。発作が起きたら動くことが辛いこと。発作時に、悪心、嘔吐、光、音過敏などが随伴すること。ストレスからの解放。雑踏、寝過ぎ、炎天下、飲酒、運動などにより誘発されることが挙げられている。さらに、頭痛は、遅くとも30歳までに現れ両親、同胞、子どもなど、血縁者の中に似たような頭痛を訴える人がいること、女性に多く妊娠中には頭痛が現れないか、現れたとしても軽度であるといわれている。一方、緊張型頭痛は両側性で圧迫、締めつける痛みであるこ

表2．頭痛問診表

あなたが困られている頭痛について記載して（マルをつけて）下さい
- 頭痛が始まった年齢はおいくつですか？
　　　　歳
- 家族（血縁者）の中に頭痛の方がいらっしゃいますか？
　　a）いる（どなたですか？：　　　）b）いない
- 頭痛の性質はいかがですか？
　　a）拍動性（心臓の鼓動、脈拍に伴ったようにズキズキする）
　　b）頭重感、頭部圧迫感（重たい感じ）
　　c）刺されるような激烈な
- 今までかかった病気をチェックして下さい
　　　頭部外傷　高血圧　てんかん　耳鼻科・眼科・歯科などの疾患
- 頭痛に対し常用薬はありますか？
　　a）ある（そのお薬の名前は？　　　）b）ない
- 頭痛の起こり方はどうですか？
　　a）発作性（急に起こる）
　　b）持続性（ずっとあるいはいつも続く）｝持続時間（　日　時間）
- 起こる回数はどうですか？
　　a）1カ月から数カ月に1回
　　b）1カ月に数回
　　c）毎日のように持続する
- 頭痛がする部位はどこですか？
　　a）頭全体
　　b）片側
　　c）前頭部
　　d）眼のまわりまたは奥
　　e）後頭〜項部
- 頭痛が起こりやすい時間帯はどれですか
　　a）早朝
　　b）夕方
　　c）夜間睡眠中
- まえぶれ（チカチカした輝き、あるいは視野が欠けたりすること）がありますか？
　　a）ある　b）ない
- 全身やこころの状態についてお聞きします
　　熱はありますか？
　　　a）ある　　　b）ない
　　意識ははっきりしていますか？
　　　a）している　b）していない
　　視力の異常はありますか？
　　　a）ある　　　b）ない
　　吐き気や嘔吐はありますか？
　　　a）ある　　　b）ない
　　肩凝りがありますか？
　　　a）ある　　　b）ない
　　涙があふれ出たり鼻が出ますか？
　　　a）ある　　　b）ない
　　気分がいつもすぐれないなど「うつ」の状態がありますか？
　　　a）ある　　　b）ない
- あなたの頭痛と関連があるものをマルで囲んで下さい
疲労　睡眠不足　光　騒音　寒冷　入浴　月経　精神的ストレス　緊張後のくつろぎ　食べ物（チョコレート、チーズ、ホットドック、ナッツ、ワイン、中華料理）アルコール立位、坐位など姿勢変化

表3．片頭痛と緊張型頭痛の鑑別

	片頭痛	緊張型頭痛
痛みの性状	拍動性（脈拍に一致）	圧迫、締めつけ
痛みの部位	片側に出現、もし両側に出現しても強さに左右差	両側性
痛みの程度	中〜重度、動けなくなることもある	軽〜中程度
頻度と持続	数日ないし数週の間隔をおいて発作性に出現（長くて2〜3日）	毎日持続
悪心、嘔吐	伴うことがあり	なし
その他の随伴症状	光・音・不快な嗅いに過敏	肩凝り、めまい感
前駆症状の先行	目のチカチカ、生あくび、不定の予知感	なし
頭痛の誘発・強化	ストレスからの解放。雑踏、寝過ぎ、炎天下、飲酒、運動など	ストレス、過労
初発年齢	30歳以下	30歳以降もあり
家族歴	濃厚	希薄

表4．IHS分類による前兆を伴わない片頭痛（migraine without aura）の診断基準（1.1）

A．次のB〜Dを満足する発作が5回以上ある
B．頭痛発作が4〜72時間持続する
C．次のうち、少なくとも2項目を満たす
　（1）片側性頭痛
　（2）拍動性頭痛
　（3）中等〜強度の痛み（日常生活が妨げられる）
　（4）階段の昇降など日常的な動作により頭痛が増悪する
D．発作中、次のうち1項目を満たす
　（1）悪心あるいは嘔吐
　（2）光過敏あるいは音過敏
E．上記項目に加え器質的疾患の存在の除外

表5．IHS分類による前兆を伴う片頭痛（migraine with aura）の診断基準（1.2）

A．次のBを満たす頭痛発作が2回以上ある
B．次の4項目のうち3項目を満たす
　1．一過性の前兆があり、脳皮質あるいは脳幹の局所神経症状と考えられる
　2．前兆は4分以上にわたり進展し、2種類以上の前兆が連続して生じてもよい
　3．前兆は60分以上持続することはない
　　2種類以上の前兆の組み合わさるときは、その分持続時間が延長する
　4．頭痛は前兆後60分以内に生じる（前兆より以前あるいは同時でもよい）
　　前兆は片頭痛に前駆あるいは随伴する局所神経症状と定義される。最も多いのは閃輝暗点である

と。頭痛は毎日のように持続。肩凝り、めまい感を伴うが悪心、嘔吐など、光、音過敏などないこと。ストレス、過労に誘発される特徴をもつとされている[14)15)]。図2に片頭痛、緊張型頭痛、群発頭痛の起こり方を示す。

しかし、片頭痛と緊張型頭痛の鑑別は時に困難なことも多く、かつていわれていた混合型頭痛のように緊張型頭痛と片頭痛の移行型、中間型あるいは両方をもっていると考えざるを得ない患者がいる。とりわけ薬剤過剰使用と関連があり片頭痛と緊張型頭痛の両方の特徴をもつ転

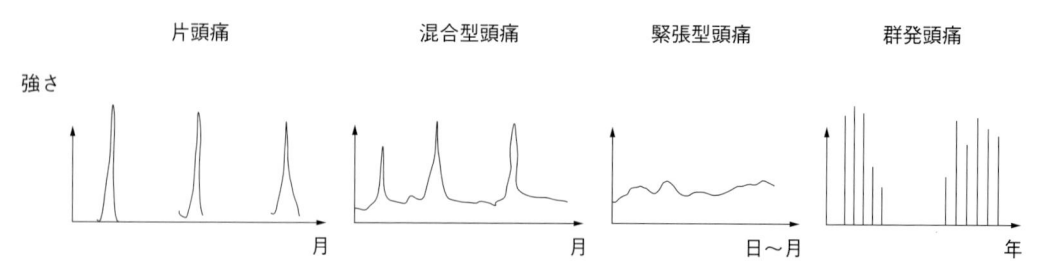

図2. 片頭痛、緊張型頭痛、群発頭痛の起こり方

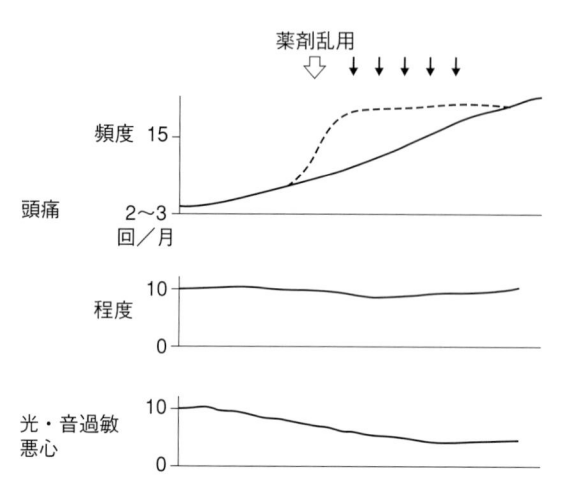

図3. 慢性連日性頭痛の代表例 (文献17)より引用)

メモ1　IHS分類の原理

　この分類の基本理念はすべての頭痛を包括したうえで、頭痛を症候学的にとらえ、さらに各頭痛について同義語、臨床像、診断基準、コメントが付されたものとなっている。IHS分類は各項目に属する疾患を以下に示すように4桁の数値で表している。
1. 同義語と、従来の分類との対比
　　13項目に分類（1〜4：機能性頭痛、5〜12：症候性(器質性)頭痛、13：分類不能な頭痛）
2. 疾病概念の簡単な解説による典型的な臨床像
3. 診断基準
4. 解説

　このうち実地医科は1のみか2桁目までを用い、神経専門医は3、4桁までを使用、さらに研究目的には4桁まで利用すればよいようになっている[3]。このように各頭痛の定義や診断上の位置づけが体系的になり明確になった。

換型片頭痛（transformed migraine）や慢性連日性頭痛（chronic daily headache；CDH）の存在があることを知っておかなければならない[16)17]。慢性連日性頭痛は、ほかに慢性習慣性頭痛などの日本語訳もあるが、IHSの分類には見当たらない名称である。現在では慢性連日性頭痛を呈する症例の大多数は片頭痛の異型と考えられている。すなわち、初期には片頭痛の様相を示し、漸次慢性連日性頭痛に進展していく片頭痛を病態の主座としているものが多いと考えられる。次の問題は、薬剤の過剰摂取である。すなわち、本来は治療に用いられ

るべきエルゴタミン製剤、鎮痛薬ときにはトリプタン製剤の過剰投与、慢性使用が慢性連日性頭痛の原因、すなわち薬剤誘発性頭痛となることが知られてきているのである（図3）。

3 片頭痛と診断したら

片頭痛は国際頭痛学会（IHS）の診断基準[1]）によればさらに次のように分類されている[18]）。

1 前兆を伴わない片頭痛（migraine without aura, IHS：1.1）

これは以前の普通型片頭痛（common migraine）に相当する。最も多い病型で、片頭痛の80％を占める。閃輝暗点（scintillating scotoma）のような前兆はないが、悪心、嘔吐、光、音過敏などの漠然とした随伴症状を伴う。拍動性または非拍動性の頭痛が片側または全体的に生じ、4〜48時間続く。前兆という特徴的な症状がないため時に診断が困難なことがあり、特に反復発作性緊張型頭痛との鑑別が重要である。したがって、IHSの診断基準では（表4）少なくとも5回の発作が繰り返すものとの要項が加えられているのである。前述したとおりIHS基準は難解であることより、第一線における日常診療はSolomonとLipton[19]）の提唱した簡便な診断基準、すなわち、片側性・拍動性頭痛、随伴する嘔吐、随伴する光過敏あるいは音過敏をもつものという基準でよいかも知れない（メモ2）。ただ、この使用にあたって片頭痛は発作であるという概念をもって診断することを忘れてはならない。

メモ2

SolomonとLipton[19]）の提唱した前兆を伴わない片頭痛（migraine without aura）の診断基準。実地臨床においてはこれで十分との考えもある。
A. 次の4項目のうち2つを満たす
　（1）片側性頭痛、（2）拍動性頭痛、（3）随伴する嘔吐、（4）随伴する光過敏あるいは音過敏
B. その他の基準
　（1）過去に同様の頭痛の存在、（2）器質的疾患の存在の除外

---

2 前兆を伴う片頭痛（migraine with aura, IHS：1.2）

以前の古典型片頭痛（classic migraine）に相当する。片頭痛全体の約10〜30％を占め、家族性のことが多い。前兆が頭痛発作に先行するのが特徴である。最も多いのは閃輝暗点であり、小さな視野の欠損部が徐々に約20分程の経過で拡がり60分以内に終了する。その辺縁はジグザグ様に輝き、内側に視野欠損部が残る（メモ3）。一般に頭痛は、前兆が終わった後閃輝暗点がみえた側と反対の側頭部に出現する（表5）。頭痛発作の性状については記載はないが、通常は拍動性の頭痛である。典型的な前兆、特に視覚性前兆を伴う片頭痛は、典型的前兆を伴う片頭痛（IHS：1.2.1）が細分類されており、これは半身の感覚鈍麻や片麻痺を伴うことが特徴である。稀ではあるが、家族性発症で片麻痺を前兆とした片頭痛発作のある家族性片麻痺性片頭痛（IHS：1.2.3）、前兆として意識障害、脳幹症状など椎骨脳底動脈領域の虚血症状をきたす、脳底型片頭痛（IHS：1.2.4）、さらには、前兆のみで頭痛自体がないもの

メモ3　閃輝暗点とは

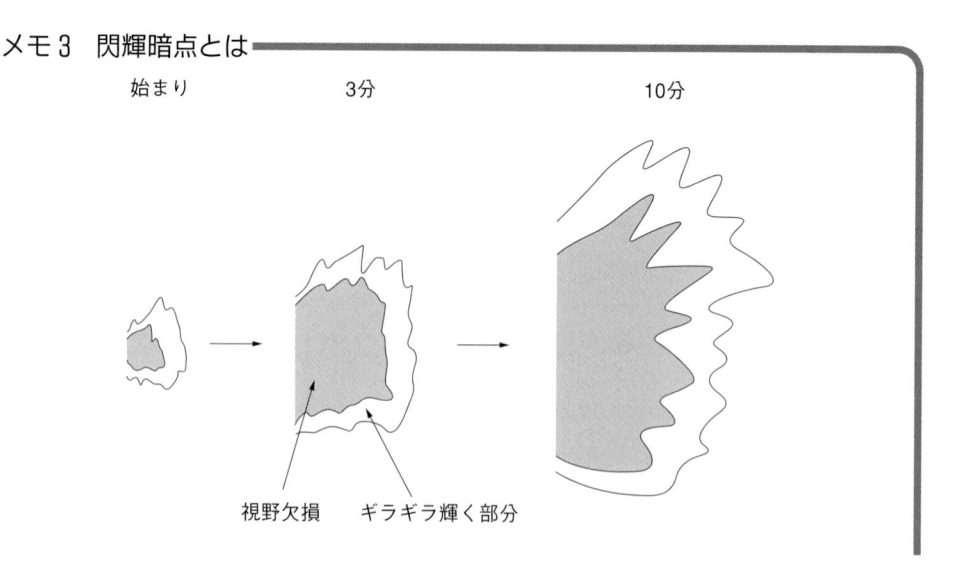

始まり　　　　　3分　　　　　　　10分

視野欠損　ギラギラ輝く部分

(IHS：1.2.5) もあることに留意する。これらは、治療方針が異なる場合があり、注意が必要である。

4　治療

1　片頭痛の病態と治療薬

　片頭痛の発生機序については、別項で詳しく述べているので、ここでは片頭痛治療薬の作用機序と片頭痛の病態についてのみ述べる。

　現在、最も信じられている片頭痛発現メカニズムは三叉神経血管説と呼ばれているものであるが、このメカニズムの中で、セロトニンは重要な役割を果たすと考えられている[20]。すなわち、過剰に放出されたセロトニンは血管を収縮させ、その後、セロトニンが枯渇すると、逆に頭蓋内外の血管は過度に拡張すると考えられている。このセロトニン作動機序はセロトニン受容体が三叉神経に存在し、それに対する刺激は三叉神経を介して神経原性炎症を抑制し、疼痛を鎮めるためと考えられている。しかし、セロトニン自体を投与した場合その全身性作用のため、薬として実用化には至らなかった。その後、片頭痛の急性期の治療にはセロトニンに作動するエルゴタミンが使用されてきたが、エルゴタミンは前述した種々の問題があるほか脳内以外のセロトニン受容体以外にも作動し、また、ドパミン受容体などさまざまな神経伝達物質受容体にも働き種々の副作用を呈する。これに対し、最初のトリプタン系薬剤であるスマトリプタンは血管に存在する $5-HT_{1B/1D}$ 受容体に選択的に作用する薬剤として開発された。スマトリプタンは片頭痛発作時に過度に拡張した血管の平滑筋受容体に作用しこれを収縮させること、さらには三叉神経終末に存在する $5-HT_{1B/1D}$ 受容体を刺激することにより片頭痛を寛解させる。さらにスマトリプタンより後に開発されたトリプタンは中枢性に脳幹の神経興奮を抑

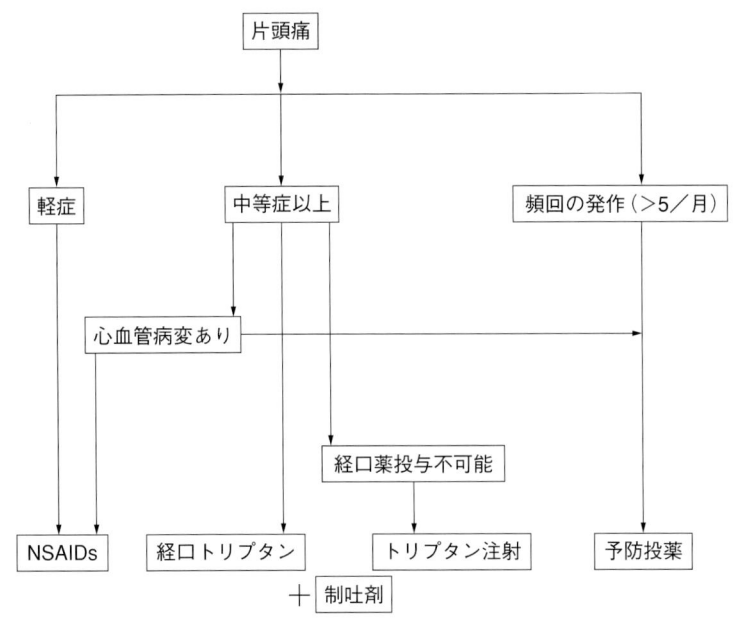

図4. 片頭痛治療のまとめ

制する作用もあると考えられている[21]。

2 急性期治療

　頭痛治療に望まれるべき急性期治療とは、速やかな鎮痛と随伴症状の消失が得られ、頭痛の再発がなく、患者が自ら行える治療方法といえる。また、治療により通常の日常生活が営める身体的状態に回復し、薬剤の追加使用が不要である方がよい[22]。

　片頭痛に特異的な急性期治療にはトリプタン系薬剤、エルゴタミン製剤がある。前述したように、トリプタン系薬剤は最近開発された薬剤であり、エビデンスが多く提出されている。一方エルゴタミン製剤は古くより使用されており、経験的な有効性、有用性には異論は少ないが、エビデンスとしてのデータは乏しい。非特異的治療として一般の鎮痛剤を含んだ非ステロイド性消炎鎮痛剤（NSAIDs）、制吐剤などがある。NSAIDsは市販薬も含め広く使用されている[23)24)]。図4に現在標準的と思われる片頭痛治療をまとめた。

a. 軽症例

　NSAIDsの選択が勧められる。NSAIDsは必ずしも悪心・嘔吐・光過敏・音過敏など不快な随伴症状を抑制できないので治療効果の判定には、痛みの抑制だけではなく、随伴症状に対する効果も加味して判断すべきである。

b. 中等症以上

❶エルゴタミン製剤

　中等症以上の片頭痛の急性期治療薬には以前よりエルゴタミン製剤があった。エルゴタミン製剤には酒石酸エルゴタミンとカフェインの合剤（カフェルゴット®）などがあるが、発作のなるべく早期に服用しないと効果が得られないこと、また、一旦起こってしまった片頭痛に対しては特効薬とはいえなかった。また、エビデンスとしてのデータが乏しいというEBMを重視する現代の医学からみると問題もある。これに加え、エルゴタミンは排泄時間が長くエルゴタミン筋注後の研究では血管収縮作用が70時間以上残存していることが確認されている。この事実はエルゴタミンの投与する際に考慮しておくべき点であり、エルゴタミンの過剰投与による頭痛の発現の原因の1つとなっている[25]。これに対し、トリプタン系薬剤は確固たるエビデンスに基づくうえ、エルゴタミン製剤と異なり、頭痛出現後の頓挫薬として片頭痛急性期治療薬として国際的に使用されている。

❷トリプタン系薬剤

　トリプタン系のセロトニン受容体選択的作動薬は、エルゴタミン製剤と異なり、頭痛出現後の頓挫薬として片頭痛急性期の治療薬として開発され、わが国でも既に3種類が発売されている。副作用など一般に少ないが使用にあたって注意が必要な事項もある（メモ4）。

ⅰ）スマトリプタン

　スマトリプタン、とりわけその注射薬はわが国でも最初に臨床の場で使用可能となったトリプタンである。現在わが国では注射、経口が投与法として認められているが、2003年には点鼻薬も欧米と同様使用可能となった。わが国では3 mgの皮下注射投与[25)26)]が認められている。経口投与に関してはわが国では初回投与50 mgが認可されているが、効果・副作用の発現などを総合すると50 mg内服は妥当と考えられる。点鼻薬は初回投与20 mgが使用可能となった。注射薬と経口薬では、生物学的利用率の差から投与後の血中濃度の上昇に大きな差が

メモ4　トリプタン系薬剤の実際の使用の仕方（経口・点鼻）

・投与法
　成人にはスマトリプタンとして1回1錠（50 mg）、ゾルミトリプタンとして1錠（2.5 mg）、エレトリプタンとして1錠（20 mg）を片頭痛発症時に服用する。効果が不十分な場合、追加投与することができるが、前回の投与から2時間以上あける必要がある。
　1錠で効果が不十分であった場合は、次回から2錠を投与できるが、スマトリプタン、ゾルミトリプタン1日の投与量は4錠以内、エレトリプタンの場合は2錠までである。
　スマトリプタン点鼻は初回20 mg 1回噴霧する。効果不十分なとき、やはり2時間以上あけてもう一度使用できる。

・投与にあったっての注意
　虚血性心疾患、脳血管障害などの基礎疾患がある場合には使用禁忌であるほか、家族性片麻痺性片頭痛、脳底型片頭痛にも使用しない方がよい。
　他の種類のトリプタン系薬剤、エルゴタミン製剤を使用した場合、24時間の間隔をあけて投与すること、選択的セロトニン再取り込み阻害剤（SSRI）はトリプタンの作用を増強する可能性があることに注意する。エレトリプタンを除きMAO阻害剤（エフピー®）との併用にも注意する。

あり、注射薬では10分で治療域に達するのに対して、錠剤では治療域に達するのは30〜90分後であることから、悪心、嘔吐が著明で経口投与が困難な場合の救急的な使用に関しては、注射薬使用が考慮されるべきであろう[23)24)]。また点鼻薬はこの中間の適応となろう。

　副作用は30％強に認められるともいわれるが、多くは注射部位の疼痛、苦み、全身倦怠感、悪心・嘔吐、フワフワ感、ほてり感など、あまり問題とはならないものと考えられるが、時に圧迫感や締めつけ感などがあり、実際虚血性心疾患の発症の報告もある。今後もこの点には注意した使用が重要であるが、合併症をもたない患者における一般的な使用では虚血性心疾患に結びつくことはないとされている。また、妊娠における胎児に対する重大な影響は確認できなかったと報告[28)]されているが、安全性が確立しておらず、現時点ではNSAIDs投与の方が薦められる。

　前兆期にスマトリプタンを皮下投与しても前兆の時間、頭痛発現に有意な効果はないとされ、投与時期の考慮や、視覚性前兆の治療には効果がないことを銘記すべきであろう[23)24)]。また、スマトリプタンでは一旦頭痛発作が緩解しても、約40％の患者に24〜48時間後に頭痛発作の再発が認められる。これはスマトリプタンの血中半減期が短く、血中濃度の維持が十分でないために頭痛が再燃するためと考えられている。

ii）ゾルミトリプタン

　スマトリプタンはトリプタン系薬剤の標準薬ともいえるものであり、概して優れた薬剤といえるが、さらにその欠点を克服するために、さらに多くのトリプタン系のセロトニン受容体選択的作動薬が開発された。いずれの薬剤もスマトリプタンと比べて、レセプター親和性が増大し、また経口投与時の生物学的利用率が改善している。さらに、中枢への移行に優れているので、血管収縮や末梢における三叉神経終末における抑制効果のほかに、三叉神経核における中枢神経細胞の興奮を直接に抑制する作用も強いと考えられる。また、一部の薬剤では、最高血中濃度に達する時間が短縮し、半減期が延長している。

　ゾルミトリプタンはわが国における第二のトリプタン系薬剤として上市された。2.5 mg錠が認可されており、10 mgまでの追加が可能である。本剤の2.5 mgまたは5 mgはプラセボに比して内服2時間および4時間での頭痛改善率・完全改善率が高いことが報告されている。スマトリプタンとの比較では、スマトリプタン50 mgとゾルミトリプタン2.5 mgまたは5 mgの経口投与を直接比較した試験[29)]では片頭痛治療効果は同等と報告されている。また、口腔内速溶錠も発売され、携帯性、簡便性の見地から実質的に有用なものと考えられる。

iii）エレトリプタン

　エレトリプタン40 mgおよび80 mg服用は対照に比べ有効であるとされている。最高血中濃度に達する時間が短く、半減期が長い、理論的には非常に優れたトリプタンである。主な代謝酵素にMAO-Aが関与しないことも投薬にあたり有用な可能性がある。わが国では第三のトリプタンとして20 mg錠が認可された。

　Ferrariら[30)]はトリプタンの効果比較に関しすべてのトリプタンが臨床的に有効と考えられるが、特にエレトリプタンの効果に関して80 mg投与の場合、本邦未発売のリザトリプタ

表6. 片頭痛に対する予防的投薬の考慮

- 頭痛発作が頻回に起きる（1カ月に3〜5回以上）
- 急性期治療を行ったにもかかわらず、片頭痛が再発あるいは重症で生活に大きな障害となる場合
- 患者の身体状況により発作治療薬治療が禁忌
- 急性期治療法による副作用のため治療が制限される
- 急性期および予防療法のコストが考慮される場合
- 患者の意向
- 片麻痺性片頭痛、脳底型片頭痛、前兆の長い片頭痛、片頭痛性脳梗塞を含む一般的でない片頭痛状態の存在

ン10 mg、アルモトリプタン12.5 mgとともに有用であるとしている。

わが国で発売された3種のトリプタンのほかナラトリプタン、リザトリプタン、アルモトリプタン、フロバトリプタンといったトリプタン系薬剤が次々と開発され、このうち2剤は、わが国でも導入予定である。いずれもセロトニン受容体に作用するのは共通である。治験段階のものもあり、各薬剤間の絶対的な比較は今後の問題であるが、少なくとも頭痛軽減作用についてはあまり差がないと考えられている[30]。

3 予防的治療薬

片頭痛の予防治療の適応を**表6**に示す。予防的治療薬として最近わが国で開発されたカルシウム拮抗作用をもつ塩酸ロメリジンは脳血管選択性が高く、また、持続性に優れている特長をもつ。プラセボ対照二重盲検試験が行われており、プラセボに比較して有意に頭痛発作頻度と程度を軽減した[31]。1錠5 mgで1日2回服用する、症状によっては1日量20 mgを越えない範囲で増量できる。副作用はあまりない安全な薬剤であるが、降圧剤併用により降圧作用が増強する恐れがあることに注意を払う必要がある。このほか、エビデンスのある予防薬としてカルシウム拮抗剤のフルナリジン、ベラパミルなどが用いられることがあるが、前者は発売中止になり、後者は健保適応がない。また β 遮断薬の塩酸プロプラノロールや、抗てんかん薬のバルプロ酸も効果があることが知られているが、健保適応ではないことを考慮し使用する。

■ おわりに

冒頭にも述べたように片頭痛の診断は簡単なようで難しい。まずは器質性の頭痛の除外を含めた、正確な診断を下したうえで、患者の理解協力のもとに薬剤の特性を生かした治療を行うことが必要である。

（平田幸一）

◆文献

1) Headache Classification Committee of the International headache Society：Classification and diagnostic criteria for headache disorders, cranial neuralgias and facial pain. of headache. Cepharalgia 8 (suppl 7)：1-96, 1988.

2) Sakai F, Igarashi H：prevalence of migraine in Japan. a nationwide survey, Cepharalgia 17：15-22, 1997.
3) 片山宗一：頭痛の国際分類. 神経治療 12：243-251, 1995.
4) Goadsby PJ, Olesen J：Diagnosis and management of migraine. BM J 312：1279-1283, 1996.
5) 高木　誠：頭痛の基礎　頭痛の分類. 診断と治療 86：818-823, 1998.
6) 坂井文彦, 土橋かおり：国際頭痛学会分類の功罪；その後の評価. Clin Nuroci 15：14-16, 1997.
7) Walling AD：Headaches of an EBM believer. Family Medicine 31：503-505. 1999.
8) 平田幸一：頭痛医療の現状と今後. 日本内科学会雑誌 90：12-18, 2001.
9) 五十嵐久佳：片頭痛の治療戦略. Prog Med 20：135-145. 2000.
10) 山田人志, 黒岩義之：頭痛診療のポイント. 診断と治療 86：852-856. 1998.
11) 間中信也：頭痛大学 University of Headache. http://homepage2.nifty.com/uoh/
12) 山口喜移, 平田幸一：頭痛の診断と治療；30 の大学病院による診断と治療シリーズ. p 33-40, 真興交易, 東京, 1998.
13) Hirata K, Kubo J, Arai M, et al：Alternate numbness in the upper extremities as the initial symptom of basilar migraine-An electrophysiological evaluation using EEG power topography. Int Med, 2000.
14) 寺本　純：頭痛の総合診断. Modern Physician 20：777-779. 2000.
15) 五十嵐久佳：片頭痛の治療戦略. Prog Med 20：135-145. 2000.
16) 寺本　純：Chronic daily headache. 日本内科学会雑誌 90：80-85, 2001.
17) 平田幸一：慢性連日性頭痛. 診断と治療 90：889-894, 2002.
18) 濱田潤一：片頭痛-診断.診断と治療 90：855-861, 2002.
19) Solomon S, Lipton RB：Criteria for the Diagnosis of Migraine in Clinical Practice. Headache 31：384-387, 1991.
20) 濱田潤一：片頭痛の病態仮説. 神経研究の進歩 46：361-375, 2002.
21) 橋本しをり, 岩田　誠：新しいトリプタンへの期待. 日本内科学会雑誌 90：92-96, 2001.
22) Silberstein SD：Practice parameter, evidence-based guidelines for migraine headache（an evidence-based review）；report of the Quality Standards Subcommittee of the American Academy of Neurology. Neurology 55：754-762, 2000
23) 平田幸一, 竹島多賀夫：EBM に基づく慢性頭痛の治療. 神経研究の進歩, 46：413-430, 2002.
24) 日本神経学会：慢性頭痛治療ガイドライン 2002. 臨床神経学 42：330-362, 2002.
25) 寺本　純：トリプタン類と片頭痛治療. Brain Medical 12：36-41, 2000.
26) Mathew NT, Dexter J, Couch J, et al：Dose ranging efficacy and safety of subcutaneous sumatriptan in the acute treatment of migraine. US Sumatriptan Research Group, Arch Neurol 49：1271-1276, 1992.
27) 坂井文彦, 福内靖男, 松本　清, ほか：SN-308（Sumatriptan）皮下注射液の第 III 相臨床試験 片頭痛患者を対象としたプラセボ注射液との二重盲検比較試験. 臨床医薬 16：283-300, 2000.
28) O'Quinn S, Ephross SA, Williams V, et al：Pregnancy and perinatal outcomes in migraineurs using sumatriptan：a prospective study. Arch Gynecol Obstet 263：7-12, 1999.
29) Gruffyd-Jones K, Kies B, Middleton A, et al：Zolmitriptan versus sumatriptan for the acute oral treatment of migraine；a randomized, double-blind, international study. Eur J Neurol 8：237-245, 2001.
30) Ferrari MD, Roon KI, Lipton RB, et al：Oral triptans（serotonin 5-HT（1B/1D）agonists）in acute migraine treatment；a meta-analysis of 53 trials. Lancet 358：1668-1675, 2001.
31) 後藤文男, 田代邦雄, 沓沢尚之, ほか：KB-2796（塩酸ロメリジン）の片頭痛に対する臨床評価 後期第 II 相臨床試験. 臨床評価 23：13-37, 1995.

II 頭痛の発生機序・診断・治療

◆群発頭痛

1 群発頭痛とは

　国際頭痛学会分類（1988）[1]による群発頭痛の診断基準を表1に示す。典型的には、眼窩深部または眼窩周辺に一側性の、キリを刺し込まれるような激痛が、連日ほぼ決まった時刻に起こる。夜間に発生することが多く、一定時刻に頭痛で目が覚める。激痛の持続は普通1～2時間である。頭痛に伴って縮瞳、眼裂狭小、流涙、鼻汁、顔面潮紅のような自律神経徴候が同側顔面にみられる。片頭痛と異なる点は、男性が女性の5、6倍多く、発病年齢も20～40歳とやや高いこと、嘔吐の合併が少なく、痛みのために臥床が困難となり動き回ることである。反復発作性群発頭痛の群発期間は2週間～3カ月程度である。誘因にはアルコール飲用、ニトログリセリンなどの使用がある。

表1．群発頭痛（大分類3）の診断基準（国際頭痛学会分類）

A．B～Dを満たす発作が少なくとも5回ある
B．眼窩部、眼窩上部、および（または）側頭部の一側性激痛が15～180分続く（無治療の場合）
C．頭痛に伴って、疼痛側に以下の徴候の少なくとも1つが起こる
　　1．結膜充血、2．流涙、3．鼻閉塞、4．鼻汁、5．前額・顔面の発汗、6．縮瞳、
　　7．眼瞼下垂、8．眼瞼浮腫
D．発作頻度は2日に1回から1日8回まで
E．以下の少なくとも1つがある
　　1．病歴、身体および神経診察から大分類5～11の疾患が除外できる
　　2．病歴、身体および神経診察から大分類5～11の疾患が存在するが、適切な検査によって原因として除外できる
　　3．大分類5～11の疾患が存在するが、群発頭痛の初発時期はそれらの発生時期とは異なる

下位分類：
　1．周期性の不明な群発頭痛
　2．反復発作性群発頭痛
　　A．上記の群発頭痛についてのA～Eを満たす
　　B．少なくとも2回の群発期が、未治療の場合、14日以上の間欠期を挿んで、7日から1年続く
　3．慢性群発頭痛
　　A．上記の群発頭痛についてのA～Eを満たす
　　B．発作が寛解期なしに1年以上続くか、寛解期はあっても14日以内

（文献1）より引用）

2 群発頭痛患者の頻度

　群発頭痛の患者数は多いものではない。筆者[2]がかつて群馬大学病院受診者について調査した成績では、頭痛を訴える患者 481 例中、群発頭痛は 8 例（1.6%）であった（緊張型頭痛 42%、片頭痛 8.5%）。下村ら[3]による鳥取県大山町の 10 歳以上の住民調査では、慢性または反復性頭痛患者における群発頭痛患者の割合は 0.4% であった（緊張型頭痛 51%、片頭痛 29%）。Rasmussen[4]のデンマークにおける住民調査でも一次性頭痛患者の 0.1%（緊張型頭痛 69%、片頭痛 15%）であった。片頭痛に比べるとかなり稀な疾患といえる。

　一方、住民を対象とした疫学調査では群発頭痛の有病率は 10 万人対 5〜240 と大差がある（表 2）[5]。これには診断基準や調査方法が関係しており、実態の把握はかなり困難である。

3 性差、遺伝性、発病年齢、発作頻度

　群発頭痛患者は男性に多く、女性の頻度は全群発頭痛患者の 10〜30% である[6][7]。家族性発症は稀であり、5% 程度である[7]。発病年齢の平均は 30 歳前後であるが、どの年齢でも起こりうる[6][7]。しかし片頭痛と異なり小児期発病は少ない。

　群発頭痛の群発期は一般に 1 年に 1〜2 回が多い。群発の持続期間は 1〜2 カ月間が多いが[6][7]、数日〜1 年以上にわたる。寛解期は普通 6 カ月〜2 年である。頭痛が寛解期なしに（あるいは寛解期があっても 14 日以内で）1 年以上続く場合を慢性群発頭痛と呼ぶ。

> **メモ1**
> 　Kudrow[8] によれば群発期は 2 月と 6 月に多く、8 月と 11 月は少ない。その理由として日照時間の増加または減少が誘因になり、日照時間が最も長い日または短い日の 7〜10 日前に起こりやすいという。メラトニン分泌との関係が考えられる。

表 2．群発頭痛患者の頻度

報告者	頻度	調査対象
A. 頭痛患者に占める割合		
森松（1986）[2]	1.6%	大学病院神経内科外来受診者
下村ら（1993）[3]	0.4%	一般住民（10 歳以上）
Rasmussen（1995）[4]	0.1%	一般住民（一次性頭痛患者中の割合）
B. 有病率（人口 10 万人対の有病者数）[5]		
Hardman, et al（1966）	5	英国、開業医受診者
Heyck（1976）	40	ドイツ、推計
Ekbom, et al（1978）	90	スウェーデン、18 歳男性
Kudrow（1980）	240	米国、推計
D'Alessandro, et al（1980）	70	サンマリノ、一般住民
Zhao, et al（1988）	6	中国、一般住民
Manzoni, et al（1998）	80	イタリア、頭痛センター受診者

4 症候

1 前兆、予兆

一部の患者では前兆（aura）として、片頭痛と同様の症状（視覚異常、片側の感覚運動症状など）が起こりうる[7]。また前駆症状（prodrome）や予兆（premonitory symptoms）として、発作期開始前1時間〜数週間に頭頸部の異常感覚、消化器症状、気分変化を感じることがある[9]。

2 発生時刻

患者ごとに発生時刻や群発時期について一定の傾向がある。Russell[10]によれば、過半数の患者で発作は午前中（午前1〜10時）に起きており、特に睡眠中に起こる割合が相対的に高い（図1）。

3 疼痛

疼痛は一側の眼窩部（深部または周囲）に起こるが、同側の前頭、側頭、顔面に放散することがある。眼窩部の不快感に始まり、急速に激痛に移行する。痛みはキリを刺し込まれるような、穴を開けられるような、焼けるような、と表現される。拍動痛を自覚するのは30％程度である。疼痛部に触られると痛みが増大する。群発期の最初の数日は発作時疼痛が増強する傾向がある。

疼痛の持続は通常15分〜2時間であるが、少数例では3〜4時間続くこともある[10]。疼痛は通常10分以内に最大に達し、そのまま30分程度持続し、全体として60分以内に終了することが多い[10]。発作回数は1日1〜2回が多く（最多4、5回）[7)10]、年間の群発期回数は1回が多い[7]。疼痛発作の間、患者は痛みのために不穏・興奮状態になり、体位を変えたり、立ち上

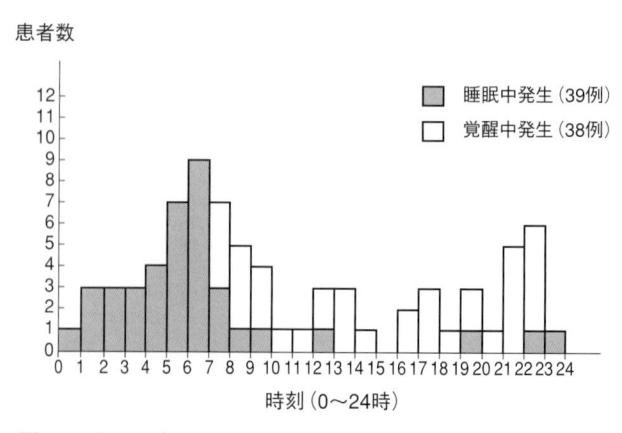

図1. 群発頭痛患者77例の発作発生時刻(文献10より引用)

がり動き回る傾向がある[7]。

4 随伴症状

自律神経症状として結膜充血、流涙、鼻閉、鼻汁、前頭・顔面の発汗、縮瞳、眼瞼下垂、眼瞼浮腫などがみられる。最も頻度が高いのは、疼痛側の流涙と結膜充血である（80〜90％）[7]。Horner症候群またはその部分症状として、同側の縮瞳、眼瞼下垂がみられる（60〜70％）。鼻閉および鼻汁もしばしば伴う（約70％）。前頭・顔面の発汗も時に起こる。

心血管系症状として、心拍数は発作中に増加し、発作後は減少する。また不整脈（心室性期外収縮、一過性心房細動、房室・洞房ブロックなど）[11]や血圧上昇もみられる。消化器症状としては悪心が多いが、嘔吐は稀である。片頭痛でみられる羞明、音過敏もしばしば起こる。

> **メモ2**
> 発作期にはアルコール飲用は発作を誘発するが、寛解期には誘因にならない。薬物的にはヒスタミン、硝酸塩（ニトログリセリン）、亜硝酸塩（亜硝酸アミル）のような血管拡張薬により発作が誘発される。Ca拮抗作用をもつ血管拡張薬では起こらず、ベラパミル（ワソラン®）はむしろ発作予防に有効である。片頭痛と異なりチーズ、チョコレートのような食物で誘発されることはない。

5 発生機序と病態生理

群発頭痛の発生機序は現在なお不明である。発作中にみられる現象は、①海綿静脈洞付近の内頸動脈拡張と静脈還流障害、②顔面の交感神経機能障害（Horner症候群など）、③副交感神経興奮（顔面潮紅、流涙など）、④内分泌障害（メラトニン、コルチゾール、ACTHなどの異常変動）、などである。これらを説明するために2つの仮説（視床下部機能障害説と海綿静脈洞病変説）が提唱されている。頭痛に関する重要な単行書"The Headaches"（Olesenほか編）において群発頭痛発生機序に関する総説をみると、初版のHardeboら[12]は海綿静脈洞炎症説を、第2版のWaldenlindら[13]は視床下部機能障害説を採用し、現在では後者が主流である[14]。図2に両仮説[13]を示す。

1 視床下部機能障害説

日周期リズム（サーカディアンリズム）および年周期リズム（サーカニュアルリズム）の障害が原因とするとする考えである。これは以下の根拠による[13]。①群発頭痛発作が明暗、睡眠・覚醒、活動・休息のサイクルと関連して起こること、また春秋に起こりやすいこと、発生時間が入眠の一定時間後や早朝に起こりやすいことから示唆される。②群発頭痛患者ではメラトニン、コルチゾール、ACTH、テストステロン、ノルエピネフリン、プロラクチン、βエンドルフィン、メトエンケファリンなどのホルモンおよび類似物質の分泌・代謝に異常が認められる。③最近のPET研究では、群発頭痛の頭痛発作中には同側の視床下部の活動性が高まっているが、発作間欠期には活動性亢進はみられない[15]。但し、視床下部機能障害の直接の引

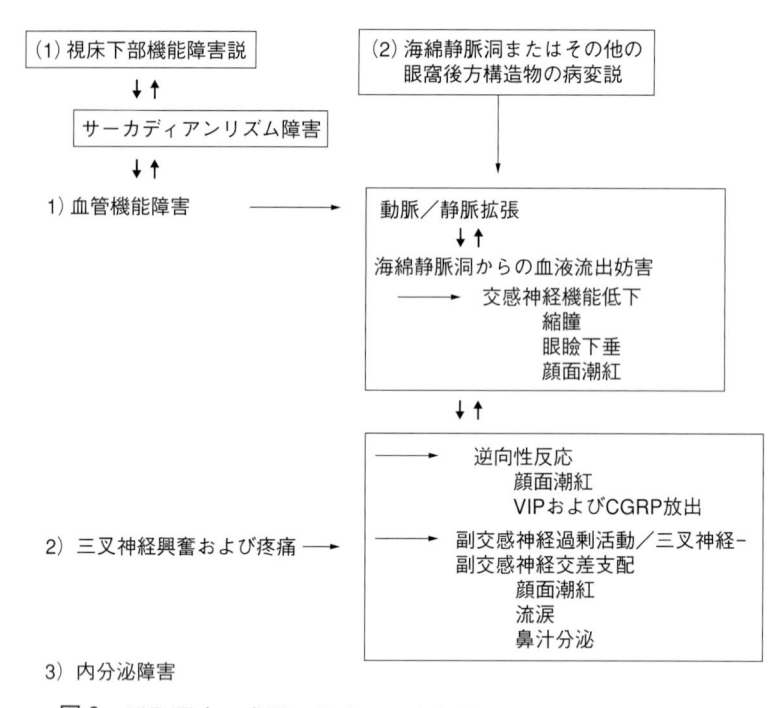

```
(1) 視床下部機能障害説          (2) 海綿静脈洞またはその他の
        ↓↑                          眼窩後方構造物の病変説
   サーカディアンリズム障害
        ↓↑
1) 血管機能障害  ───→   動脈／静脈拡張
                            ↓↑
                       海綿静脈洞からの血液流出妨害
                          ───→  交感神経機能低下
                                  縮瞳
                                  眼瞼下垂
                                  顔面潮紅
                            ↓↑
                       ───→  逆向性反応
                                  顔面潮紅
                                  VIPおよびCGRP放出
2) 三叉神経興奮および疼痛 ───→  副交感神経過剰活動／三叉神経-
                                  副交感神経交差支配
                                  顔面潮紅
                                  流涙
                                  鼻汁分泌
3) 内分泌障害
```

図2．群発頭痛の成因に関する2大仮説(文献13)を一部改変して引用)

き金は不明である。

a. 日周期リズムおよび年周期リズムの障害

メラトニンは視床下部の制御下に松果体から分泌されるホルモンであるが、その血中濃度は日周期リズムに関係し、夜高く昼間低い。群発期の患者ではメラトニンの24時間レベルが低下し、分泌ピークが後方に移行している[16]。年周期リズムに関しても尿中メラトニン排泄量は年間を通じて群発頭痛患者では健常対照よりも低下し、正常のリズムが失われている[17]。

b. 内分泌障害

群発頭痛患者では視床下部-下垂体-副腎皮質系の内分泌障害がある。発作期のみならず寛解期にもコルチゾール産生が亢進している[18]。しかし、発作期、間欠期ともにデキサメタゾン抑制試験に対する血中コルチゾール抑制は正常なので、コルチゾールの制御系は正常である[19]。プロラクチンの24時間産生量は発作期、間欠期ともに低下しているが、これはプロラクチンに対する中枢性ドパミン制御系の障害によると考えられる[20]。また患者では、TRH (thyrotropin-releasing hormone) テストに対してもプロラクチンと甲状腺刺激ホルモン (TSH) 分泌が低下している[20]。そのほか、成長ホルモン、テストステロン、βエンドルフィン、メトエンケファリンなどについても異常が知られている。

c. 疼痛の発生

　海綿静脈洞内の内頸動脈が疼痛の発生源であると考えられる。頭部血管の神経支配には3システムがある。三叉神経血管系、交感神経系、副交感神経系である。三叉神経血管系の神経伝達物質は calcitonin gene-related peptide (CGRP) と substance P である。交感神経系は視床下部から始まり、脊髄の中間質外側核、上頸神経節を経て、内頸動脈周囲に神経叢を形成し、専ら血管収縮作用をもつ。神経伝達物質はノルエピネフリンと neuropeptide Y (NPY) である。副交感神経系は脳幹から始まり、顔面神経と舌咽神経を経て、耳神経節および翼口蓋神経節でシナプスを形成し、顔面および眼窩周辺に分布する。動脈系の血管拡張作用をもち、神経伝達物質はアセチルコリン、vasoactive intestinal peptide (VIP) である。

　群発頭痛発作時には同側外頸静脈内の CGRP と VIP 濃度が上昇し、発作が鎮まると CGRP は正常範囲に低下する[21]。発作を誘発するニトログリセリンの投与時にも同じ現象がみられる[22]。したがって、頭痛発生には片頭痛と同様に、三叉神経血管性炎症と副交感神経性血管拡張が関係すると考えられる。交感神経系自体は頭痛発生にあまり関与しないようである。

d. 自律神経症状

　発作時には一般に血圧上昇と心拍数増加を認めるが、これは疼痛に対する交感神経反応と考えられる。発作後の心拍数低下は圧受容器を介する副交感神経反応であろう[13]。

　頭痛側の瞳孔変化（縮瞳、眼瞼下垂）は節後性交感神経障害を示唆する。中枢作用によって説明するのは困難であり、海綿静脈洞における障害（内頸動脈拡張など）の二次的影響と考えられる。また、交感神経障害は間欠期にも続き、同側前額部における温熱性発汗が障害されるが、発作時にはむしろこの部の発汗と血流は増加する[23]。この原因として、交感神経支配の断たれた血管と汗腺に対して副交感神経線維による交叉支配が成立し、三叉神経疼痛由来の三叉神経-副交感神経血管拡張が起きると考えられる[23]。

　発作中に起こる流涙、鼻閉、鼻汁も疼痛に伴う三叉神経-副交感神経反射によるものであろう[13]。発作時には反対側顔面にも軽度の流涙、鼻閉、鼻汁がみられるが、脳幹における三叉神経-副交感神経反射弓の交叉支配によるものと思われる[13]。唾液分泌は発作中は両側口内で低下するが、疼痛に対する交感神経機能亢進のためであろう[24]。

2 海綿静脈洞病変説

　原因不明の海綿静脈洞およびその流出枝の炎症を原因とする説である[12]。その根拠は、眼窩静脈撮影で発作期に海綿静脈洞および上眼窩静脈に静脈炎を示す所見がみられることによる[25,26]。発作中の内頸動脈および中大脳動脈の拡張は、内頸動脈周囲の交感神経が障害されて動脈収縮機能が失われたためと考える。静脈洞炎と内頸動脈拡張が顔面の交感神経機能障害と副交感神経機能亢進、および内分泌障害の原因になる。ステロイドが発作予防に有効なことも炎症説に有利である[12]。

a. 疼痛の発生
　この説では疼痛の原因は第一に海綿静脈洞の炎症であり、それに伴う疼痛は三叉神経第1枝および副交感神経（内頸動脈壁を走行する大錐体神経に含まれる）を経て中枢に伝達される。

b. 自律神経徴候
　発作時（または永続性の）眼部交感神経障害（縮瞳、眼裂狭小）は、眼窩内炎症により内頸動脈周囲の交感神経叢（節後線維）が障害されるために起こる[12]。これらの徴候がときに反対側にも出現することの説明として海綿静脈洞炎症説は好都合である[12]。頭痛側前額部の発汗低下も交感神経節後線維の障害によるが、発作時に同部の発汗がむしろ亢進しているのは、節後線維受容器の up-regulation によると考えられる[27]。流涙、鼻汁、鼻閉は疼痛に伴う副交感神経および三叉神経興奮によるものであろう[28]。

c. 視床下部-下垂体系機能障害
　この系の障害は二次的なものであろう。これらの構造物は海綿静脈洞の近くにあり、支配動静脈は海綿静脈洞と密接に関係するので、その炎症の影響を受けやすい[12]。

6　検査成績

　群発頭痛の診断に特異的な検査成績はない。PET所見などは群発頭痛の病態を明らかにする点で有用である。

a. 画像検査
　ニトログリセリン誘発発作中のMR血管撮影では、両側内頸動脈と脳底動脈の血管拡張が認められた。また、この時期のPETでは、疼痛によって賦活される一般領域（帯状回、島皮質、視床など）と、群発頭痛に特異的に賦活される領域（視床下部など）が明らかになった[29]。脳血流SPECTでは、発作期の脳皮質血流量について増加、低下、不変との報告があり、一定しない[30]。

b. 脳脊髄液、脳波
　発作時の脳脊髄液の一般所見は正常である。脳波も疼痛に伴う変化を除けば、特異所見はみられない。

7　鑑別診断

　鑑別診断の対象になるのは、眼窩周辺から側頭部にかけて反復性疼痛発作を起こす疾患のす

表3. 主要な頭部顔面痛との鑑別

	群発頭痛	片頭痛	慢性発作性片側頭痛	三叉神経痛
性別	男性（70〜90%）	女性（60〜70%）	男：女 1：2	男：女 1：2
発病年齢（平均）	20〜40歳	10〜20歳	30〜40歳	50〜60歳
前兆	なし	閃輝暗点（10%）	なし	なし
疼痛部位	常に一側性（眼窩、前頭、側頭、上顎）	しばしば一側性、頭上部	常に一側性（眼窩、前頭、側頭）	一側性、上顎神経と下顎神経の領域
性質	激痛、穿刺様、灼熱痛	激痛、穿刺様、拍動痛	激痛、穿刺様、灼熱痛	激痛、穿刺様、電撃痛
合併症状	結膜充血、流涙、鼻汁、縮瞳	羞明、音過敏、悪心、嘔吐	結膜充血、流涙、鼻汁、縮瞳	疼痛性チック
発作の持続時間	15〜180分	4〜72時間	2〜45分	数秒〜30秒
発作頻度（平均）	1〜2回/日	種々。しばしば1〜3回/月	5回以上/日	数回/日
好発時刻	しばしば夜間	しばしば早朝	一定傾向なし	早朝、食事時
寛解期	数カ月から数年	種々。妊娠中は起こりにくい	一般に寛解期なし	種々
誘発因子	アルコール、ニトログリセリン	ストレス、チーズ、赤ワイン、チョコレート、月経	頭運動、誘発帯への刺激など	誘発帯への刺激

(文献31)を一部改変)

表4. 慢性発作性片側頭痛の診断基準

A. B〜Eを満たす発作が50回以上
B. 激痛発作は常に一側性で、眼窩、眼窩上部、および（または）側頭部に起こり、2〜45分続く
C. 発作頻度は、発作期の半分以上で1日5回以上（より少ない発作頻度のこともある）
D. 以下の徴候の1つ以上を伴う
　　1. 結膜充血、2. 流涙、3. 鼻閉、4. 鼻汁、5. 眼瞼下垂、6. 眼瞼浮腫
E. インドメタシンが著効（1日量150 mg以下）
F. 以下の1つ以上
　　1. 病歴、身体および神経診察から大分類5〜11の疾患が除外できる
　　2. 病歴、身体および神経診察から大分類5〜11の疾患が存在するが、適切な検査によって原因として除外できる
　　3. 大分類5〜11の疾患が存在するが、慢性発作性片側頭痛の初発時期はそれらの発生時期とは異なる

(文献1)より引用)

べてである。代表的な片頭痛、慢性発作性片側頭痛、三叉神経痛の鑑別点を**表3**[31]に示す。片頭痛と三叉神経痛は他項で述べられる。なお、欧米では確定診断のためにニトログリセリンによる誘発試験（吸入または舌下投与）が許されており、発作誘発ののちはスマトリプタン皮下注射で頓挫させる。

a. 慢性発作性片側頭痛 (chronic paroxysmal hemicrania) (表4)

慢性発作性片側頭痛は稀なもので、群発頭痛患者の1〜3%とされる[32]。Antonaciら[33]による本症文献例84例の分析では、性比は男：女1：2.36で、従来いわれたように圧倒的に

女性に多いとはいえない。発病は年齢を問わないが、一般に成人期で、平均は 34 歳である[33]。痛みは群発頭痛と同様の激痛で穿刺様疼痛、灼熱痛、時に拍動痛である。発作の持続が短く、回数が多いのが特徴で、通常 1 回の持続が 2〜25 分、長くても 60 分以内であるが、発作回数は 1 日 2〜30 回以上である[33]。群発頭痛のような好発時刻はなく、1 日のどの時間でも起こる。いったん始まると発作頻度を変えながら数週〜数カ月にわたって続く。但し、自然寛解する「非慢性型（再発型）」も知られている。

インドメタシンが著効を示すのが特徴であるが、1 日量 150 mg 程度まで増量して効果をみる必要がある[33]。効果は 48 時間以内に出現する[33]。維持量は 25〜100 mg/日である。服薬中止によって一般に発作は再発するが、寛解期に入る患者もいる[33]。

b. 頭蓋内器質的障害

群発頭痛様の頭痛が頭部器質障害で起こることがある。したがって、群発頭痛が疑われる例でも、X 線 CT 検査や MRI 検査を行うべきである。

注意点 | 器質疾患による群発頭痛様発作の原因として、傍三叉神経症候群（Raeder 症候群）、緑内障、眼窩内病変、傍トルコ鞍部髄膜腫、下垂体腺腫、前交通動脈瘤、内頸動脈拡張、斜台腫瘍、前頭葉・側頭葉などの動静脈奇形、小脳テント腫瘍などが知られている[34]。最近も、下垂体の巨大プロラクチノーマ[35]、眼窩筋炎[36] に伴う群発頭痛様発作が報告された。

8 治療

表 5 に片頭痛と群発頭痛に対する薬物効果の比較を示す。治療は発作時治療と予防法に分けられる。

1 発作時治療

疼痛を軽減し、短期に終息させるのが目的である。医療施設における第一選択はスマトリプタン皮下注射と酸素吸入である[37]。

a. トリプタン系薬物

トリプタン系薬物は群発頭痛発作に対する特効薬であり、スマトリプタン（イミグラン®）の皮下注射が著効する。発作早期にスマトリプタン 3 mg（最大 6 mg まで）を皮下注射する。トリプタン系経口薬についてはわが国では群発頭痛に対する使用が承認されていない。ゾルミトリプタン（ゾーミッグ®）10 mg の服薬は反復発作性群発頭痛に対して有効だが、慢性群発頭痛に対してはプラセボと比較して有意差がないとする報告がある[38]。

トリプタン系薬物はセロトニン（5-HT）受容体のサブタイプ 5-HT$_{1B/1D}$ 受容体に対する選択的部分作動薬である。トリプタン系薬物は 5-HT$_{1B/1D}$ 受容体刺激を介して血管収縮作用を示すとともに、三叉神経による神経因性炎症反応を抑制する。なお、トリプタン系薬物の詳

表5．片頭痛と群発頭痛に対する薬物効果の比較

		片頭痛	群発頭痛
発作期 （頓挫効果）	酒石酸エルゴタミン	○	○
	ジヒドロエルゴタミン	○	○
	スマトリプタン、ゾルミトリプタン、エレトリプタン	○	○
	非ステロイド性消炎鎮痛薬（アスピリン、インドメタシン）	○	○
	純酸素吸入		○
間欠期 （予防効果）	酒石酸エルゴタミン		○
	ジヒドロエルゴタミン	○	○
	Ca 拮抗薬（ベラパミル、ジルチアゼム）	○	○
	β遮断薬（プロプラノロール、メトプロロール）	○	
	副腎皮質ホルモン		○
	三環系抗うつ薬（アミトリプチリン）	○	
	炭酸リチウム		○
	抗てんかん薬（バルプロ酸）	○	○
	抗セロトニン薬		
	1．メチセルジド	○	○
	2．ジメチアジン、シプロヘプタジン	○	
発作誘発因子	硝酸塩、亜硝酸塩	○	○
	アルコール	○	○
	ヒスタミン		○
	エストロゲン	○	
	チーズ、チョコレート	○	
	月経	○	
	ストレス	○	

細については「片頭痛の診断・治療」を参照のこと。

> **禁忌** 心筋梗塞を含む虚血性心疾患、脳梗塞を含む虚血性脳血管障害、末梢血管障害、コントロールされていない高血圧、重度の肝機能障害のある患者には禁忌であり、40歳以上の男性、閉経後女性、妊娠中女性、不整脈またはてんかんのある患者には慎重投与する。

b．酸素吸入

　純（100％）酸素吸入は即効的効果があり、第一選択の治療法の1つである[37]。在宅酸素療法の手技で自宅でも行うことができる。顔マスクを用いて毎分7 l、15分間吸入する。本治療法の特徴は速効性にあり、Kudrowらの群発頭痛55例に対する治療では、62％の例が吸入開始後7分以内に、31％が8〜10分で痛みが軽快したという[39]。高濃度酸素による血管収縮作用が考えられている。

c．酒石酸エルゴタミン

　在宅治療としては今なお標準的な治療法である。カフェルゴット（1錠中酒石酸エルゴタミン1 mg、カフェイン100 mg含有）1〜2錠を発作早期に服用する。酒石酸エルゴタミンは血

管収縮作用があり、カフェインは消化管からの薬物吸収を促進する[40]。効果不十分の場合は15〜30分後に1〜2錠追加してもよい。酒石酸エルゴタミンの吸収はよくないので、欧米では筋注または吸入の方が有効とされるが[37]、わが国ではいずれも未承認である。なお、禁忌および慎重投与はトリプタン系薬物と同様である。

d. 非ステロイド性消炎鎮痛薬

純酸素吸入またはカフェルゴットで十分な効果が得られなければ消炎鎮痛薬を追加するが、その効果は大きくない[37]。

2 予防

a. 酒石酸エルゴタミン

群発頭痛に対する本薬の予防効果が証明されている。本薬を片頭痛予防のために漫然と投与することは不適切であるが、群発頭痛は発作期間が限定されるため許される。夜間に発作が起こる患者では就寝前にカフェルゴットを1〜2錠服用する。また、夜間以外に起こる患者では1回1〜2錠、1日2回服用してもよい[37]。群発期が終われば中止する。

b. カルシウム拮抗薬

この系統の薬物が片頭痛と同様に群発頭痛の予防に有効とされるが、十分にコントロールされた治験は少ない。ベラパミル（ワソラン®）については1日量360 mgとプラセボとの間でベラパミルの有効性が証明された[41]。通常、ベラパミル1日量240〜360 mgが用いられるが、わが国では保険上承認されていない。その効果発現は血管拡張作用よりもむしろセロトニン、ノルエピネフリンなどの神経伝達系を介して視床下部-ノルエピネフリン系活動に関係するという考えがある[37]。カルシウム拮抗薬の塩酸ロメリジン（ミグシス®）が片頭痛予防薬として用いられるが、群発頭痛の予防効果は確認されていない。

c. 副腎皮質ホルモン

副腎皮質ホルモン（プレドニゾロン）の群発頭痛に対する予防効果はよく証明されている。効果は投与後24〜48時間以内に出現する。一般にプレドニゾロンを開始量として1日40〜60 mgを10日間用い、続く1週間で漸減中止する[37]。作用機序として視床下部-下垂体系異常説では、この系の機能回復、また海綿静脈洞炎症説では炎症抑制が考えられている。

d. 炭酸リチウム

炭酸リチウムの予防効果についてはオープン試験が多く、厳密な二重盲検試験を経たものは少ない[42]。通常1日量600〜900 mgを経口投与し、血中濃度が1 mM/lを超えないようにする。脳内モノアミン系代謝を変調する薬物であるが、群発頭痛への作用機序は不詳である。

e. バルプロ酸

抗てんかん薬のバルプロ酸が有効とする報告があるが[43]、厳密な二重盲検試験を経たものではない。使用量は1日600〜2,000 mgであるが、血中濃度の測定が必要である。

3 生活上の注意

アルコール飲用、薬物としてヒスタミン、ニトログリセリン、亜硝酸塩などが発作の誘因になるが、発作期間を除けばアルコールは禁忌ではない。片頭痛と異なり食物や月経周期との関係は明らかでない。身体的、精神的ストレスが直接の誘因になるという証拠もない。発作時のトリプタン皮下注射または純酸素吸入、および予防法としてベラパミルなどを用いて発作をコントロールできることが多いので、患者にはあまり恐怖感をもたないようアドバイスする。

〈森松光紀〉

◆文献

1) Headache Classification Committee of the International Headache Society：Classification and diagnostic criteria for headache disorders, cranial neuralgias and facial pain. Cephalalgia 8（Suppl 7）：9-92, 1988.
2) 森松光紀：頭痛. Modern Physician 16：592-595, 1996.
3) 下村登規夫, 古和久典, 高橋和郎：頭痛の疫学. 日内会誌 82：8-13, 1993.
4) Rasmussen BK：Epidemiology of headache. Cephalalgia 15：45-68, 1995.
5) Manzoni GC, Prusinski A：Cluster headache；introduction. The Headaches, 2nd ed, Olesen J, Tfelt-Hansen P, Welch KMA（eds）, p 675-678, Lippincott Williams & Wilkins, Philadelphia, 2000.
6) Manzoni GC, Terzano MG, Bono G, et al：Cluster headache：clinical findings in 180 patients. Cephalalgia 3：21-30, 1983.
7) Bahra A, May A, Goadsby PJ：Cluster headache. A prospective clinical study with diagnostic implications. Neurology 58：354-361, 2002.
8) Kudrow L：The cyclic relationship of natural illumination to cluster period frequency. Cephalalgia 7（Suppl 6）：76-78, 1987.
9) Blau JN, Engel HO：Premonitory and prodromal symptoms in cluster headache. Cephalalgia 18：91-93, 1998.
10) Russell D：Cluster headache：severity and temporal profiles of attacks and patients' activity prior to and during attacks. Cephalalgia 1：209-216, 1981.
11) Russell D, Storstein L：Cluster headache：a computerized analysis of 24 h Holter ECG recordings and description of ECG rhythm disturbances. Cephalalgia 3：83-107, 1983.
12) Hardebo JE, Moskowitz MA：Synthesis of cluster headache pathophysiology. The Headaches, Olesen J, Tfelt-Hansen P, Welch KMA（eds）, p 569-576, Raven, New York, 1993.
13) Waldenlind E, Drummond PD：Synthesis of cluster headache pathophysiology. The Headaches, 2nd ed, Olesen J, Tfelt-Hansen P, Welch KMA（eds）, p 709-715, Lippincott Williams & Wilkins, Philadelphia, 2000.
14) Ekbom K, Hardebo JE：Cluster headache：aetiology, diagnosis and management. Drugs 62：61-69, 2002.
15) May A, Bahra A, Büchel C, et al：Hypothalamic activation in cluster headache attacks. Lancet 352：275-278, 1998.
16) Leone M, Lucini V, D'Amico D, et al：Twenty-four-hour melatonin and plasma cortisol levels in relation to timing of cluster headache. Cephalalgia 15：224-229, 1995.
17) Waldenlind E, Ekbom K, Wetterberg L, et al：Lowered circannual urinary melatonin concentrations in episodic cluster headache. Cephalalgia 14：199-204, 1994.
18) Waldenlind E, Gustafsson SA, Ekbom K, et al：Circadian secretion of cortisol and melatonin in cluster headache during active cluster periods and remission. J Neurol Neurosurg Psychiatry 50：207-213,

1987.
19) Frediani F, Lamperti E, Leone M, et al : Cluster headache patients' responses to dexamethasone suppression test. Headache 28 : 130-132, 1988.
20) Waldenlind E, Gustafsson SA : Prolactin in cluster headache : diurnal secretion, response to thyrotropin-releasing hormone, and relation to sex steroids and gonadotropins. Cephalalgia 7 : 43-54, 1987.
21) Goadsby PJ, Edvinsson L : Human in vivo evidence for trigeminovascular activation in cluster headache. Neuropeptide changes and effects of acute attacks therapies. Brain 117 : 427-434, 1994.
22) Fanciullacci M, Alessandri M, Sicuteri R, et al : Responsiveness of the trigeminovascular system to nitroglycerine in cluster headache patients. Brain 120 : 283-288, 1997.
23) Drummond PD, Lance JW : Pathological sweating and flushing accompanying the trigeminal lacrimal reflex in patients with cluster headache and in patients with a confirmed site of cervical sympathetic deficit ; Evidence for parasympathetic cross-innervation. Brain 115 : 1429-1445, 1992.
24) Saunte C : Autonomic disorders in cluster headache, with special reference to salivation, nasal secretion and tearing. Cephalalgia 4 : 57-64, 1984.
25) Hannerz J, Ericson K, Bergstrand G : Orbital phlebography in patients with cluster headache. Cephalalgia 7 : 207-211, 1987.
26) Hannerz J : Orbital phlebography and signs of inflammation in episodic and chronic cluster headache. Headache 31 : 540-542, 1991.
27) Drummond PD : Dysfunction of the sympathetic nervous system in cluster headache. Cephalalgia 8 : 181-186, 1988.
28) Hardebo JE : The involvement of trigeminal substance P neurons in cluster headache ; An hypothesis. Headache 24 : 294-304, 1984.
29) May A, Bahra A, Büchel C, et al : PET and MRA findings in cluster headache and MRA in experimental pain. Neurology 55 : 1328-1335, 2000.
30) May A, Goadsby PJ : Neuroimaging of cluster headache. The Headaches, 2nd ed, Olesen J, Tfelt-Hansen P, Welch KMA (eds), p 703-708, Lippincott Williams & Wilkins, Philadelphia, 2000.
31) Ekbom K, Nappi G : Diagnosis, differential diagnosis, and prognosis of cluster headache. The Headaches, 2nd ed, Olesen J, Tfelt-Hansen P, Welch KMA (eds), p 725-729. Lippincott Williams & Wilkins, Philadelphia, 2000.
32) Russel D, Vincent M : Chronic paroxysmal hemicrania. The Headaches, 2nd ed, Olesen J, Tfelt-Hansen P, Welch KMA (eds), p 741-749, Lippincott Williams & Wilkins, Philadelphia, 2000.
33) Antonaci F, Sjaastad O : Chronic paroxysmal hemicrania (CPH) ; a review of the clinical manifestations. Headache 29 : 648-656, 1989.
34) Hardebo JE, Suzuki N : Anatomy and pathology of cluster headache. The Headaches, 2nd ed, Olesen J, Tfelt-Hansen P, Welch KMA (eds), p 683-686, Lippincott Williams & Wilkins, Philadelphia, 2000.
35) Porta-Etessam J, Ramos-Carrasco A, Berbel-Garcia A, et al : Clusterlike headache as first manifestation of a prolactinoma. Headache 41 : 723-725, 2001.
36) Lee MS, Lessell S : Orbital myositis posing as cluster headache. Arch Neurol 59 : 635-636, 2002.
37) Ekbom K, Solomon S : Management of cluster headache. The Headaches, 2nd ed, Olesen J, Tfelt-Hansen P, Welch KMA (eds), p 731-740, Lippincott Williams & Wilkins, Philadelphia, 2000.
38) Bernstein W : Oral zolmitriptan is effetive in the acute treatment of cluster headache. Neurology 55 : 1239, 2000.
39) Kudrow L : Response of cluster headache attacks to oxygen inhalation. Headache 21 : 1-4, 1981.
40) Gilman AG, Rall TW, Nies AS, et al (eds) : Goodman and Gilman's The pharmacological basis of therapeutics, 8th ed, Pergamon, p 629, 946, New York, 1990.
41) Leone M, D'Amico D, Frediani F, et al : Verapamil in the prophylaxis of episodic cluster headache ; a double-blind study versus placebo. Neurology 54 : 1382-1385, 2000.
42) Bussone G, Leone M, Peccarisi C, et al : Double blind comparison of lithium and verapamil in cluster headache prophylaxis. Headache 30 : 411-417, 1990.
43) Gallagher RM, Mueller LL, Freitag FG : Divalproex sodium in the treatment of migraine and cluster headaches. J Am Osteopath Assoc 102 : 92-94, 2002.

II 頭痛の発生機序・診断・治療

◆緊張型頭痛

■はじめに

　緊張型頭痛は筋収縮性頭痛、心因性頭痛、ストレス性頭痛などといわれてきたものの総称である。1988年の国際頭痛分類で改称されたものだが、これはさらに 2.1 episodic（発作性）と、2.2 chronic（慢性）の2つに分類される。前者は1カ月に15回未満の発作頻度、後者は15回以上の発作頻度のものをいう[1]。特に後者はこれまで chronic daily headache（慢性習慣性頭痛）と呼ばれたもののうち、緊張型頭痛から発展したものをさしている。但し、片頭痛から慢性習慣性頭痛に変化した、いわゆる"変形した片頭痛"の分類項目はない。

　緊張型頭痛はその発生機序から考えて、筋収縮性頭痛、心因性頭痛、うつ病に伴うもの（仮面うつ病）の3つがあり、これははっきりと区別をしないといけない。

　心因性頭痛は頭痛を主訴としその程度も強いことが多い。しかし頭痛の態様はさまざまであり、また必ず随伴症状を伴う。頭痛を強く訴えるにもかかわらず普段の生活はけろっとしており、悩んでいる様子はない。それどころか頭痛がなくなると不眠やめまい、手足のしびれなどほかの症状が今度は中心となり、それに振り回されるようになる。いわば頭痛という障壁に囲まれて快適に過ごしているのが心因性頭痛であり、治されては実は困るのである。患者の人格傾向・性格特徴を調べた岡野らによると、回避的・依存的傾向がみられることが多いという[2]。さらに同時に訴える愁訴にはうつ状態、摂食障害、睡眠障害、自殺企図、自傷行為、不安、イライラ、精神症状があったという。心因性頭痛は難治性頭痛の多くを占めており、薬剤依存を生じ、chronic daily headache となることも多い。

　心因性頭痛の治療にはまず、①その患者における心因はどんな問題か、②訴えている頭痛は一過性か、それとも持続性か、③ある程度持続しているものなら、その患者の心理的態度を検討する。頭痛という身体所見が、その人の価値観や対人関係の持ち方などの人格的傾向と深くかかわっている、④人格的な問題と関係するなら、幼少期からのさまざまな心的外傷体験積み重ねがある可能性がある。このことを考慮し、その影響を検討・評価する必要性がある、⑤発達的な問題はないか。注意欠陥・多動性障害などの発達障害は成長過程に大きな影響を与える、という5点を検討して症状形成に至る病理仮説を立てることを岡野らは推奨している。

　緊張型頭痛は精神あるいは心理的な葛藤やストレス、うつ病がその基盤にあることが指摘されてきた。これらを基盤にして頭蓋筋や顔面筋、特に前頭筋に筋緊張が起こり、その結果として頭痛が起こると考えられてきた。治療法としては心理療法、バイオフィードバック療法、抗うつ薬などが中心に据えられてきたのが現状である。

表1. うつ病の症状

1. 精神症状
    気分の障害（抑うつ気分や不安・焦燥感）
    意欲の障害（気力の減退、興味の消失）
    思考の障害（思考力や集中力の低下）
2. 身体症状
    食欲や性欲の減退
    睡眠障害
    全身倦怠感
    体重減少
    頭痛
    肩凝り
    めまい
    胃の不快感
    便秘

（文献3）より引用）

確かにうつ病の患者が頭痛を訴えることは多い。しかしながらうつ病の頭痛は頭重感というべきものであることが多い。その訴えはお釜をかぶったようである、頭が重く感じられるなどであり、痛くて目が覚める、痛くて耐えられないということは稀である。随伴症状も多く、手がしびれる、腰が痛い、眠れない、耳鳴りがするなど、5つ以上の症状を平気で訴える。このような頭痛はいわばモグラたたきのモグラであって、実は患者にとってはなんでもよいのである。頭痛を治そうという医者の態度は立派であるが治った頭痛の代わりにまた新たな症状が付け加わる。

仮面うつ病における頭痛を研究した松井によると、発症年齢が中高年であること、発症に際して誘因となるエピソードが存在すること、頭痛は激しい痛みやキリキリする痛みではなく、ピリピリあるいは重い感じ、締めつけられる感じを訴える[3]。頭痛の場所は前頭部を中心とし、頭全体と訴えることが多いという。うつ病の症状を**表1**に示す[3]。

これら精神病圏にある心因性頭痛やうつ病に伴う頭痛は神経内科領域にある緊張型頭痛（筋収縮性頭痛）とはっきり区別しなければならない。神経内科で扱う緊張型頭痛は、①頭痛を主訴としていること、②後頭部の鈍痛、硬く張った感じ、圧迫される感じがあること、③頭痛を再現すると後頸部の筋緊張が明らかである、という特徴がある。

次にこの神経内科領域の緊張型頭痛に限って話を進める。

1 緊張型頭痛（筋収縮性頭痛）の診断

筆者らの全国調査によると、慢性頭痛患者の頻度は35.7%であり、しかも28%が緊張型頭痛であった。**表2**に頭痛を主訴として筆者の施設を訪れた714名の最終診断結果を示す。

このように頭痛の内に占める緊張型頭痛の割合は大きい。にもかかわらず、私は片頭痛もちで、という患者が圧倒的に多いのはわけがある。

頭の一側のみが痛む、頭がひどく痛む、ズキズキするという症状があると、片頭痛に結びつけやすいのだ。ちなみに緊張型頭痛が一側にのみ起こるのは1/3にみられる。これだけで既に片頭痛全体よりも多くなることがわかる。また頭痛の程度が強くなれば、緊張型頭痛であっても拍動性の要素を帯びてくる。ズキズキするから、頭がひどく痛むからといって片頭痛なのではない。

緊張型頭痛の診断で特に重要なことは、後頭部から始まる鈍痛であること、しばしば肩凝り

表2. 頭痛を主訴に来院した患者の最終診断
（男性255名、女性459名）

慢性再発性頭痛	75.3%
緊張型頭痛	55.9%
前兆を伴う片頭痛	7.2%
前兆を伴わない片頭痛	6.5%
群発頭痛	1.7%
てんかん	4.1%
その他（心身症、うつ病など）	1%以下
急性頭痛	24.7%
高血圧症	4.8%
急性緊張型頭痛	3.3%
急性副鼻腔炎	2.5%
急性上気道炎	1.6%
その他（各1%以下）	12.5%（脳梗塞、顎関節症、くも膜下出血、脳腫瘍、低血圧症、髄膜炎、脳炎、水泳、性交時、帯状疱疹、側頭動脈炎、慢性硬膜下血腫、水頭症、神経血管浮腫、緑内障、眼底出血、中耳炎、耳管閉塞、脳梁形成不全症など）

を伴うこと、嘔気はあっても嘔吐はみられないこと、片頭痛に随伴する症状、例えば閃輝暗点、片麻痺、光や音に対する過敏といった症状がみられないことが挙げられよう。

2 頭痛診断のヒント；問診表と頭痛ノートの利用法

　頭痛の診断のうえで最も大切なことは、頭痛の時間的経過と頭痛の場所、そして頭痛の性質である。

　今までに経験したことがない頭痛であれば、何か重大な疾患がある可能性を考えて検査を進める。突然発症し、頭全体が割れるように痛む場合にはくも膜下出血をまず疑うし、数日の経過で発熱とともに今までに経験したことがないような頭痛が起これば、髄膜炎を疑う必要がある。

　これまでに何度も経験した頭痛であれば慢性再発性頭痛を考える。この場合、頭痛の場所が重要である。図1は典型的な頭痛の場所と対応する頭痛を示したものである。後頭部中心に鈍痛があれば緊張型頭痛を考えるし、一側の側頭部に拍動性頭痛があれば片頭痛を考える。一側の眼周囲に焼けるような痛みとともに涙、発赤、鼻水がみられれば、群発頭痛を考えるし、両側の額をギューッと圧迫されるような頭痛であれば、てんかんに伴う頭痛である。慢性再発性頭痛で圧倒的に多い頭痛は先に述べたように緊張型頭痛である。これと片頭痛をまず鑑別し、残った頭痛について精査を行う意味でわれわれが考案したのが頭痛の問診表であり、頭痛日記である。

図1. 痛みの部位

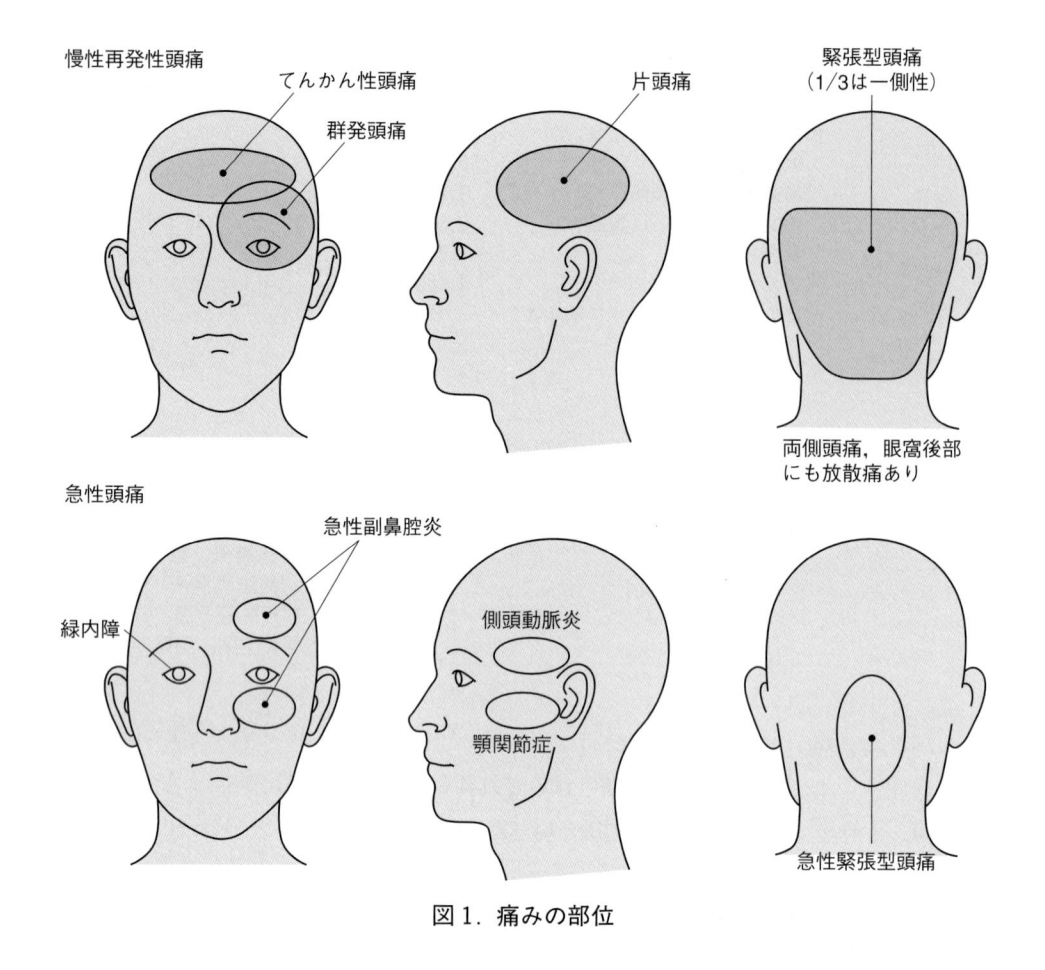

a. 頭痛の問診表

　頭痛の問診表は図2(左側)のように、6つの質問と、頭痛の場所を記入する図からなっている。最高点は＋10、最低点は－10となる。質問に対してはい、いいえのいずれかを答えていただくのだが、その回答で得られる点数は、プラスが多いほど緊張型頭痛、マイナスが多いほど片頭痛の要素が多いと考えられる。これは患者に渡して記入してもらってもよいのだが、できれば問いかけながら医師が記入する方がより正確を期すことができる。例えば光がチカチカ見えるという質問は、片頭痛の前兆の有無を問いかけているのだが、時には低血圧で両目の前に線が走るように感じることと混同されることもある。また、同じ患者に時として片頭痛が出たり、緊張型頭痛が出たりする、いわゆる混合型頭痛のこともある。この場合は医師が問診することの必要性が特に高い。

　しばしば血管性頭痛と緊張型頭痛の鑑別には、頭痛が拍動性か持続性かをよりどころにすることがある。ところが頭痛の性質は患者によって捉え方が異なり、また緊張型頭痛であっても頭痛が激しくなると拍動性を帯びることもあって、鑑別は容易ではない。

月　　日
（痛かったところはどこですか？）

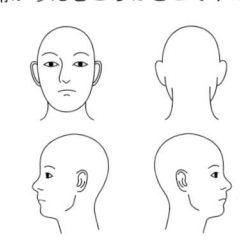

＜頭痛のあった時刻と強さ＞　　＜飲んだ薬と他に気づいたこと＞
（涙・鼻水・肩凝り・吐き気・嘔吐・その他）

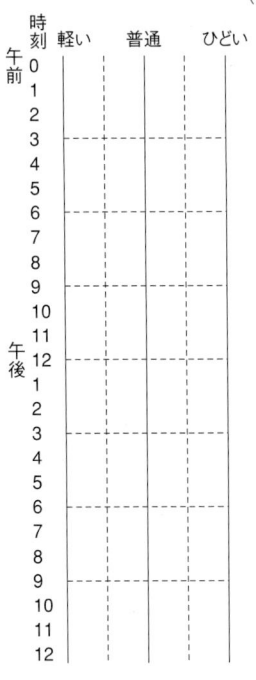

◆緊張型頭痛

＜はい，いいえに○をつけてください．＞

	はい	いいえ
頭痛の直前に光がチカチカ見えた	−3	1
頭痛のとき，肩こりがあった	3	0
頭の後ろ，ぼんのくぼに重い痛み（鈍痛）があった	3	−1
頭の右あるいは左だけが痛くなった	−2	2
頭痛とともに吐いた	−2	1
頭痛のあいだ，光がまぶしかった	−2	0

合計：＿＿＿＿点

図2．頭痛ノート

b. 頭痛の問診表の結果

表3に示すように、緊張型頭痛（N＝157）は平均値が6.3である。緊張型頭痛の80％は5点以上、93％は3点以上となる。一方で、前兆を伴う片頭痛（N＝18）の50％は−5以下、67％は−3以下となる。逆に、＋5点以上の症例の97％が最終的に緊張型頭痛と診断を受け、−5点以下の92％が片頭痛と診断されている。

脳腫瘍やくも膜下出血のような恐い頭痛は、いうなれば緊張型頭痛の大海に浮かんだ島であり、大きなノイズに隠れたシグナルともいえよう。

問診表によって頭痛患者の大多数を占める緊張型頭痛や片頭痛を容易に除外することで、診察の精力を難しい頭痛に振り分けることが可能になる。

われわれの得た結果から、以下のように考えるのがよいと思われる（内堀ら，2003）[8]。

　　＋4以上　　緊張型頭痛
　　＋3　　　　緊張型頭痛の疑い
　　＋2〜−2　精査を要する頭痛
　　−3　　　　片頭痛の疑い
　　−4以下　　片頭痛

表3. 頭痛の問診表の結果と最終診断（N＝242）

最終診断	問診表の点数（平均値±標準偏差）
緊張型頭痛	6.3±2.9
前兆を伴う片頭痛	−5.0±2.3
前兆を伴わない片頭痛	−2.7±2.7
群発頭痛	−0.2±3.6
混合型頭痛	1.4±2.2
高血圧性頭痛	1.6±3.2
脳腫瘍	0.0±2.6
てんかん	1.3±2.6
急性副鼻腔炎	0.0
後頭神経痛	0.3±2.3
髄膜炎	2.0
側頭動脈炎	−1.0
良性労作性頭痛	0.0

c. 頭痛ノートとその使い方[4]

図2が頭痛ノートである。縦12 cm、横8.5 cmで、15日分の用紙が入っている。頭痛の問診表と同じ項目のほか、発作の生じた時間とその強さを記載して頂く。同時に服用した薬の名前と、随伴症状を知ることができる。

頭痛ノートを使う目的をまとめると以下のようになろう。

1. 患者に自分の頭痛をよく観察させる。
2. 治療効果を判定する。
3. 混合型頭痛が疑われる場合。
4. ほとんど連日頭痛があり、難治性の場合に治療の糸口を探すため。
5. 頭痛の正確な部位を知る。

頭痛ノートは特に緊張型頭痛と片頭痛をともに有する混合型頭痛の判定に有力である。

3 緊張型頭痛のメカニズム

緊張型頭痛は、1988年の国際頭痛学会の分類によると、圧迫されるような痛みであること、軽度ないし中等度の痛みであること、両側に生じること、階段歩行などの日常動作によっては増悪しないこと、悪心や嘔吐は伴わないこと、光や音の過敏症はないことを重要な特徴として挙げている。

1 痛みの起こるメカニズム

十分な血液の供給が行われない状態で筋肉が長時間収縮を続けると、（これを阻血性筋収縮と呼ぶ）、乳酸、ピルビン酸などの疼痛物質が遊離される。これが神経を刺激すると痛みを生

じる。そして、筋付着部や靱帯には末梢神経が密に分布しているので痛みとして感じる。この痛みは重く鈍い痛みという特徴があり、緊張型頭痛では後頸筋の付着部である後頭下に生じる。同時に側頭部や眼窩後部に放散してそこにも痛みを覚える。これが緊張型頭痛のメカニズムである。同時に神経の少ない筋腹には痛みというよりも、よりにぶく局在性のはっきりしない、いわゆる"凝り"を感じる。

2 なぜ緊張型頭痛が起こるのか

　緊張型頭痛の患者をよく観察すると、頭痛が発生するときには、頭部を屈曲した、いわゆるうつむき姿勢をとっていることがわかる。

　この結果、後頸筋は強い筋緊張状態にあり、触れると実際に筋腹が固い。早朝に頭痛を生じて目を覚ますケースでは、高い枕、あるいは固い枕を使用しており、結果的に後頸筋の緊張を高めている。

　患者はまず後頸部の"はり"や"凝り"を覚える。この際の"はり"は筋が緊張している感じをさし、"凝り"はその結果として鈍い痛みが始まったものである。次いで、後頭部から鈍痛が始まり、この痛みは側頭部、さらに眼窩後部へと放散していく。時には最初から側頭部や眼窩後部に痛みを覚えることもある。このようなケースでも、詳細に調べると、後頭下部に圧痛があり、首のはりや凝りから始まっていることがわかる。

　後頭下にある圧痛点（押して痛く感じるポイント）をキシロカインなどで浸潤麻酔すれば、直ちに全体に広がった頭痛は消失し、すなわち頭痛はこの圧痛点からの放散痛であったことがわかる。また、圧痛点を刺激をすると、頭痛が強まる。

3 なぜ頭痛を起こしやすい人がいるのか

　同じようにうつむいた姿勢を続けていても、頭痛を起こしやすい人と起こしにくい人がいる。それはなぜだろうか。

　椅子に座った状態で後頸筋の筋電図を記録すると、頭痛を生じない対照例に比べて頭痛患者では、筋電図の変化すなわち筋収縮の程度が強いことがわかる。また頭痛が起きている状態でも、顔を上げて上を向かせるだけで、後頸筋の収縮は消失する。したがって、この強い筋収縮は痛みから起こっているのではない。頭痛を起こしやすい人には、体型、頸椎の問題、血圧、貧血、ストレスなどがあるので、次にそれを説明していこう。

4 頭痛患者の体型

　頭の重さは4キログラムもあり、これは液体の入ったワインのボトル3本あるいはスイカ一個に相当する。これを手で持ってみよう。腕をのばしていると、たちまちのうちに腕が痛くなり、凝りが残る。われわれは、ほとんど頭の重さを意識することはないが、これだけの重い物を、常に首の上に乗せているのだ。

　頭痛患者の体型を調べると、頭の重さに比して首が細長いことがわかる。この体型を表すも

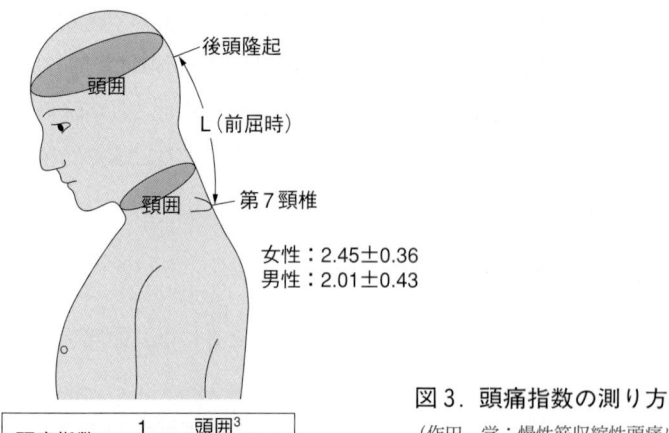

図3．頭痛指数の測り方
(作田　学：慢性筋収縮性頭痛におけるうつむき姿勢と頸椎支持性の及ぼす影響. 1990 より引用)

$$頭痛指数 = \frac{1}{1000} \times \frac{頭囲^3}{頸囲^2} \times L$$

のに頭重負荷指数（頭痛指数）がある。これは**図3**のように頭囲の3乗に後頭隆起―第7頸椎棘突起間の距離をかけ、頸囲の二乗掛ける1,000で割ったものである。これは首の単位面積あたりにかかる頭重のモーメントを表している。女性の対照例は2.45±0.36、頭痛患者は2.91±0.39で、男性の対照例は2.01±0.43、患者は2.40±0.37である。患者は対照例よりも有意に大きく、女性は男性よりも有意に大きい。これは要するに頭の重さに比べて、首がすらっと細長いことを示す。頭痛に悩まされている患者の多くは首の細長い、色白の女性である。体型を簡単に変えることは困難だが、腹筋体操、背筋体操によって頸筋を鍛えることは大切なことだ。水泳選手やビデオカメラマンなどはのきなみ首が太い。あのような体型では緊張型頭痛は起こらない。

5 頸椎の問題

首が細くて長いと、頭を支えるのが不利であることがわかった。
では、その首自体に問題はないだろうか？
頸椎がしっかりと頭を支えていることを頸椎の支持性という。頸椎の椎体は通常なめらかなカーブを描いて、物理的にがっしりと頭を支えている。もし頸椎がなければ頭を筋肉だけで支えることはほとんど不可能である。
ところが、頭痛患者ではこの頸椎の支持性に問題がある。
頸椎が前屈時に折れ曲がってしまうことをアンギュレーション（angulation）と呼ぶ。ちょうどZライトの頭が重過ぎて、途中で折れ曲がってしまうようなものだ。これでは頭の重さを支えることはできない。
また、前屈時に一つひとつの頸椎が前の方にずれてしまう状態をインスタビリティ（instability）と呼ぶ。これも頸椎が頭重を支える能力を著しく障害する。
レントゲンによる検査では、頭痛患者の約50%でこのアンギュレーションあるいはインスタビリティが見い出されている。

頸椎の支持性の障害は、頸椎をつなぐ靱帯に問題がある。つまり、長時間うつむく、あるいは高くて固い枕を使うことによって、靱帯が伸びてしまうのだ。樋口一葉の時代には高い箱枕が使われていた。これは髪型が崩れないようにするために考えられたものだが、このような枕を使うことによって、寝ている間に靱帯が伸び、どれほど多くの女性に緊張型頭痛を誘発したか知れない。後述するように、枕は低く、柔らかいものでなければならない。

6 低血圧や貧血

筋肉に十分な酸素が供給されない場合にも、阻血性筋収縮となる。では、どのようなときに酸素の供給が十分ではなくなるのだろうか。

まず、低血圧が挙げられる。低血圧の人がうつむき姿勢をとると、血管の圧が低いので、筋が硬く収縮するとともに血液の流れが滞ることになる。低血圧のマネージメントはまず食事のコントロールだ。ご飯にゴマ塩をかけたり、味の濃い食事になれるなどして、血圧を改善する。

貧血のばあいは、もともと血液が酸素を供給する能力に問題があるので、血流が保たれていても、酸素不足に陥りやすい。

対策としてはまず肉やレバーのように鉄分の多い物をとること。やむを得ない場合は鉄剤を服用するなどして改善を図る。

7 ストレス

ストレスやうつ病が直ちに頭痛を誘発するわけではない。確かに慢性頭痛患者はうつ的な気分をもつことが多い。しかしながら、毎日頭痛を覚えながら、躁的な気分になる人がいるだろうか？　典型的なうつ病の頭痛は、痛みというよりはむしろ重い感じ、何かをかぶった感じであり、痛くて痛くてどうしようもないということは稀だ。

筋電図や血流を測定しながら暗算負荷などのストレスをかけると、筋収縮にはまったく変化がみられない。ところが、筋血流量は時として50％も低下するのである。

したがって、なんらかの原因で頭蓋筋が持続的に収縮しているときに強いストレスがかかると、たちまち酸素不足状態の筋収縮が起こり、痛みの物質が出てきて頭痛が始まることになる。ストレスに弱い性格を変えるのはなかなか難しい。

8 随意的なうつむき姿勢と無意識のうつむき姿勢の違い

運動選手が試合中に凝りを覚えることはない。これに対して、じっと同じ姿勢を保たねばならないと、凝りが起こりやすい。

筋電図と血流を調べると、無意識に受動的な筋肉収縮が起きると、筋内の血流が低下し、いつまでたっても低下したままである。ところが、随意的に筋肉収縮を行わせると、同じ強さの筋収縮であっても、約20〜30秒で反射的に血流が増加してくる。

実際に、頭痛は肩や首の力を抜き、頭を下にだらんと垂らしていると誘発されやすい。

一日中低い机に向かってうつむき、執筆していれば後頸筋の血流は下がりっ放しになる。時々伸びをしたり、首を回したりして、体操をすることが大切だ。

9 枕の問題

枕は高ければ高いほど、後頸筋の緊張が強くなる。これは実際に表面筋電図で確認することができる。できれば、バスタオルを2〜3回折ったもの、あるいは低く大きな羽根枕を使用するとよい。

4 筋緊張型頭痛の治療

1 うつむき姿勢をとらない

実際に姿勢を正すだけで緊張型頭痛が消失することが多い。

姿勢を正すうえでのポイントは、実際に両手で後頸筋群を触知して、その固さを調べることから始める。まず視線を膝の上に置くうつむき姿勢から始める。徐々に視線を上に向けていくと、ちょうど水平に視線が向く付近で筋緊張が弱くなることがわかる。実際には頭の上に文庫本を載せた姿勢が最もよい。日常生活のうえでなるべくこの姿勢を保つべく努める。また、後頭部に張った感じや鈍痛が表れたらすぐに上を向き、5分ほどリラックスする習慣をつけると効果的である。

日常頭痛を生じる環境も改めてチェックする必要がある。例えばデスクワーク中に頭痛を起こしやすければ、椅子を低くする、書き物をする台を斜めにする、キーボードを斜めにするなどの工夫が必要である。

家事、特に料理や裁縫で頭痛が起こる場合には料理の台を高めにしてあまり下をのぞき込まないですむようにする、裁縫や習字など頭痛を起こす仕事を避ける。胃カメラなどのフィルムをのぞき込んで頭痛が起こる場合にはビューワーを壁に取り付け、首を曲げてのぞき込まないですむようにするなどの工夫が大いに役立つ。

2 筋力トレーニング

しかしながら、姿勢は無意識のうちに行われることでもあり、また筋力がないと姿勢を正すことも容易ではない。例えば筋萎縮性側索硬化症の40％や筋ジストロフィー症のキャリアーの多くが緊張型頭痛を訴えるという報告もある。長期的な視野で後頸筋群の筋力を鍛えていくことが大切である。そのためには朝晩1〜2分でよいから、腹筋体操と背筋体操を行うことである。この際両手は体の横に置き、背臥位から手を使わないで起きあがる（腹筋体操）。続いて腹臥位として手を使わないで頭を挙上する（背筋体操）。背筋体操だけを行うと、腰痛を生じることがあるので、必ず腹筋体操も併せて行う。肩凝りの治療としては腕立て伏せを併せて行うと、効果的である。

最近の若い女性の体型は、腹筋や背筋の発達が悪いことが多い。正面からみるとそれなりに立派な体型にみえるが、横からみると厚みのない、"トランプの女王型体型"が目立つ。このような体型ではどうしても猫背になりやすく、うつむき姿勢を助長することになる。小学生時代から学校教育で姿勢をもっと重視すべきだろう。パーキンソン病では疾患の特徴として上部脊椎を屈曲した猫背の姿勢になる。パーキンソン病の40％に緊張型頭痛がみられるという報告も、これを裏づけている。

3 低血圧や貧血の治療

低血圧の人がうつむき姿勢をとると、血管の圧が低いので、筋が固く収縮するとともに血液の流れが滞る。また貧血の場合は、もともと血液が酸素を供給する能力に問題があるので、血流が保たれていても酸素不足になりやすい。

（作田　学）

◆文献

1) Headache Classification Committee of the International Headache Society. Cephalalgia 8 (Suppl 7)：1-96, 1988.
2) 岡野高明, 高橋靖子, 丹羽真一：心因性頭痛の診断と治療. 治療学 36：739-743, 2002.
3) 松井徳造：仮面うつ病における頭痛の診断と治療. 治療学 36：745-747, 2002.
4) 作田　学：頭痛の問診表と頭痛ノートの利用法. JIM 10：110-111, 2000.
5) 作田　学：緊張型頭痛（筋の異常を中心に）. 臨床神経 35：1339-1441, 1995.
6) 作田　学：慢性筋収縮性頭痛の病態生理. うつむき姿勢による阻血性後頭筋群収縮との関連, 臨床神経 30：1197-1201, 1990.
7) 作田　学：慢性筋収縮性頭痛における, うつむき姿勢と頸椎支持性の及ぼす影響. 臨床神経 30：254-261, 1990.
8) 内堀　歩：問診票による判別関数を用いた頭痛の診断. 頭痛診療のコツと落とし穴, 坂井文彦（編）, p12, 中山書店, 東京, 2003.

II 頭痛の発生機序・診断・治療

◆慢性連日性頭痛

■はじめに

　Chronic daily headache は、主にアメリカ学派から提唱され、最近知られるようになってきた。邦文での正式の訳語は確立しているわけではないが、慢性日常性頭痛、慢性習慣性頭痛などとも訳されたことがあるが、慢性連日性頭痛とされていることが最も多く[1]、患者や一般書の間でもこの名称が定着しつつあるので、本原稿ではこの名称を採用することにした。

　さて、その病態であるが、その名称のとおり、毎日あるいはほぼ毎日頭痛が現れる状態であることは容易に理解できるが、その意義や、診断的位置づけなどについては、きちんと把握しておくことが重要である。まず第一に認識しておかなければならない点は、慢性連日性頭痛は、独立した疾患概念を示す名称ではなく、状態を表現する名称に過ぎないことである。したがって、慢性連日性頭痛は、1種あるいは2種以上の独立疾患概念の頭痛がなんらかの変化や複合によって連日性に持続する状態の総称であることから、個々の患者の診断にあたっては、慢性連日性頭痛の診断名を与えるだけでは、治療的に寄与するものではないので、元来の頭痛の病態を解析しなければならない。

1 慢性連日性頭痛の沿革

　1987年、国際頭痛学会の頭痛分類委員会によって、新たな国際頭痛分類と診断基準[2]が提唱された。これは従来長く用いられてきた1962年の NIH の Ad Hoc 委員会による分類[3]に比較して、詳細なものとなっている。近年この国際分類が臨床の場で用いられるようになってきた（I.「頭痛の分類・疫学」4頁、表1参照）。この国際分類では各項目について診断の基準が記載されている。この診断基準では、臨床試験や研究などの目的で典型的な症例を拾いあげるには非常に適切である反面、非典型的な病像を呈する症例に対しては、その基準から外れてしまうことが多く、臨床現場としては必ずしも使い勝手がよい分類とはいえない。それら不十分な点はいくつか存在するが、その1つとして挙げられるのが慢性連日性頭痛である。

　これは、既に述べたように毎日頭痛が持続する状態を示しているに過ぎず、国際分類のように疾患単位を現すものではない。したがって国際分類を縦割りとするならば、慢性連日性頭痛は横割りの分類と表現することができよう。したがって慢性連日性頭痛の個々の症例を解析して国際分類と照合させるとさまざまな頭痛が混在している。したがって国際分類とはまったく噛み合わないものであり、ヨーロッパ学派からの批判も少なくない。従来用いられていた Ad Hoc 委員会による分類では、combined headache（混合性頭痛）の項が設けられていたこと

により、現在慢性連日性頭痛と呼ばれる一群の症例は、その中に吸収されていたといえるだろう。したがって慢性連日性頭痛という概念が提起されたのは1987年の国際分類以後のことである。

ここで混乱を避けるために、認識しておかなければならない点がある。chronic daily headache という用語自体は、それ以前からアメリカ学派を中心に用いられていた。これは現在の国際分類では慢性緊張型頭痛に当たる頭痛に対して chronic daily headache と呼称されていた点である。したがってアメリカ学派の文献には一部にいまだにこの混同がみられる。その意味での chronic daily headache は、本稿での論議の対象ではない。

さて現在論議の対象となっている慢性連日性頭痛も詳細は後述するが、この名称もいずれ消滅する予定となっている。

2 慢性連日性頭痛の病態

片頭痛と緊張型頭痛の偶発合併（mixed headache と呼ばれることもある）は、個々の頭痛について問診などを行うことによって、その両者を別々に鑑別診断できる。したがってきちんと臨床現場で別個に診断することが可能な限りにおいては、近年論議の対象となっている慢性連日性頭痛とは一定の距離を置いて理解しておく必要がある。

さて、緊張型頭痛あるいは片頭痛と慢性連日性頭痛の相互関係であるが、その主座が緊張型頭痛であるとする考えと片頭痛であるとする考えと大きく2つに大別される。

Solomon ら[4]は、単純に頭痛の出現頻度のみに着目し、毎日あるいはほぼ毎日頭痛が現れる100症例を選んで、臨床的検討を行った。その結果では、痛みの性状として、約半数の症例が変動のない均一性の痛みを示したのに対し、1/3の症例では拍動性の痛みを呈したことが示された。痛みの程度については、半数の症例が中等度の痛みであったのに対し、1/3の症例では高度の痛みを呈したことが確認された。それ以外の所見としては、37症例に光過敏が、42症例に音過敏が、24症例に悪心が認められた。

国際頭痛学会における緊張型頭痛（tension-type headache）の診断基準としては、圧迫性・締めつけられる痛みの性状を示すこと、痛みの程度は軽度〜中等度である、罹病部位は両側性である、運動などで強調されることはない、嘔吐を伴わない、悪心・光過敏・音過敏はあったとしても1所見以下である、などの項目が挙げられている。

Solomon らの調査結果で得られた、拍動性疼痛、強度の痛み、光・音過敏、悪心の合併などの所見は、緊張型頭痛とはまったく相容れる所見ではなく、まさしくいずれも片頭痛の特徴である。これらの症例が全体の1/3存在していたことが示され、彼らはその結果を根拠として、chronic daily headache と chronic tension-type headache との比較を行い、これらの相違点から、国際頭痛学会分類が不備であることを指摘[5]している。

これらの指摘は、前述したとおり、米国での従来 chronic daily headache は chronic tension-type headache が同じ疾患であるとの考えが根底に存在しているが故に、緊張型頭痛を

表1. Silberstein の提唱の分類

Daily or near-daily headache lasting＞4 hours/day for＞15 days/month
 1.8 Transformed migraine
  1.8.1 with medication overuse
  1.8.2 without medication overuse
 2.2 Chronic tension-type headache
  2.2.1 with medication overuse
  2.2.2 without medication overuse
 4.7 New daily persistent headache
  4.7.1 with medication overuse
  4.7.2 without medication overuse
 4.8 Hemicrania continua
  4.8.1 with medication overuse
  4.8.2 without medication overuse

（文献6）より引用）

足場にして、それからの距離を検討しているように感じられる。したがって Solomon ら[4)5)]は 2/3 の症例が chronic tension-type headache の基準を満たしているとしている。

　これらの結果をもとに Silberstein ら[6)]は、国際頭痛学会の診断基準の修正の必要性を提唱している（表1）。彼らは、chronic daily headache とされる頭痛の大半は、表1の1.8の transformed migraine と 2.2 の chronic tension-type headache であるとしている。そしてそれ以外に、少数例ながら、new daily persistent headache（NDPH）および hemicrania continua（HC）が存在するとしている。NDPH と HC は疾患概念について批判も多く、その問題点については後述する。

　一方それに対し、Mashew[7)] は chronic daily headache の解析をし、Solomon らの結果とはまったく逆に、解析した 630 症例中、chronic tension-type headache は 84 例に過ぎず、transformed migraine は 489 例であり、残りの 57 例は NDPH であったと報告した。

　その後も類似の報告がいくつかなされており、それらの結果からは、いずれも Mashew の報告と同様に片頭痛との関連症例の方が圧倒的に多いことが示され、最近では Mashew の考えの方が支持が多い。

　Transformed migraine の名称は、もちろん国際学会分類の中には存在しない。邦文では変容型片頭痛などと訳されることがある。この名称も将来的には chronic migraine と変わり消える運命にある。さて transformed migraine とは、当初は通常の片頭痛として発症したものが、長年の経過で、頭痛の発作頻度が多くなってきたものを示すと考えてよい。Mashew らの調査結果では、片頭痛の発症年齢の平均が 22.0±9.2 歳で、chronic daily headache すなわち transformed migraine の病像になるのが 39.0±11.2 歳であったと報告している。変容するまでの期間の平均は 16±11 年であるとしている。

　筆者の 2,000 例での片頭痛の検討結果[8)]から世代別に頭痛発作頻度をみると、1カ月あたりの頭痛発作回数が 13 回以上であった症例の比率は、21〜50 歳の世代では 1180 例中 243 例（20.4%）であったのに対し、51 歳以上の世代では 393 例中 157 例（39.9%）で、頭痛頻度

の多い症例が約2倍であった。この事実からも高年齢層の方が頭痛発作頻度が多くなることが証明されている。

　また、著者らが、少なくとも5年以上、定期的かつ長期的に観察しえた片頭痛症例のうち、治療に難渋した13症例について検討を加えた結果[9]では、若年期には頭痛発作回数が8例が2回／以内、5例が3〜6回／月であったのが、最終評価時点では、3例が6〜10回／日、4例が11〜20回／月、6例が21回／月以上となっていた。また前兆や前駆症状は出現頻度が少なくなっており、頭痛の性状は、若年期よりやや不明確になったとはいえ、拍動性の性状は保たれていた。また頭痛の程度は若いときに比較して、概して軽くなっていた。頭痛の出現は、毎日、あるいはほとんど毎日出現したとしても、頭痛の程度が1日中均一な持続をするわけではなく、強くなる時間帯とそうでないときが明確であるところから、片頭痛の特徴である発作的出現のパターンは残っていた。

　このように片頭痛が年代とともに変容していくことは明らかであるが、罹病歴の長い症例では薬物服用の経歴も長いので、その変容が単純に加齢だけに伴うものなのか、あるいは薬物の影響を受けているのかは、個々の症例について判別するのは困難な場合が少なくない。いわゆる薬物性頭痛と慢性連日性頭痛との関連については後述するが、いずれにしても、慢性連日性頭痛と診断されている症例の大多数は、片頭痛に由来していることがMashew以後の報告でも明らかになってきている。

　したがって以上の点からも、毎日あるいはほぼ毎日持続している頭痛症例を診たときには、片頭痛が基本的に関与している可能性が大きいことを念頭に診察にあたることが重要であると考えられる。

3　その他の慢性連日性頭痛

　以上のように慢性連日性頭痛は、大部分が片頭痛、一部が緊張型頭痛と強く関連性をもつものであるが、少数例ながら他の頭痛も挙げられている。Silbersteinら[6]の提案の中には、new daily persistent headache（NDPH）とhemicrania continua（HC）の2つであるいずれも疾患概念がはっきりしないなど問題点や批判も多いが、とりあえずその2疾患について説明する。

a. NDPH

　New daily persistent headache（NDPH）とは、Silbersteinら[6]の提唱によれば、片頭痛や発作性緊張型頭痛の既往がなく、3日間以内に急激な発症で、1カ月あたり15日以上の頭痛が出現し、平均的には1回の頭痛発作が平均4時間持続するが、一定の痛みが続く場合もあるとされている。彼らの提唱する診断基準を表2に示した。NDPHに関する文献は乏しく、著者が調べた範囲ではわずかにVanastら[10]の短い文献があるに過ぎない。彼らは、男性19例、女性26例、合計45例の症例を検討し、症例の80％は男性が26〜45歳、女性

表2. New Daily Persistent Headache の診断基準（筆者訳）

A. 頭痛の頻度が1カ月に15日以上
B. 平均頭痛持続時間は4時間、しばしば持続性で、浮き沈みがある（未治療の場合）
C. 本症の発症に伴って頻度の増加や程度の減弱する緊張型頭痛や片頭痛の病歴がない（3カ月以上）
D. 急激に（3日以内）に発症し、寛解なく持続
E. 頭痛の部位は一定？（要検索）
F. 以下の1つ以上
　1. 5-11項の疾患が示唆されない
　2. もし疑われても適切な検索で除外できる
　3. もし存在しても、当初の頭痛がそれによるものではない

表3. Hemicrania Continua の診断基準（筆者訳）

A. 少なくとも1カ月以上持続
B. 厳密に片側のみの頭痛
C. インドメタシンが絶対的に有効
D. 以下の3項の痛みの特徴
　1. 持続性だが、浮き沈みはあってもよい
　2. 中程度の痛み
　3. 促進因子がない
E. 突き刺すような一瞬の痛みを伴うことがある
F. 以下の1つ以上
　1. 5-11項の疾患が示唆されない
　2. もし疑われても適切な検索で除外できる
　3. もし存在しても、当初の頭痛がそれによるものではない

が16〜35歳であり、頭痛の部位は20例が後頭部を中心に、14例が側頭部が中心になっており、ほかに前頭部、頭頂部、頭全体などで、38％が片側性であったとしている。痛みは72％が一定性で28％が浮き沈みがみられたとし、合併症状では、男女とも過半数に悪心がみられたとしている。光過敏症が男性26％、女性42％にみられ、音過敏も男性21％、女性53％にみられたとしている。治療なしで、3カ月で30％が、12カ月で80％が、24カ月で86％が消失したとしている。本邦ではまだ報告例はない。

b. HC

　Hemicrania continua（HC）とは、少なくとも1カ月以上持続する頭痛で、完全に片側性で、インドメタシンに絶対的に有効であるとされている。そして痛みは、持続的であるが浮き沈みすることがあること、痛みの程度は中等度であること、促進要因は存在しないことが挙げられている。また通常の痛みに加え、"jabs and jolts"と呼ばれる一瞬の痛みが加わることがあるとされる。Silberstein ら[6]の提唱による診断基準を表3に示した。この HC に関する論文は前述した NDPH よりは多い。Neuman ら[11]は、30例の HC を検討した結果では、2.5週〜38年持続する中等度の片側頭痛が基本として存在し、一部の症例では、それに1日〜数日続く発作性のもう少し強い痛みが上乗せされるとしている。持続型（continuous form）と remitting form（寛解型）に分けられ、38％は数年にわたって頭痛が持続し、

45％は寛解期から持続型になり、残りの17％は寛解期をしばしば繰り返したとしている。全例がインドメタシンに対して奏功したとされる。

本邦では、著者が、片側のみで持続する頭痛を訴えて受診した6症例について検討[12]したところ、症候的には本邦にも類似する症例は存在するが、薬効などの点で一致する症例は見当たらないことから、少なくとも現時点でHCに一致する症例は本邦ではみられないことを結論づけた。

さて、NDPHもHCも前述したように本邦報告例が存在しないところから、著者としても実感がないので評価が難しい点もあるが、この両頭痛は主にアメリカ学派が主張しているものでもあり、ヨーロッパでは批判的な意見が多い。

NDPHでは光過敏、音過敏が示されており、片頭痛との関連を考慮しなければならない点がある。またHCでは群発頭痛や慢性発作性片側頭痛と近似した病像でもある。インドメタシンに著効を示す点からは、慢性発作性片側頭痛とよく似ているが、この慢性発作性片側頭痛についても、確かに本邦にも診断基準に合致する症例は存在するが、独立疾患単位とするにはまだ疑問の余地があることが指摘[13]されている。

いずれにしても、これらの頭痛についてはまだ少数の研究者からの報告例しかないのが実情であり、類似例の報告の蓄積によって、その疾患概念の独立性を適否を含めて解明しなければならない点が多い。

著者の自験例で、NDPHにも類似し、HCにも類似する症例を経験したので、疾患の位置づけは難しいところであるが、現実的に存在した症例として以下に紹介する。

●症例：F．M．昭和10年生まれ　女性

平成11年1月、まったく突然右半分の激しい頭痛が出現した。この頭痛は止まることなく以後持続するようになった。一日のうちでは3〜4時間強い痛みが続き、そのあといくらか軽快するが完全に消えることはない。そのような強い頭痛は毎日1〜数回／日出現した。関東の複数の大学病院を受診し、MRIなどの画像に異常はなく、インドメタシン以外の各種鎮痛薬、エルゴタミンなどの薬物治療にはまったく反応しなかった。同年6月関西の総合病院を受診し、蝶形骨洞内腫瘍の疑いにて手術を受けたが、頭痛についてはまったく変化がなかった。平成12年年8月当クリニックを受診し、観察下にてインドメタシン座薬を投与したところ、大幅に症状が軽快した。以後頭痛は持続性ではなくなった。時々頭痛が現れるので、必要に応じて同薬（経口、坐薬）を使用し、観察し得た4カ月後までは良好な経過を示している。

4　薬物誘発性・離脱性頭痛

さて慢性連日性頭痛を診るときに、念頭におかなければならないのは薬物による影響である。薬物性頭痛とも呼ばれることがあるが、薬物服用が過量に陥った症例のことを総称するのだが、現実的にはその診断は容易ではない。なぜならば薬物服用の原点としてなんらかの頭痛

表4. 薬物性頭痛（頭痛研究会訳）

```
8.  Headache associated with substances or their withdrawal
    原因物質あるいはその離脱に伴う頭痛
    8.1  Headache induced by acute substances use or exposure
         原因物質の急性摂取または曝露による頭痛
         8.1.1  Nitrate/nitrite induced headache
                亜硝酸による頭痛
         8.1.2  Monosodium glutamate induced headache
                グルタミン酸塩による頭痛
         8.1.3  Carbon monoxide induced headache
                一酸化炭素による頭痛
         8.1.4  Alcohol induced headache
                アルコールによる頭痛
         8.1.5  Other substances
                他の原因物質
    8.2  Headache induced by chronic substances use or exposure
         原因物質の慢性摂取または曝露による頭痛
         8.2.1  Ergotamine induced headache
                エルゴタミンによる頭痛
         8.2.2  Anaigesics abuse headache
                鎮痛薬乱用による頭痛
         8.2.3  Other substances
                他の原因物質
    8.3  Headache from substance withdrawal (acute use)
         原因物質離脱頭痛（急性使用）
         8.3.1  Alcohol withdrawal headache (hangover)
                アルコール離脱頭痛（宿酔）
         8.3.2  Other substances
                他の原因物質
    8.4  Headache from substance withdrawal (chronic use)
         原因物質離脱頭痛（慢性使用）
         8.4.1  Ergotamine withdrawal headache
                エルゴタミン離脱頭痛
         8.4.2  Caffeine withdrawal headache
                カフェイン離脱頭痛
         8.4.3  Narcotics abstinence headache
                麻薬離脱頭痛
         8.4.4  Other substances
                他の原因物質
    8.5  Headache associeted with sudstances but with uncertain mechanism
         原因物質による機序不明の頭痛
         8.5.1  Birth control pills or estrogens
                経口避妊薬あるいはエストロゲン
         8.5.2  Other substances
                他の原因物質
```

が存在するからである。薬物がすでに無効になっているのに服用を続けていたり、薬物服用のタイミングがよくないために薬効が現れないので服用を続けているような症例も多い。そのような場合には薬物の単独の作用によって頭痛が惹起させられているとは考えられないからである。国際分類では、表4に示すように薬物などと関連する頭痛を列挙している。エルゴタミン

による頭痛、鎮痛薬乱用による頭痛は、慢性連日性頭痛との鑑別診断が必要となる頭痛である。鎮痛薬についてはアスピリンを50 g／月以上あるいは同等のほかの鎮痛薬の使用、エルゴタミンについては毎日経口で2 mg、座薬1 mg以上（日本には座薬なし）の使用によって起きると規定[2]されており、それらの頭痛は鎮痛薬やエルゴタミン中止した後にのみ診断が可能であることが述べられている。また経口エルゴタミン剤については、カフェインとの合剤になっている。

したがって服用による頭痛のほか、エルゴタミン離脱頭痛、カフェインについては50 g／月以上の服用者にみられるカフェイン離脱頭痛も、離脱後48時間以内に出現するところから慢性連日性頭痛と鑑別診断の対象となる。

5 慢性連日性頭痛の治療

慢性連日性頭痛の元来の頭痛が一様ではないことは既に述べたが、臨床現場では緊張型頭痛として対処されていることが多いが、それではほとんど効果が得られない。

通常の慢性連日性頭痛は片頭痛との関連が強いので、その対応が必要である。片頭痛の治療は抑制治療と予防治療とがある。抑制治療薬とは鎮痛薬、酒石酸エルゴタミン、トリプタン系が挙げられる。慢性連日性頭痛では、前述した薬物誘発性頭痛を含め、既にそれらの薬物が過量になっている場合が多く、さらに抑制薬を加えることはよい結果をもたらさないことが多い。したがって予防薬を考慮することが重要である。Ca拮抗薬、β遮断薬、抗うつ薬、バルプロ酸、ビタミンB_2など頭痛の頻度や程度を軽減させる作用が証明されている薬物を連用法として投与し、有効性がみられたら、それを契機に抑制薬の減量を図ることが重要である。ただ予防薬は有効性を発揮するのに約1カ月を要し、また有効率も高いとはいえないので、有用な薬剤を捜し出すのに経過を追うことが必要である。通常の片頭痛での有効率の報告は多いが、慢性連日性頭痛に至った症例に限った報告は乏しい。筆者の印象として通常の片頭痛に比較し、効果は少し劣るが、かなり症例である程度の効果は得られる。症状、薬剤の有効性、副作用の3者間のバランスを常に考慮して治療にあたらなければならない。

外国では薬物過剰の患者を隔離病棟に入院させて完全に断薬をする治療が行われる。しかし現実には多くの症例は退院後、過量の薬剤を服用するようになる。

6 慢性連日性頭痛の今後の課題

1962年のAd Hoc分類ではcombined headache（混合性頭痛）の名称が存在し、既に簡単に述べたが、片頭痛、緊張型頭痛を『包括』する頭痛として理解されていた。現在、慢性連日性頭痛と診断される多くの症例がこの混合性頭痛にあたっていた。しかし現在の国際分類が採用されるにいたり、明確に分類するようになったことで、片頭痛とも緊張型頭痛とも明確に診断されないはみだし部分を補う病名と考えてよいだろう。

しかし毎日あるいはほぼ毎日頭痛が現れる状態に対して命名されていることから、多くの混乱がある。そのような症例は、緊張型頭痛、transformed migraine だけではない。一応 NDPH、HC の提唱を認めたとしてもほかに毎日頭痛を呈する症例は少なくない。慢性群発頭痛でも発作と非発作の移行が経年的に不明確化するし、頸椎の異常など[14]によって頭痛が毎日続くこともある。外傷性頭痛などに対し、続発性 chronic daily headache の名称を用いた文献などもみられ、そこまで広げると慢性連日性頭痛の名称は、却って意味がなくなってしまう結果となる。Silberstein ら主にアメリカ学派は、慢性連日性頭痛を国際頭痛分類に加えるように迫っており、これに対し Olsen[15]は 2003 年の国際頭痛学会にて国際分類の改定の際に、1 カ月に 15 回以上の頻度の片頭痛を chronic migraine（慢性片頭痛）として取りあげる旨の中間報告をしている。これによって従来慢性連日性頭痛と呼ばれていた症例の大部分が片頭痛に基づくものであったところから、慢性片頭痛に吸収されることになり、chronic daily headache の名称は消える運命となってきた。

　現在の国際頭痛分類は、各種頭痛の診断の基準として、診断にあたるその日、その時点の病像と若干の既往歴によって構成されている。これらの診断基準は今までの分類の中では最も優れたものであるとはいえ、確実に典型的な症例を診断するのには適切であるが、非定型例は診断から除外されてしまうという問題点がある。その問題点については後述するが、この分類は臨床試験などの研究目的に症例を拾いあげるには非常によい反面、現場臨床としては、あまりに杓子定規で使い勝手がよいものではない。その点から考えると慢性片頭痛が分類に加えられることは、若干の"ゆとり"ができるものと考えられる。

　Transformed migraine はこれで解決されるが、まだ残る大きな問題点の例として、小児の片頭痛が挙げられる。発作時間が 4 時間以内のことが多い小児では、診断基準に従う限り、なお大多数例が除外されてしまうからである。

　さて、筆者が日頃から感じている問題であるが、小児の片頭痛は、小児自律神経性頭痛などと呼ばれることがある。また成人の片頭痛も経過とともに transformed migraine あるいは chronic migraine と呼ばれるように変容してくる。このように元来『片頭痛』という同一の疾患が世代や病像の変化とともに、病名まで変化していくことには若干の抵抗を覚えざるを得ない。これもある日、あるときの局面として診断を捕らえようとする国際頭痛学会の診断基準の欠落点の 1 つといえるのではないだろうか。

　片頭痛は平均的には 20 歳までに出現し、60 歳を過ぎて消えていく疾患である。病歴としてみると生涯の疾患でもあるところから、あくまで 1 つの疾患として捕らえることが重要で、その中で経年的変動なども考慮する形で、検討することが大切であると思われる。したがって将来的には、時間的背景を含めた診断基準なども検討してみることの必要性が感じられる。

■おわりに

　慢性連日性頭痛（chronic daily headache）は、頭痛がほぼ毎日持続する状態を示すもので、独立した疾患名ではない。この概念を構成する疾患としては片頭痛を中心に、緊張型頭痛や

疾患概念の確立が十分とはいえない new daily persistent headache, hemicrania continua などが考えられ、それら起点に当たる頭痛を見据えたうえで診療にあたることが重要である。

（寺本　純）

◆文　献

1) 寺本　純：Chronic daily headache. 日本内科学会雑誌 90：642-647, 2001.
2) Headache Classification Committee of the International Headache Society：Classification and diagnostic criteria of headache disorders, cranial neuralgia and facial pain. Cephalalgia 8 suppl：1988.
3) Ad Hoc Committee on classification of headache：Special report. Arch Neurol 6：173-174, 1962.
4) Solomon S, et al：Clinical feature of chronic daily headache. Headache 32：325-329, 1992.
5) Solomon S, et al：Evaluation of chronic daily headache comparison to criteria for tension-type headache. Cephalalgia 12：365-368, 1992.
6) Silberstein SD, et al：Classification of daily and near daily headaches；Proposed revisions to the IHS criteria. Headache 34：1-7, 1994.
7) Mathew NT, et al：Transformed or evolutive migraine. Headache 27：102-106, 1987.
8) 寺本　純：片頭痛の診断手引き. 診断と治療社, 東京, 2000.
9) 寺本　純, 宮尾眞一：片頭痛"陳旧難治"例の検討. 頭痛研究会会誌 21：22-23, 1994.
10) Vanast WJ：New daily persistent headache definition of a benign syndrome. Headache 26：317, 1986.
11) Newman LC, Lipton RB, Solomon S：Hemicrania continua；7 new cases and literature review. Headache 33：267, 1993.
12) 寺本　純：持続性の片側頭痛の呈する6症例の検討. 日本頭痛学会雑誌 29：63-65, 2002.
13) 寺本　純：Chronic paroxysmal hemicrania と考えられる8症例の検討. 頭痛研究会会誌 19：57-58, 1992.
14) 寺本　純：Transverse Atrantal Ligament の部分損傷による頭痛. 日本頭痛学会雑誌 27：152-153, 2000.
15) Olsen J：Revision of the Intrernational Headache Classification. An interim report. Cephalagia 21：261, 2001.

II 頭痛の発生機序・診断・治療

◆脳腫瘍の頭痛

1 総論

　原発性および転移性脳腫瘍患者では、約半数（36〜62%）に頭痛を認める[1)-4)]。脳腫瘍による頭痛は、国際頭痛学会において規定された頭痛分類診断基準の13項目のうち「非血管性頭蓋内疾患に伴う頭痛」の中に分類され、「脳腫瘍の頭痛」と特別な分類があるわけではない。ある統計によれば、慢性の頭痛患者のうち、脳腫瘍が原因の患者は、わずか0.3%であった[1)]。つまり頭痛を主訴として来院される300人のうち1人のみが、脳腫瘍患者なのである。とはいっても、脳腫瘍は命に直結する病気であるため、絶対に見逃して手遅れにしてはならない疾患なのである。

　111人の脳腫瘍患者をまとめた報告によれば[4)]、53人（48%）に頭痛を認め、そのうち77%は緊張型、9%は片頭痛様、残り14%はその混合型であった。午前中に頭痛があった患者は3割で、脳腫瘍の頭痛で強調されている朝方強い頭痛を、ほとんどの脳腫瘍患者が示すわけではない。しかし、頭位屈曲やValsalva手技で悪化する患者は53人中29人（54%）と特徴的である。頭痛の部位に関しては、68%は前頭部、25%は頸部、19%は頭頂部、6%は後頭部、4%は眼痛であり、前頭部痛が多いようである。ほとんどの頭痛は両側性であるが、もし片側性であれば、その側に必ず脳腫瘍が存在する。解剖学的部位に関しては、テント上脳腫瘍では39%に、テント下脳腫瘍では82%に、髄膜転移では75%に頭痛が認められた。テント下脳腫瘍では、テント下の容積が小さく、水頭症をより高率に発生するから、頭痛の頻度が高いのであろう。

　頭痛とはいっても、脳組織そのものに痛覚があるわけではない。以前は局所麻酔で脳の手術をしていたこともあり、脳組織の切開では患者は痛みを訴えなかったことからもこのことは事実である。頭蓋外では、痛覚のある場所は、頭皮、筋膜、筋肉、骨膜および浅側頭動脈や後頭動脈などの動脈である。この痛覚は三叉神経、上部頸髄神経を介するとされている。頭蓋骨そのものには痛覚は存在しない。

　頭蓋内では、脳硬膜、静脈洞とそこに流入する架橋静脈、大きな動脈に痛覚が存在する[5)]。脳硬膜では、前頭蓋底部の痛覚は鋭敏であり、円蓋部、中頭蓋底部では硬膜動脈のある部位、静脈洞近傍のみに、またテント上面に痛覚が存在する。後頭蓋窩では錐体内側面からS状静脈洞周辺に痛覚が存在するが、小脳半球部硬膜には痛覚は存在しない。動脈では、内頸動脈、中大脳動脈（M1）、前大脳動脈（A1-A3）、椎骨動脈、後下小脳動脈など、大きな動脈に痛

覚が存在する。くも膜下出血を起こしていない椎骨動脈等頭蓋内の動脈解離のときに多くは頸部痛で発症することも、この痛覚の存在があるからであろう。テント上に分布する神経は主に三叉神経第1枝であるが、特に硬膜動脈などの痛覚に2枝、3枝も関与する。テント下に分布する神経は、顔面神経、舌咽神経、迷走神経および上位頸髄神経である。上位頸椎の手術後に頭痛が消失することをしばしば経験するが上位頸髄神経も頭痛に関与しているのであろう。

　脳腫瘍による頭痛は、以上述べた痛覚をもつ各部位が頭蓋内圧の亢進により、あるいは腫瘍そのものにより牽引され引き起こされると考えられている。頭痛を主訴として来院される患者を診るとき、生命にかかわる脳腫瘍患者を見逃さないためにも、それぞれ頭痛の特徴、随伴症状などを以下、大きく2つに分けて概説する。

2 頭蓋内圧亢進症状としての頭痛

1 脳腫瘍自身の頭蓋内圧亢進による頭痛

　これは「脳腫瘍の頭痛」中で最も危険な頭痛であり放置してはいけない。慢性の頭痛として表れ、朝方に強い頭痛でもあり別名 morning headache ともいわれ、臥床睡眠時に頭蓋内圧が上昇することがその病態説明である。頭痛の性格としては牽引性の頭痛で鈍痛、頭重感から、拍動性の痛みとさまざまである。しかし、くも膜下出血のような、突然ハンマーで叩かれたような割れるような痛みとして訴える患者はいない。朝活動し始める前、寝床の中で強い頭痛を訴えた場合などはこの病態を疑う必要がある。睡眠中に血中の二酸化炭素が蓄積していることが頭蓋内圧亢進を引き起こしているといわれている。したがって床から起きて実際に活動し出すと、やや過呼吸になり血中二酸化炭素濃度が低下し、頭蓋内圧は低下するので、ここで頭痛が軽減し、病院へ行くことを躊躇する場合もあるが、このような病歴を十分に聞くことが大切である。そしてこのタイプの頭痛を疑った場合は即座に頭部CTあるいはMRI撮影を行う必要がある。当然そのような放射線診断機器のない病院であれば、即刻脳神経外科のある施設への紹介が必要となる。またこのような脳腫瘍の頭蓋内圧亢進による頭痛の場合、随伴症状が伴うことが多い。嘔気、嘔吐、ふらつき、目のかすみ、時に失禁である。嘔吐の特徴の1つは投射性嘔吐（projective vomiting）といわれ、嘔気がなくても反射的に吐く症状であり、食事とは無関係である。目のかすみは眼底乳頭部を直接頭蓋の圧がかかるもので、眼底をみることの専門の医師（主に眼科医）はうっ血乳頭（choked disc）を確認したなら、これも脳神経専門施設への紹介を必要とする。頭蓋内圧亢進がさらに進行すると意識障害が加わり、頭痛を訴えなくなるので、この時点まで放置してはいけない。逆にいえば、頭痛の程度と脳腫瘍の大きさ、重症度とは必ずしも相関するものではない。頭蓋内に長径7センチに及ぶ脳腫瘍があってもまったく頭痛症状を示さない患者もいるくらいである。頭蓋内圧の絶対値より、急激な圧の変化の方が頭痛に関係するのであろう。ここで頭部CT画像を見ずして、絶対にしてはいけないことがある。それは腰椎穿刺（ルンバール）である。髄液を抜くことによりヘ

表 1. ポイント

頭痛のタイプ：朝の寝床での頭痛、牽引性頭痛
随伴症状：嘔気、嘔吐、まれに目のかすみ、複視、ふらつき
検査：緊急頭部 CT、MRI、眼底検査
禁忌：ルンバール検査、浣腸、頸部静脈の圧迫
対応：脳疾患専門病院への即時紹介
薬物療法：グリセオール 200 ml（静脈内 1 時間程度）但し、この治療だけで自宅に返すのではなく専門施設への搬送が前提。

表 2. 水頭症を伴いやすい特徴的な症状

頭蓋咽頭腫：尿崩症（多飲、多尿）、低身長
視神経グリオーマ：進行性の視力障害
鞍上部胚細胞性腫瘍：尿崩症
中脳グリオーマ、松果体部腫瘍：眼球運動障害、上方注視障害（訴えとしては物が二重に見える）
橋グリオーマ：顔面神経麻痺とそれと反対側の不全片麻痺
髄芽腫、上衣腫（第 4 脳室腫瘍）：めまい、歩行障害

ルニアを生じ、命取りになる可能性があることを心得ておくべきである。また腹部症状があるからといって浣腸を行うとさらに頭蓋内圧を上昇させることになるので禁忌である。また頸部静脈の圧迫は容易に頭蓋内圧を亢進させるので、してはならない。表 1 にポイントを示す。

2 水頭症を伴う脳腫瘍の頭痛

髄液の交通障害、吸収障害などで脳室が拡大する現象を水頭症といい、脳腫瘍により非交通性水頭症を生じることがある。水頭症によるこの頭痛も病態としては頭蓋内圧亢進によるもので上記と同様の症状を示し、同様の対処を要する。水頭症を伴う脳腫瘍の頭痛の特徴として、小児に多いこと、急激に症状が悪化する可能性のあることを常に念頭におく必要がある。小児に頻度の高い脳腫瘍で、水頭症を伴いやすいものを表 2 に挙げ、頭痛を含む頭蓋内圧亢進症状以外に特徴的な症状を列挙する。

つまり小児の頭痛患者で、脳腫瘍を疑ったら、水頭症を伴っていることを考え、即座に頭部 CT の撮影の行える施設に紹介する必要がある。さらに、橋グリオーマ、髄芽腫、上衣腫のような後頭蓋窩病変による水頭症は単純 CT では腫瘍そのものの存在を見逃す恐れがある。したがって、小児の患者で、初診時頭部 CT で水頭症と診断したのなら、時間外、休日を問わず、MRI の撮影可能な脳神経外科医のいる施設への紹介、搬送は必須と考える。手遅れは生命予後にかかわるし、失明の危険性もはらんでいるからである。

3 頭蓋内圧亢進とは無関係な脳腫瘍の局在による頭痛

頭蓋内の痛みの受容体が存在する主な部位は、前述したように、骨膜、硬膜、架橋静脈、静脈洞壁、Willis 動脈輪などで、これらの部位への局所的圧迫、牽引は仮に腫瘍が小さくとも

激しい頭痛を訴える。痛覚認識部位への直接的圧迫により生じる頭痛を引き起こす脳腫瘍について、以下ポイントを述べることにする。ただ場合によっては腫瘍増大により、頭蓋内圧亢進症状による頭痛を伴うこともある。

1 脳腫瘍の髄腔内播種

これは主に脳腫瘍の末期像にあたる病態で、一般のプライマリ・ケア医の診療でお目にかかることはほとんどない。悪性グリオーマ、癌の頭蓋内への転移が髄腔内へ播種した病態である。がん専門医が元来の病変を観察中に悪化して、播種病変をみつけることがほとんどであるが、頭蓋内に大きな占拠性病変をもたなくても、突如として播種病変だけが観察されることもある。したがって、一般開業医でも癌在宅療法に携わっている医師は気をつけておかねばならぬ病態の1つである。脳以外の各臓器からの転移の場合は血行性に転移し、くも膜下腔、軟膜にびまん性に転移し、脳原発腫瘍の場合は髄液中に腫瘍細胞が浮遊し、くも膜下腔、脳室壁にこれら腫瘍細胞が付着することで、髄膜刺激症状を起こし、頭痛を生じる。脳腫瘍が髄腔内に播種を起こせば、およそ50％の患者に頭痛の訴えがあるとの報告もある[6]。頭痛の種類は拍動性の場合も牽引性の場合もあり、時にはくも膜下出血が生じたのではないかと勘違いするぐらい似た症状（突然の激しい頭痛と、嘔吐）の場合もある。播種病変は頭蓋内だけにとどまらず、腰部まで存在する脊髄腔に及ぶこともあり、その場合は頸部の痛み、背部痛を伴ってくる。診断はCT、MRIの造影剤を入れた検査が必要である。脳槽、脳室壁が一様に薄く造影される像が観察される。確定診断は髄液採取で浮遊腫瘍細胞の確認であるが、ここの段階は専門施設に任せるのが妥当である。一方、この髄腔内播種は髄液還流の悪化から水頭症を合併してくることが多いため、頭痛に加え、嘔気、嘔吐、歩行障害、失禁、見当識障害の症状も加わってくる。時に脳神経外科施設で脳室ドレナージ、脳室—腹腔シャント術の適応となるケースもあるので専門施設へのコンサルトを要す。

播種病変の頭痛に対する処置はやっかいで、単に鎮痛剤だけでは治まらず、麻薬を使ったがん性疼痛の対処が必要となることあるので、これも専門医に任せる方が無難である。ただ在宅での末期がん患者を診る開業医師も最近増加しており、このような頭痛患者に対し治療を必要とするときにぜひ気にかけておくことがある。それはモルヒネなどの麻薬性鎮痛薬には呼吸抑制作用があり、ただでさえ、頭蓋内病変で呼吸中枢の障害が進行しているところに、薬剤の作用が加わり、突然の呼吸停止もありうることを患者家族には十分に説明しておいた方がよい。

2 下垂体腫瘍

トルコ鞍内に位置する下垂体が腫瘍により腫大し、鞍隔膜を圧迫された場合に頭痛が生じる。眼窩深部の痛みから、こめかみにかけての痛みを訴えることが多い。実際的には「眼の奥が痛いのですが」と訴えてこられることが多い。下垂体腫瘍の場合、ホルモン産生腫瘍と、ホルモン非産生腫瘍に分類され、それぞれ随伴する症状に特徴があるのでそれを列挙する。

a. ホルモン産生腫瘍

ⅰ）プロラクチン産生腫瘍：女性の場合月経不順、無月経が一番問題になり、乳汁分泌症を伴うこともある。元来の器質的な頭痛に加え、生理にかかわる女性の思い悩みがさらに頭痛を増悪させる場合がある。

ⅱ）成長ホルモン産生腫瘍：末端肥大症状、巨大な口唇、巨大なあご骨格、など特徴的な顔貌がある。糖尿病、高血圧など成人病を合併しやすい。

ⅲ）ACTH産生腫瘍：別名クッシング病ともいう。手足はやや細いのに、体幹部だけが太ってみえる体型（中心性肥満）、と赤ら顔。その他コルチゾールが高値なために生じる症状が出現し、消化管出血など生じやすい。

ⅳ）その他：TSH、FSH、LH各産生腫瘍があるが極めて珍しいので割愛する。

b. ホルモン非産生腫瘍

下垂体腫瘍が巨大な腫瘍となり腫瘍圧迫症状を起こす場合である。解剖学的位置から考えて、視神経、視交叉があるため、視力、視野障害を生じる。典型的な視野障害のパターンは両耳側半盲で、左右両側の視野が狭い見え方をする。眼科医師によりスクリーニングされる場合が多い。

さて上記下垂体腫瘍を疑った場合、詳細な画像診断が必須で、CTだけの評価では不十分なため、MRI設置施設で、脳神経外科のいる施設への紹介が必要である。視力障害の進行がなければ、数日待って紹介してもかまわない。

● 下垂体卒中　緊急性を要する下垂体腫瘍の病態

下垂体腫瘍内で突然の出血を生じたり、梗塞を生じることがある。このとき、患者は突然の激烈な頭痛を訴える。加えて、一側または両側の眼球運動障害、半盲、失明を生じることもある。このような腫瘍内出血を下垂体卒中といい、全下垂体腫瘍のうち0.4～9％に引き起こされる。時に大量出血を生じたり、くも膜下出血、脳室内出血となることもある。頭痛は発作型、激烈なもので、Bonickiらの統計[7]によると、下垂体卒中患者の97％に激烈な頭痛があったと報告している。診断には最低CTが必要であるが、ほかの脳血管障害との鑑別のためにはMRI撮影は必須で、これらの機器の備わっている施設への早期紹介を必要とする。進行性視力障害、眼球運動障害が加わった場合、緊急手術が必要となることもあるので、俊敏な第一線での対応が望まれる。緊急手術で視力の回復も望めるからである。

3 下垂体腫瘍以外のトルコ鞍近傍部腫瘍による頭痛

トルコ鞍近傍部には多くの脳腫瘍が発生する。下垂体腫瘍以外にもその腫瘍で鞍隔膜を圧迫することにより頭痛を生じるものがある。頭痛の頻度は少ないが、特徴としては眼の奥の痛みが主で、腫瘍が増大し、第3脳室を圧迫するようになると、水頭症を合併し、頭蓋内圧亢進症状としての頭痛となる。表3に考えられる主な脳腫瘍と、頭痛以外の考えられる症状の特

徴を羅列する。

この下垂体近傍の腫瘍は画像で見落としたり、脳動脈瘤との鑑別に苦慮することもある。仮にCT、MRIを撮影したのなら、ぜひ専門医に一度そのフィルムのチェックを受けることを勧める。

表3．トルコ鞍近傍部腫瘍と主症状

鞍結節髄膜腫：成人に多い。視力、視野障害が主
頭蓋咽頭腫：小児に多い。尿崩症の合併
ラトケ囊胞：画像上は下垂体腫瘍との鑑別は困難
視神経グリオーマ：小児に多い。視力障害
鞍上部胚細胞性腫瘍：小児に多い。尿崩症の合併

4 三叉神経痛を伴う脳腫瘍

特発性の三叉神経痛が脳内微小血管の三叉神経 root entry zone を拍動性にポイントで圧迫しているのとは異なり、腫瘍による三叉神経圧迫は三叉神経根を広く圧迫あるいは浸潤している。そのため、痛みのポイント（trigger point）がはっきりしないケースが多い。ちなみに、全三叉神経痛患者のうち、脳腫瘍による三叉神経痛の頻度は約5％との報告がある[8]。腫瘍による三叉神経痛が、特発性三叉神経痛と鑑別される症状の1つが、角膜反射の減弱、消失といわれているが、そうでないケースもあり、神経放射線学的検索が必要となる。考えられる腫瘍は解剖学的に頭蓋底部の海面静脈洞、メッケル腔部、小脳橋角部に位置するもので、類上皮腫、三叉神経鞘腫、テント髄膜腫、聴神経鞘腫が鑑別診断として挙げられ、良性の腫瘍が多い。時に上顎癌の浸潤などの悪性腫瘍によるものもあり、耳鼻咽喉科へのコンサルトを要することもある。

ポイント

顔面痛(三叉神経痛)が主で頭痛を伴うとき
特徴：痛みのポイントがはっきりしない。角膜反射がない。
検査：MRI
対応：脳疾患専門施設への紹介
薬物治療：痛みの原因がわかるまで、ひとまずカルバマゼピン（テグレトール®）で対応。200 mg/日より開始。

（紙谷秀規、渡辺高志）

◆文献

1) Northfield DWC：Some observation on headache. Brain 61：133-162, 1938.
2) Rushton JG, Rooke ED：Brain tumor headache. Headache 2：147-152, 1962.
3) The Childhood Brain Tumor Consortium：The epidemiology of headache among children with brain tumor. J Neuro-Oncol 1：31-46, 1991.
4) Forsyth PA, Posner JB：Headaches in patients with brain tumors；a study of 111 patients. Neurology 43：1678-1683, 1993.
5) 鈴木則宏：頭痛の痛覚感受部位は. Clinical Neuroscience 15：960-961, 1997.
6) Balm M, Hammack J：Leptomeningeal carcinomatosis. Presenting features and prognostic factors, Arch Neurol 53：626-632, 1996.
7) Bonicki W, Kasperlik-Zaluska A, Koszewski W, et al：Pituitary apoplexy；endcrine, surgical and oncological emergency. Incidence, clinical course and treatment with reference to 799 cases of pituitary adenomas., Acta Neurochir (Wien) 120：118-122, 1993.
8) Wilkins RH：Trigeminal neuralgia. Neurosurgery Vol 1, ed by Wilkins RH, Regachary SS, p 2337-2344, McGraw-Hill, New York, 1985.

II 頭痛の発生機序・診断・治療

◆脳血管障害の頭痛

■はじめに

　脳血管障害は緊張型頭痛や偏頭痛より頻度は低いが、頭痛の原因として最も広く知られている。頭痛を自覚した人は、時には発熱や外傷という、明らかにほかの原因がある場合でさえ、脳血管障害を心配することがある。これは脳血管障害が致死的な疾患であり、救急治療を要する疾患として知られているからである。頭痛患者を診察するとき、脳血管障害を鑑別できれば、重大な過失につながる可能性はかなり減る。頭痛と脳血管障害はそれほど密接な関係にある。

　脳血管障害の多くは脳神経外科、神経内科での入院治療を必要とするが、本書では専門的な管理・治療に移す前までの診断の進め方と、初期に行うべき管理について述べる。

1 頭痛の機序

1 脳血管由来の頭痛と頭蓋内圧亢進の頭痛

　脳血管障害の頭痛は、頭蓋内血管に由来するものと、頭蓋内圧亢進によるものに大別される。頭蓋内圧亢進時の頭痛が常識として知られているため、脳虚血性疾患は無痛性、出血性疾患は有痛性と理解している人が多い。実際には脳虚血に頭痛が随伴することは意外に多く、反対に無痛性の脳内血腫も稀ではない。頭部CTを見ずに脳梗塞・脳出血を鑑別することはまずないが、撮影を待つ間に降圧剤を使用すべきか迷うことはある。その際、頭痛の有無のみで処置を進めることは非常に危険である。

　頭蓋内の有痛覚領域は脳動静脈、頭蓋底硬膜、硬膜動脈、静脈洞にある[1]（表1）。脳梗塞、くも膜下出血など、脳血管に直接閉塞、破綻などの変化をきたすものは血管に分布する知覚神経が痛みを伝える。頭蓋内圧亢進による頭痛は主要脳血管の偏位や硬膜の緊張で起こる。

表1. 頭蓋内有痛領域と無痛領域

有痛部位	無痛部位
脳動脈・静脈	脳実質
頭蓋底硬膜（中頭蓋窩を除く）	円蓋部硬膜
小脳テント	中頭蓋窩硬膜
頭蓋底くも膜、軟膜	脳室上衣、脈絡叢
硬膜動脈	円蓋部皮質動脈・静脈
硬膜静脈洞	
架橋静脈	

（文献1）より一部省略して引用）

2 くも膜下出血

1 くも膜下出血の頭痛

突然の激しい頭痛、今まで経験したことのないような頭痛と表現される。あるいは後ろからハンマーで殴られたような頭痛と形容されることもある。重要なのは「突然の」であり、頭痛の程度は必ずしも激しくはない。発症後病院に運ばれる前に死亡することや、重度の意識障害を呈して救急搬送されることが多い一方で、軽微な頭痛を訴えながら歩いて、時には発症から数日後に車を運転して病院を受診する人もあり、くも膜下出血の頭痛はその程度にかなりのばらつきがある。頭痛に冷汗や気が遠くなる感じが続いたときはくも膜下出血を強く疑うべきである。頭痛の場所は後頭部であることが多い。内頸動脈―眼動脈分岐部や内頸動脈背側（または上壁）動脈瘤の破裂では同側の眼窩部痛であることが多い。

痛みは脳血管壁の知覚神経、または脳底部の硬膜が刺激されることによって生ずる。くも膜下出血の1/3から半数は急性水頭症などで頭蓋内圧が亢進するので、それによる頭痛もある。いわゆる「くも膜下出血の頭痛」は前者である。

2 くも膜下出血の初期治療

脳梗塞、脳内血腫が局所神経症状を伴うことが多いのに対し、くも膜下出血が局所症状を呈することは少なく、頭痛が唯一の症状であることが多い。突然の頭痛を訴えた患者には、まずくも膜下出血を疑って検査にあたる。即時に死亡につながる頭痛の主な原因はくも膜下出血であることを銘記すべきである。

必要な神経学的所見を短時間で手際よく確認する。くも膜下出血の重症度分類は手術のタイミングを決定し、予後を予測するうえで重要である。Hunt and Hessの分類[2]（表2）、World Federation of Neurological Surgeons（WFNS）の分類[3]（表3）が汎

表2. Hunt and Hessの分類

Grade	GCS score	神経脱落症状（麻痺または失語）
Grade I	15	ー
Grade II	14〜13	ー
Grade III	14〜13	＋
Grade IV	12〜7	＋/ー
Grade V	6〜3	＋/ー

(文献2)より引用)

表3. WFNSの分類

分類	神経症状・徴候
Grade I	無症状あるいは軽度頭痛および項部硬直を示す
Grade II	中等度から高度の頭痛、項部硬直を示すが、脳神経麻痺以外の神経症状を有しない。
Grade III	意識は傾眠、錯乱、あるいは軽度の局所神経脱
Grade IV	意識は昏迷、中等度から高度の片麻痺。初期の除脳硬直、自律神経障害を伴うことがある。
Grade V	深昏睡、除脳硬直、瀕死の状態

(文献3)より引用)

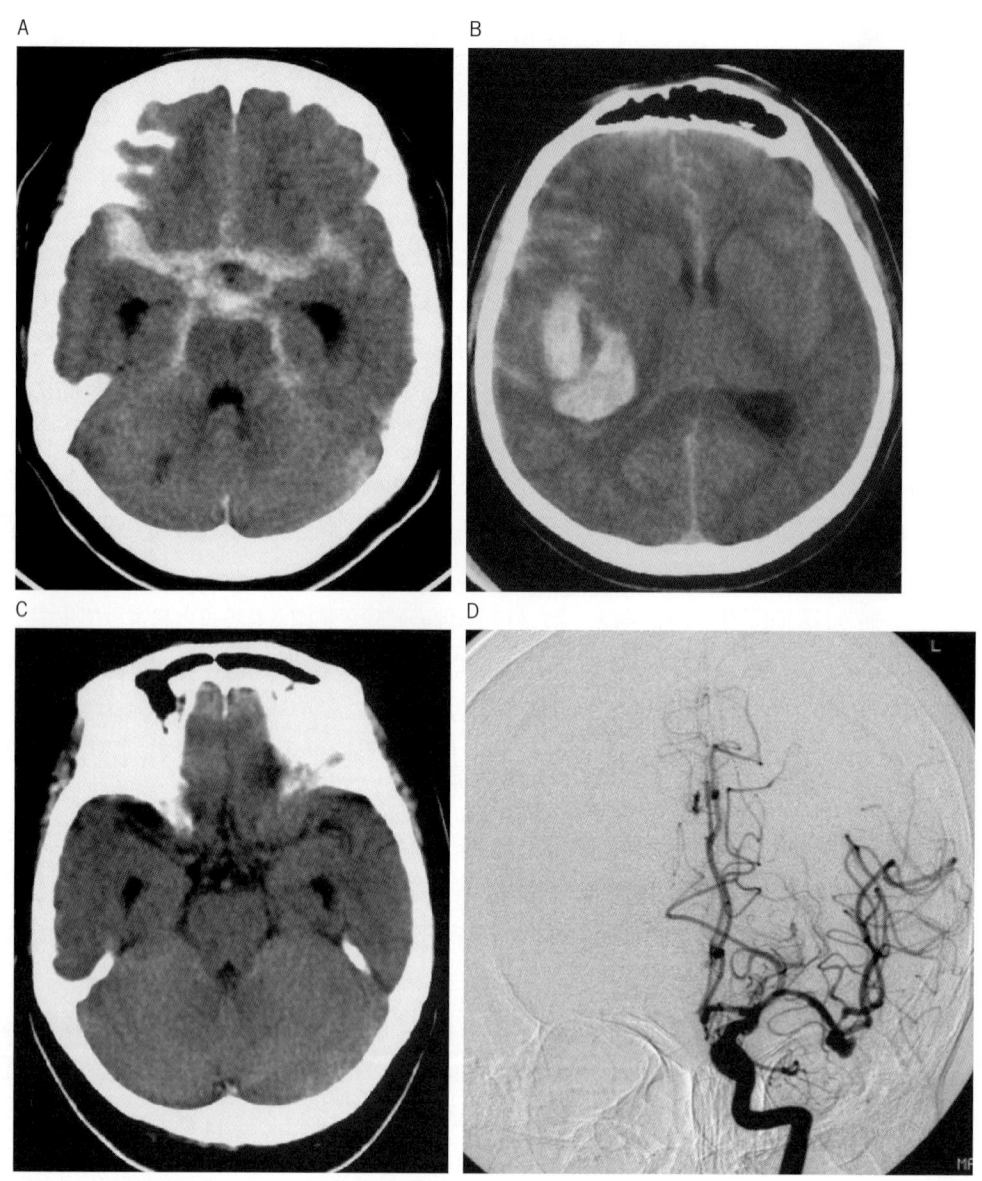

図1. くも膜下出血のCTおよび脳動脈瘤の脳血管造影所見
A：くも膜下出血のCT。最も一般的なタイプ
B：くも膜下出血のCT。右中大脳動脈の破裂によりシルビウス裂に血腫を形成したもの。脳出血と誤診されやすい。
C：くも膜下出血患者のCT。CT所見は正常であるが、症状経過からくも膜下出血を疑われ、腰椎穿刺で診断されたもの。
D：Cと同じ症例の脳血管撮影。左中大脳動脈に動脈瘤が認められる。

用される。

　最初の検査は頭部CTである。CTによるくも膜下出血の診断は容易であるが、CTを見慣れない医師は時に見逃すことがある。その理由は出血が微量だからではなく、くも膜下腔全体

表4. くも膜下出血・脳内血腫急性期に使用される降圧剤

一般名	商品名	用法
ニカルジピン	ペルジピン	1〜2 mg 静注、適宜追加、持続静注は 1〜2 mg/h より増減。
ジルチアゼム	ヘルベッサー	5〜10 mg（10 mg を生食水 5 ml に溶解し）静注。適宜追加。
ニフェジピン	アダラート	5〜10 mg 舌下投与。微調節はできない。
ニトログリセリン	ミリスロール	0.6 μg/kg/min で開始し、増減。

副作用、相互作用、配合禁忌等詳細については添付文書を参照のこと。　　　　　　　　（文献5）より一部修正して引用）

表5. くも膜下出血・脳内血腫急性期に使用される降圧剤

一般名	商品名	目的	用法
ジアゼパム	ホリゾン、セルシン	鎮静	5〜10 mg 静注
ミダゾラム	ドルミカム	鎮静	2〜5 mg 静注
チオペンタール	ラボナール	鎮静	5 mg/kg 静注
プロポフォール	ディプリバン	鎮静	2 mg/kg 静注
ブトルファノール	スタドール	鎮痛	1〜2 mg 静注
ペンタゾシン	ペンタジン、ソセゴン	鎮痛	15 mg 静注

（文献6）より一部修正して引用）
副作用、相互作用、配合禁忌など詳細については添付文書を参照のこと。

に、左右対称性に出血が広がっている（図1-A）からで、正常くも膜下腔の形態と density を知らないための誤診である。もう1つの誤診は中大脳動脈の破裂によるくも膜下出血のときみられる。シルビウス裂に血腫を形成した所見を、高血圧性脳出血と診断されることが多い（図1-B）。

CT で出血がなくても、臨床経過からくも膜下出血が疑わしければ腰椎穿刺を行う。CT が正常な例の約3％にくも膜下出血による血性髄液を認めるという[4]。図1-B の症例は正常 CT を示した症例で、腰椎穿刺でくも膜下出血と診断された（図1-C）。もちろん CT で明らかにくも膜下出血を認めたときは、腰椎穿刺を行ってはいけない。実施にあたり問題になるのは硬膜周囲の血管を損傷して血性髄液を採取したとき（traumatic tap）である。判定に迷ったときは遠心分離を行う。Traumatic tap による新鮮な出血であれば髄液と血液の層が分離される。

くも膜下出血が確認されたら、速やかに降圧[5]と鎮静[6]を行って再出血を予防することが重要である。脳動脈瘤手術の行えない施設の場合は vital signs を安定させて転送する。再出血は発症から数時間以内が最も多く、血圧のコントロールが不十分であった例に多い。血圧のコントロールにはカルシウム拮抗剤の注射薬が使いやすく、ニカルジピン（ペルジピン®）、ジルチアゼム（ヘルベッサー®）がよく使われる（表4）。持続静脈投与量を増減させることによって収縮期血圧を 100〜120 mmHg に下げておく。ペルジピン注の添付文書には頭蓋内出血時には使用禁忌と記されているが、血圧を下げる方が再出血は抑制でき、現実にほとんどの施設で使用されている。

鎮静にあたり注意が必要なのは、意識レベルが確認できなくなることと呼吸が抑制されることである。意識が清明なときは鎮痛を主にし、軽度の鎮痛（声をかけると覚醒して指示に従え

表6．くも膜下出血の原因

| 脳動脈瘤 |
| 脳動静脈奇形 |
| 高血圧・動脈硬化 |
| もやもや病 |
| 硬膜動静脈瘻 |
| 脳腫瘍 |
| 脳髄膜炎 |
| 脳静脈洞血栓症 |
| 全身血液疾患 |
| その他 |

(文献4) より一部改訂して引用)

る程度、JCSで10) を行いながら落ち着ける環境を整える。疼痛を伴う処置（注射、導尿カテーテルの挿入など）は鎮重に行う。意識が昏睡状態にあるときは鎮静なしで血圧・呼吸管理を行うことができる。不穏状態の患者には最も注意が必要で、呼吸を保ちながらやや強い鎮静を行う必要がある。使用される主な鎮静・鎮静剤[6]を表5に示した。

続いて脳血管撮影（図1-D）が行われる。両側内頚・椎骨動脈の造影（4-vessel study）が基本である。これにより脳動脈瘤破裂かそれ以外の原因によるくも膜下出血を判定する（くも膜下出血の原因[4]は表6のとおりである）。動脈瘤であればその部位と周囲の血管構造を把握して手術に臨む。あるいは血管内手術により動脈瘤を塞栓する。

手術を待つまでの間、止血剤を静注することもあるが、最近は投与しない施設が多い。特に術前のトラネキサム酸（トランサミン®）投与は脳血管れん縮を助長するので禁忌である。浸透圧利尿剤は脳圧亢進による重症例以外には使用すべきではない。

3 脳梗塞

1 脳梗塞の頭痛

脳梗塞による頭痛は脳動脈が突発性に閉塞し、血管径が変化することで引き起こされる。あるいは局所的な血管炎が原因ともいわれ、これには閉塞部位の血小板から放出されるセロニトンの関与も考えられる。痛みの性状は拍動性のことも、鈍痛で持続性のこともある。頭痛を伴う頻度は25～64％と調査によって幅がある[1]。

脳梗塞でも頭蓋内圧亢進をきたすことがある。梗塞領域の広い脳塞栓で脳浮腫をきたした場合がこれに当たる。梗塞発症から数日後がピークである。但し意識障害を伴うことが多いので、頭痛を訴えないことの方が多い。

2 脳梗塞の診断

梗塞には頭痛を伴うことがあるが、脳梗塞の主症状は麻痺などの局所神経症状である。脳梗塞は閉塞血管と閉塞原因によって脳塞栓、アテローム血栓性脳梗塞、穿通枝梗塞に分類される。局所症状と検査からこの3疾患を鑑別していくことになる。大脳皮質兆候（失語、視野障害など）があり、突然意識障害を伴って発症し、不整脈を合併していれば脳塞栓を疑う。皮質兆候があるが、脳塞栓ほど急激に発症せず、動脈硬化などのリスクファクターをもつ患者であればアテローム血栓性脳梗塞を考える。皮質兆候がなく、意識が清明ならば穿通枝梗塞のことが多い。図2に脳塞栓（図2-A）と穿通枝梗塞（図2-B）のCTを示す。脳梗塞領域がCTで低吸収に描出されるのは発症から4～6時間を経過してからであるため、それ以前の

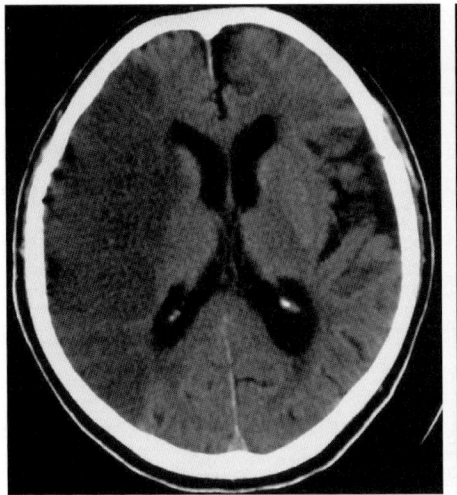

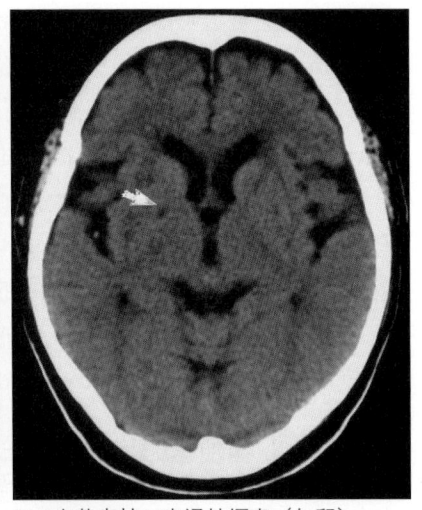

A：右中大脳動脈の脳塞栓症のCT　　　B：右基底核の穿通枝梗塞（矢印）
図2．脳梗塞のCT所見

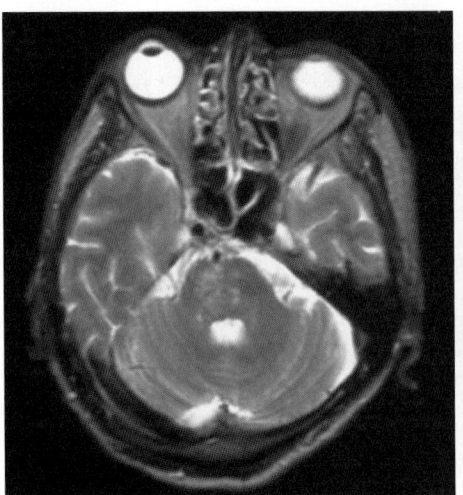

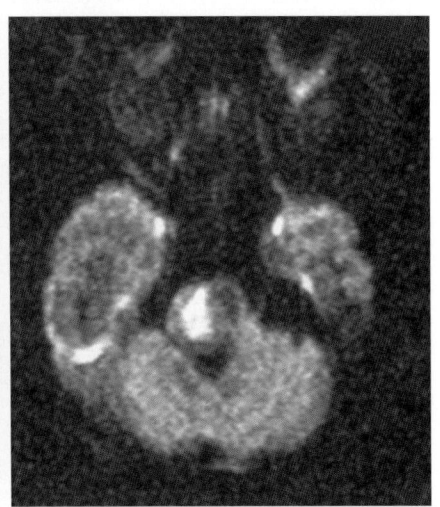

A：脳幹梗塞のMRI T2強調画像　　　B：Aと同じときに撮像された拡散強調画像

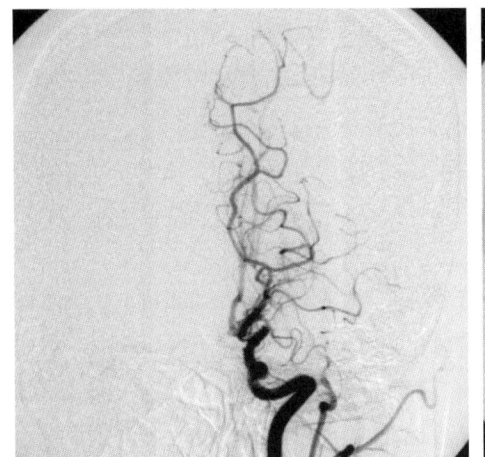

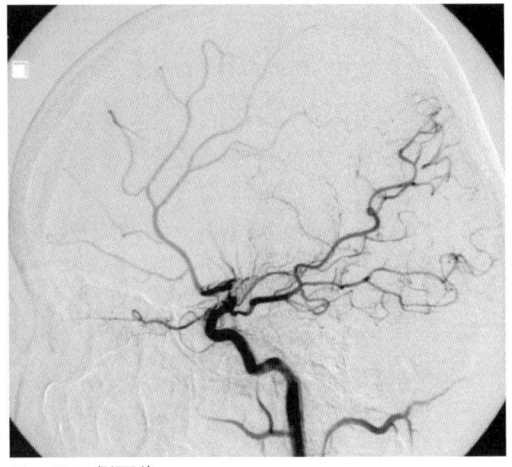

C：脳塞栓の脳血管撮影像。左中大脳動脈が　D：Cの側面像
　　描出されていない
図3．脳梗塞のMRI所見と脳血管撮影所見

CTは出血を否定する目的で撮影される。動脈内凝血が高吸収に描出されることがあり、hyperdense artery signと呼ばれる。但し脳梗塞の急性期診断をCTのみで行うのは十分とはいえない。

MRIのうち拡散強調画像（diffusion weighted image；DWI）は脳梗塞領域を最も早期に描出する検査である。多発的に脳梗塞があり、そのいずれが新鮮なものかを判定するために有効である。空間分解能にはやや乏しく、ほかの撮像条件と組み合わせて読影する。図3は脳幹梗塞のMRIでT2強調画像（図3-A）とDWI（図3-B）である。脳血管撮影（図3-C、D）は閉塞部位の同定のほか、側副血行や閉塞部位以外の血管の狭窄などを判定するために行う。

3 脳梗塞の治療

血液を希釈し循環血液量を確保するために低分子デキストランの点滴静注が行われる。血圧は高めに保つのが原則である。活性化された血小板凝集能を低下させるためのトロンボキサンA2合成酵素阻害剤（カタクロット®、キサンボン®）または選択的抗トロンビン剤（ノバスタン®、スロンノン®）が使用される。但し脳塞栓は出血性梗塞を起こしやすく、出血した場合にはこれらの薬剤により止血は阻害される。したがって脳塞栓にはトロンボキサンA2合成酵素阻害剤、選択的抗トロンビン剤は使用禁忌である。エダラボン（ラジカット®）はこれらの薬剤とは作用機序がまったく異なる、虚血脳を保護するためのフリーラジカルスカベンジャーである。出血性合併症を誘発することもないため、脳塞栓にも使用可能である[7]。

4 脳出血

1 脳出血の頭痛

脳組織が破壊され、血腫によるmass effectがあるため、局所神経症状と頭蓋内圧亢進症状を認める。発症直後の頭痛は血管原性であり、頭蓋内圧が高くなってからは血管、硬膜の圧迫、偏位のための頭痛が起こる。くも膜下出血の頭痛ほどの突発性がないことから、頭痛の主原因は頭蓋内圧亢進によるものと思われる。圧亢進は血腫自体の影響と、血腫により脳脊髄液の循環が障害されて水頭症になったために起こるものがある。

2 脳出血の初期治療

超急性期の出血にはMRIよりCTの方が鋭敏である。CTで出血の部位、大きさを測定する。頻度の高い出血部位は被殻、視床、皮質下、橋、小脳である（図4-A〜E）。MRIと脳血管撮影は出血の原因を調べるために重要なことがある。最も多い原因は高血圧である。脳出血の原因[8]を表7に示す。脳出血のCT診断は比較的容易である。強いて鑑別すべき所見をあげれば脳内石灰化病巣あるいは脳腫瘍であるが、病巣部のCT値、follow up CTでの変化の

A：被殻出血

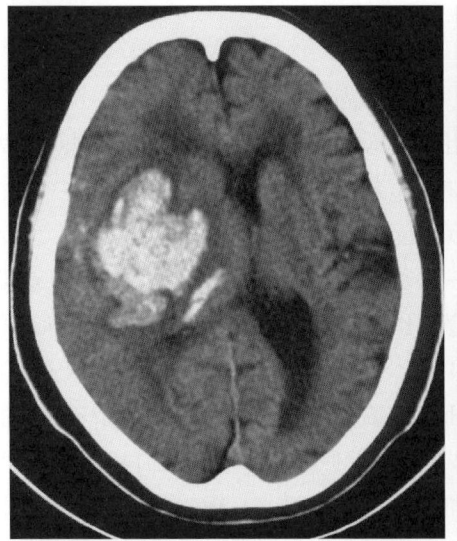

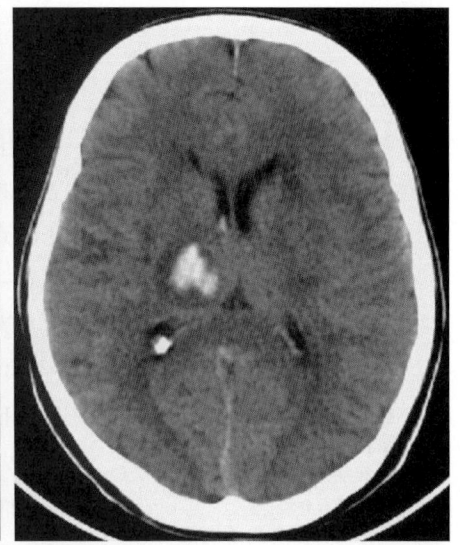

B：視床出血

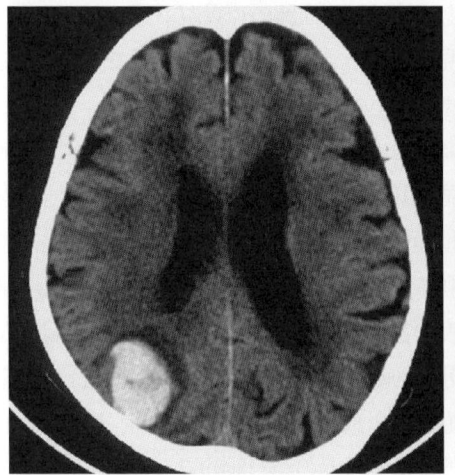

C：皮質下出血

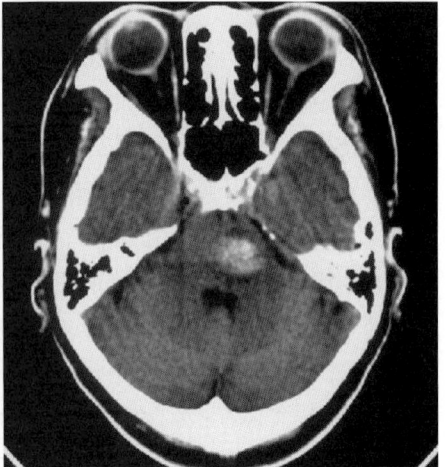

D：橋出血

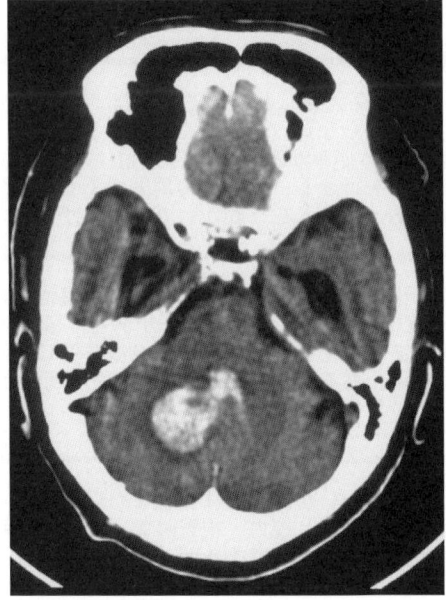

E：小脳出血

図4．脳出血のCT所見

脳血管障害の頭痛

表7. 脳出血をきたす疾患

- 高血圧
- 動脈瘤
- 血管奇形
  - 動静脈奇形（AVM）
  - 海綿状血管腫
  - 静脈性血管腫
- アミロイドアンギオパチー
- もやもや病
- 血管炎、脳髄膜炎
- 静脈洞血栓症
- 脳腫瘍
- 血液疾患、凝固異常
- 薬剤性
- 外傷性、脳外科手術後

（文献8)より一部省略して引用）

有無、症状の経過から診断可能である。

　脳出血の急性期管理で重要なことは血腫を増大させないことである。発症後6時間までは脳内血腫の75％が増大し、その第一因子は血圧である。入院時高血圧で、入院後もコントロールが不良の例では血腫が増大しやすい。降圧の方法はくも膜下出血の場合と大差ないが、収縮期血圧を発症前の値程度に保つ。発症以前から高血圧の例では脳血管のauto regulationが破綻しており、降圧による脳虚血に注意すべきといわれる。但し収縮期血圧を140 mmHg程度に下げても虚血合併症は稀である。虚血を恐れて血圧を高めに調節するより、再出血の方が予後を不良にする。増大する血腫のCT上の特徴は、血腫の辺縁が不整、テント上の血腫、視床出血といわれているので、これらの所見をみたときは特に注意が必要である。搬送時には血圧が不安定になりやすいので、各種薬剤を用意して搬送を行うべきである。

　脳出血の手術適応は難しく、一律の基準はない。その大きさにかかわらず手術適応がないとする意見もある。脳出血の局所症状は脳組織の破壊という不可逆性の病態で、手術によって改善しないからという理由である。一方積極的に手術を行う立場からの意見は、血腫除去によって血腫周囲の脳組織を二次的損傷から救う、頭蓋内圧を下げ、意識の早期改善や救命を図るというものである。比較的小型から中等度の被殻出血（30～60 cc程度）などは定位的脳内血腫除去術、60 ccを超える大きい血腫は開頭血腫除去術を行う。血腫による圧迫で脳脊髄液の流れが閉塞しているとき（視床、小脳出血に多い）は脳室ドレナージ術、皮質下出血と小脳出血には開頭血腫除去術、橋出血には保存的加療を行うのが一般的である。高血圧以外の原因による脳出血の治療については省略する。

メモ1　未破裂脳動脈瘤の頭痛

　脳動脈瘤はmass effectをもつまでに巨大化したものを除けば、破裂してくも膜下出血を起こさない限り頭痛の原因にはならない。但しごくわずかな出血や、動脈瘤が急増大するときに動脈瘤壁が伸展される痛みがあり、警告兆候（Warning sign）と呼ばれる。未破裂脳動脈瘤と思って手術を行うと、動脈瘤の周囲のくも膜が肥厚してヘモジデリンが沈着し、微少な出血があったことをうかがわせることがある。

メモ2　解離性動脈瘤の頭痛

　脳動脈壁の解離により、くも膜下出血または脳梗塞をきたす。外傷性、特発性、なんらかの基礎疾患（Ehlars-Danlos症候群など）をもつ場合がある。頭痛は解離血管の近傍から感じられる突然の激痛である。くも膜下出血、脳梗塞に準じた治療・管理を行うが、虚血・出血の病態を同時に、あるいは経時的変化をもって示すため、治療は一律ではない。

メモ3　下垂体卒中の頭痛

　下垂体腫瘍が頭痛をきたすことは通常ないが、下垂体動脈または門脈からの出血で腫瘍内出血またはくも膜下出血となり、頭痛と視力・視野障害、間脳・下垂体障害を呈することがある。頭痛のみであれば保存的に治療するが、眼症状を伴うときには緊急で腫瘍摘出が必要になることがある。

メモ4　もやもや病

　ウィルス動脈輪が進行性に狭窄し、側副血行として穿通枝動脈が発達する疾患である。小児期に脳虚血症状で発症する。過換気時にTIAを繰り返すのが特徴であるが、患者によって頭痛として現れることがある。疼痛部位は眼の奥、虚血側、頭全体とさまざまである。

メモ5　片頭痛と脳梗塞

　典型的片頭痛（classic migraine）は閃輝性暗点など前兆をもつ。このとき脳血管、特に後大脳動脈は機能的収縮を起こしている。程度の強いときには脳梗塞に陥ることもある。片頭痛発作のどのくらいが脳梗塞を合併するかは明らかにされていないが、若年者でほかにリスクファクターのない脳梗塞患者の中には片頭痛が原因と推定される一群がある。

メモ6　脳塞栓治療の緊急性

　脳塞栓の血栓溶解療法は時間との戦いである。発症から2～3時間以内で再開通が行われれば神経症状が完全に治癒することがある。できなかったとき、あるいは遅れて血栓溶解を行ったときは寝たきりや死亡に至ることも少なくない。皮質兆候があり、CTに出血も、症状を説明できる低吸収域もないとき（図5-A）は直ちに血栓溶解療法の行える施設に転送する。血栓溶解前は必要最低限の検査（心電図、血液検査、胸部レントゲンなど）を行い、さらに15分程度の余裕があるときは脳血流検査（図5-B）を行うことが望ましい。但し閉塞部位、側副血行の発達、年齢など、全例に血栓溶解の適応があるわけではない。いわゆるgolden timeを過ぎたあとは出血性梗塞を引き起こすことになり、閉塞が確認されても溶解しない方がよい。治療を成功させるために、発症様式と神経症状から本疾患を疑い、直ちに脳血管撮影の準備を始めるべきである。病院内、病院間の救急体制が整っている必要がある。

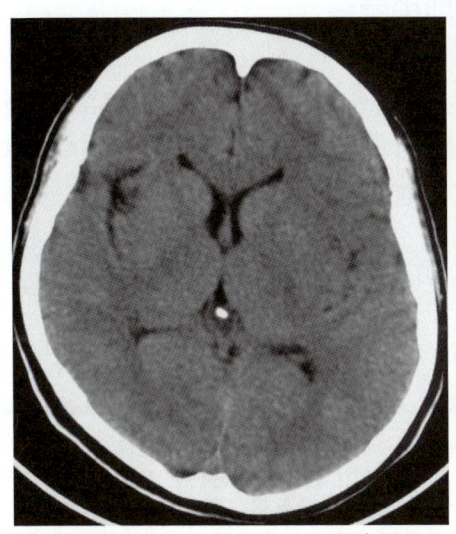

A：脳塞栓発症1時間後のCT。異常所見を認めない。

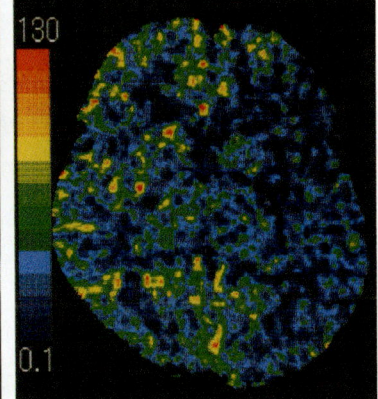

B：Aと同時に撮影されたキセノンCT脳血流測定画像。血流が豊富な部位は赤、少ない部位で示される。左半球の虚血を認める。

図5．脳塞栓超急性期のCTとキセノンCT

5 頭痛の治療

　脳血管障害に関しては、頭痛の治療よりは疾患の治療の方がはるかに重要であるが、頭痛自体の治療も簡単に述べる。

　くも膜下出血の初期治療における鎮痛と鎮静の役割は大きい（前述）。経過中に訴える頭痛は脳血管れん縮による血管由来の頭痛と頭蓋内圧亢進による頭痛のほか、手術創の痛み、あるいは頭蓋内感染や発熱に伴う頭痛が起こりうる。これらの鑑別は臨床症状、検査所見から比較的容易である。脳血管れん縮、頭蓋内圧亢進の治療については専門書に譲る。創痛、感染による疼痛には消炎鎮痛剤を使用する。

　脳出血の頭痛を軽減する手段の1つは減圧手術であるが、頭痛治療のためだけに手術を行うことは少ない。保存的治療を行う場合は浸透圧利尿剤と消炎鎮痛剤を用いる。頭蓋内圧亢進のピークは通常数日で過ぎ、それ以降は軽快する。

　脳梗塞の頭痛にも特別な治療はない。頭蓋内圧亢進症状と思われたら、出血性梗塞、脳浮腫を疑い、CTで確認する。その場合は浸透圧利尿剤、減圧開頭術が必要なこともある。そうでなければ鎮痛剤で対症的に治療する。

6 脳血管障害慢性期の頭痛

　脳血管障害の慢性期にも頭痛を訴えて外来を訪れる人が多い。脳血管障害に特異的な痛みではなく、多くは緊張型頭痛か、精神的な要素による頭痛である。中には脳梗塞が脳自体に痛みを与えると誤解している人もおり、適切な指導で症状が軽快することがある。

　開頭術を行った場合、創部痛が続くことがある。術後数日間でほとんど痛みを訴えない人、大気圧の変化時に頭痛を自覚し、それが数年間続く人、術創の痛みの程度は患者間にかなり差がある。

> **メモ7　静脈洞血栓症**
>
> 　硬膜静脈洞、または脳表の静脈の閉塞で脳静脈還流障害が起こり、頭蓋内圧亢進症状を呈する。乳幼児に多いが成人にも起こる。妊娠・産褥期や経口避妊薬を服薬中の女性にみられることがある。脱水、感染を機に静脈内で血栓が形成される。CTでは腫浮腫、血栓化した静脈の吸収値上昇を認めることがあるが、異常所見のないことが多い。一般に馴染みが少なく、CTでもわかりにくい疾患であるため、診断が遅れ、静脈性出血により不可逆性の神経症状に陥ること、痙攣発作を合併して頭蓋内圧がさらに上昇し、切迫脳ヘルニアに至ることが少なくない。脳血管造影（経動脈、経静脈）を行い、組織プラスミノーゲンアクチベーター（t-PA）、ウロキナーゼの局所投与やヘパリンの全身投与を行う。診断のポイントは本疾患を疑うことであるといわれる。

（野村貞宏、鈴木倫保）

◆文献

1) 松本　清：頭痛．最新脳神経外科学，坪川孝志，高倉公朋，菊地晴彦（編），p 126-133，朝倉書店，東京，1996．
2) Hunt WE, Hess RM : Surgical risk as related to time of intervention in the repair of intracranial aneurysm. The Journal of Microsurgery 28 : 14-20, 1968.
3) Beck DW, Adams HP, Flamn ES, et al : Combination of aminocaproic acid and nicardipine in treatment of aneurysmal subarachnoid hemorrhage. Stroke 19 : 63-67, 1988.
4) 太田富雄：8章脳血管障害．脳神経外科学改訂8版，太田富雄，松谷雅生（編），p 727-1078，金芳堂，京都，2000．
5) 臺野　巧，太田　潔，大滝雅文：血圧管理．脳神経外科マニュアル改訂3版，端　和夫（編），p 321-337, 2001．
6) 笹森孝道，黒川泰任：重症頭痛外傷．脳神経外科マニュアル改訂3版，端　和夫（編），p 798-806, 2001．
7) 棚橋紀夫，畑　隆志，片山泰朗，ほか：第7章治療．脳卒中ナビゲーター，田中耕太郎，中川原譲二，橋本済一郎（編），p 217-279，メディカルレビュー社，大阪，2002．
8) 菊地晴彦，永田　泉：中枢神経系の血管障害 I. 概論．最新脳神経外科学，坪川孝志，高倉公明，菊地晴彦（編），p 700-704，朝倉書店，東京，1996．

II 頭痛の発生機序・診断・治療

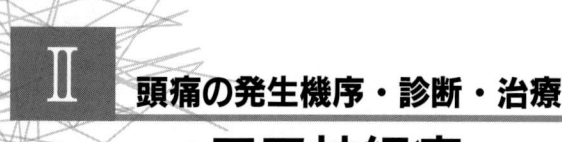

◆三叉神経痛

■要約

　三叉神経痛は顔面痛を主訴とする代表的な疾患であり、国際疼痛学学会では「脳神経 V 番の一枝または複数枝の支配領域に、通常片側性に突然生じる、短時間の刺すような激しい反復性の痛み」と定義づけられている[1]。明らかな原因を認めない特発性三叉神経痛と腫瘍などの器質的疾患を原因とする症候性三叉神経痛に分類されている。現在では特発性三叉神経痛の多くは、周囲の血管による三叉神経根の圧迫に由来すると考えられており、治療としてカルバマゼピンを主体とする薬物治療や Janetta の手術に代表される三叉神経から圧迫血管を遊離する Decompression 法などが行われている。

■はじめに

　顔面の感覚は一部を除いて三叉神経に支配されており、顔面の痛みや感覚障害は三叉神経やその分枝である末梢神経系や、視床・大脳皮質感覚野などの中枢神経系に至るさまざまな部位の病変によって生じうる。中でも三叉神経痛は一側性（稀に両側性）の顔面の発作性疼痛であり、痛み発作の持続時間は短いものの「焼け火箸を突っこまれたような」あるいは「電気が走るような」と表現されるように激烈な痛みで日常生活を著しく阻害する。

　三叉神経痛は大きく分けると特発性（本態性）三叉神経痛（idiopathic trigeminal neuralgia）と症候性三叉神経痛（symptomatic trigeminal neuralgia）に分けられる。一般に三叉神経痛という場合には前者の特発性三叉神経痛を指すが、現在では特発性三叉神経痛の多くは、上小脳動脈などの椎骨脳底動脈系血管による三叉神経根の圧迫に由来しているがことが明らかになってきている。症候性三叉神経痛は炎症や腫瘍による圧迫などで生じる三叉神経痛であり、治療法を選択するうえで特発性三叉神経痛との鑑別は臨床の場で重要である。

1 三叉神経の解剖[2]

　三叉神経は、頭部および顔面の大部分の皮膚と鼻腔・口腔粘膜や歯および眼球・脳硬膜からの知覚線維を受け、一方運動神経を咀嚼筋や深頭筋、顎舌骨筋および顎二頭筋の前腹に送る最大の脳神経である。MRI では、橋の外側を前方に走行する三叉神経が容易に同定される。特に T_2R 画像による MRI における cisternography を用いると、周囲組織との関係がわかりやすい（図 1-1、2）。三叉神経は橋の中上部腹側面から出現し、その運動神経根は橋内の三叉神経運動核に由来する。一方、知覚神経根は三叉神経節の知覚性神経細胞の軸索で、三叉神経

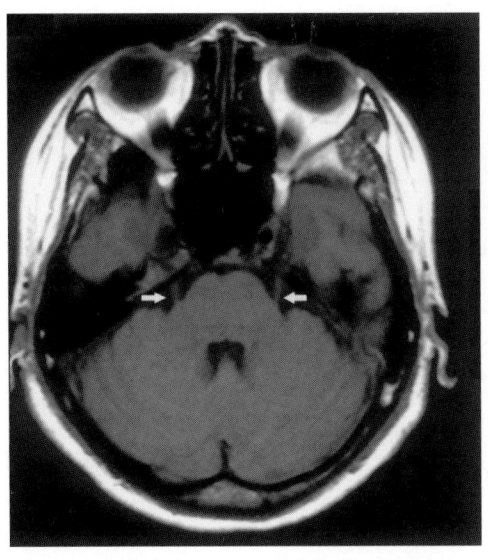

図1-1. 頭部MRI　T1強調画像（TR 460、TE 80）
橋外側を前方に走行する三叉神経が同定できる（白矢印）。

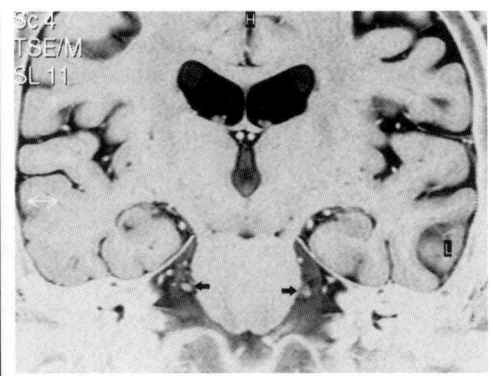

図1-2. 頭部MRI冠状断　T₂R画像（TR 5393、TE150）
橋中央部外側に、走行する三叉神経や周囲組織との関係が明瞭に同定できる（黒矢印）。

主知覚核と三叉神経脊髄路核に到達する。三叉神経節（半月神経節）は側頭骨錐体先端の硬膜に包まれた三叉神経腔（Meckel腔）に存在し、扁平で半月型を呈し大きさは約1×2 cmである。その前面には三叉神経圧痕があり、内側部は海綿静脈洞後端を隔てて内頸動脈に隣接する。三叉神経節から3本の知覚神経が分かれ、第1枝は眼神経、第2枝は上顎神経、第3枝の下顎神経は、三叉神経節と側頭骨錐体部間を前方に走る運動根と合して下顎神経となる。各神経の主な分枝の走行と分布域を以下に述べる。

a. 眼神経（図2）

　三叉神経第1枝である眼神経は、三叉神経節の前上部から出て海綿静脈洞の外側壁をやや上方に走行し動眼神経、滑車神経の下を前方に進み、上眼窩裂を通り眼窩内に入る。眼神経は通常眼窩内に入る前に鼻毛様体神経と涙腺神経および前頭神経に分かれる。鼻毛様体神経は長毛様体神経と滑車下神経および前篩骨神経に分かれ、長毛様体神経は毛様体・虹彩・角膜に分布し、滑車下神経は上下の眼瞼の最内側部と鼻根部の皮膚結膜などに分布し、前篩骨神経は鼻背・鼻尖と鼻翼の一部に分布している。涙腺神経は上眼瞼外側部の皮膚および結膜に分布する。最大の枝である前頭神経は滑車上神経と眼窩上神経に分かれ、滑車上神経は上眼瞼の内側部の皮膚・結膜と前頭部の皮膚の正中に近い部分に分布する。眼窩上神経は前頭部から頭頂部の皮膚に分布する。

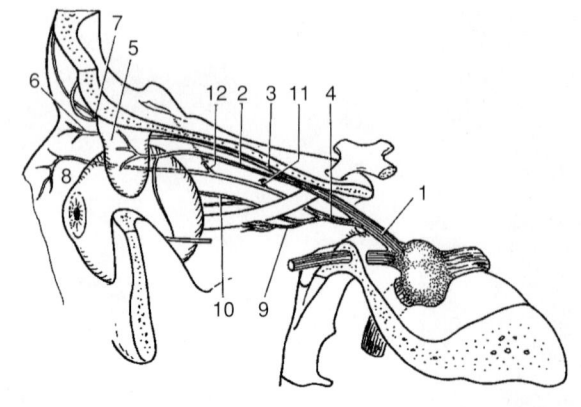

1. 顔神経　2. 涙腺神経　3. 前頭神経
4. 鼻毛様体神経　5. 涙腺　6. 滑車上神経
7. 眼窩上神経　8. 滑車下神経　9. 毛様体神経節との交通枝　10. 長毛様体神経　11. 後篩骨神経　12. 前篩骨神経

図2. 眼神経
（小池春樹, 祖父江元：三叉神経の走行と MRI 画像. Clin Neurosci 18(5)：507-509, 2000 より転載）

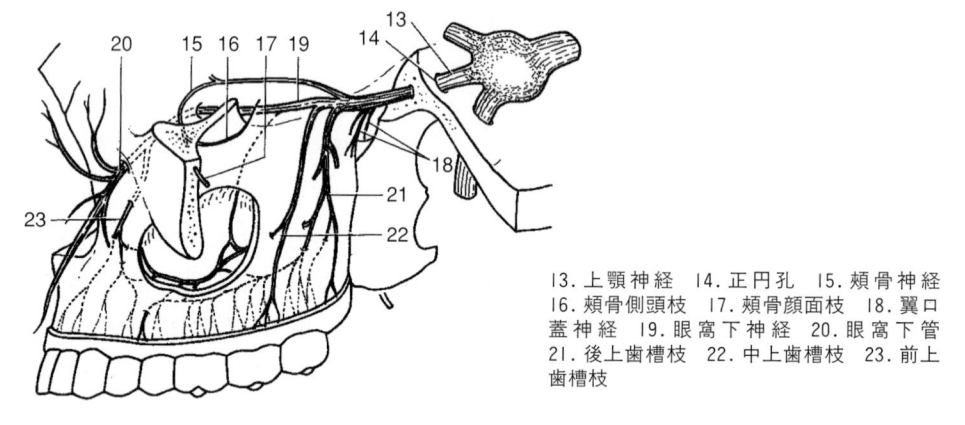

13. 上顎神経　14. 正円孔　15. 頬骨神経
16. 頬骨側頭枝　17. 頬骨顔面枝　18. 翼口蓋神経　19. 眼窩下神経　20. 眼窩下管
21. 後上歯槽枝　22. 中上歯槽枝　23. 前上歯槽枝

図3. 上顎神経
（小池春樹, 祖父江元：三叉神経の走行と MRI 画像. Clin Neurosci 18(5)：507-509, 2000 より転載）

b. 上顎神経（図3）

　三叉神経第2枝である上顎神経の本幹は、三叉神経節の中央から出て海綿静脈洞の外側下部から正円孔を通って翼口蓋窩に入り下眼窩裂を通って眼窩下神経となり、眼窩下孔から顔面に出て下眼瞼から鼻翼・鼻前庭の皮膚および上唇の皮膚と粘膜に分布する。翼口蓋窩で分かれた翼口蓋窩神経は、主に鼻腔外側・鼻中隔・硬口蓋・軟口蓋の粘膜に分布する。頬骨神経も翼口蓋窩で分かれ、側頭部の前部と頬骨を覆う皮膚に分布する。翼口蓋窩・眼窩下溝・眼窩下管などから分かれる上歯槽神経は、頬の粘膜や歯および歯肉に分布する。

c. 下顎神経（図4）

　三叉神経第3枝である下顎神経の本幹は、三叉神経の3本の枝の中で最も太く、三叉神経節の下部から出て三叉神経節直下で卵円孔を通り頭蓋外に出た直後に内側から硬膜枝と内側翼

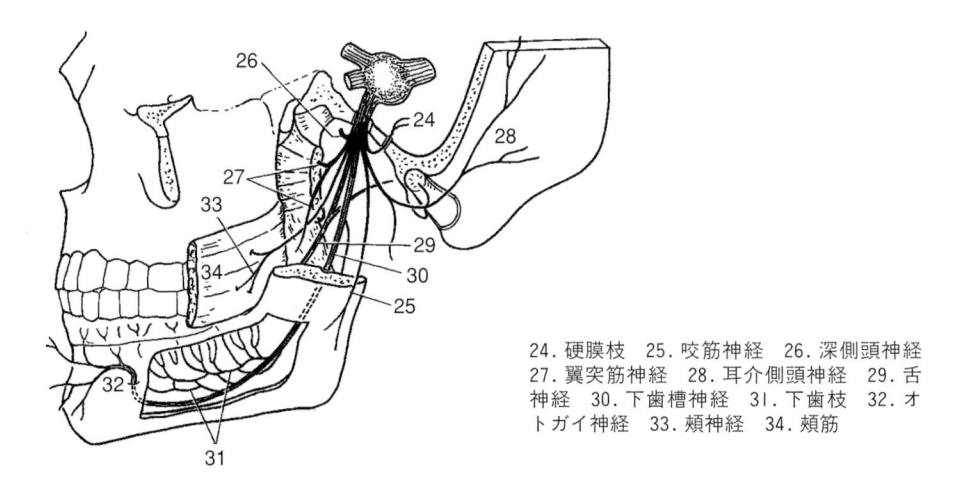

24. 硬膜枝　25. 咬筋神経　26. 深側頭神経
27. 翼突筋神経　28. 耳介側頭神経　29. 舌神経　30. 下歯槽神経　31. 下歯枝　32. オトガイ神経　33. 頬神経　34. 頬筋

図4．下顎神経
（小池春樹，祖父江元：三叉神経の走行とMRI画像．Clin Neurosci 18(5)：507-509, 2000 より転載）

突筋神経を分け前幹・後幹に分かれる。前幹からは頬部の粘膜と皮膚に分布する頬神経、咬筋に分布する咬筋神経、側頭筋に分布する深側頭神経、さらに外側翼突筋神経が分かれる。後幹からは側頭部の皮膚に分布する耳介側頭神経、口腔底・歯肉の舌側面・舌の前2/3の粘膜に分布する舌神経、下顎の歯・頬側の歯肉・下口唇の皮膚と粘膜・オトガイ付近の皮膚に分布する下歯槽神経が分かれる。

　三叉神経痛では痛みの部位は主要な3枝（特に第2枝、第3枝）に沿って生じることが多く、圧痛点の存在する部位は眼窩上縁と下縁、頤部など三叉神経の枝が骨から出てくる部分であり、臨床の場でも常に三叉神経の走行を念頭において診察を進める必要がある。

2　特発性三叉神経痛

a．疫学[3)4)]

　特発性三叉神経痛の有病率は、男性で107.5/100万人、女性では202.2/100万人であり、男女比は1：1.5～2といわれ女性に多い。発症年齢は40歳代以降が多く、平均発症年齢は男性51.3歳、女性で52.9歳といわれている。一般に遺伝性はないが、稀に家族性の報告がみられる。

b．症候[3)-6)]

　疼痛の特徴は、①突然顔面に生じるえぐられるような、突き刺されるような耐え難い痛みであり、②疼痛の持続時間は短い。痛みの極期は数秒から数十秒の発作性の痛みであり、発作間欠期がある。痛みの持続時間は通常1～2分であるが10～20分にわたって続くこともある。重症例では、断続的に続く激しい痛みのために身体を動かせなくなり、日常生活が著しく阻害

表1. 三叉神経痛の疼痛部位

疼痛部位	症例数	%
下顎と上顎	789	35.9
下顎のみ	420	19.1
顔面全体	341	15.5
上顎のみ	309	14.1
上顎と眼周囲	253	11.5
眼周囲のみ	73	3.3
下顎と眼周囲	13	0.6
	2,198	100.0

(文献3)より引用)

される。③疼痛部位は三叉神経知覚領域、特に三叉神経第2・第3枝領域に限局して生じる（表1）が、経過とともに隣接部位に広がることがある。痛みが三叉神経第1枝領域には稀で、5％以下である。右側により多く認められるが3〜5％が両側性である。④75〜80％の症例で疼痛発作誘発領域（trigger zone）が存在し、この部分が刺激されると疼痛発作が誘発される。trigger zoneは、主に三叉神経第2・第3枝領域である口の周囲や鼻翼、頬などに多く、顔を洗う、歯を磨く、髭を剃る、食事をするなどの日常動作で容易に疼痛発作が誘発されるため、患者はできるだけその部位に触れないように注意して生活している。⑤神経学的検査では異常を認めず、三叉神経領域に他覚的な感覚障害を認めない。⑥時に唾液分泌、流涙、鼻汁、疼痛部の発赤などの自律神経症状を伴うことがある。⑦2〜3％に舌咽神経痛など、ほかの神経痛との合併がみられる。腫瘍などが原因となることの多い症候性の三叉神経痛では、三叉神経知覚領域の他覚的な感覚障害や脳神経症状などの神経学的診察での異常を認めることが多く、特発性三叉神経痛と症候性三叉神経痛との鑑別に重要である。特発性三叉神経痛は、上記の①〜⑦のような臨床的特徴を有するが、臨床の場では必ずMRIなどの画像診断を行い症候性三叉神経痛を否定することが肝要である。

3 症候性（二次性）三叉神経痛

症候性三叉神経痛は先に述べた特発性三叉神経痛の特徴の多くを有し、特に三叉神経知覚領域に限局した強い痛みを呈するが、症候性三叉神経痛では三叉神経知覚領域に他覚的な感覚低下や異常知覚を認めることが多く、角膜反射の減弱やほかの脳神経症状を伴うなど、他覚的神経症状が認められることが多い。また比較的若年者の場合や、痛み発作の持続時間が長く、発作間欠期が短い場合や、trigger zoneを欠いたり、痛みが拍動性や深在性であることなどの、特発性三叉神経痛にあまり認められない特徴が認められた場合には注意が必要である。原因疾患（表2）の中でも特に腫瘍が重要であり、従来三叉神経痛の原因の数％に過ぎないと考えられてきたが、近年のMRIなどの画像診断を含む診断技術の発達によって三叉神経痛の約10％前後が腫瘍（類上皮腫や髄膜腫が多い）によって生じると考えられている（図5—1,2）。

表2. 症候性三叉神経痛の原因疾患

障害部位	原因疾患
延髄・橋の障害	延髄空洞症、脳幹腫瘍など
小脳橋角部の障害	神経線維腫、三叉神経腫、髄膜腫、類上皮腫、動脈瘤、くも膜炎など
三叉神経節より末梢の障害	脱髄疾患、顔面の局所的腫瘍、外傷、炎症など

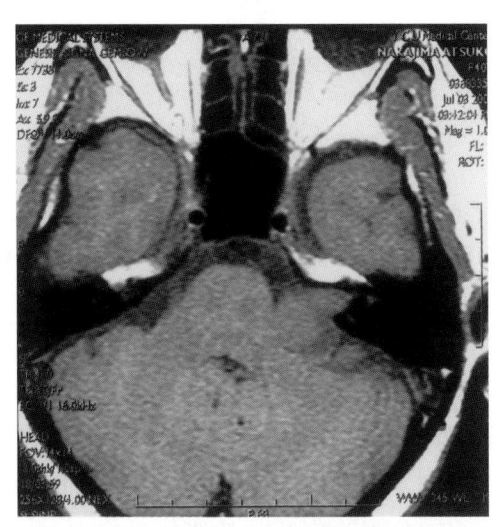

図5-1. 左三叉神経第1枝領域痛患者の三叉神経起始部MRI T1強調画像（TR 460、TE 80）
右三叉神経起始部に腫瘍を認める。

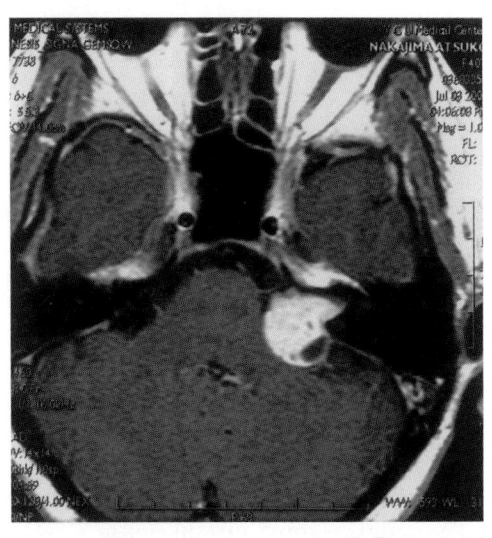

図5-2. 図5-1のMRI T1Gd造影強調画像（TR 460、TE 80）
右三叉神経起始部腫瘍は、強く造影され一部にcystを認める。

浜田ら[7]の検討では1533例中147例（9.6％）が脳腫瘍によるもので、組織学的には類上皮腫79例、髄膜腫38例、聴神経鞘腫23例、三叉神経鞘腫5例、神経膠腫1例、脂肪腫1例であった。類上皮腫、髄膜腫では70％以上が典型的な三叉神経痛を示し、他覚的な神経症状は20％以下にしか認められなかった。またBullittら[8]も後頭蓋窩腫瘍では特発性の三叉神経痛と区別できない痛みを訴え、ほかの神経症状を伴わないことが多いと報告していて、特発性三叉神経痛と症候性三叉神経痛との症候学的な鑑別が困難な場合があることを示している。しかし、特に若年で三叉神経第1枝を罹患枝とし、角膜反射が減弱または消失している例では、三叉神経痛の原因が腫瘍である確率が高く、MRI画像を中心とした十分な検索が必要である。

4 三叉神経痛の発生機序

三叉神経痛の発生機序については、trigger zoneを刺激してから疼痛が発現するまでに一定の潜時があることなどから、三叉神経痛の発生に中枢が関与しているという説が有力で、

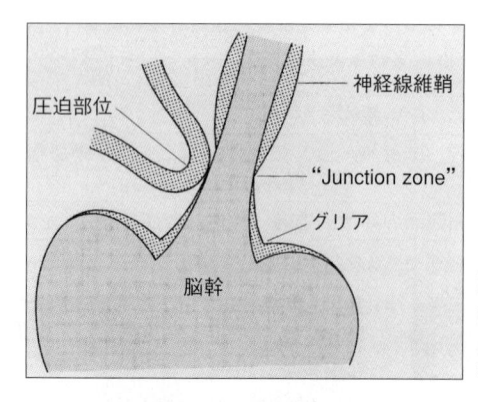

図6. 三叉神経起始部の神経髄鞘の解剖学的構造
(渡辺三郎, 富田 伸：三叉神経痛の外科的治療は有効か. Medical Practice 10(6), 1993 より引用)

Dandy[8]やGardner[9]が三叉神経痛の患者において、三叉神経が周囲の血管によって圧迫されている症例が多いことを指摘して以来、同様な報告が相次ぎ、現在は特発性三叉神経痛の原因の多くは三叉神経周囲の血管による三叉神経の圧迫によって三叉神経痛が発生すると考えられている。三叉神経は脳幹から出て、神経髄鞘が中枢性髄鞘（oligodendrogrial myelin sheath）から末梢性髄鞘（neurilemmal myelin sheath）に移行する（図6）。この移行部分はjunction zoneといわれ、機械的圧迫に弱く容易に脱髄を起こしやすい。この部分で持続的に血管の圧迫を受けると、髄鞘欠落部分が生じて脱髄部の軸索間にaction currentの短絡が生じshort circuitを形成するために神経髄鞘の脱髄部分で三叉神経の活動電位が洩れを起こし、誤って遠心性の痛覚線維に伝えられるため疼痛発作が生じると考えられている[10]。三叉神経を圧迫している血管の多くは上小脳動脈であるが、脳底動脈や前下小脳動脈が圧迫している例もある。また小脳橋角部や硬膜の動静脈奇形、primitive trigeminal arteryなどの遺残血管が圧迫の原因となっていた症例も報告されている[4]。三叉神経痛が中年以降の年齢に多く発生するのは、この年代では若年者に比べて動脈硬化性の変化が進行するために動脈の蛇行・屈曲が強くなり、蛇行した血管周囲への神経の圧迫が生じやすくなるためと考えられている。

5 三叉神経痛の治療[3)10)-20)]

三叉神経痛の治療は、大きく分けて抗てんかん薬を中心とした薬物療法による内科的治療と神経ブロック療法や神経血管減圧術を行う外科的治療に分けられる。

a. 内科的薬物療法

三叉神経脊髄路内の興奮性シナプス伝達を抑制し、疼痛発作を緩解させる目的で用いられる。

ⅰ）carbamazepine：現在、三叉神経痛の第一選択薬である。一般的な用法としては初回投与量100 mg/日〜200 mg/日分服より開始し、翌日より12時間ごとに100 mgずつ増量し疼痛発作が緩解する量を維持量とする。通常維持量は200〜400 mg/日であり、血中濃度は

6～10 μg/ml を目安とする。数週間から数カ月間維持し、その後漸減し最小必要量で維持する。有効率は 60～90％ との報告が多いが、長期投与では有効率が低下する。三叉神経痛の疼痛発作には、年間を通じて変動があることが多く、それに対応して投与量や投与回数を増減させる。食事などの動作が三叉神経痛を誘発する場合は、その動作のどれくらい前に服用するのが最適であるかなど、きめ細かい検討が必要である。副作用として眠気、ふらつき、発疹、小脳失調、精神機能低下などがある。そのほかにも造血器障害に注意が必要であり、白血球・血小板減少などがあり、定期的な血液検査が必要である。

ⅱ）phenytoin：carbamazepine 単独で効果が弱いときや、carbamazepine 抵抗性となった場合に、血中濃度 20 μg/ml 以下を目安として phenytoin 200～300 mg/日を追加する。有効率は 20％ 程度といわれる。副作用として眼振、傾眠、小脳失調、錯乱、薬疹などがあり、特に長期の使用で歯肉肥厚、骨軟化症などが生じることがある。

ⅲ）baclofen：carbamazepine 単独で効果が弱いときや、抵抗性となったときや carbamazepine の副作用が強いときに、併用または carbamazepine に代わって用いられる γ-aminobutyric acid（GABA）の誘導体であり、本来は痙縮治療薬であるが三叉神経脊髄路核内の活動性を抑制することによって効果を発現させると考えられている。初回 5～10 mg/日から開始し発作緩解まで増量して維持する。通常維持量は 15～30 mg/日で、副作用として眠気、悪心、嘔吐などがあり重篤なものは少ないが、連用を突然中止すると痙攣や幻覚を生じるとの報告があり注意が必要である。一般に carbamazepine より有効率は低いが副作用が少ない。

ⅳ）その他：clonazepam、valprorate Na、pimozide などが用いられる。最近、長時間作動性のプロスタグランジン E_1 誘導体であるミソプロストールや経口可能なリドカインの誘導体であるトカイナイドが有効であるとの報告がある。漢方療法として小柴胡湯、桂皮加芍薬湯の併用療法が有効との報告もある。またビタミン B_{12} は神経修復作用があり、併用療法によく用いられる。

これらの薬物療法によっても疼痛発作が抑制されない場合や、抑制されても薬物の長期連用による肝障害の出現や、傾眠などの副作用によって日常生活が著しく阻害される場合、または疼痛の抑制に頻回の薬物の使用が必要となり薬物投与量が増大した場合などには外科的療法が考慮される。

b. 神経ブロック療法

内科的治療に抵抗性の症例で考慮される。

ⅰ）末梢神経ブロック：三叉神経痛の診断が不確実な場合に、確定診断の手段としても用いられる。ブロックする神経の分枝によって、第Ⅰ枝ブロック（眼窩上神経ブロック、滑車上神経ブロック）、第Ⅱ枝ブロック（眼窩下神経ブロック、上顎神経ブロック）、第Ⅲ枝ブロック（オトガイ神経ブロック、下顎神経ブロック）、三叉神経節ブロックに分けられる。原則と

して末梢枝のブロックから始める。上顎神経、下顎神経、三叉神経節ブロックはX線透視下で行われる。ブロックすべき三叉神経の枝に針先をあて、局所麻酔薬を少量（0.3 ml）注入しその神経支配領域がanesthesiaとなることを確認した後に、神経破壊薬となる99.5％アルコール0.3 mlを注入する。末梢神経ブロックの有効期間は平均1年余であり、その後再発が認められるため、繰り返す必要がある。またブロックの効果を確認するanesthesiaが患者を苦しめることもある。

ⅱ）グリセロール注入法：局所麻酔にて透視下で経皮的にtrigeminal cistern内に0.1～0.4 mlのグリセロールを注入する方法で、三叉神経痛に関係した異常な有髄線維を破壊することによって三叉神経痛を緩解させると考えられている。有効率は60～100％、再発率20～30％との報告が多い。神経破壊薬であるアルコールに比べてブロック後の知覚障害の程度が軽いといわれているが、除痛時間もアルコールブロックに比べて短いといわれている。

ⅲ）熱凝固法（Thermocoagulation）：局所麻酔下に経皮的に電極を挿入して、三叉神経節や三叉神経根に高周波電流を流して熱凝固させて、除痛効果を期待する。細いnon-myelinated pain fibers（A-delta、C-fibers）は太いmyelinated fibersに比べて熱に対して、より感受性が高いため、痛み以外の感覚を保存しつつ、痛みのみを除去することを目的とした方法である。有効率は80～95％、再発率20％前後である。主に三叉神経第2枝、第3枝に対して行われる。

ⅳ）経皮的微小圧迫法（percutaneous microcompression）：局所麻酔下に経皮的にバルーンカテーテルを挿入して、三叉神経節をブロックする方法である。有効率は90～98％、再発率は10％前後の報告が多い。

C. 外科的治療法

ⅰ）神経血管減圧術（Microvascular Decompression法）：三叉神経痛の原因となっている圧迫血管を三叉神経から遊離して神経の減圧をはかり三叉神経痛を治療する方法である。手術（Jannetta法）は全身麻酔下、側臥位で行い乳様突起後方から後頭蓋窩、三叉神経起始部に入り、三叉神経を圧迫する血管を同定し、これを神経から遊離し、圧迫血管と脳幹との間にprosthesis（silicone spongeなど）を挿入するか、圧迫血管を錐体骨周辺の硬膜に癒着させる。圧迫血管は上小脳動脈が多いが、前下小脳動脈、脳底動脈なども原因となることがある。有効率は70～100％で再発率は10～20％で認められるが、術前に比べ疼痛の程度は軽くなることが多い。合併症としては難聴や顔面違和感などの他の脳神経麻痺、小脳失調などが認められることがあり、ごく稀であるが死亡例も報告されている。神経血管減圧術はcarbamazepineを中心とする、薬物療法や神経ブロック療法に比べ再発までの期間が大幅に長くなることが知られており、ほかの治療法で効果が不十分な症例では積極的に考慮すべき治療法であろう。また、三叉神経痛に対しガンマナイフ治療を行った報告もあり今後注目すべき治療法であろうと思われる。

（山口滋紀、黒岩義之）

◆文献

1) Mersky H, Bogduk N : Classification of chronic pain. Description of chronic pain syndromes and definitions of pain terms. 2 nd ed, Seattle : IASP press, 59-60, 1994.
2) 小池春樹, 祖父江元：三叉神経の走行と MRI 画像. Clin Neurosci 18(5)：507-509, 2000.
3) Penman J : Trigeminal neuralgia. In Handbook of Clinical neurology, Vinken PJ, Bruyn, GW (eds), North-Holland, Amsterdam, Vol. 5, p 296, 1968.
4) 荒木信夫, 厚東篤生：三叉神経痛. 神経内科 29：126, 1988.
5) 行木英生：三叉神経痛. JOHNS 3(11)：1695, 1987.
6) 坂井　昇, 山田　弘：三叉神経痛の病態. Clin Neurosci 8(6)：608, 1990.
7) 浜田慎二, 福島孝徳, 神尾友和：三叉神経痛を呈した聴神経腫瘍23例の報告. 耳鼻と臨床 37：1123-1125, 1991.
8) Bullitt E, Tew JM, Boyd J : Intracranial tumors in patients with facial pain. J Neurosurg 64：865-871, 1986.
9) Dandy WE : Concerning the cause of trigeminal neuralgia. Am J Surg 24：447, 1934.
10) Gardner WJ : Concerning the mechanism of trigeminal neuralgia and hemifacial spasm. J Neurosurg 19：947, 1962.
11) 近藤明悳：三叉神経痛の診断と治療. 日本内科学雑誌 82(1)：77, 1993.
12) 渡辺三郎, 富田　伸：三叉神経痛の外科的治療は有効か. Medical Practice 10(6)：1175, 1993.
13) 光永吉宏, 後藤幾生：三叉神経痛の治療. Clin Neurosci 8(6)：642, 1990.
14) Reder A, Arnason B : Trigeminal neuralgia in multiple sclerosis relieved by a prostaglandin E analogue. Neurology 45：1097-1100, 1995.
15) Lindstrom P, Lindblom U : The analgesic effect of tocainide in trigeminal neuralgia. Pain 28：45-50, 1987.
16) 大野健次, 延原弘明, 有村聡美, ほか：三叉神経痛に対する小柴胡湯・桂皮加芍薬湯併用療法の効果 (第2報). 日本ペインクリニック学会誌 3：92-96, 1996.
17) Mullan S, Lichtor T : Percutaneous microcompression of the trigeminal ganglion for trigeminal neuralgia. J Neurosurg 59：1007, 1983.
18) 柳田　尚：三叉神経痛の非観血的治療. 神経進歩 37(5)：857, 1993.
19) Zakrzewska JM, Patsalos PN : Long-term cohort study comparing medical (oxycarbazepine) and surgical management of intractable trigeminal neuralgia. Pain 95：259-266, 2002.
20) Kondziloka D, Lunsford LD, Flickinger JC, et al : Stereotactic radiosurgery for trigeminal neuralgia : A multiinstitutional study using the gamma unit. J Neurosurg 84：940-945, 1996.

II 頭痛の発生機序・診断・治療

◆側頭動脈炎

■はじめに

側頭動脈炎（Temporal arteritis）は、別名を巨細胞性動脈炎（Giant cell arteritis；GCA）あるいは肉芽腫性動脈炎（Granulomatous arteritis）といい、1890年、Hutchinson[1]によって初めて報告され、1932年 Horton[2]らが側頭動脈の生検を実施し、肉芽腫性炎症変化を確認した。その後 Gilmour は、多核巨細胞が断裂した内弾性板に接して観られ、側頭動脈の変化は全身性血管病変の一部との観点から巨細胞性動脈炎の名称を提唱した。本邦においては比較的稀な疾患で、1966年[3]、亀山らによって肉芽腫性動脈炎として初報告がなされている。

高齢化社会を迎えた近年、本症は、高齢者に好発する膠原病リウマチ関連の血管炎症候群の1つとして念頭におく必要を指摘されている。

1 疫学

本邦では大規模な疫学的調査はないが、欧米に比してかなり少ないといわれ、男女差はないとされている。欧米では50歳以上で発症する血管炎としては最もありふれた疾患で、50歳以上では発症率は10万人あたり5〜33人の発症であるが、10年ごとに区切ってみると50歳代で6.6人、60歳代で27.7人、70歳代で62.9人、80歳代で70.1人と年齢が高くなるにつれて増加し、平均発症年齢は70歳代前半である[4,5]。有病率は10万人あたり35〜223人で、男女比は1対2〜12で女性に多いと報告されている。リウマチ性筋痛症の合併率は低いもので18％、高いものでは77％と報告によりばらつきがある。

2 病因・病態生理

1 遺伝的素因

人種差があることは周知のことで、加えて家系内で多発した報告があることからなんらかの遺伝性素因が疑われている。また、側頭動脈炎患者の家系内には側頭動脈炎以外にリウマチ性多発筋痛や関節リウマチが多くみられ、これらに共通して CD 陽性 T 細胞が末梢血で有意に低下していると Johansen[6]らは報告している。さらに HLA の class II 抗原のうち HLA-DR4 との相関が示唆されている。側頭動脈炎では HLA-DRB1*0401 あるいは *0404 をも

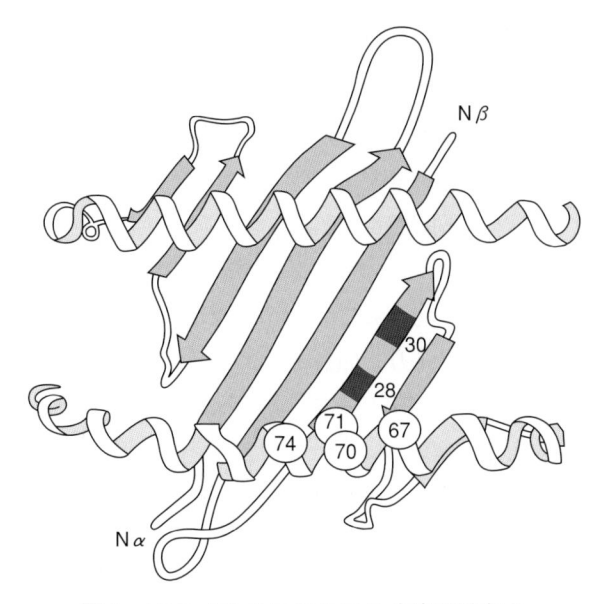

図1. HLD-DR 分子における疾患関連部位
黒は GCA 関連部位、白丸は RA 関連部位のアミノ酸の番号
(Weyand CM, et al：Functional domains on HLA-DR molecules；Implications for linkage of HLA-DR genes to different autoimmune disease. Clin Immunol Immunopathol 70, 1994 を一部改変)

つ人が過半数を占める[7]。ちなみにリウマチ性多発筋痛症でも側頭動脈炎と類似の HLA-DRB 1 遺伝子の分布を示すことから、両者が同じ疾患群に属するとの考えが一般的になっている。一方、関節リウマチも HLA-DR 4 との相関があるといわれているが、疾患関連遺伝子は、図1に示す如く、第 3 hypervariant region（HVR 3）にあり、側頭動脈炎やリウマチ性筋痛症の特異的遺伝子の存在する部位（第 2 hypervariant region、HVR 2）とは異なる[8]。

2 細胞性免疫異常

巨細胞性肉芽腫性病変部では CD 4 陽性細胞が浸潤し、オリゴクローナルに増殖していることからある種の抗原に対する特異的反応の結果と考えられる。また、巨細胞は破壊された内弾性板の部位に浸潤し、時に弾性線維を貪食している像もみられているが、この反応の抗原としてエラスチンが想定され、この部位に抗エラスチン抗体が検出されたとの報告がある[9]。前項で述べた全身性 CD 8 陽性細胞の減少もある。

3 液性免疫異常

側頭動脈炎では血液中に免疫複合体が増加していることが知られている。抗エラスチン抗体、抗カルジオリピン抗体、抗好中球細胞質抗体などがさまざまなレベルで異常を示すが、病因としての確証に欠ける。

4 その他

側頭動脈炎の発症と感染との関連を疑う症例があり、Russo ら[10]の case-control study でも感染ありが側頭動脈炎で 63％、コントロールで 28％ と前者で有意に多い。最も多い感染は尿路感染で、次いで副鼻腔炎、咽頭炎などで、一部にはウイルス性感染もあるが、特定の細菌やウイルスは検出されていない。したがって本症の発症は感染そのものによるのではなく、感染が誘因となったと考えるのが妥当とされている。

また、本症は高齢発症であり、加齢による組織変性とそれに対する免疫反応が動脈壁で起きること、加齢に伴う視床下部―下垂体―副腎系の機能低下の関与を指摘する見解もあるが、これも直接的な病因とは言い難い。

以上より側頭動脈炎の発症には単因子ではなく、多因子が複合的に関与すると考えられる。

3 病理

本症の特徴的な病変である巨細胞性肉芽腫性炎症は全身の中等度大以上の動脈にみられ、特に大動脈弓分枝の頭蓋内外血管が高頻度に傷害される。

血管病変は加齢現象も加わって複雑な症例もあるが、基本的には、①内弾性板を主体とする巨細胞性肉芽腫性炎症、②内膜肥厚、③中膜萎縮、④血管周囲の CD 4 陽性 T 細胞や巨細胞などのびまん性浸潤、などである。免疫組織染色では免疫グロブリンや補体が病変部に沈着し、慢性期になっても沈着する例が報告されている。

傷害される血管は浅側頭動脈が最も高頻度で、ここに主病変がみられるので側頭動脈炎という。次いで後毛様体動脈、眼動脈頸部の椎骨動脈、内頸・外頸動脈、網膜中心動脈など頭蓋内血管が侵され、頭蓋内血管ほど多くはないが、頭蓋外血管も傷害される。頭蓋外血管では冠状動脈、腎動脈、腸間膜動脈、大腿動脈、腕頭動脈などで病変が観察されている。大動脈に炎症性変化が及んだ例では二次的に動脈瘤とその破裂、大動脈解離、大動脈弁閉鎖不全などの合併が報告されている。これらを併発する患者での動脈硬化性変化や中膜の壊死性変化は必ずしも強くなく、成因は明らかではない。また、大動脈が傷害される高安病の病理とは類似点も多いが、血管外膜の繊維性肥厚や血管栄養血管の閉塞などはみられない。

これらの病理所見は感度 90％、特異度 70％ 以上で診断基準の項目に挙げられている。

4 臨床症候

初発症候は表 1 に示した如く頭痛が最も多く、次いで多発性筋痛、発熱などである。頭痛と多発性筋痛の頻度は日本の集計の方が若干高いが、アメリカの集計と類似している。頭痛は側頭あるいは後頭部の拍動性あるいはさし込むような激しい痛みが一般的であるが、時には顔面や項部に及ぶことがある。側頭動脈の圧痛は初発症候としては 3〜5％ 程度で必ずしも多く

表1. 初発症状

	本邦集計例 （記載のあるもののみ） 62例		Calamia ら (USA, Minn.) 100例
頭痛	29	46.8%*	32%
多発筋痛症	18	29.0	25
発熱	10	16.1	15
視力障害	7	11.3	8**
倦怠・脱力	6	9.7	5
側頭動脈圧痛	3	4.8	3
筋痛	2	3.2	4
体重減少	4	6.5	}2
食欲不振	2	3.2	
jaw claudication	4	6.5	2
tongue 〃	0	0	1
その他	8	12.9	3

（文献5）より引用）

*分母は62（1人で1症状以上をもつことあり）、**失明1例を含む。

表2. 71例の側頭動脈炎患者にみられた症状と頻度

症　状	患者数	%
頭痛	57	80.3
側頭動脈の局所症状*	43	60.6
発熱	38	53.5
多発筋痛症（非特異的な筋痛・関節痛を含む）	36	50.7
眼症状	35	49.3
食欲低下	16	22.5
倦怠感	15	21.1
体重減少	10	14.1
jaw claudication	10	14.1
知覚異常	6	8.5
四肢麻痺	6	8.5
構語障害	4	5.6
嘔気・嘔吐	4	5.6
腹痛、不眠、多汗、咳 顔面の疼痛、筋力低下・筋萎縮 息切れ・呼吸困難	各3	各4.2

（文献5）より引用）

ない。

　経過中にみられた主な症候は山口らの集計によれば頭痛80.3%、側頭動脈の局所症候60.6%、発熱53.5%、多発性筋痛50.7%、眼症候49.3%、食思不振22.5%、倦怠感21.1%などであった（表2）。

　初発症候では低頻度であった側頭動脈の症候や眼症候は経過中に多く出現するようになる。側頭動脈の症候としては腫瘤・硬結・索状物触知、自発痛・圧痛、動脈の蛇行・怒張、動脈拍動の減弱・消失などである（表3-a）。一方、眼症候は、視力低下・失明、霧視、眼痛、視野の欠損・狭窄、眼球運動障害などで（表3-b）、視力低下の原因は後毛様動脈の動脈炎性閉塞による前部虚血性視神経症が多く、重篤且つ進行性で、10〜20%で失明するといわれ、通常は片眼性であるが、両側性のこともある。そのほか、網膜動脈の分枝の閉塞、網膜中心動脈、眼動脈の傷害による視力低下や視野の異常もある。眼球運動障害は眼球運動の支配神経が麻痺することによる。眼症候は日常生活に不自由をきたすので、後遺症とならないように早期に対処する必要がある。

　側頭動脈炎と同じカテゴリーの疾患と考えられ、高頻度に合併するリウマチ性多発性筋痛症の主症候は、1カ月以上続く下肢帯、上肢帯、頸部の筋肉の疼痛と朝のこわばりで、なんの前触れもなく出現する。そのほか、全身倦怠、食思不振、体重減少、微熱などの非特異的な症候も多いので、感染による筋痛と診断されやすいが、筋痛を説明しうる理学的所見がない点で異なる。

表3-a. 側頭動脈所見

側頭動脈局所の自他覚症	例数
腫瘤、硬結または索状物	24
自発痛または圧痛	21
蛇行または怒張	22
拍動減弱	15
頭皮の痛み	6
拍動消失	4
拍動増強	2
発赤	2
血管雑音	1
計	97[c]

表3-b. 側頭動脈炎の眼症候

眼症	例数
視力低下[a]	19
失明[b] 片側	7
両側	1
光覚、手動弁または指数弁	3
視力低下	8
霧視	8
眼痛（自発痛または圧痛）	7
視野欠損	6
視野狭窄	4
眼球運動異常	4
複視	3
羞明	2
眼瞼腫脹	2
眼瞼下垂	2
流涙、血管雑音、眼瞼発赤、結膜充血、視力障害(詳細不明)、不明	各1
計	63[c]

(文献5)を一部改変して引用）

[a] 両側に視力低下があるか、経過中視力低下に動揺のある場合は重症の方をとった。
[b] 失明と明記されている例のみをとった。
[c] 一患者一項目以上のことがある。

5 検査所見

　一般検査では、著明な血沈値の亢進（1時間値10～50 mm未満が10%、50～100 mmが70%、150 mm以上が20%）やCRPの高値（98.5%）を呈する。また、フィブリノーゲンの高値、胆肝系酵素の上昇、低アルブミン、血清$\alpha 1$-、$\alpha 2$-、γグロブリンの高値、貧血（正色素性正球性）、血小板の増加、末梢血リンパ球サブセットでCD 8の減少なども認められることがある。筋原性酵素（CK、ALDなど）の上昇はほとんどみられないが、抗核抗体やリウマチ因子の陽性率は20%程度で、血清補体価などの異常を呈することもある。
　筋電図、筋生検も正常範囲内であるが、眼科的な検査では視神経乳頭の腫脹・蒼白・陥凹や網膜の綿花様白斑・出血がみられる。
　確定診断のために側頭動脈生検が行われる。壊死性、多核巨細胞性肉芽腫が特徴的な所見で、片側生検での陽性率は80%、両側生検での陽性率は90%といわれている。

6 診断・鑑別診断

　1973年の厚生省特定疾患悪性関節リウマチ・結節性動脈周囲炎研究班の診断基準（**表4-a**）があるが、通常は1990年に提唱されたアメリカ・リウマチ学会による分類基準（**表4-b**）を

表 4-a．厚生省特定疾患悪性関節リウマチ・結節性動脈周囲炎研究会(1973年)による診断基準

1．主要症状
　(1)　頭痛
　(2)　視力障害
　(3)　側頭動脈の発赤腫脹・疼痛、索状肥厚、拍動の減少など
2．組織所見
　　血管炎（巨細胞性動脈炎）の組織所見がみられる
3．判定

主要症状の少なくとも1項目と組織所見があれば「確定的」、主要症状の(3)を含み、少なくとも2項目あれば「疑い」とする

表 4-b．アメリカ・リウマチ学会による（1990年）分類基準

項　　目	定　　義
1．発病年齢50歳以上	臨床徴候の出現が50歳以上
2．激しい頭痛	新たに出現し、新しい性質の頭部に限局した疼痛
3．側頭動脈の異常	側頭動脈の圧痛・拍動の低下、頸動脈硬化とは関係しない
4．血沈亢進	血沈50 mm/時以上
5．動脈生検異常所見	単核球細胞浸潤あるいは多形核巨細胞をもつ肉芽腫性病変

以上の5項目のうち3項目を満たした場合を側頭動脈炎と分類する

用いて診断する。さらにステロイドに対する反応性などを考慮すれば診断はさほど困難ではない。

鑑別診断としては表5[11)]に示すように側頭動脈炎の症候別に多くの疾患が挙げられるが、これらの症候が同時にみられる点で鑑別は難しくない。しかし、高齢者で病歴聴取が困難であったり、複数の疾患・病態が併存している場合には慎重な判断を要する。

7　治療

治療の根本は可及的速やかに副腎皮質ステロイドを用いることである。本症の診断基準を満たしている場合はもとより、本症が濃厚に疑われる場合も同様である。

初期用量はプレドニゾロン60 mg/日で、臨床症候が消失するまで用い、その後は血沈やCRPの値をみながら、2週後に50 mg/日、1カ月後に40 mg/日まで減量し、その後は1～2週に10％の割で減量していき、10～5 mg/日で数カ月維持するのが一般的である。時には20 mg/日で有効な場合もあるので、体重や患者の様子をみながら30～40 mg/日から開始してもよい。おおよそ2～4週間程度で臨床症候は軽快するのが普通で、ステロイドに反応しない場合は診断を疑う必要がある[12)14)]。

また、最近はメチルプレドニゾロン1,000 mg/日を点滴で3日間投与する方法（パルス療法）の有効性が指摘されており、特に後遺症の起きやすい眼症候のみられる場合に推奨されている。虚血性視神経障害における視力の改善率はパルス療法で40％、経口的ステロイド療法

表5. 側頭動脈炎の鑑別診断

①頭痛
　血管性（片頭痛、群発性）
　頭蓋内（占拠性病変、髄膜刺激、頭蓋内圧亢進、外傷後、薬剤または毒素による血管拡張）
　関連痛（頭蓋骨病変、頸椎の棘形成、副鼻腔、歯、眼、眼窩の局所病変）

②関節痛—筋痛
　リウマチ性多発筋痛症
　リウマチ性関節炎
　膠原病性血管障害
　強直性脊椎炎
　伏在性の感染症あるいは悪性疾患
　反射性交感神経異栄養症
　手根管症候群
　ウイルス性筋痛症

③顔面痛
　神経痛（三叉神経、舌咽神経、蝶形口蓋骨治療後）
　歯、副鼻腔、眼窩の炎症性疾患
　筋膜痛機能障害症候群（側頭下顎関節機能障害）
　鼻咽頭腫瘍
　心筋虚血
　耳科疾患（鼻中隔欠損、アレルギー性または血管運動神経性鼻炎）
　Wegener肉芽腫症、致死的中心性肉芽腫症

④高齢者の全身疾患（発熱、倦怠感、体重減少）
　悪性疾患
　甲状腺疾患
　感染症

⑤突然の失明
　網膜中心動・静脈閉塞
　虚血性視神経炎
　内頸動脈血栓症
　黄斑部を含む網膜剥離
　硝子体あるいは網膜出血
　閉塞隅角緑内障
　中毒性弱視
　尿毒性黒内障
　頭蓋骨損傷

で13％との報告がある。

　メソトレキセートを併用するとステロイド使用期間を短縮することができ、再燃率も低下するとの指摘もあるが、これを否定する見解もあり、今のところはステロイドの長期使用が困難な場合に補助的に用いるのが妥当といえよう。また、メソトレキセートと同様にシクロフォスファミドやアザチオプリンを用いることもある。

8 予後・死因

　視力障害の予後は芳しくないが、自然治癒例もあり、死亡率は正常群と変わらず、一般に生

命予後はよいといえる。しかし、再燃する例も30％程度にみられ、ステロイド投与の遷延による感染、潰瘍、耐糖能異常などが高齢である患者の予後に影響することはある。また、Nordberg[14]らはステロイド開始時に死亡する例があると報告しており、ステロイドの使用方法とその副作用に細心の注意を払う必要がある。

本症との関連が否定できない数少ない死亡例の死因は心筋梗塞、大動脈瘤破裂、中枢神経障害などで、解離性大動脈弓瘤は本症の遅発性障害として忘れてはならない。

以上、高齢化に伴い増加すると考えられる側頭動脈炎について述べたが、頭痛、発熱、倦怠感などの症候から単なる感染症と考えられ、治療の遅れを招かないように、高齢者の頭痛診療においては常に本症を念頭におく必要がある。

（山本繻子）

◆文献

1) Hutchinson J : Diseases of the arteries. 1. On a peculiar form of the thrombotic arteries of the aged which is sometimes productive of gangrene, Arch Surg (London) 1 : 323-329, 1890.
2) Horton BT, et al : An undiscribed form of arteritis of temporal vessels. Mayo Clin Proc 7 : 700-701, 1932.
3) 亀山正邦, ほか：側頭動脈炎（Horton's giant cell arteritis）の1例. 日内会 55：804-808, 1966.
4) Bengtsson BA, et al : The epidemiology of giant cell arteritis including temporal arteritis and polymyalgia rheumatica ; Incidences of different clinical presentations and eye complications. Arthritis Rheum 24 : 899-904, 1981.
5) 山口雅也, ほか：側頭動脈炎. 日本臨床 55（増刊号）：559-566, 1993.
6) Johansen M, et al : A genetic approach to the etilolgy of giant cell arteritis ; Depletion of CD 8＋T-lymphocyte subset in relatives of patients with polymyalgia rheumatica and arteritis temporales. Clin Exp Rheumatol 13 : 145-148, 1995.
7) Weyand CM, et al : HLA-DRB 1 alleles in polymyalgia rheumatica, giant cell arteritis, and rheumatoid arteritis. Arthritis Rheum 37 : 514-520, 1994.
8) Weyand CM, et al : Functional domains on HLD-DR molecules ; Implications for linkage of HLA-DR genes to different autoimmune disease. Clin Immunol Immunopathol 70 : 90-98, 1994.
9) Hunter GG, et al : Pathogenesis of giant cell arteritis. Arthritis Rheum 36 : 757-761, 1993.
10) Rosso MR, et al : Correlation between infection and the onset of the giant cell (temporal) arteritis syndrome - A trigger mechanism? Arthritis Rheum 38 : 374-380, 1995.
11) Goodman BW : Temporal arteritis. AJM 67 : 839-852, 1979.
12) Hunter GG : Treatment of giant cell (temporal) asteritis. Up To Date 10(2)(CO-ROM), 2002.
13) 難治性血管炎調査研究班：側頭動脈炎（巨細胞性動脈炎）. 難病の診断と治療指針2, 難病医学研究財団企画委員会編, p 37-42, 六法出版社, 1997.
14) Nordberg E, et al : Death rates and causes of death in 284 consecutive patients with giant cell arteritis confirmed by biopsy. Br Med J 299 : 549-550, 1989.

II 頭痛の発生機序・診断・治療

◆頭痛と頸椎疾患

■ はじめに

　頸性頭痛と呼ばれている頭痛は頸椎疾患由来の頭痛であり、後頸部〜後頭部を主体とする疼痛である。頸性頭痛の発生機序については近年急速に研究が進んでいるがいまだ不明な部分も少なくない[1]。

　頸髄神経をなんらかの疾患が直接刺激して生じる後頭部痛・後頸部痛、または頭蓋、頸部の諸筋群の持続的スパズムにより発生し、心理的要因も少なからず関与している緊張型頭痛が主なものである。前者は器質的頭痛、後者は機能的頭痛と呼ばれている。

　頸椎、および頸肩腕の疾患に関連する頭痛、後頭部痛、後頸部痛は整形外科診療の中で比較的多くを占めていると考えられる。本稿では頸椎疾患由来の後頸部痛〜後頭部痛を中心に述べる。

1 発生機序

1 上位頸髄神経の侵害刺激による頭痛

　頭蓋および頭部表面の痛みは三叉神経および頸髄神経が支配している（図1、2）。

　上位頸椎は解剖学的にも下位頸椎とは異なり、また頭蓋、第一頸椎（環椎）、第二頸椎（軸椎）は1つの機能的単位をつくっている。下位頸椎との解剖学的相違は上位頸椎には椎間孔が存在しないこと、C1頸神経の後枝は後頭下神経となり後頭下の筋群を支配している。C2頸髄神経は後枝は大後頭神経となって深部頸筋群に運動枝を出した後、頭半棘筋および僧帽筋の腱を貫通し後頭部の皮膚知覚を支配する（図2）。すなわち、C1、C2頸神経は頭蓋底に付着する頸部の筋膜や筋を貫通することや、椎間孔を通過せず椎体、横突起近傍を通過することなど損傷を受けやすくなっている。

2 緊張型頭痛[2]

　後頭部の持続的な圧迫痛は緊張型頭痛が疑われる。一般に頸部、肩。後頸部から頭部全体の締めつけられるような訴えが多くみられる。肩凝りを強く訴える場合も少なくない。

　受診される患者は同じ姿勢での長時間労働、事務仕事、キーパンチャーなどが多い。いわゆる頸肩腕症候群の場合も少なくない。最近のIT機器の普及により、長時間の眼の酷使、眼性疲労による毛様体筋の筋緊張が前頭筋、側頭筋やほかの頭蓋筋群に影響を及ぼし、頭全体の筋

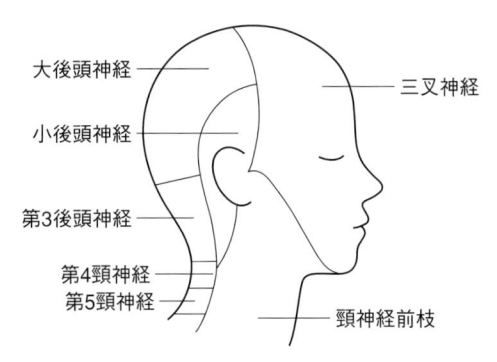

図1. 後頭神経
臨床的に重要なのは大後頭神経で、これは第2頸神経の後枝であり、僧帽筋腱を貫いて分界線のあたりから皮下に現われ、後頭部皮膚の知覚を支配する。むちうち損傷などでは上位頸椎に衝撃が集中し大後頭神経痛をきたすことがある。

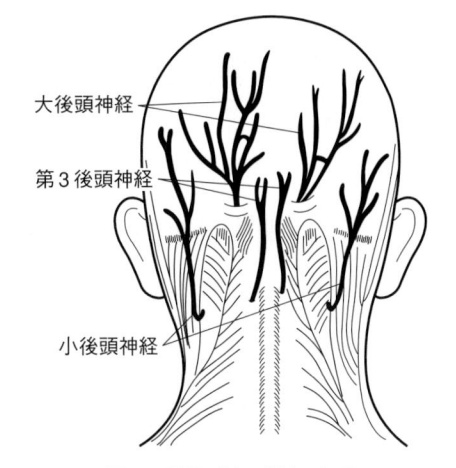

図2. 頭頸部の神経支配
頭蓋、頭頸部の表面の痛みは頸神経後枝、三叉神経が支配する。

収縮性頭痛を起こすことが考えられる。また精神的緊張の関与も大きく発現機序は複雑である。

詳細は本書の緊張型頭痛の項（59頁）を参照して頂きたい。整形外科的には緊張型頭痛は肩凝りを主徴とする頸肩腕症候群とのかかわりが少なからずあることが特徴的である。

3 大後頭－三叉神経症候群（greatoccipital trigeminal syndrome；GOTS）（図1、2）

交通外傷においていわゆる「むちうち損傷」は上位頸椎部に衝撃が集中する。受傷直後は項部痛、悪心、頭重などが主症状であるが、次第に上肢痛、上肢のしびれ、肩のこわばり、頭痛を訴えることがある。多くは頸椎捻挫であるが、明らかな神経根症状を呈する場合がある。

上位頸椎に衝撃が集中するために大後頭神経痛をきたすことがありさらには三叉神経領域の鈍痛や放散痛を認める。これは大後頭－三叉神経症候群（greatoccipital trigeminal syndrome；GOTS）と呼ばれている。

4 その他

むち打ち損傷の後遺症として長期間にわたり後頸部痛ないし後頭部痛を呈する場合に、最近のトピックは低髄液圧症候群に原因があるとされている。しかし受傷後長期に経過した症例においては心理的要因、社会的要因、補償問題など症状を複雑にする要因を多く含むためこの診断をする際には十分な診断根拠に基づくことが肝要であり、今後この分野における十分なエビデンスの蓄積が必須である。

2 原因疾患：頭痛、後頭部痛、後頸部痛を示す疾患の分類[3]（表1）

解剖学的部位からみた頭痛の原因を述べる。

1 頭蓋内

大脳皮質から視床、橋、延髄に至る痛覚路の病変。脳腫瘍（80頁参照）、脳血管障害（86頁参照）などがあり、本書にも各項目に詳細に記載されている。

2 頸椎部

❶脊柱管内
　脊髄、髄膜病変があり腫瘍、炎症、出血、変性、系統疾患による場合がある。
❷神経根病変
　引き抜き損傷、頸椎症性変化、頸椎椎間板ヘルニア、神経根炎、帯状疱疹などがある。
❸椎体部
　脊髄、神経根、交感神経系、椎骨動脈への圧迫、浸潤、破壊性病変があり頸椎損傷、腫瘍、脊椎炎、奇形、頸椎症などが挙げられる。
❹横突起部
　神経根、椎骨動脈、交感神経系病変があり脊椎損傷、骨棘性、不安定性頸椎などが挙げられる。

3 神経叢部

❶後頭神経叢部病変
　リンパ節炎、上位頸髄腫瘍、上位頸椎奇形、大後頭神経痛、大後頭—三叉神経症候群などがある。
❷腕神経叢部病変
　腫瘍、引き抜き損傷、胸郭出口症候群などが挙げられる。

4 広範囲（部位を特定できない場合）

広範囲の疼痛は外傷性頸部症候群、職業性頸肩腕症候群などが代表的である。

3 後頭部痛、後頸部痛の診断（問診）のポイント（表1）

診断する際には問診が重要である。すなわち、痛みの部位、性状、程度、原因、時間的要素（いつ、持続時間、出現時刻）、随伴症状があり、これらの丁寧且つ詳細な問診により障害部位の病態がおおよそわかる。

表1. 後頭部痛・後頸部痛をきたす疾患

疾患名	好発年齢など	病態・原因	疼痛部位	特徴	X線所見
慢性関節リウマチの頸椎病変	中高年・女性に好発	環軸椎亜脱臼激痛あり	後頭部後頸部	慢性関節リウマチによる骨・関節の破壊像	環軸椎亜脱臼(前方、垂直、軸椎下)
上位頸椎損傷	全年齢	椎骨、軟部組織の損傷	後頭部後頸部	脊髄麻痺の合併がある	不安定の評価が重要
頸椎症	中年以降	頸椎の退行性変性	後頭部頸肩腕	神経根症状、脊髄症状	椎間板高の狭小骨棘形成
頸椎椎間板ヘルニア	青壮年期	椎間板の退行性変性髄核脱出による神経根・頸髄の圧迫	後頭部頸肩腕	頸椎運動に伴う上肢放散痛、根症状脊髄症状	ほぼ正常椎間板高の狭小
頸椎後縦靱帯骨化症	中年以降	後縦靱帯の肥厚・骨化による	後頸部	脊髄症状の合併がある	椎体後方の骨化巣(分節型、連続型、混合型)
頸椎椎体炎、椎間板炎	若年者高齢者	化膿性、結核性がある	後頸部前頸部	激烈な疼痛、白血球増多、発熱・CRP高値ツ反陽性(結核性)	椎間板高の狭小終板の不整、椎体破壊像
心因性	全年齢	頸椎捻挫に引き続き起こる	広範囲で特定できない	多彩な愁訴、慢性化難治性	前弯の消失、局所後弯
胸郭出口症候群	青年期若年期	胸郭出口部での骨・索状物・筋による神経・血管障害	肩から上肢時に後頸部、後頭部	上肢外転などで血行障害の症状	前弯の消失、直線化、局所後弯

a. 部位

患者に痛みの部位を具体的に示してもらうことで障害の部位を同定する。頸性頭痛に関与すると思われる部位は後頭部、後頸部であり、緊張型頭痛では頸肩腕部に痛みを伴う場合がある。

❶後頭部〜後頸部痛 (neck occipital pain)
代表的疾患は慢性関節リウマチの頸椎病変、上位頸椎損傷、先天性疾患などである。

❷後頸部 (posterior neck pain)
頸椎症、頸椎椎間板ヘルニア、脊柱靱帯骨化症などで後頸部痛はその初発症状であり、頸椎の運動・姿勢に関連している場合が多い。
また、上肢の神経症状など随伴症状を有している。

❸後頸部〜頸肩腕痛 (neck shoulder pain)
肩凝り、首の凝りとして訴えることも多い。頸椎症が一般的である。肩に愁訴が集中する場合は肩関節周囲炎(五十肩)がある。また、上肢のだるさ、疼痛、冷感、血行障害を訴える場合は胸郭出口症候群を考える。

b. 痛みの性状

骨、関節、筋由来の疼痛は運動、姿勢に関係した痛みが出現する。神経に起因する場合は放散痛、易疲労感、脱力感を伴う。神経根性疼痛は耐え難い鋭い痛みである場合が多い。

c. 痛みの程度

個人差が多い。激痛をきたす場合は頸椎椎間板ヘルニアの急性期、転移性頸椎腫瘍、頸椎損傷、化膿性脊椎炎、慢性関節リウマチの頸椎病変、透析に起因する破壊性脊椎関節症などを念頭におく。

d. 原因・発症様式

明らかな外傷の既往なく、急性発症、激痛は頸椎椎間板ヘルニア、炎症性（化膿性椎間板炎、椎体炎）、病的脊椎骨折を疑う。

e. 時間経過

長期にわたり漸次増悪する疼痛は腫瘍性疾患、破壊性疾患、例えば破壊性脊椎関節症、慢性関節リウマチによる頸椎亜脱臼などが疑われる。

f. 随伴症状

病態把握に重要であり、上肢の放散痛、しびれ感、脱力は神経根症状にみられる。手指の巧緻運動障害、下肢痙性麻痺、膀胱直腸障害は頸髄症にみられ、呼吸、嚥下、発語障害などでは、脳幹─上位頸髄障害を疑う。

4 頸椎部の診察のポイント

問診を終えたら診察を行う。まず頸椎の可動性および支持性の診察から始める。運動中の疼痛は頸椎部由来の疾患を示唆する所見である。頸椎の前後屈制限はすべての頸椎疾患にて生じる可能性がある。回旋制限は上位頸椎が回旋運動の主座であることにより上位頸椎疾患の可能性を示唆する。筋力、知覚、反射などの神経学的検査とともに重要なのは各種の症状誘発試験であり、これにより迅速な診断を行うことができる。

頸椎神経根症の誘発試験である Jackson 試験、Spurling 試験は head compression test と呼ばれ、神経根障害の診断に有用である[4]（図 3-a、b）。

脊髄症の診断には深部腱反射の亢進、病的反射の出現、手指のしびれ、知覚障害、手指の巧緻性運動障害、下肢痙性麻痺、排尿障害（遷延排尿、頻尿、尿閉）を生じることから診断する。

胸郭出口症候群では症状誘発試験が有用である。時間的因子を加味した試験が有用である。従来の Morley 試験、Wright 試験、Eden 試験を各々最長 1 分間継続して行う timed test

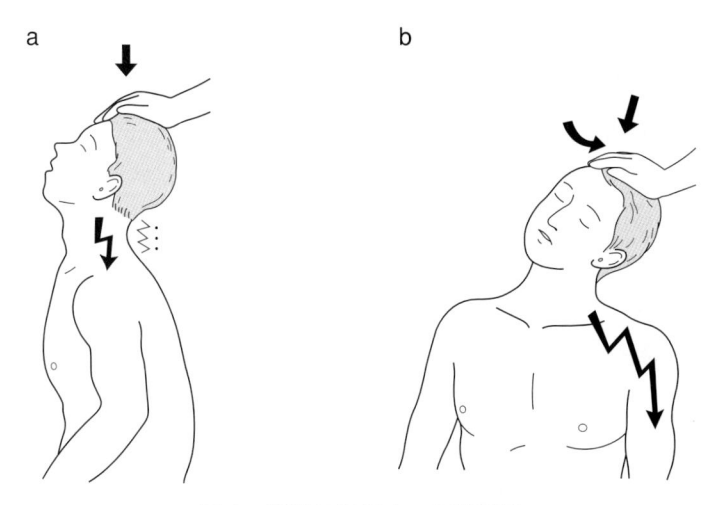

図3. 頸椎神経根症の誘発試験
a. Jackson 試験：頸椎を背屈位にて頭頂部より圧迫すると頸部痛を生じる場合が陽性である。神経根症の診断に有用である。
b. Spurling 試験：背屈位、側屈位にて頭頂部を圧迫して同側の上肢に放散痛が起きた場合が陽性である。神経根症の診断に有用である。

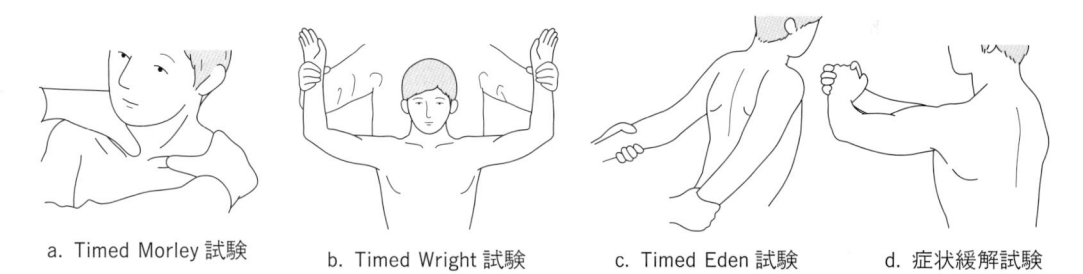

a. Timed Morley 試験　　b. Timed Wright 試験　　c. Timed Eden 試験　　d. 症状緩解試験
図4. 胸郭出口症候群の誘発試験と症状緩解試験

により診断が可能である[5]（図4-a、b、c）。また症状緩解試験も有用である（図4-d）。

a. Timed Morley 試験（図4-a）

鎖骨上窩の斜角筋三角部に両側同時に両母指腹で約1分間圧迫を加え、日頃の愁訴が再現、増悪した場合を陽性とする。

b. Timed Wright 試験（図4-b）

両肩関節90°外転・外旋、肘関節90°屈曲位で検者が両上肢を約1分間保持し、日頃の愁訴が再現もしくは増悪した場合を陽性とする。

c. Timed Eden 試験（図4-c）

検者が両手関節を把持し、上半身を軽度前傾させ、両肩関節伸展位で肩甲上肢帯を後ろ下方

に最長1分間保持し、日頃の愁訴が再現するか増悪した場合を陽性とする。

d. 症状緩解試験（図4-d）

背筋を伸ばし、両肩を前方、上方に突き出し、鎖骨上窩が十分に陥凹するように両上肢を前方に出した肢位、姿勢（胸郭出口拡大姿勢）の保持により症状の緩解、消失が認められる場合に陽性とする。

5 画像診断のポイント

頸椎単純X線写真2方向を撮影するが必要に応じて開口位撮影（上位頸椎疾患の診断）、前後屈撮影（頸椎不安定性の診断）、斜位撮影（椎間孔部の診断）を追加する。

a. 頸椎単純X線写真

生理的前弯の消失、角状後弯、椎間板狭小化、椎体の変形、項靱帯の石灰化は緊張型頭痛の補助診断として有用である（図5）。

後頭部痛、後頸部痛を示す頸椎疾患の重要な原因疾患は関節リウマチによる場合がある。これは環軸椎前方亜脱臼（図6）、垂直性亜脱臼（図7）、軸椎下脱臼の単独か、複合して認められる。単純X線写真では垂直性脱臼の診断は歯突起先端のatorophyやerosionの把握が困

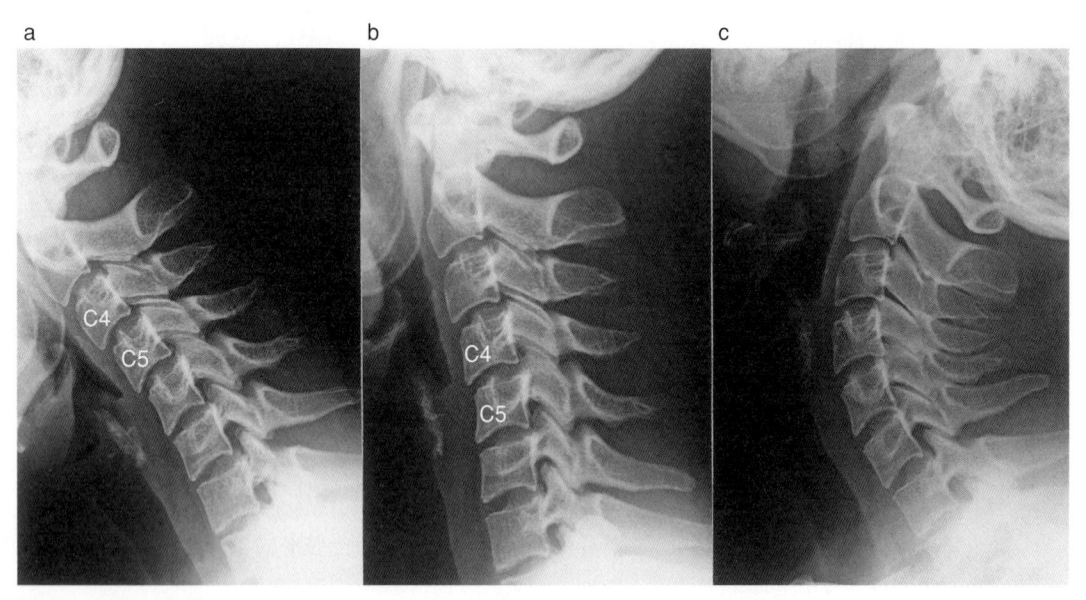

図5. 16歳、女子
主訴、後頸部痛から後頭部痛。外傷歴なし。神経症状なし。胸郭出口症候群の徴候を合併している。
a. 頸椎単純X線写真側面前屈位：C4/5に角状後弯の増強を認める。
b. 中間位：C4/5に角状後弯がある。
c. 後屈位：頸椎アライメントはほぼ正常に復元している。

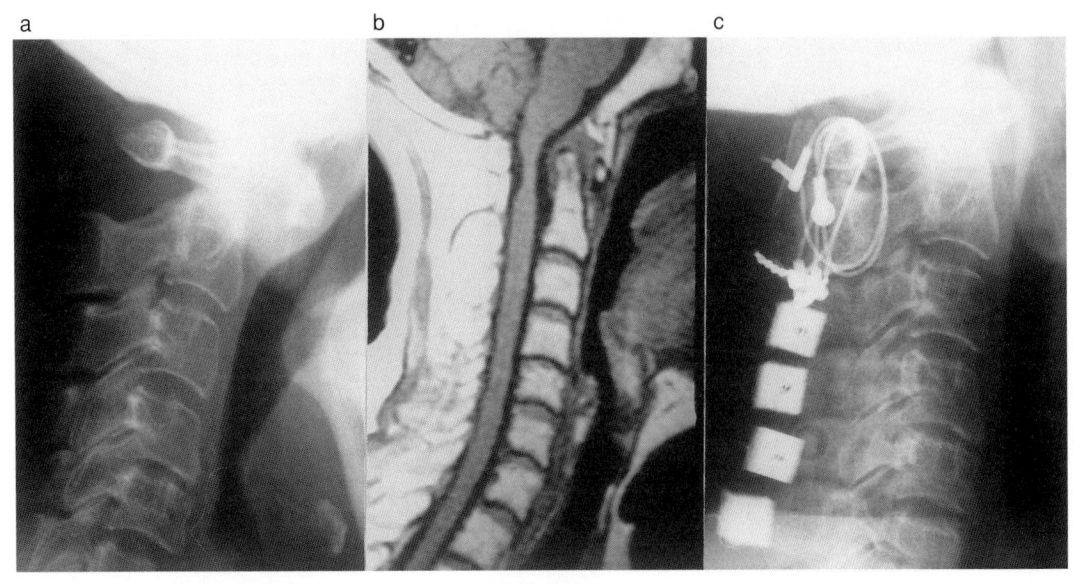

図6. 49歳、女性。慢性関節リウマチによる頸椎病変
a. 頸椎単純X線写真側面像：環軸椎前方亜脱臼を認める。
b. MRI（T1強調像）：歯突起周囲の肉芽を認め、環軸椎の前方亜脱臼を認め頸髄の圧迫を認める。また、中下位頸椎にも発育性脊柱管狭窄を認める。
c. 術後単純X線写真側面像：環軸椎後方固定術（Brooks変法）と棘突起縦割法脊柱管拡大術をC3〜C6まで施行されている。

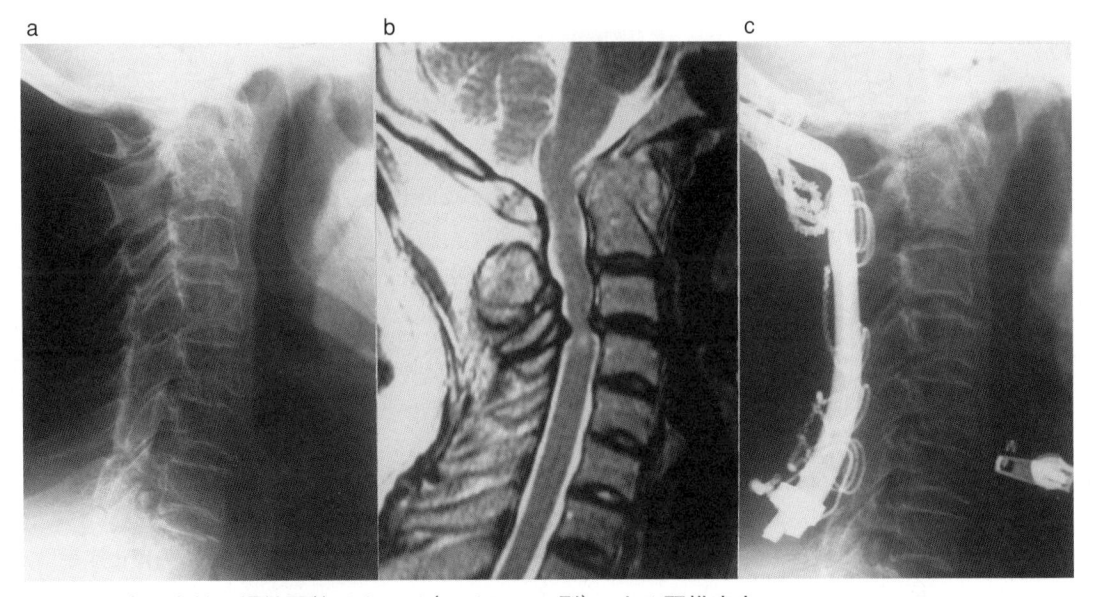

図7. 65歳、女性。慢性関節リウマチ（ムチランス型）による頸椎病変
a. 術後単純X線写真側面像：環軸関節の垂直性亜脱臼を認める。
b. MRI（T2強調像）：軸椎の歯突起の破壊像と垂直性亜脱臼、C3/4に軸椎化亜脱臼を認め、環軸椎部とC3/4にて頸髄の圧迫を認める。
c. 術後単純X線写真側面像：後頭骨一頸椎後方固定術とC3椎弓切除が施行されており、spinal instrumentationを併用している。

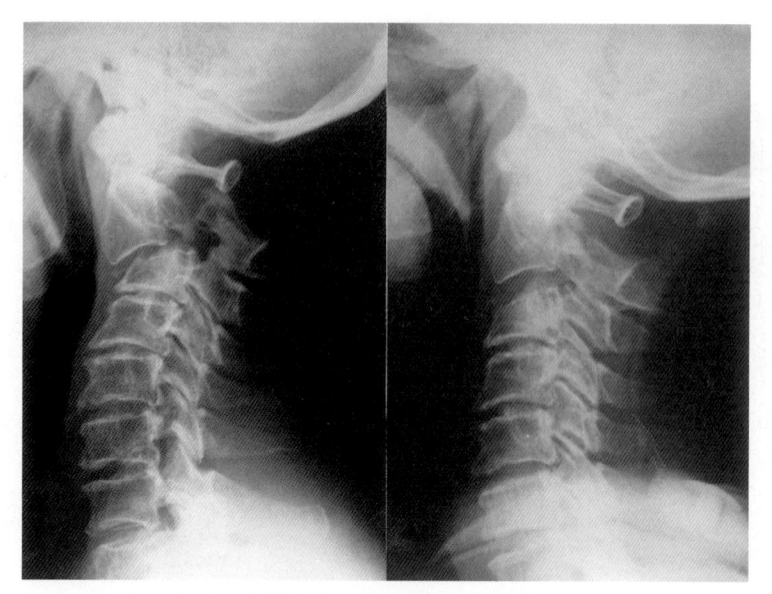

図8. 72歳、女性。交通事故にて受傷。後頸部の激痛。Hangman骨折（軸椎関節突起間骨折）例
　a. 受傷時の頸椎単純X線写真側面像：軸椎関節突起間部に骨折を認め、C3の椎体変形とC2/3に前方すべりを認める。
　b. 整復後、骨折、C2/3すべりは良好に整復されている。

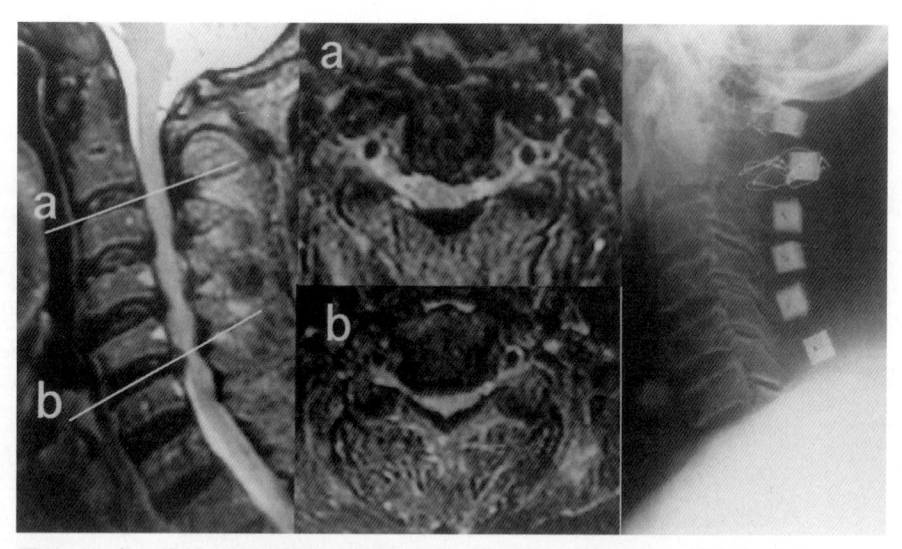

図9. 65歳、男性。後頸部痛〜後頭部痛と頸髄症の症状あり。脊柱靱帯骨化症手術例
　左．MRI（T2強調像）、上位頸椎から下位頸椎におよぶ連続した脊柱靱帯骨化（後縦靱帯、黄色靱帯骨化）を認める。
　中．C2/3（a）、C5/6（b）レベルのMRI横断像（T2強調像）において後縦靱帯、黄色靱帯の骨化を認め、脊柱管は狭小化している。
　右．術後単純X線写真側面：棘突起縦割法脊柱管拡大術をC1〜C7まで施行。縦割した棘突起間にはHA（ハイドロキシアパタイト）スペーサーを用いている。

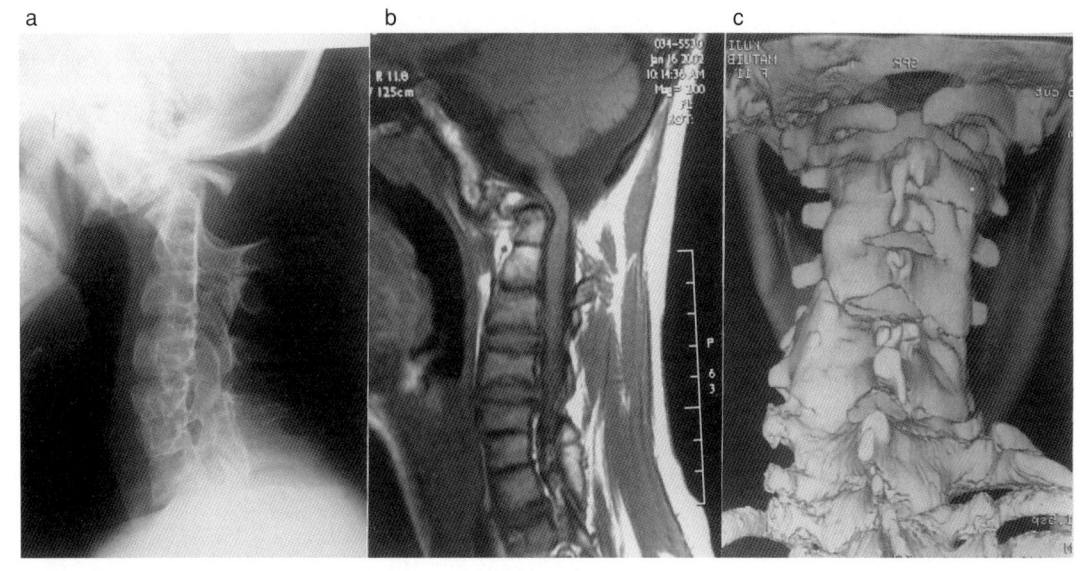

図10. 13歳、女子
主訴、後頭部痛、両手のしびれ。上位頸椎の先天異常の例（Klippel-Feil 症候群）。
a. 頸椎単純 X 線写真側面：環軸椎前方脱臼、多発癒合椎あり。
b. MRI（T１強調像）：軸椎歯突起により頸髄圧迫を認める。
c. 三次元 CT：C１後弓正中欠損、多発癒合椎を認める。

難であり、MRI による観察が有用である（図7）。疼痛が強い場合は頸椎損傷（図8）や腫瘍性病変や炎症性病変による脊椎の破壊性病変に注意する。

b. MRI（magnetic resonance imaging）と CT（computed tomography）

外来にてさらに画像診断を進めるには MRI、CT が推奨される。

①MRI は脊髄、軟部組織の描出に優れており、頸椎椎間板ヘルニア、脊柱管狭窄の程度（図9）、脊椎・脊髄腫瘍、炎症性疾患などの診断に有用である。

②CT は骨組織の描出に優れ、頸椎後縦靱帯骨化症などの脊柱靱帯骨化症の骨化部位の検索や脊柱管の狭小の程度、頸椎症性脊髄症の狭窄の程度や原因の検索、骨腫瘍の診断に優れている。また三次元 CT は先天性脊椎奇形の細部まで立体的に把握でき有用である（図10）。

6 治療のポイント

1 後頭部痛〜後頸部痛に対して

保存療法が主体となるが薬物療法は緊張型頭痛（59頁参照）と重複するので省略する。
薬物療法のほかに神経ブロックが行われるが特に頭痛には後頭神経ブロック、頸部硬膜外ブロック、脊髄神経根ブロック、星状神経節ブロック、トリガーポイントなどが有用であり、各

疾患の病態、程度によって使い分ける。

　頸椎外傷は局所の安静のためには必要最小限の頸椎カラーの装着が有用であるが長期の装着は避けるべきである。頸椎捻挫の長期のカラー装着は治療の遷延化を引き起こしやすいので必要最小限に止める。頸椎牽引、温熱療法、電気治療などの物理療法も有用なことがある。また、頸椎損傷などで不安定性の強い場合はハローベストの装着が有用である。

　難治性の椎間板症や不安定性による疼痛には脊椎固定術を用いる場合が、あるが適応は限定される。通常は神経症状を有する場合に手術療法が選択される。

2 後頭部、後頸部痛に神経症状を伴い、明らかに進行性である場合

　除圧術あるいは除圧・固定術を行う。除圧術には椎弓切除、椎弓形成術（脊柱管拡大術）(図9) があるが最近は可及的に後方脊柱構築を温存しうる後者が主に用いられる。固定術には前方固定術、後方固定術がある。前者は頸椎椎間板ヘルニアや頸髄症の病変が主に2椎間までの中下位病変に用い、後者は椎弓切除による除圧術に併用できる利点を有している。

　また不安定性が強い場合も固定術の適応がある。固定術には骨癒合の向上、早期離床のために各種の spinal instrumentation を用いる場合がある（図7）。

3 胸郭出口症候群

　姿勢の矯正、前鋸筋、肩甲挙筋の筋力増強訓練、理学療法、薬物療法、斜角筋ブロック、星状神経節ブロックなどを症状の程度に応じて施行する。

　これらの保存療法でも、休職・転職を要するほど愁訴があるような場合は手術療法が選択される。手術は第一肋骨切除術が広く行われている。

（山崎　健）

◆文　献

1) 酒匂　崇, 川井田秀文：頸性頭痛, 整形外科 MOOK 整形外科領域における疼痛とその処置, 57：108-114, 1989.
2) 作田　学：特集慢性頭痛―診療の最前線―病態解明と治療の進歩, 緊張型頭痛, 日医雑誌, 128：1632-1635, 2002.
3) 伊藤達雄：頸部の痛み, 疼痛コントロールの ABC, 日医雑誌, 119：126-133, 1998.
4) 山崎　健：四肢・脊柱の診察. 基本臨床技能修得マニュアル―診察・検査・処置, 初版, 千田勝一, 鈴木一幸, 小川彰編, 82-102, 医歯薬出版株式会社, 東京, 2001.
5) 嶋村　正, 山崎　健, 西田　淳, ほか：胸郭出口症候群と頸椎頸髄疾患, 脊椎脊髄, 9：517-522, 1996.

II 頭痛の発生機序・診断・治療

◆眼科領域の頭痛

■はじめに（眼痛と頭痛の接点は三叉神経）

　三叉神経は脳神経の中では最も大きく、頭部前半・顔面の皮膚をはじめ、結膜・角膜を含む眼球、鼻腔・副鼻腔・口腔・舌などの粘膜、鼓膜の一部、髄膜などに分布し、体性感覚を司り、疼痛知覚に関与している。したがって、眼の器質的な疾患や機能的な障害による眼局所に限局する疼痛（眼痛：ocular pain, eye pain, eyeache）はもちろんあるが、三叉神経を介して疼痛は放散し（放散痛：radiating pain）、一側の顔面へ（顔面痛：facial pain）、ないしは一側の頭部へ、あるいは頭部全体へ放散し、頭痛（headache）として訴える場合がある。また眼以外の異常で生じた疼痛が三叉神経を介して眼に放散し、あるいは関連痛（referred pain）として眼痛、眼球周囲痛（periocular pain）、眼球後部痛（球後痛：retrobulbar pain）、眼窩部痛（orbital pain）を生じることもある。したがって、眼痛あるいは頭痛の訴えがある場合、以上の視点に立って原因を見落とすことなく同定するためには、眼痛も頭痛の範疇に含めて検索するのがよいと思われる。

　本稿では、眼の診察を通して眼痛およびそれから放散する頭痛を生じる眼疾患を中心にまとめた。加えて、眼痛、頭痛を生じる眼以外の異常、あるいは眼以外の異常で頭痛が生じ、眼徴候や眼症状を伴い、眼科で発見される他科の疾患についてもふれた。

Red eye か white eye かで大きく二分！

　眼部が充血している（red eye）のか、充血していない（white eye）のかで大きく振り分けるのが便利[1]。
　Red eye には、①結膜充血、②毛様充血、③結膜血管の拡張がある。

> **注意点** ①と②による red eye を伴う頭痛（眼痛）は、まず眼疾患が原因と考えていいので、眼科に紹介すべき。③は頭蓋内の疾患に付随してみられることが多く、脳神経外科や神経内科が担当。

　①結膜充血：眼瞼結膜（赤目）や球結膜（白目）のびまん性の充血。角膜（黒目）に近いほど充血は少なくなり、白さが増す（図1）。眼脂、流涙、異物感、瘙痒感などを訴えるが、一般には眼痛を伴うことは少ない。

　②毛様充血：角膜（黒目）を輪状に取り巻く領域の球結膜（白目）に限局した充血（図2）。毛様痛をきたし、強い眼痛を訴える[2]。

　③結膜血管の拡張：血管の拡張が角膜輪部（黒目の最外周）まで先細りせずに同じ太さを示し、また血管の蛇行も著しい（図3）。頭蓋内の動静脈シャントによって結膜血管が動脈化さ

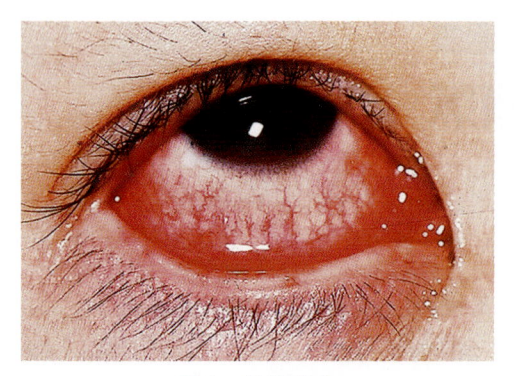

図1. 結膜充血
瞼結膜、球結膜のびまん性の充血。角膜に近いほど充血は少なくなり、白さが増す。

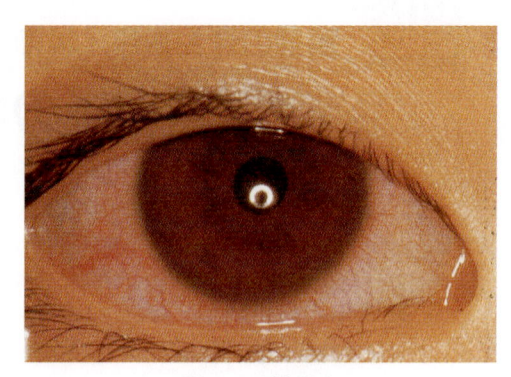

図2. 毛様充血
角膜を輪状に取り巻く領域の球結膜に限局した充血。

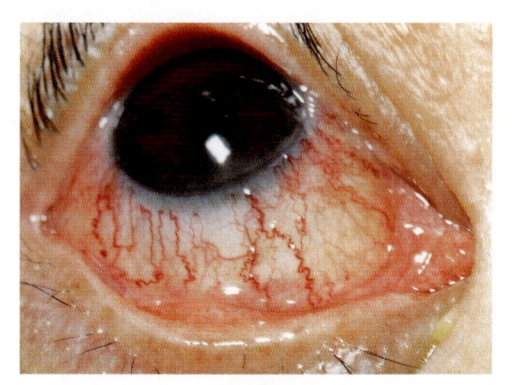

図3. 結膜血管拡張
血管の拡張が角膜の最外周まで先細りせずに同じ太さを示し、また血管の蛇行も著しい。

れる結果生じる。

1 Red Eye を呈する疾患群（図4参照）

1 結膜充血を伴い眼痛、頭痛をきたす疾患

a. 角膜（黒目）の障害に伴う結膜充血

　角膜は生体の中で最も疼痛知覚が鋭敏な部位の1つ。角膜には、三叉神経が密に分布し、神経末端は角膜上皮直下に終わる。眼球を外部から護る働きがある半面、わずかの角膜上皮の欠損や剝離でも、角膜上皮直下の神経終末が露出して刺激を受け、強い痛みを生じる。疼痛が強ければ顔半分に放散し、あるいは頭痛を感じることもある。

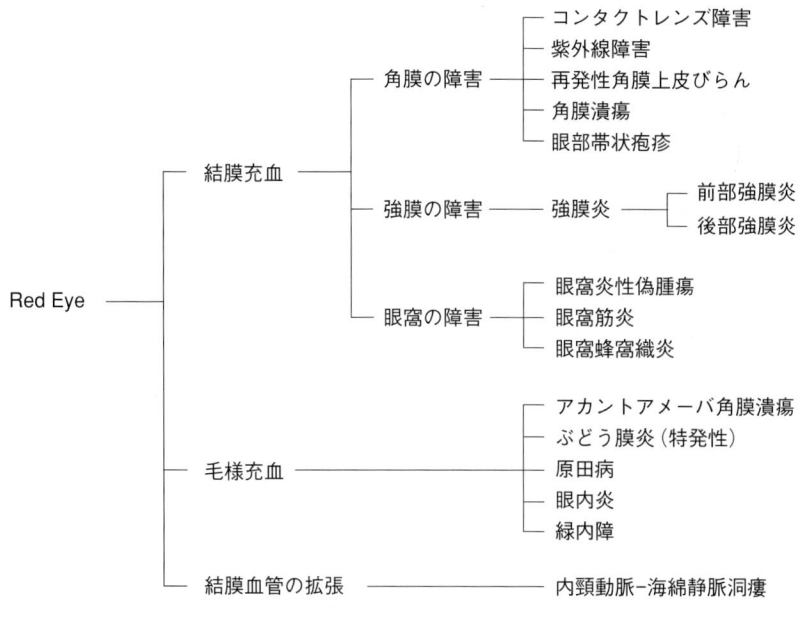

```
                                    ┌─ コンタクトレンズ障害
                                    ├─ 紫外線障害
                        ┌─ 角膜の障害 ─┼─ 再発性角膜上皮びらん
                        │            ├─ 角膜潰瘍
                        │            └─ 眼部帯状疱疹
                        │                                 ┌─ 前部強膜炎
              ┌─ 結膜充血 ─┼─ 強膜の障害 ─── 強膜炎 ──────────┤
              │         │                                 └─ 後部強膜炎
              │         │            ┌─ 眼窩炎性偽腫瘍
              │         └─ 眼窩の障害 ─┼─ 眼窩筋炎
              │                      └─ 眼窩蜂窩織炎
   Red Eye ───┤
              │                      ┌─ アカントアメーバ角膜潰瘍
              │                      ├─ ぶどう膜炎（特発性）
              ├─ 毛様充血 ─────────────┼─ 原田病
              │                      ├─ 眼内炎
              │                      └─ 緑内障
              │
              └─ 結膜血管の拡張 ──────────── 内頸動脈-海綿静脈洞瘻
```

図4．Red Eye を呈し眼痛・頭痛をきたす疾患群

❶コンタクトレンズ障害

　コンタクトレンズの使い方が正しくなかった場合、例えばハードコンタクトレンズを装用したまま就寝し、夜間あるいは朝起床時、眼痛を覚えて急患として受診することがよくある。コンタクトレンズによる擦過部位や装着部位に一致して角膜上皮剥離、角膜びらんがみられる。コンタクトレンズをはずし、ビタミン B_2 製剤の眼軟膏を点入し、眼帯をしておけば翌日には改善している。

> **注意点** 角膜びらんの部位に感染を起こして重篤な視力障害をきたすことがあるので、早目の抗菌薬の投与も必要。

❷紫外線障害

　保護眼鏡を装用せずに熔接作業を行った後（電気性眼炎）、あるいはゴーグルやサングラス、紫外線カットの眼鏡を装用せずにスキーなどをした後（雪眼炎、雪目）に、夜になって眼痛を覚えて急患で受診することが多い。角膜表層にびまん性の上皮欠損がみられる。現病歴をよく聴取することが大事である。眼軟膏の点入と眼帯で翌日には軽快。

❸再発性角膜上皮びらん

　角膜上皮の脱落を繰り返し発症する症候群である。特発性のものもあるが、外傷の既往や糖尿病などの基礎疾患に伴う場合がある。夜間あるいは起床時に疼痛、異物感、流涙、羞明感、眼瞼腫脹などを伴って発症。日常生活がまったくできないほど激痛を伴う場合がある。急性期には、二次感染を防ぐための抗菌薬の眼軟膏と圧迫眼帯が有効であり、第一選択である。

❹角膜潰瘍

　角膜びらんに加えて、角膜実質まで組織欠損が及んだ状態である。眼痛、異物感、流涙、羞

明感、眼瞼腫脹などをきたす。角膜びらんがあるうえに、ステロイド薬の投与、糖尿病、免疫不全などが加わると、角膜潰瘍に進展しやすい。プライマリ・ケアとしては二次感染を防ぐための抗菌薬の眼軟膏の点入と圧迫眼帯を行い、早急に眼科に紹介することが肝要。

❺眼部帯状疱疹

発症初期に眼周囲痛、前額部痛、頭痛を訴え、その後に頭部や前額部、眼瞼など三叉神経第一枝領域の皮膚に発疹が出るとともに、結膜炎、角膜炎、ぶどう膜炎が出現する。眼筋麻痺を伴い複視を訴えるケースや、稀に視神経障害をきたし、視力低下を生じることがある（White Eye 群の項、133 頁を参照）。

b. 強膜（白目）の障害に伴う結膜充血

強膜炎は上強膜炎や結膜炎を合併することがほとんどであり、結膜および強膜血管がびまん性に拡張して著しい充血を伴う。加えて圧痛や拍動性の疼痛などを主訴とすることが多く、眠れないほどに強烈な痛みを訴えることもある。

ⅰ）**前部強膜炎**：比較的血管に富む前部の強膜の炎症。関節リウマチや Wegener 肉芽腫などの自己免疫疾患に合併することが多い。

ⅱ）**後部強膜炎**：後部強膜に炎症の主座がある。眼痛、眼球運動痛、頭痛に加え、ぶどう膜、網膜、視神経、外眼筋などにも炎症が波及し、視力低下や複視を生じることがある。超音波検査、CT、MRI などの画像診断で後部強膜の肥厚が特徴。

c. 眼球の後部（眼窩）の障害に伴う結膜充血

眼窩内には三叉神経の知覚受容器あるいは神経線維が存在し、そのいずれかの部位での刺激により、眼痛や眼周囲痛、球後痛、眼窩部痛が生じる。眼窩内にはさらに、外眼筋やそれに繋がる眼球運動神経が存在し、それらの障害によって眼球運動異常をきたす。したがって、眼窩病変では眼痛、球後痛、眼窩部痛と眼球運動障害を伴う有痛性眼筋麻痺（painful ophthalmoplegia）をきたす。

> **メモ** 眼窩には、末梢の知覚神経、運動神経が密集→症状が多様

❶眼窩炎性偽腫瘍

眼窩内に炎症が起こると、周囲を骨で囲まれているために占拠性病変として作用し、腫瘍と同じような症状を呈する。眼窩痛のほかに視力障害や複視を訴え、他覚的には結膜充血、眼球突出、眼瞼腫脹、眼瞼下垂、眼球運動制限、視神経乳頭浮腫を認める。頭部 CT や MRI で明瞭に映し出される。生検によって確診を得てから治療する。しかし生検は慎重を要し、難しい場合もあり、消炎薬を投与して経過を観察することも行われる。大概の例ではステロイド薬に反応し、予後は良好であるが、再発もみられる。

❷眼窩筋炎

外眼筋に対する自己免疫の機序によって外眼筋の炎症をきたし、外眼筋の肥厚を生じるもの

である。眼痛、眼窩痛、複視を訴え、他覚的には球結膜充血（特に外眼筋付着部に限局）、眼球突出、眼瞼腫脹、眼瞼下垂、眼球運動制限がみられる。眼窩部のCTやMRIで外眼筋の腫大がみられる。強制牽引試験（ひっぱり試験：forced duction test）が陽性。発症早期であれば、ステロイド薬が奏効。

❷眼窩蜂窩織炎・眼窩膿瘍

眼窩内軟部組織（脂肪、テノン嚢、外眼筋などからなる柔らかい組織）のびまん性急性化膿性炎症であり、副鼻腔炎に続発したものが多い。眼痛、眼球運動痛、視力障害、複視などを訴え、眼球突出、眼瞼の発赤・腫脹・圧痛、球結膜充血・浮腫、眼球運動障害などがみられる。全身的には、悪寒、発熱、悪心、嘔吐があり、白血球増加、血沈亢進がみられる。眼窩部のCTやMRIで炎症の存在部位が示される。治療は大量の抗菌薬の投与を緊急に行う。

2 毛様充血を伴い眼痛（毛様痛）、頭痛をきたす疾患

❶アカントアメーバ角膜潰瘍

アカントアメーバは淡水や土壌中に広く分布する原生動物であるが、コンタクトレンズや外傷による角膜障害がある時に感染する。角膜に点状、線状、斑状の上皮下浸潤があり、輪部の腫脹、毛様充血が強い。初期から激しい疼痛があり、持続する。抗菌薬やステロイド薬に抵抗する難治な角膜炎である。

❷ぶどう膜炎（特発性）

虹彩毛様体炎などの前部ぶどう膜炎では、毛様充血がみられ、毛様痛をきたし、眼痛として訴える場合がある。軽度の場合は、ステロイド薬の点眼で落ち着く。

❸原田病

前駆症状として、髄膜炎症状である頭痛や項部痛を訴え、その後視力低下をきたす。視力低下は両眼同時のときもあるが、最初片眼、その後に対側眼に発症する場合もある。毛様充血がみられ、眼底後極部に限局性の漿液性網膜剥離がみられる。髄液検査で、病初期はリンパ球優位の細胞増多を示す。ステロイド薬のパルス療法が奏効する。

❹眼内炎

眼球内の組織であるぶどう膜、網膜、硝子体に及ぶ眼球内全体の炎症であり、外因性と内因性がある。後者の場合は身体のほかの部位の病巣からの主にグラム陰性桿菌や真菌などの眼内への血行転移による[3]。眼痛、視力障害、眼瞼浮腫、眼脂、発熱、頭痛をきたし、眼球突出、毛様充血、結膜浮腫、前房混濁、前房蓄膿、硝子体混濁、角膜混濁などがみられる。抗菌薬、抗真菌薬などの薬物療法が中心、硝子体切除術を緊急に行う場合もある。

> 注意点　真菌性眼内炎は、外科手術後に長期に留置された経中心静脈高カロリー輸液(IVH)カテーテルを感染源として、飛蚊症を初発症状として発症することが多いので要注意。

❺緑内障

緑内障には開放隅角緑内障と閉塞隅角緑内障の2種類がある。プライマリ・ケアに携わる

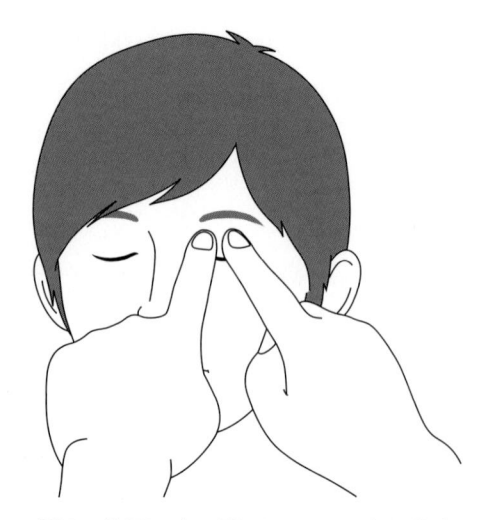

図5．指圧による眼圧のチェックの仕方
患者の上眼瞼の上から両手の人差し指で交互にゆっくり眼球を圧迫し、硬さを触診する。

　実地医家に関係するのは、後者の中の急性に発症する閉塞隅角緑内障の場合である。下記の内容は、閉塞隅角緑内障の急性発作についてであり、もう1つの開放隅角緑内障には該当しない。

　房水（血液から生成され、眼内を循環している組織間液）の排出路の閉塞によって眼内圧が急激に上昇し、眼痛、頭痛、嘔吐を伴った視力障害を呈する[4]。眼痛よりも頭痛が症状の前景に立つこともあり、さらに嘔吐を伴ったりで、脳神経外科、神経内科でくも膜下出血やその他の脳疾患を疑われ、頭部CTやMRIを施行されたり、消化器内科へ回されたりするケースが時にみられる[5]。眼科に回ってくるのが遅くなり失明することもあるので要注意。

　詳細な医療面接で緑内障のスクリーニングは可能である。
①視力低下や霞みがあるか？（健眼を遮蔽して片眼で見たとき）
②灯りを見ると周りに虹のような輪が見えるか？
③眼科で眼圧が高いといわれたことがあるか？
④家族に緑内障の人がいるか？
⑤糖尿病かどうか？
⑥薬剤の摂取をしたか？
　　特に胃カメラや胃透視などの検査で臭化ブチルスコポラミン（ブスコパン®）などの抗コリン薬の使用の有無。

　上記の中で該当する項目が多いほど緑内障発作の可能性が高くなるが、①、②があれば決定的。
　診察では、次の5項目をチェック[6]。特に反対側の健眼と比べてみることが肝要。
①毛様充血、②角膜の混濁（黒目がやや白っぽく濁る）、③瞳孔が中等度に散瞳、④対光反射が遅鈍、⑤眼圧の上昇。

眼圧を簡単にチェックするには、患者に瞼を軽く閉じてもらい、瞼の上から両手の人差し指で交互にゆっくり眼球を圧迫し、硬さを触診（図5）。健眼と数回比べてみることがポイント。硬ければ眼圧が上昇している証拠であるが、急性緑内障発作では石のように硬く感じられる。

救急処置としては、ピロカルピンの点眼とマンニトールの急速点滴静注、またはダイアモックスの内服あるいは点滴静注。

> **注意点** 処置が遅れれば失明につながるので、早く見極め、まずは眼科へ！

3 結膜血管の拡張を伴い、頭痛をきたす疾患

内頸動脈-海綿静脈洞瘻（carotid-cavernous sinus fistula；CCF）

内頸動脈が海綿静脈洞部で動静脈シャントを形成し、結膜血管の拡張、眼球突出、眼圧上昇、網膜血管の蛇行を生じ、血管性雑音（bruit）や眼球運動障害、特に外転神経麻痺を呈する。

2 White Eye 群（図6参照）

> **注意点** 原因同定が難しい例が多い。

❶眼精疲労

長時間の目の使用、特に近見作業の後に感じられる目の疲労感である。自覚的には、「目がしみる」「目が閉じたくなる」「目がゴロゴロする」「目を冷やしたい」「目が熱い」「目頭が締めつけられる」「目の底、目の周りが重苦しい、痛い」「目がチカチカする」「目がしみる」感じなどと表現される。作業を継続すると眼痛をきたし、さらには前額部、側頭部、後頭部の疼痛あるいは頸部痛へと発展し（筋緊張型頭痛）、また肩凝りも伴う。

ⅰ）**屈折異常**：近視の場合は視蒙の状態が長時間続くと眼精疲労を呈するので、適正な眼鏡の装用が大事。遠視、乱視の場合は無意識のうちに余分な調節努力を強制することになり、眼精疲労を呈する。

ⅱ）**老視**：加齢に伴う水晶体の硬化による近見視力障害により、視蒙と過度な調節努力が強いられる結果、眼精疲労を呈する。

ⅲ）**眼鏡の不適合**：屈折矯正が不適切なことによる毛様筋の過緊張状態が原因。雲霧法や1％シクロペントレートの点眼による調節麻痺下での厳密な屈折値と、現在の矯正状態との比較検討のうえで、適正な眼鏡処方が必須。

ⅳ）**調節・輻湊障害**：長時間の近見作業による調節衰弱などの調節不全は、眼精疲労をきたす。下記のテクノストレス眼症（VDT症候群）が該当。近見時に複視が生じる輻湊不全や輻湊麻痺は眼精疲労を生じる。

ⅴ）**斜位・斜視の眼位異常**：眼位が、斜位あるいは間欠性斜視から恒常性斜視に移行する際

```
                              ┌─ 屈折異常
                    ┌ 眼精疲労 ├─ 老視
                    │         ├─ 調節・輻湊障害
                    │         └─ 斜位・斜視の眼位異常
                    ├─ テクノストレス眼症（VDT症候群）
                    ├─ 化学物質過敏症（シックハウス症候群）
    White Eye ──────┼─ 三叉神経痛・上眼窩神経痛
                    ├─ 筋緊張型頭痛
                    ├─ 群発頭痛
                    ├─ 眼部帯状疱疹
                    ├─ 副鼻腔炎
                    ├─ 内頸動脈内膜解離
                    └─ 良性頭蓋内圧亢進症

                    ┌─ 眼窩底吹き抜け骨折
                    ├─ 眼窩筋炎
                    ├─ Tolosa-Hunt症候群
                    ├─ 海綿静脈洞内動脈瘤
    White Eye       ├─ 鼻咽頭腫瘍
       ＋       ────┼─ 下垂体腫瘍
    眼球運動障害    ├─ 蝶形骨洞腫瘍
                    ├─ 内頸動脈－後交通動脈分岐部動脈瘤
                    ├─ 硬膜内頸動脈－海綿静脈洞瘻
                    ├─ 糖尿病性眼筋麻痺
                    └─ 眼筋麻痺型片頭痛

    White Eye       ┌─ 視神経炎
       ＋           ├─ 副鼻腔嚢腫
    視力障害    ────┼─ 眼窩真菌症（眼窩アスペルギルス症）
    （視覚異常）    ├─ トルコ鞍、下垂体近傍の腫瘍
                    └─ 片頭痛
```

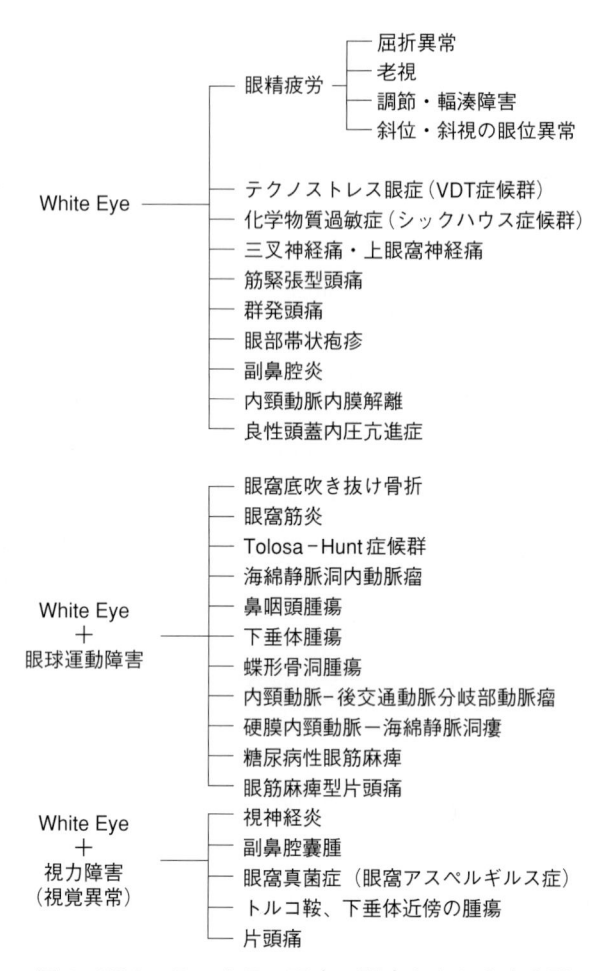

図6. White Eyeを呈し眼痛・頭痛をきたす疾患群

に融像努力が必要となり、眼精疲労を訴える。内斜位、外斜位ともに眼精疲労を生じる。プリズム眼鏡の使用で緩和される。後天性の斜位（麻痺性斜視）では複視に伴う眼精疲労が著しい。最近は、後天性の共同性斜視として斜偏位（上下ずれ）によく遭遇する[7]。軽度の眼位ずれの場合はプリズム眼鏡を検討。

> **ポイント** 一般実地医家にとっては、頭痛の除外診断のために、一度は眼科に紹介することが必要！

❷テクノストレス眼症［VDT（visual display terminal）症候群］

　VDT作業による眼精疲労などの症候群。近距離強制注視による調節機能の低下が主因。激しい眼精疲労、眼窩痛、眼乾燥感（ドライアイ）、遠見時の調節困難、頭重感、頭痛（眉間やこめかみ）を訴える。VDT作業時には瞬目が減少し、空気に触れることにより涙液蒸発量が増加し、眼表面が傷つけられる結果、異物感、羞明、疼痛をきたし、ドライアイ症候群を呈する。自覚症状やVDT作業の実際をよく聞き出すことによって診断は可能。対策や指導としては、照明などの職場環境の改善、作業時間の軽減、適正な作業用眼鏡の装用指導が望まれ

る。調節痙攣症状に対しては、毛様体筋を弛緩させる低濃度サイプレジン、トロピカミドなどの副交感神経麻痺薬が有用。自律神経症状に対しては、漢方治療が有効なことがある。また心身医学的なアプローチが必要なこともある。

❸化学物質過敏症（シックハウス症候群、シックビルディング症候群、シックスクール症候群）

　日常の生活環境によくみられる建材（床、柱）に使用される合板接着剤、塗料、ワックス、教科書、全天候型グランド、プール、インク、洗剤、漂白剤、芳香剤などから発する化学物質（特にホルムアルデヒド、トルエン、キシレン、パラジクロロベンゼンなど）に過敏に反応する結果、頭痛、腹痛、吐き気、めまい、湿疹、かゆみ、眼痛（目がしみる、痛む）などを呈する症候群である[8]。生活歴（転居や住居の新築など）、住環境などの生活環境をよく聞き出すことがポイントである。

> **メモ** 角膜は眼球の最も外側にあり、眼球内の組織を守るバリアーでもあるが、外部からの刺激を受けやすく、また最も疼痛知覚が鋭敏な部位であるため、眼症状を伴いやすい。

❹三叉神経痛、上眼窩神経痛（「三叉神経痛」の項、98頁参照）

　ⅰ）上眼窩神経痛：眉間ないし鼻根部あるいは眼窩部の疼痛を訴え、眼窩上内側縁を指で圧入すると著しい圧痛を生じる。三叉神経第1枝（眼神経）の分枝の眼窩上神経が関与する。原因がはっきりせず、鎮痛薬もあまり効かない例が存在する。半導体レーザー治療が奏効する例がある。

❺筋緊張型頭痛

　眼の不定愁訴（異物感、違和感、瘙痒感、乾燥感など）を伴う。

❻群発頭痛

　突発的に起こり一定期間毎日繰り返す激しい球後痛。男性に多い。

❼眼部帯状疱疹

　発症初期には、眼周囲痛、前額部痛、頭痛（三叉神経痛様）のみ訴え、原因が不明のまま、その後発疹が出てきて診断がはっきりするケースが多い（結膜充血、角膜障害の項を参照）。

❽歯髄炎、上顎洞炎など副鼻腔炎からの放散痛

　上顎の犬歯から第2大臼歯までの病変（例えば歯髄炎や歯周組織炎など）は眼痛をきたしやすい。眼窩に隣接する前方の副鼻腔の急性炎症は、眼痛や前額部、鼻根部、頬部の疼痛を呈する。いずれも三叉神経上顎枝を介しての眼痛ないし頭痛である。

❾内頸動脈内膜解離

　頸部外傷後あるいは自然発症の眼窩ないし眼窩周囲に限局する持続性の非拍動性頭痛が特徴で、典型的には鎖骨から耳介の後方に放散する疼痛を伴う。血管径拡大による圧迫症状として有痛性ホルネル症候群を呈する例が多い。MRIあるいはMRAを緊急に行い、早急に血管外科医に紹介した方がよい。半数以上が2週間以内に脳梗塞を発症する危険がある。治療はヘパリン投与である[9]。

> 注意点　軽く考え帰宅させた症例が、脳梗塞を発症し、重大な結果になった報告がある。入院管理のうえ、早急に血管外科医に紹介すること！

ⓘ良性頭蓋内圧亢進症（偽脳腫瘍）

　起床時の頭痛を訴え、嘔吐後に軽快する。眼科に紹介され、眼科にうっ血乳頭がみられるときがある。中にはうっ血乳頭が遷延し、後に視力障害をきたす例があるので眼科的管理が重要である。

3　White Eye＋眼球運動障害（図6参照）

> 注意点　複視があったら、まず眼科へ！　頭痛に複視を伴っていたら、頭蓋内病変や全身疾患の可能性が大きい。

a. 眼窩底吹き抜け骨折（orbital blowout fracture）

　眼部への鈍的外傷（多くは相手の肘や膝などの人体の一部が衝突）などで急激に眼窩内圧が上昇し、眼窩底の陥凹骨折が起こる。下斜筋と下直筋周囲の軟部組織がこれに嵌頓して眼球の上転障害を起こす。上顎部、眼窩部、顔面の疼痛ないし頭痛を伴う。外傷後に受診し、複視を訴えるから診断は容易。頭部CTの前額断の所見が決め手。

> 注意点　頭部CTの水平断では診断に役立たない。前額断と明記してオーダーすること！

b. 眼窩筋炎

　Red eyeの項（130頁）で既述、参照のこと。

c. 上眼窩裂〜海綿静脈洞の病変

①Tolosa-Hunt症候群（140頁参照）。
②海綿静脈洞内動脈瘤
③鼻咽頭腫瘍：頭蓋底の裂隙を通って浸潤し、外転神経麻痺を呈することがある。

d. トルコ鞍、下垂体近傍の病変

　頭部CT、MRIで病巣が示される。
①下垂体腫瘍：視力低下や両耳側半盲を呈さずに、動眼神経麻痺を伴うことがある。
②蝶形骨洞腫瘍、蝶形骨洞嚢腫

e. 脳動脈瘤や脳血管異常

❶内頚動脈-後交通動脈分岐部動脈瘤

[internal carotid artery-posterior communicating artery (IC-PC) aneurysm]

　激しい頭痛、眼球周囲痛、眼窩痛と散瞳、多くは動眼神経麻痺で発症し、眼科を初診するケースがある[10]。疼痛（眼球周囲痛、眼窩痛）、散瞳、20歳以上の3条件があれば、脳動脈瘤の

可能性が高くなり、直ちに脳外科へ紹介すべきである[11]。散瞳がなければ1週／1カ月／3カ月間の経過観察を行う[8]。その間に改善するものは、糖尿病性眼筋麻痺の可能性が高くなる。

❷**硬膜内頚動脈-海綿静脈洞瘻**（dural carotid-cavernous sinus fistula；dural CCF）

CCFの中で、内頚動脈または外頚動脈の硬膜穿通枝が海綿静脈洞と瘻孔を形成する硬膜内頚動脈海綿静脈洞瘻と呼ばれる一群の中に、シャント量が少なく、シャントの方向（排出路の方向）が後方の下錐体静脈洞の方に導出される例がある。このような例ではbruitが自覚されず、結膜血管の拡張も目立たず、動眼神経の部分麻痺を呈することがある。特に高年女性で原因不明の動眼神経麻痺あるいは外転神経麻痺を呈した例はdural CCFの検索をすべきである[11]。

f. 糖尿病性眼筋麻痺

急激な眼窩痛あるいは眼の奥から眼球、顔面に放散する疼痛と急性の複視を訴える50歳以上の高齢者の中に、既に糖尿病に罹患している者、あるいは75 g GTTにより新たに糖尿病が判明する例が少なからず存在する。動眼神経麻痺、外転神経麻痺が多く、滑車神経麻痺は少ない。動眼神経麻痺は瞳孔障害がみられない（pupil-sparing）のが特徴。眼窩、副鼻腔、頭蓋内のCT, MRI, MRAで異常ないことを確かめておく。予後は良好で、多くは発症3カ月以内には自然に消失する。75 g GTTで疑わしい結果が得られたときは糖尿病を専門とする内科に紹介する。

鑑別のポイント 糖尿病性動眼神経麻痺はpupil-sparing型で、高齢発症。IC-PC aneurysmでは瞳孔障害（散瞳）を伴い、若年〜壮年発症。

g. 眼筋麻痺型片頭痛 （片頭痛の項、15頁、33頁参照）

血管性頭痛（拍動性頭痛）に眼筋麻痺を伴うものである。頭痛は発作的に起こり、痛みはしばしば片側に偏る。通常、眼筋麻痺は一過性である。小児、若年者にみられるが、頻度的には稀である。本態は不明であるが、最近は、MRIで動眼神経束根部（脳幹から出た部位）の腫脹と造影効果がみられる症例が増加している。この神経根部の腫脹と造影効果は、この部位の炎症性の血管反応・脱髄・再髄鞘化に伴うSchwann細胞の増殖と浮腫を示唆しているとの考えが提唱されている。

鑑別のコツ 小児、若年者にみられる点で、糖尿病性眼筋麻痺や脳動脈瘤とは鑑別される。

4 White Eye＋視力障害、視覚異常

注意点 頭痛も大変だが、視力を失うのも悲惨！　まずは眼科的精査を！

❶**視神経炎**

特に球後視神経炎の際に、急性の視力低下の前駆症状として頭痛や眼痛が出現することが多

い。眼痛は主に球後の深部痛であるが、眼球運動の際に疼痛（眼球運動痛）が増強する。ビタミン B_{12} 製剤の点滴静注で回復するが、ステロイド薬では回復が早い。

> **重要** ビタミン B_{12} 製剤とステロイド薬では最終的な結果には差がないとの統計的エヴィデンスが揃ったので、不用意にステロイド薬を使わない方が得策。

　小児視神経炎の病像は成人のものとは明らかに異なる。ウィルス感染が原因と考えられており、風邪様症状で始まり、発熱、頭痛が著しく、髄膜炎が先行し、両眼の視神経を障害する。視神経乳頭の発赤、腫脹（乳頭炎）が両眼に生じ、視力が極度に低下し、光覚も消失することもある。しかし、ステロイド薬のパルス療法により、視力改善が得られ、視力予後は良好である。脳脊髄液では細胞や蛋白の増加がみられる。再発することも少なく、多発性硬化症に移行することも少ない。

> **重要** 小児視神経炎はステロイド薬のパルス療法が決め手。成人のものとは対応がまったく異なることに注意。

❷副鼻腔嚢腫

　後部篩骨洞や蝶形骨洞の嚢腫の際に視神経を圧迫し、鼻性視神経症（rhinogenous optic neuropathy）をきたし、視力低下および中心暗点などの視野異常を生じる[13]。頭部 CT あるいは MRI で検出される。

> **重要** 既往歴の聴取がポイント！平均 10 数年前に副鼻腔炎の手術を行っているケースが多い。耳鼻科への紹介が決め手！耳鼻科的な洞開放術で視力は回復する。

❸眼窩真菌症（眼窩アスペルギルス症）

　アスペルギルスは口腔、鼻腔、副鼻腔に常在し、通常は病原性に乏しいが、糖尿病や副鼻腔炎の既往のある例において、抗菌薬、抗がん剤、ステロイド剤、免疫抑制剤の連用、乱用など大量投与による菌交代現象や宿主の抵抗力の減弱に伴う日和見感染として眼窩に感染し、有痛性眼筋麻痺や圧迫性視神経症などの眼窩先端症候群をきたす。

> **禁忌** ステロイド薬は真菌を賦活化させるので禁忌である[14]。

❹トルコ鞍、下垂体近傍の腫瘍

　視神経ないし視交叉の圧迫の程度によって、一眼の視力低下、中心暗点を呈し、球後視神経炎(症)の様相を示す。しかし圧迫性視神経症と球後視神経炎では、病像の時間経過（temporal profile）が異なるので鑑別は容易。両耳側半盲の所見があれば視交叉病変が強く疑われる。頭部 CT あるいは MRI が決め手。

> **鑑別のポイント** 圧迫性視神経症：緩徐な視力低下
> 　　　　　　　　球後視神経炎：急激な視力低下

❺片頭痛（「片頭痛」の項、15 頁、33 頁参照）

①古典型片頭痛：閃輝暗点、光視症などの視覚前兆で始まる。
②網膜性片頭痛：頭痛を伴った一過性または持続性の片眼の視力障害。

③小児の片頭痛：一過性の視力障害、暗点、小視症、大視症などの視覚異常を伴う。

まとめの一言 Red eye、複視、視力低下を伴った頭痛はまず眼科へ！

（髙橋洋司、田澤　豊）

◆文献

1) 松井淑江：眼痛・頭痛の鑑別診断. 眼痛の診かた, 本田孔士（編）, 月刊眼科診療プラクティス 72 4(7)：32-35, 2001.
2) 天野史郎：充血. 新図説臨床眼科講座 I「主訴・所見からのアプローチ」, 田野保雄（監修）, p 32-35, メジカルビュー社, 東京, 2000.
3) 秦野　寛：細菌性眼内炎. 新図説臨床眼科講座 7「感染症とぶどう膜炎」, 田野保雄（監修）, p 128-135, メジカルビュー社, 東京, 2000.
4) 上野聡樹：眼痛. 新図説臨床眼科講座 I「主訴・所見からのアプローチ」, 田野保雄（監修）, p 14-19, メジカルビュー社, 東京, 2000.
5) 高橋洋司：頭頸部の症候；眼球・瞳孔の異常. 臨床看護 26(6)：825-827, 2000.
6) 柏井美紀子：【若い当直医のためのファーストエイド】眼が痛い, 吐き気がする；失明の危機を見逃さない　レジデントノート 3(1)：65-67, 2001.
7) 高橋洋司：脳梗塞による複視. 日本の眼科 72：1100-1103, 2001.
8) 向野和雄：眼精疲労. 新図説臨床眼科講座 I「主訴・所見からのアプローチ」, 田野保雄（監修）, p 82-85, メジカルビュー社, 東京, 2000.
9) 柏井　聡：検査の選び方, 進め方. 眼痛の診かた, 本田孔士（編）, 月刊眼科診療プラクティス 72 4(7)：8-16, 2001.
10) 高橋洋司：眼筋運動障害. 眼科救急ガイドブック, 臼井正彦（編）, 眼科診療プラクティス 15：142-147, 1995.
11) 高橋洋司：脳血管障害と眼球運動異常. 日本の眼科 72：1043-1046, 2001.
12) Carlow TJ：Oculomotor ophthalmoplegic migraine；Is it realy migraine? J Neuro-Ophthalmol 22：215-221, 2002.
13) 高橋洋司：視神経およびその他神経疾患. Text 眼科学, 小口芳久（編）, p 231-241, 1995.
14) 高橋洋司：中心暗点. 臨床眼科（増刊号）インフォームドコンセント時代の眼科外来診療マニュアル；私はこうしている 53：41-44, 1999.

II 頭痛の発生機序・診断・治療

◆Tolosa-Hunt症候群

1 概念と定義

　海綿静脈洞内の非特異的炎症性肉芽腫により生じる有痛性眼筋麻痺で、副腎皮質ステロイドに反応し症候が素早く改善する症候群をTolosa-Hunt症候群という。この名前の由来は1966年にSmithとTaxdalが、Tolosaの報告した1例（1954年）[1]とHuntが報告した6例（1961年）の有痛性眼筋麻痺[2]をTolosa-Hunt症候群と総称し自験例5例と比較[3]したことに始まる。これらの報告では、海綿静脈洞に主病巣があるが、ここに限局せず上眼窩裂にまで炎症が及ぶ症例も含まれており、より広義に定義されている。また後述のように海綿静脈洞内部に肉芽が確認できない非特異的炎症と考えられる症例でも診断基準を満たせばTolosa-Hunt症候群に含めることが多い。

2 診断基準

　Tolosa-Hunt症候群は、1961年にHuntにより診断基準[2]が作成されている。
　Huntの基準は6項目よりなり、
1. 多くの場合、眼筋麻痺発生の数日前から眼窩後部痛が先行する。
2. 第III脳神経のほかに第IV、眼神経（三叉神経第1枝）、VI脳神経が障害されるが、視神経、瞳孔に分布する交感神経が障害されることもある。
3. 数日ないし数週間症状は持続する。
4. 自然緩解がある。時に神経学的な脱落症状が残る。
5. 数カ月あるいは数年の間隔で再発する。
6. 血管撮影、手術所見から海綿静脈洞以外に病変はない。全身反応はない。
である。
　これをもとにInternational Headache Societyから1988に発表された診断基準[4]が以下の4項目で、現在まで使用されている。

1. 未治療では平均して8週間持続する片側性の眼窩部痛（単回または複数回）の既往。
2. 眼窩痛の発症と同時または2週以内に、第III、IV、VI脳神経のうち1本または複数の麻痺が生じる。

3. 副腎皮質ステロイド治療開始後 72 時間以内に痛みは改善する。
4. 画像検査および（必須ではないが）脳血管撮影でその他の原因となる病巣を除外できる。

　この診断基準については、腫瘍性病変や糖尿病性神経障害などが含まれる可能性があり今後の検討が必要であるとの指摘[5]もある。

3 病因、病態と臨床症状

　副腎皮質ステロイドに反応して症候は軽快してしまうため病理学的な所見が得られることは少ない。このため病因の十分な検討はできていない。原因は不明である。少数例の病理学的な検討では、非乾酪性の肉芽腫病変であったため、非特異的な肉芽腫性病変により生じると考えられている。しかしながら肉芽腫の有無は診断基準には含まれていないため、Tolosa-Hunt症候群の必須の条件ではないと思われる。診断基準の1、2を満たし、画像上異常がない場合、非特異的な炎症性病変でステロイドの反応性がよければ肉芽腫が確認されなくてもTolosa-Hunt症候群に含まれる。

　発症機序は不明ではあるが、蝶形骨洞の炎症[2,6]、再発性多発神経炎[7,8]、免疫系の異常に伴う自己免疫性やアレルギー性炎症[9]、局所型のWegener肉芽腫[10,11]などが想定されている。また海綿静脈洞血栓症[12]で、再開通したような場合も同様の症状・経過を呈することが報告されている。

　病態を理解するうえでは海綿静脈洞およびその近傍の正常解剖を理解する必要がある。詳細

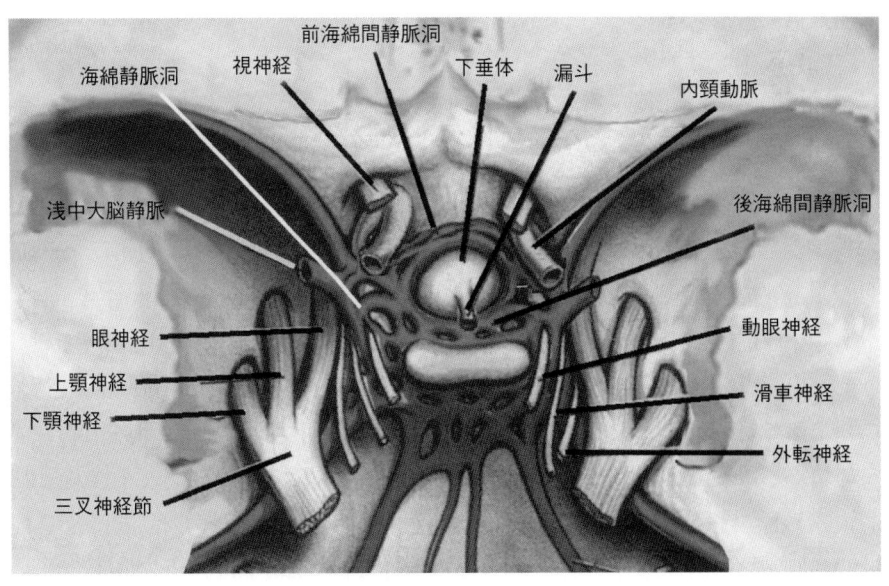

図1. 上方からみている正常海綿静脈洞部のシェーマ
蝶形骨部を灰色に着色してある。
（Carpenter MB：中枢神経系の血液供給. カーペンター神経解剖学, 第8版, 1995 より一部改変して引用）

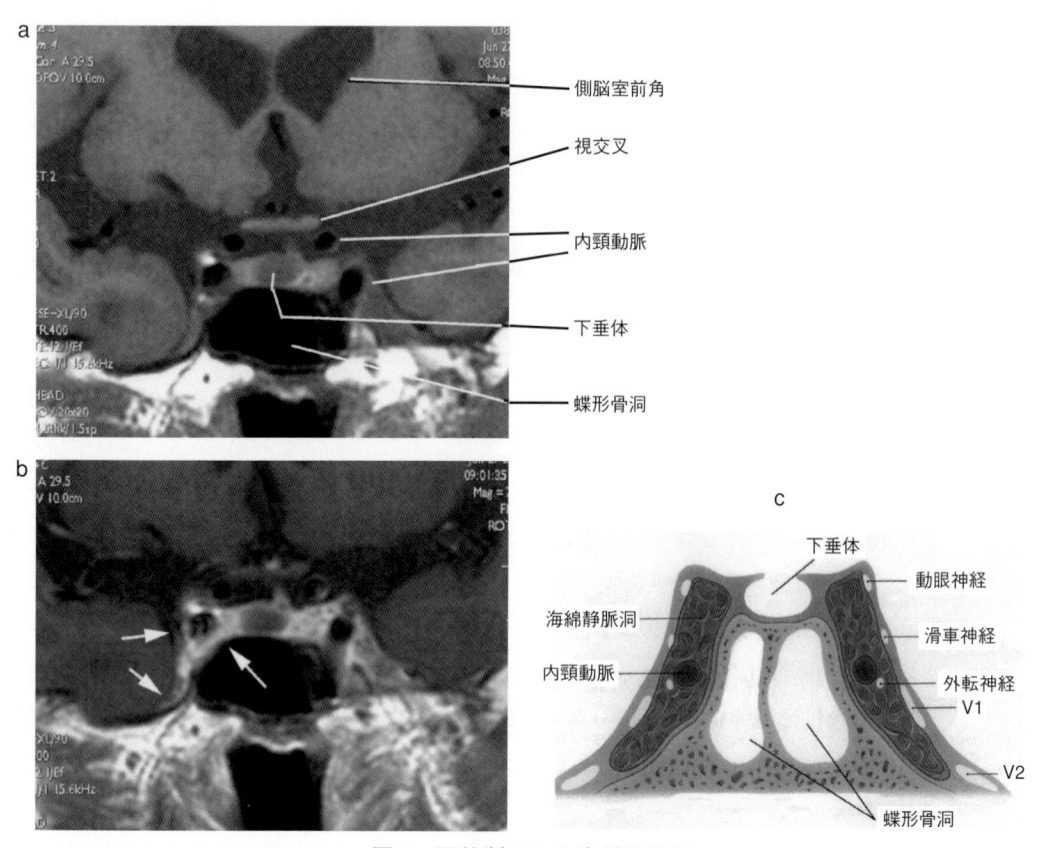

図2. 冠状断でみた海綿静脈洞
a. T1強調像
b. Gd造影像：この症例ではRathke嚢をトルコ鞍に認め下垂体の増強効果がない。このために海綿静脈洞の内縁がみやすい。矢印で囲まれた部分が海綿静脈洞である。
c. シェーマ
(宜保浩信, 外間政信, 大沢道彦, ほか：海綿静脈洞部内頸動脈. 臨床のための局所解剖学, 中外医学社, 東京, 2000 より一部改変して引用)

は成書に任せるが概略を示す。

　海綿静脈洞は蝶形骨の体部に位置し、下垂体窩と蝶形骨洞により形成される壁面に隣接する静脈洞として両側性に存在する（図1、2）[13)14)]。この壁面と対側の壁面には動眼神経、滑車神経、三叉神経の第一枝（眼神経）が存在する。最も一般的な形態では、内頸動脈は海綿静脈洞の中央を走行し、また外転神経は海綿静脈洞内で内頸動脈の外側に位置する。

　一方で海綿静脈洞の動眼、滑車、外転、眼神経の走行位置、内頸動脈の走行位置には多様性があることが知られている[15)]。三叉神経の第二枝（上顎神経）が、側壁に存在する眼神経の下方にあることもある（図2）。図2にこの部のシェーマとMRI、T1強調像の冠状断像を示す。MRI上海綿静脈洞は冠状断ではトルコ鞍の両外側に存在する。硬膜が低信号を呈するために側頭葉内側と区別しやすい。T1強調像では一部が高信号をなすが、ガドリニウム増強（Gd）T1強調像では海綿静脈洞全体が造影される。内側は通常下垂体が増強されるために辺縁が区別し難い。

Tolosa-Hunt症候群はこの海綿静脈洞内の肉芽腫性あるいは非肉芽腫性の炎症で生じる。視神経炎を併発する場合には上眼窩裂にまで炎症が及んでいる（図1）。視神経障害がなければ、海綿静脈洞内に限局した炎症か、上眼窩裂に達した炎症かは臨床所見からは判断できない。またこの部の障害による神経症候はTolosa-Hunt症候群の定義上、眼窩痛は必須の症状であるが、眼筋麻痺は必ずしも全方向への障害が揃っていなくてもよい。これは肉芽や炎症の位置、大きさ、解剖学的な海綿静脈洞の多様性などのために生じる。診断基準の「第III、IV、VI脳神経のうち1本または複数の麻痺が生じる」という定義はこのためと考えられる。

4 画像による補助診断

a. CT

　CTでは肉芽腫や海綿静脈洞の拡大などの異常が捉えられないことが多い。捉えられる場合は腫瘍などによる場合をむしろ疑うことになる。

b. MRI・自験例所見の提示

　Tolosa-hunt症候群を画像学的に診断するためには、海綿静脈洞から眼窩先端にかけて、T1強調像では灰白質と同程度の信号で且つ顕著な造影効果を示す肉芽腫性病変が証明[16〜18]できればよい。海綿静脈洞部の拡張があれば重要な所見[16]と考えられる。しかしながらMRIでこの部を多数例みると、健常者でありながら左右差のあるものがある。したがって、左右差のみでは拡張しているとはいえない。T2強調像での信号強度は、病期で異なる。すなわち炎症の程度の変化により高信号から等信号、その後に低信号へと変化[17]する。

● 症例1：典型的Tolosa-Hunt症候群

　われわれの経験した症例のMRIを図3に示す。この症例は54歳の女性で、右の眼窩部痛があり、ほぼ同時期より複視が出現した。過去に約2カ月で改善した眼痛と複視の既往があった。右眼の全方向性の眼球運動障害があり、動眼神経の障害が強かった。そのほかには神経学的な異常所見はなかった。MRIではT1で海綿静脈洞内に生じた等信号性の腫瘤を認めた。ガドリニウム（Gd）で増強され、拡張した海綿静脈洞部が冠状断で示された。副腎皮質ステロイド　60 mgを投与し、疼痛は24時間以内に軽減し、眼球運動障害も数日で改善し、約

鑑別診断のコツ（ポイント）

- Wegenerの肉芽腫をはじめとするアレルギー性肉芽腫性血管炎の場合はANCA（好中球細胞質抗体）のうちPR（好中球細胞質プロテアーゼ抗体）3-ANCAが重要。
- サルコイドーシスの場合は胸部X線写真の肺門リンパ節腫脹、血清リゾチーム・血清アンギオテンシン変換酵素高値、高Ca血症、ツベルクリン反応陰性。
- 多発神経炎は髄液の蛋白細胞解離が重要。
- SLEではLE細胞、抗核抗体、抗Sm抗体、抗DS-DNA抗体、血小板減少症 etc。
- 糖尿病の有無。糖尿病の場合は空腹時血糖に加えHbA_{1C}検査。
- 真菌・細菌性膿瘍。髄液の細胞数、髄液の培養、墨汁染色、抗体価、β-Dグルカンなど。

II ◆ Tolosa-Hunt症候群

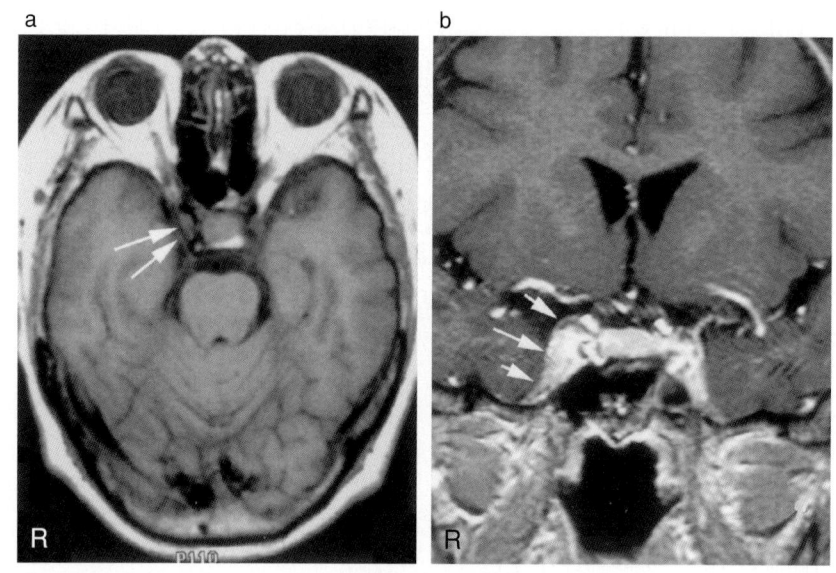

図3. 症例1：右 Tolosa-Hunt 症候群の MRI 画像
 a. T1強調像。水平断。海綿静脈洞部に脳実質と等信号を呈する腫瘤がある（矢印）。
 b. Gd 増強像。冠状断。海綿静脈洞部には増強効果があり、海綿静脈洞は左に比し右が著明に拡張している。この所見は治療後改善した。

2週間で消失した。この時期には MRI 画像の海綿静脈洞内の腫瘤は消失し、冠状断の Gd での増強効果と海綿静脈洞部の左右差も消失した。全身検索では炎症反応を含め異常所見は得られなかった。非特異性肉芽腫性炎症と考えられた。以上の所見と経過から Tolosa-Hunt 症候群と確定診断された。

 肉芽腫が見出された症例を呈示したが、われわれの経験でも正常の MRI 像を呈しながら、Tolosa-Hunt 症候群の診断基準を満たすものも少なからずあるようである。Tolosa-Hunt 症候群の症例のなかで MRI で異常所見が得られる頻度についてはいまだ不明である。

C. 血管撮影

 内頸動脈撮影で海綿静脈洞部・内頸動脈の不整狭窄像があることが報告[19]されている。また眼静脈造影では正常者では必ず両側とも上眼静脈から海綿静脈洞が造影[20]されるが、上眼静脈が閉塞していることは重要な所見とされる。しかしこのような例における海綿静脈洞部の閉塞の原因を究明する必要がある。

5 臨床検査値

 特異なマーカーはない。CRP が陽性の例はある。鑑別診断の項に示すように特異的炎症時に認められる臨床検査値の異常が Tolosa-Hunt 症候群では出現しないことが重要である。

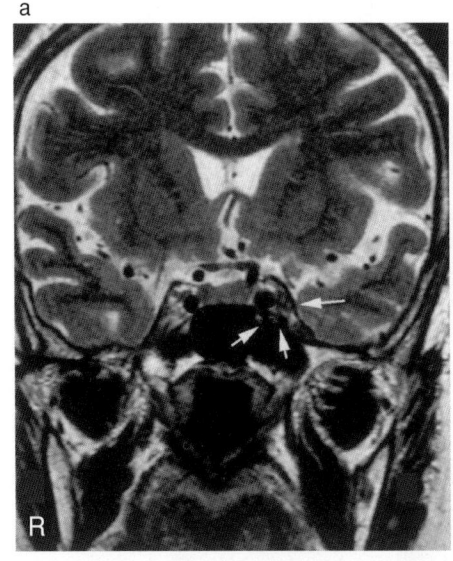

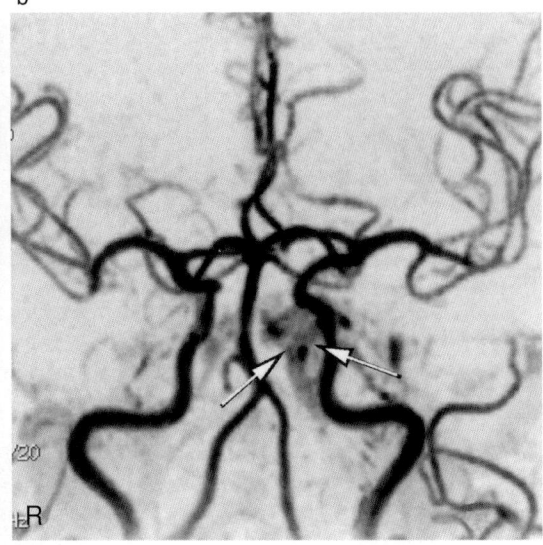

図4. 症例2：左内頸動脈海綿静脈洞瘻（CCF）
a. T2強調画像。左海綿静脈洞部は拡張し、Flow void が認められる（矢印）。
b. MRA で左海綿静脈洞部に高信号を認め CCF と診断。脳血管写で確認された（矢印）。程度は軽度であり症候は数日で自然緩解した。

6 鑑別診断

　発症原因が非特異的であることを証明するためには、除外診断が最も重要である。鑑別すべきものには眼筋麻痺性片頭痛、海綿静脈洞部に生じた内頸動脈瘤、リンパ腫、腫瘍、サルコイドーシス、Wegener の肉芽腫、肥厚性硬膜炎、海綿静脈洞血栓症、頸動脈海綿静脈洞瘻（CCF）、また糖尿病性神経炎、全身性エリトマトーデス[21]などの膠原病、多発脳神経炎、真菌、梅毒などの感染症が挙げられる（「鑑別診断のコツ」、143頁参照）。
　この中にも副腎皮質ステロイドに対して反応する病態も多々あり、ステロイドの効果のみではこれらの疾患が否定できたことにはならない。
　Tolosa-Hunt 症候群類似の症候を呈した海綿静脈洞症候群の自験例を紹介する。

●症例2：頸動脈海綿静脈洞瘻（CCF）（図4）
　66歳の女性。突然の眼窩部痛と、複視が出現した。眼球突出はなく、眼窩部の雑音も聴取されなかった。神経学的には左眼の動眼神経麻痺があるが、そのほかには異常所見はなかった。MRI を施行したが図4のように左海綿静脈洞部に拡張があり血管と flow void が認められた。MR 血管写では海綿静脈洞部に明らかな左右差がある高信号領域を左側に認めた。CCF が疑われ、血管造影で確認された。ステロイドは使用しなかったが数日で疼痛は消失し症候は約2カ月で自然軽快した。Tolosa-Hunt 症候群と同じ様な臨床経過をとった。

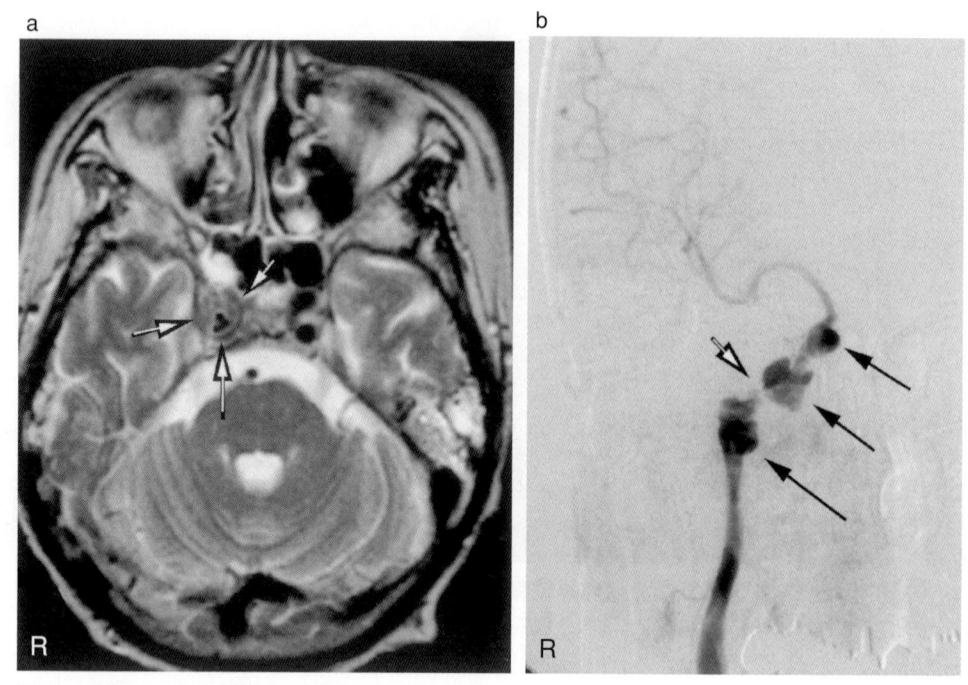

図5. 症例3：右真菌性巨大動脈瘤
a. T2強調像。右海綿静脈洞部に生じた巨大な動脈瘤。Raeder症候群から海綿静脈洞症候群を呈した。
b. 内頸動脈造影で拡張（黒矢印）と狭窄（白矢印）を伴った動脈瘤を認めた。血清学的な検査から真菌性と判断された。

● 症例3：真菌感染による内頸動脈瘤（図5）

　コントロール不良の糖尿病がある65歳の男性。右眼窩から側頭部にかけての痛みが出現した。右眼瞼下垂と瞳孔の左右差を指摘された。近医でTolosa-Hunt症候群が疑われ副腎皮質ステロイドが使用された。疼痛は一時軽快したが、眼球運動障害がその後に出現、当科を受診した。痛みは三叉神経第1枝領域であった。不完全ながら全方向の眼球運動制限があった。ステロイドを中止したが病状は悪化した。Raeder症候群で発症し海綿静脈洞症候群に伸展したものと考えられた。MRI水平断では海綿静脈洞部を中心に拡張した内頸動脈壁があり不均一な内頸動脈のflow voidを認めた。脳血管造影では右内頸動脈は異常な拡張部と、一部に強度の狭窄が認められた。真菌性の内頸動脈瘤と考えられた。

● 症例4：腫瘍（図6）

　急性骨髄性白血病の緩解期。真菌血症がありステロイドは中止されていた。眼痛と眼瞼下垂が出現し、動眼神経麻痺から約2週間の経過で全方向の眼球運動障害を呈した。眼痛発症の2週間後のMRIでは海綿静脈洞に小腫瘤を認めた。症候はTolosa-Hunt症候群に極めて類似していた。経過から真菌による海綿静脈洞症候群か腫瘍細胞による浸潤性の病巣が疑われたが初期には病態は明らかではなかった。次第に視力は低下した。約1カ月目のMRIで急速に

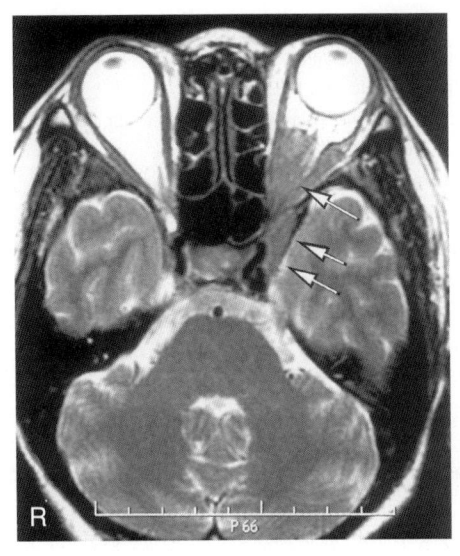

図6．症例4：海面静脈洞から眼窩へ伸展した腫瘍性病変のT2強調像（矢印）
急性骨髄性白血病の再燃であったが腫瘤を形成するタイプであった。

眼窩内へ伸展した腫瘍を認めた。

7 Tolosa-Hunt症候群の治療

　Tolosa-Hunt症候群の治療は副腎皮質ステロイドが第一選択であり、ステロイドを60 mg～80 mgで使用[3]する。24～72時間以内に疼痛は軽減する。眼球運動も徐々に改善する。3日ごとに10 mgずつ減量し30 mg程度からは週5 mg程度の減量とする。難治性のものには放射線療法が有効であるという報告[22]もある。しかし副腎皮質ステロイド治療に対する反応が悪い場合はほかの疾患であることを考慮する必要がある。

　診断が確定しないうちにステロイドを使用すると一過性にステロイドが効果を示してもその後に直ちに再燃したり重篤な病状へと悪化することもある。この場合、ステロイドのために診断が不明確になり確定診断ができないことも少なくない。

　痛みが強いため早急な治療も望まれる一方で、副腎皮質ステロイドを使用する前にできるだけ確定診断に至る早急な諸検査が必要である。

> **禁忌** 糖尿病がある場合の副腎皮質ステロイドの使用には十分な注意を要する。また真菌を含めた膿瘍による場合には副腎皮質ステロイドは禁忌になる。

（米澤久司、東儀英夫）

◆文献

1) Tolosa E : Periarteric lesions of carotid siphon with clinical features of a carotid intraclinoidal aneurysm. J Neurol Neurosurg Psychiatry 17：300-302, 1954.
2) Hunt WE, Meagher JN, LeFever HE, et al. : Painful ophthalmoplegia ; Its relation to indolent inflammation of the cavernous sinus. Neurology 11：56-62, 1961.
3) Smith JL, Taxdal DSR : Painful ophthalmoplegia. The Tolosa-Hunt syndrome, Am J Ophthalmol. 61：

1466-1472. 1966.
4) International Headache Society. classification and diagnostic criteria for head ache disorders, cranial neuralgias and facial pain. Cephalalgia 8(supple 7)：1-91, 1988.
5) Forderreuther S, Straube A：The criteria of the International Headache Society for Tolosa-Hunt syndrome need to be revised. J Neurol. 246：371-377. 1999.
6) Maezawa M, Seki T, Imura S, et al：Steroid-responsive painful ophthalmoplegia in childhood：sphenoid sinusitis presenting as Tolosa-Hunt syndrome. Brain Dev 13：279-282. 1991.
7) Barontini F, Maurri S, Marrapodi E：Tolosa-Hunt syndrome versus recurrent cranial neuropathy. Report of two cases with a prolonged follow-up, J Neurol 234：112-115. 1987.
8) Kansu T, Us O, Sarpel G, et al：Recurrent multiple cranial nerve palsies(Tolosa-Hunt plus？). J Clin Neuroophthalmol 3：263-266, 1983.
9) Vailati A, Marena C, et al：Hashimoto's thyroiditis in association with Tolosa Hunt syndrome；a case report. Thyroid. 3：125-127, 1993.
10) Montecucco C, Caporali R, Pacchetti C, et al：Is Tolosa-Hunt syndrome a limited form of Wegener's granulomatosis？ Report of two cases with anti-neutrophil cytoplasmic antibodies, Br J Rheumatol. 32：640-641, 1993.
11) Thajeb P, Tsai JJ：Cerebral and oculorhinal manifestations of a limited form of Wegener's granulomatosis with c-ANCA-associated vasculitis. J Neuroimaging. 11, 59-63, 2001.
12) Brismar G, Brismar J：Aseptic thrombosis of orbital veins and cavernous sinus. Clinical symptomatology. Acta Ophthalmol(Copenh). 55：9-22. 1977.
13) Carpenter MB：中枢神経系の血液供給. カーペンター神経解剖学, 第8版. 近藤尚武, 千葉胤道訳, p 631-661, 西村書店, 新潟, 1995.
14) 宜保浩彦, 外間政信, 大沢道彦, ほか：海綿静脈洞部内頸動脈. 臨床のための局所解剖学, (同編), p 90-91, 中外医学社, 東京, 2000.
15) Umansky F, Nathan H：The lateral wall of the cavernous sinus. With special reference to the nerves related to it. J Neurosurg 56：228-234, 1982.
16) de Arcaya AA, Cerezal L, Canga A, et al：Neuroimaging diagnosis of Tolosa-Hunt syndrome；MRI contribution. Headache 39：321-325. 1999.
17) 安里令人：海綿静脈洞部占拠性病変. 頭部MRI診断学, 同編, p 142-156, 医学書院, 東京, 1998.
18) Goto Y, Hosokawa S, Goto I, et al：Abnormality in the cavernous sinus in three patients with Tolosa-Hunt syndrome；MRI and CT findings. J Neurol Neurosurg Psychiatry 53：231-234. 1990.
19) Takeoka T, Gotoh F, Fukuuchi Y, et al：Tolosa-Hunt syndrome. Arteriographic evidence of improvement in carotid narrowing, Arch Neurol：219-223. 1978.
20) Muhletaler CA, Gerlock AJ Jr.：Orbital venography in painful ophthalmoplegia(Tolosa-Hunt syndrome). AJR Am J Roentgenol 133：31-34. 1979.
21) Calistri V, Mostardini C, Pantano P, et al：Tolosa-Hunt syndrome in a patient with systemic lupus erythematosus. Eur Radiol：341-344. 2002.
22) Mormont E, Laloux P, Vauthier J, et al：Radiotherapy in a case of Tolosa-Hunt syndrome. Cephalalgia 20：931-933. 2000.

II 頭痛の発生機序・診断・治療

◆耳鼻科領域の頭痛

■はじめに

　耳鼻咽喉、頭頸部領域の知覚は三叉神経、舌咽神経、迷走神経、上頸神経叢（C_2-C_3）の知覚枝で支配され（表1）、ここに起こるさまざまな病変はこれら知覚枝の末端を刺激し頭痛を起こす。原因となる病変の部位によっては頭痛というよりも顔面痛と呼ぶべきものも含まれるが、1988年に国際頭痛学会の提唱した頭痛の分類では顔面痛も含めているため本稿では頭痛・顔面痛をきたす耳鼻科疾患を対象として述べたい。一般に耳鼻科疾患による頭痛は軽い鈍痛ないしは頭重感であり、主訴とならない程度のものが多いが、耳鼻科疾患の約1/3は頭痛を主訴の1つとするとされており頻度の高い症状である。なお、頻度は少ないが耳、鼻、副鼻腔、咽頭などの病変が頭蓋底を越えて頭蓋内に進展することがあり、硬膜外膿瘍、髄膜炎、脳膿瘍などの重篤な頭蓋内合併症を起こした場合には激しい頭痛をきたし、頭痛のほかにも多彩な神経症状や全身症状を伴ってくるため見逃してはならない。

　頭痛は頭部の疼痛感覚部から起こるが、主な疼痛感覚部である頭蓋底硬膜、頭部・顔面の知

表1．耳鼻咽喉科領域の知覚神経支配

	部位	支配神経
鼻・副鼻腔	鼻腔、鼻中隔	V（1、2）
	前頭洞	V（1）
	篩骨洞	V（1、2）
	蝶形骨洞	V（1、2）
	上顎洞	V（2）
顎・口腔	上顎、上口唇、上歯、上歯肉、口蓋	V（2）
	下顎、下口唇、下歯、下歯肉、頰粘膜、舌、顎関節	V（3）
	前口蓋弓	IX
外耳	耳介	C2、C3
	外耳道	V（3）、X、（VII）
	鼓膜外側面	V（3）、X
中耳	鼓膜内側面	IX
	鼓室、耳管	IX
咽喉頭	上咽頭、耳管咽頭口	V（2）、IX
	中咽頭、扁桃	IX
	下咽頭	X
	喉頭	X

V：三叉神経　1．眼枝　2．上顎枝　3．下顎枝　　VII：顔面神経　　IX：下咽神経　　X：迷走神経

覚は主として三叉神経と頸神経の支配を受けている。鼻・副鼻腔は三叉神経に支配されているため、これが鼻・副鼻腔疾患に頭痛の多い理由の1つと考えられる。実際、鼻・副鼻腔疾患では33％が頭痛を主訴の1つにしており耳鼻咽喉科受診患者で頭痛を訴えるものの、61％が鼻・副鼻腔疾患を有するとされている[1]。耳疾患で頭痛を主訴とする例は稀であるが頭痛の訴えが強い場合には硬膜露出を伴う真珠腫性中耳炎や耳性頭蓋内合併症を疑う必要がある。口腔、咽喉頭疾患では局所の疼痛、投射痛が主であり頭痛を主訴とする例はほとんどない。

1 耳疾患と耳痛・頭痛

耳痛を訴える患者は実際に耳疾患を有することが多いが、どの部位にどのような痛みがあるのかを十分な問診と診察により判断することが大切である。これは疼痛部位が耳介、外耳、中耳、側頭骨、乳様突起、顎関節のどの部位にあるのかを判断することでおおよその鑑別診断が可能となるからである。また、咽頭炎、う歯など耳以外の部位の疾患による投射痛（関連痛）も比較的多いので口腔内の視診も怠ってはならない。

1 耳の知覚神経支配

耳とその周辺の疼痛に関係する知覚神経は、三叉神経、顔面神経、舌咽神経、迷走神経、および頸神経（C_2-C_3）である。耳介は上1/2が小後頭神経（C 2）、下1/2は大耳介神経（C 3）に支配され、外耳道は前方が三叉神経の分枝である耳介側頭神経、下方が迷走神経耳介枝（Arnold神経）、後方が大耳介神経（C 3）、後上方の一部が顔面神経の支配を受けている。

鼓膜表面の前上部は三叉神経の分枝である耳介側頭神経、下半部は迷走神経耳介枝（Arnold神経）で支配され鼓膜内側面は舌咽神経の分枝である鼓室神経（Jacobson神経）で支配されている。中耳は舌咽神経の分枝である鼓室神経（Jacobson神経）、小錐体神経、内頸動脈神経叢の頸鼓神経、顔面神経分枝の大錐体神経などからなる鼓室神経叢により支配される。なお、内耳には知覚神経はないため内耳疾患で耳痛をきたすことはない。

2 耳痛、頭痛をきたす耳疾患

a. 耳介とその周辺疾患

❶耳介軟骨膜炎

熱感を伴い激しい疼痛をきたす。手術や外傷後のブドウ球菌や緑膿菌感染とされるが同定されないことが多い。耳介はびまん性浮腫状に腫脹する。抗菌薬の投与を行うが膿瘍を形成した場合には早期に切開排膿、ドレーン留置を行う必要がある。膿瘍を形成し軟骨膜と軟骨が遊離すると栄養障害により軟骨壊死を起こす。適切な抗菌薬の大量投与が必要であるが、本症は治癒後に軟骨壊死による耳介の変形をきたしやすいので治療前にその点を説明しておく必要がある。

❷反復性多発性軟骨炎

本疾患は全身的な自己免疫疾患であるが耳介軟骨が侵されやすく耳介の発赤、腫脹をきたし

激しい耳痛をきたす。耳介以外には肋軟骨炎、気道軟骨炎、鼻軟骨炎、鼻中隔軟骨炎などを伴いやすくこれらの部位に病変を伴う例、過去に既往症のある例、鞍鼻のみられる例では容易に診断できる。ほかの症状としてはめまい、難聴の合併が約半数に認められる。ステロイド薬、免疫抑制薬の投与が有効であるが、気道軟骨炎を繰り返し気道狭窄が進行した例の予後は不良である。プレドニン® 40 mg から開始し、症状、検査所見の経過をみながら漸減し、少量の維持投与を行う。免疫抑制薬はエンドキサン® 200 mg 分 2 を投与し、症状の改善とともに減量、中止する。

> **注意点**
> 細菌感染をきたす原因がないのに耳介の発赤、腫脹、疼痛があり、さらに血沈値が亢進し、CRP 陽性で抗菌薬投与が無効な場合には本疾患を疑い、抗核抗体の検査など自己免疫異常の有無を調べる。

❸耳性帯状疱疹

水痘帯状疱疹ウイルス感染が起きて、耳介・外耳道皮膚の水疱形成や顔面神経麻痺(ハント症候群)などをきたす前に、耳介、乳様突起部に疼痛を訴えることが多いが、耳痛はあるがまだ水疱の出現していない時期での診断は困難である。この時期に受診した場合、皮疹や顔面神経麻痺をきたしてから後日診断されることが多くなるため、そのような可能性のあることをあらかじめ患者に説明しておく必要がある。これまで特発性顔面神経麻痺とされてきたベル麻痺の原因は単純ヘルペスウイルス(HSV-1)の再活性化によることがほぼ確実となったが、いわゆるベル麻痺の初期にも耳介または乳様突起部に軽度から中等度の疼痛を訴えることが多い。

> **メモ 1**
> 局所に所見がなく耳痛を訴える場合はハント症候群、ベル麻痺の可能性を説明しておくことが大切である。実際に後日顔面神経麻痺をきたして再受診する症例を時々経験するので一言説明しておくと無用なトラブルがない。

❹先天性耳瘻孔化膿症

耳介は第 1、第 2 鰓弓由来の 6 つの耳介原基(耳丘)が癒合して形成されるが癒合が不完全であると耳瘻孔を生ずる。瘻孔の開口部は耳介周囲のさまざまな部位に生ずるが、耳輪脚の前方や耳珠上方に多くみられる。本疾患の多くは無症状で治療不要であるが感染を起こした例では瘻孔周辺部の発赤、腫脹、疼痛をきたす。主な起炎菌は黄色ブドウ球菌と嫌気性菌であるため両者に感受性をもつ抗菌薬の投与を行う。感染を繰り返す場合は根治治療として瘻孔摘出術が必要になる。

> **メモ 2**
> 先天性耳瘻孔の頻度は 1〜10% とされ日常診療でよくみる疾患であるが、その約 90% が耳前部に存在するため同部に開口部が確認されれば診断は容易である。

b. 外耳道疾患

❶急性限局性外耳道炎(耳癤)

激しい耳痛を訴える。耳珠を圧迫したり、牽引したりすると耳介軟骨膜を刺激して痛みは増

強する。本疾患は軟骨部外耳道の毛包、皮脂腺、耳垢腺などに細菌、特にブドウ球菌が侵入して膿瘍を形成し発症するため骨部外耳道には起こらない。耳かき、指爪による損傷、海水や湯の侵入による感染などが原因となる。外耳道入口部の発赤、腫脹が顕著で鼓膜が観察できないことも多い。原則的に保存治療を行う。ステロイド含有抗菌薬軟膏（リンデロン VG 軟膏®、テラコートリル軟膏®）の塗布などの局所治療を行い、炎症が高度な場合は消炎鎮痛薬、抗菌薬の全身投与も行う。自壊排膿を促す目的でタンポンの挿入や切開を要することもある。

> **コツ** 急性限局性外耳道炎でメスによる切開排膿を行う場合、深く切り込むと軟骨膜炎を併発する恐れがある。耳介軟骨膜炎を併発すると前述のように耳介変形をきたしやすいので軟骨膜を損傷するような深い切開を行ってはならない。

❷びまん性外耳炎

外耳道の瘙痒感、灼熱感、耳痛、頭痛などを訴える。薬剤、化粧品などの化学的刺激や耳かきによる物理的刺激が誘因となる。起炎菌は黄色ブドウ球菌が多い。病変部位は主として骨部外耳道で同部に発赤、腫脹、びらんなどの所見が認められる。病変が深部にある場合は患者自身で軟膏を塗布できないためステロイド含有抗菌薬点耳薬（リンデロン A®）や抗菌薬点耳薬（タリビッド®、ベストロン® など）による局所治療を行い消炎鎮痛薬の内服も併用する。重症例では抗菌薬の全身投与も行う。

> **禁忌** 鼓膜穿孔がある場合にはアミノ配糖体を含有する点耳薬（リンデロン A®）の投与は禁忌である。アミノ配糖体は耳毒性を有するため、これが鼓膜穿孔、内耳窓を通じて内耳に到達し感音難聴をきたすことがあるからである。

❸外耳道腫瘍

良性腫瘍（乳頭腫、耳垢腺腫、色素性母斑など）、悪性腫瘍（扁平上皮癌、腺様嚢胞癌など）の両者があるがいずれも稀である。耳痛は悪性腫瘍にのみ認められるが、外耳癌は外耳炎として治療されていて診断の遅れる例が多いため疼痛が強く血性耳漏を認める場合は生検が必要である。治療は病期によるが手術が中心となり放射線治療、化学療法は補助的に用いられる。

C. 中耳疾患

❶急性中耳炎

急性中耳炎は乳幼児に多発し、主症状は耳痛であるが頭痛を訴える例もみられる。夜間に激しい疼痛を訴えることが多い。急性化膿性中耳炎の疼痛は炎症産物による鼓室神経叢の刺激や、鼓室内貯留液のため鼓膜が緊張するため生ずると考えられている。耳鏡、拡大耳鏡などによる視診で鼓膜の発赤や腫脹を確認できれば診断は容易である。インフルエンザウイルスによる急性中耳炎では鼓膜表面に水泡形成を認めることが多い。化膿性中耳炎の主な起炎菌はインフルエンザ菌と肺炎球菌であるが、肺炎球菌のうちムコイド型肺炎球菌3型による急性中耳炎はムコーズス中耳炎と呼ばれ激しい耳痛や頭痛、多量の耳漏をきたす。ムコーズス中耳炎は

抗生物質のない時代には急性乳様突起炎を高率に併発し、その約10%が頭蓋内合併症により死の転帰をたどるとされていたが、戦後は抗生物質の発達によりほとんどみられなくなった。しかし、近年ペニシリン耐性肺炎球菌（PRSP）の急増に伴いペニシリン中等度耐性肺炎球菌（PISP）によるムコーズス中耳炎の増加が報告されており注意が必要である。PISP、PRSPの急増はセフェム系抗菌薬の多用に関連しており、現時点ではペニシリン系抗菌薬を第一選択とするのがよい。初回治療には非重症例ではサワシリン® 常用量（40 mg/kg/日）、重症例ではサワシリン® 増量（80 mg/kg/日）またはオーグメンチン® 常用量（40 mg/kg/日）を用いる。初回治療より3～5日で効果が得られない場合は第二選択薬としてメイアクト®、フロモックス®、バナン、ファロム® などを用いる。経過によっては鼓膜切開が必要となることもある。

> **禁忌** 小児のインフルエンザに合併した急性中耳炎の解熱、鎮痛にはアセトアミノフェン（アンヒバ®、アルピニー®）の座薬を注意して使用する。インフルエンザ脳炎・脳症との関連からサリチル酸系薬剤を使用してはならない。

❷急性乳様突起炎

一般に急性中耳炎に続発するが慢性中耳炎の急性増悪期に続発することもある。激しい耳痛と乳突部の発赤、腫脹が認められる。炎症は乳突洞、乳突蜂巣粘膜、骨膜、骨に波及し、蜂巣隔壁の融解をきたし膿瘍を形成する。耳鏡検査では鼓膜穿孔部より多量の耳漏流出を認め、鼓膜後上部から外耳道にかけて発赤、腫脹が認められる。徹底した抗菌薬の投与を行うが、膿瘍を形成し改善しない場合は乳突削開術が必要である。乳様突起の内下面を破って炎症が拡大し、胸鎖乳突筋の内側面に沿って沈下膿瘍をつくり側頚部がびまん性に腫脹したものをBezold膿瘍と呼ぶが現在これをみることは極めて稀となっている。

❸滲出性中耳炎

小児に多く主症状は難聴であるが軽度の耳痛を訴えることがある。鼓膜所見のみでは診断が困難なことがあるため、聴力検査、インピーダンスオージオメトリーなどの検査も必要となる。1～3カ月のうちに自然治癒する例が多いので当初は経過観察を行い、不変な場合は鼓膜切開や換気チューブ留置術を行う。

❹慢性中耳炎

慢性中耳炎では頭痛の頻度は低いが急性増悪した場合には頭痛をきたす。慢性中耳炎のうち真珠腫性中耳炎は真珠腫母膜の周囲に炎症による骨破壊を生ずるため中頭蓋窩や後頭蓋窩に骨破壊が及び硬膜が露出した例では頭痛を伴いやすい。一般に硬膜露出部が上鼓室天蓋にあると前頭部痛、乳突洞天蓋では側頭部痛、後頭蓋窩では後頭部痛を訴えることが多い。側頭部痛と難聴を訴え受診した上鼓室真珠腫例のCTを示す（図1）。このような硬膜露出例では髄膜炎、硬膜外膿瘍、脳膿瘍、静脈洞血栓症などの頭蓋内合併症を併発し激しい頭痛をきたすことがある。S状洞や横洞に静脈洞炎ないし静脈洞血栓症を生じた場合には後頭部の疼痛が主となる。典型例として真珠腫性中耳炎からS状洞血栓症、敗血症をきたした症例のCT所見を図2に

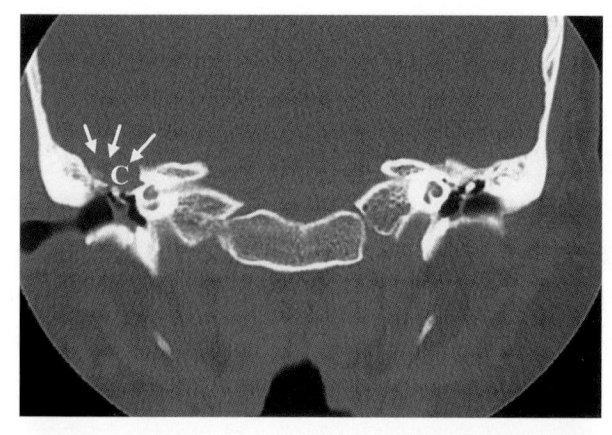

図1. 右鼓室天蓋に広範な骨欠損をきたした真珠腫性中耳炎例のCT所見
本例は髄膜炎を併発したため、予定手術を繰り上げ緊急手術となった。
C：真珠腫，矢印：鼓室天蓋骨の骨欠損部

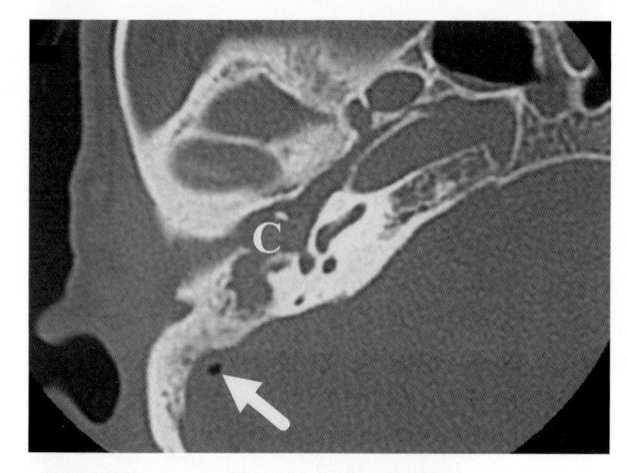

図2. 右S状洞血栓症をきたした真珠腫性中耳炎例のCT所見
sinus plateの骨破壊とS状洞内の気胞（矢印）を認める。
C：真珠腫
（佐藤宏昭, ほか：右S状洞血栓症と左後頭蓋窩進展を伴った両側真珠腫性中耳炎例 2002 より転載）

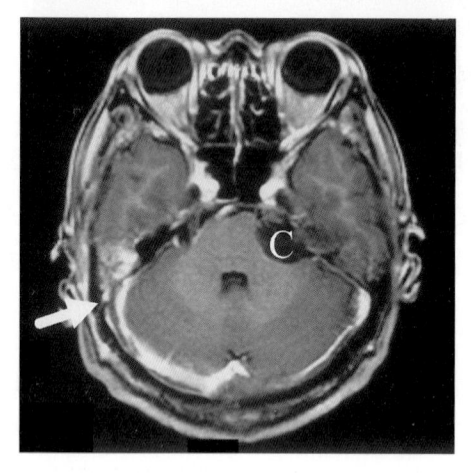

図3. 右S状洞血栓症をきたした真珠腫性中耳炎例のMRI所見（Gd造影T1強調画像）
矢印：右側のS状洞から横洞に存在する血栓
C：左側の後頭蓋窩に進展した真珠腫
（佐藤宏昭, ほか：右S状洞血栓症と左後頭蓋窩進展を伴った両側真珠腫性中耳炎例 2002 より転載）

示す。真珠腫によるsinus plateの破壊とS状洞血栓中の気泡が認められ、MRIにより血栓が確認された（図3）。本例では同時に熱発、白血球の増加、CRP高値、血小板減少などが認められ菌血症を併発していた。このような耳性頭蓋内合併症は近年、著しく減少したとはいえ決してなくなったわけではなく見逃された場合には不幸な転帰をたどることもあり注意が必要

である。ほかには、錐体尖化膿症（錐体炎）においても激しい頭痛が認められ、三叉神経の刺激により眼、歯に痛みを訴えるものもみられる。

d. 投射性耳痛

局所に所見がなく耳痛を訴える場合には耳の知覚神経支配と共通した他領域の病変の有無を調べる必要がある。三叉神経を介する投射性耳痛は歯牙疾患（歯髄炎、智歯周囲炎）、急性副鼻腔炎、顎関節症にみられる。舌咽神経および迷走神経領域の投射性耳痛は胸鎖乳突筋前縁に沿って乳様突起先端に及ぶ。これは咽頭に潰瘍をきたす疾患、例えばアフタ性口内炎、急性扁桃炎、中咽頭、下咽頭、喉頭の悪性腫瘍、結核などでみられる。頸神経による投射痛は耳の後上部から胸鎖乳突筋後縁に沿ってみられる。

2 鼻・副鼻腔疾患と顔面痛・頭痛

1 鼻・副鼻腔の神経支配

三叉神経第1枝の眼神経と第2枝の上顎神経に支配される。眼神経の枝は前・後篩骨神経で篩骨蜂巣、蝶形骨洞、鼻腔前部に分布する。上顎神経の枝としては、眼窩下神経、上歯槽神経が上顎洞や外鼻に分布し、また翼口蓋神経節から出た鼻口蓋神経が鼻腔外側、後篩骨洞、上顎洞、後鼻神経が鼻中隔後部に分布する。

2 顔面痛・頭痛をきたす鼻・副鼻腔疾患

a. 鼻疾患

❶急性鼻炎

鼻のツーンとした痛みやヒリヒリした痛み、搔痒感、灼熱感を訴える。痛みは病初期に起こることが多い。鼻腔粘膜の発赤、腫脹などの炎症所見を認める。

b. 副鼻腔疾患

❶急性副鼻腔炎

急性副鼻腔炎の多くは感冒に続発して起こる。罹患した洞によって多少の症状の違いがあり、頬部痛（上顎洞）、眼窩部や鼻根部痛（上顎洞、前頭洞、前篩骨洞）、前頭部痛（前頭洞）、後頭部痛（後篩骨洞、蝶形骨洞）をきたす。起炎菌はインフルエンザ菌、肺炎球菌、黄色ブドウ球菌、モラキセラ・カタラーリスなどが多い。急性前頭洞炎では片側前頭部痛を初発症状とすることがあり、時に激しい痛みを訴える。拍動性で患側の眼窩上神経に圧痛があり、叩打痛を認めるときは前頭洞炎の可能性が高い。単純X線で十分診断できるがCTが利用できれば容易に診断できる（図4、5）。急性中耳炎と同様ペニシリン系抗菌薬が第一選択薬となる。サワシリン®、ビクシリン®、オーグメンチン®などを用い、オラセフ®、バナン®、ファロム®

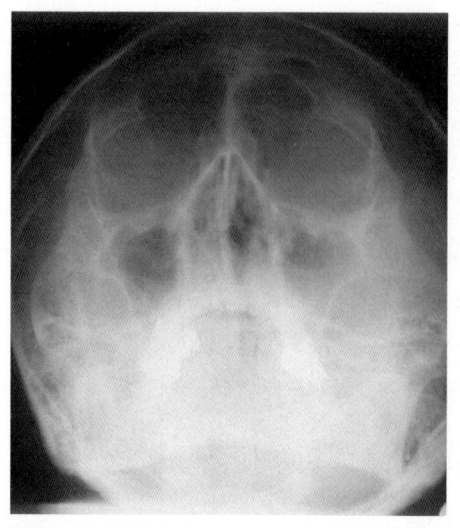

図4. 急性副鼻腔炎のWaters法（後頭頤法）による単純X線像
左上顎洞の炎症による粘膜肥厚、混濁を認める。

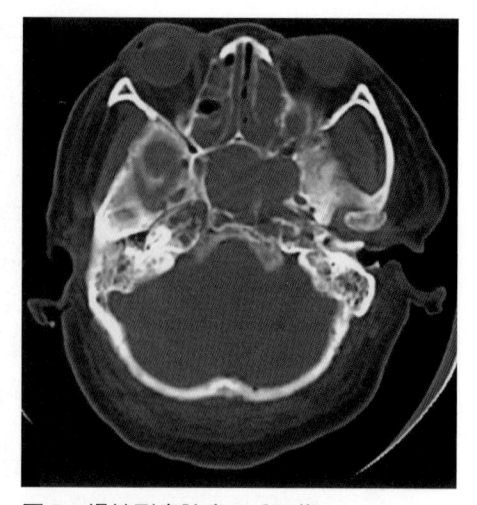

図5. 慢性副鼻腔炎のCT像
篩骨洞、蝶形骨洞に軟部組織陰影を認める。左篩骨洞内には一部含気腔が残存している。

などのセフェム系抗菌薬は第二選択とする。

❷慢性副鼻腔炎

　慢性副鼻腔炎の症状は鼻漏、後鼻漏、鼻閉、嗅覚障害などの鼻症状と頭痛、頭重感などの随伴症状である。洞内貯留液の細菌検査ではブドウ球菌、肺炎球菌、インフルエンザ菌、連鎖球菌などが多く検出され、緑膿菌、肺炎桿菌などの混合感染もみられる。

　稀であるが副鼻腔真菌症の中で注意すべき疾患に鼻脳性ムコール症がある。本疾患は副鼻腔から眼窩、さらに海綿静脈洞へと病変が急速に進行し、傾眠、発熱、頭痛で発症し顔面腫脹、眼球突出、眼筋麻痺、視力低下などの症状を呈する。海綿静脈洞に病変が及ぶと、内頸動脈内への菌体の閉塞が生じ致命率が高い。ケトアシドーシスの状態にあるときに最も発症しやすく、特に糖尿病に合併して起こることが多い。

❸鼻性頭蓋内合併症

　急性副鼻腔炎に続発して起こることが多い。鼻性頭蓋内合併症をきたした場合には発熱、膿性鼻漏とともに激しい頭痛をきたす。鼻性頭蓋内合併症の中では髄膜炎の頻度が最も高く、次いで硬膜下膿瘍、脳膿瘍が多い。硬膜下膿瘍ではその過半数が鼻性とされ前頭洞を病巣とするものが過半数を占める（図6）。感染経路としては洞壁の骨欠損によるものは少なく、主として板間静脈などの脈管系を介しての炎症の波及による。膿瘍を形成した場合は通常、手術療法が必要となる。一期的ないし二期的に膿瘍の脳外科的除去と原発巣の耳鼻科的根治術を行う。

❹副鼻腔嚢胞

　上顎嚢胞が最も多く感染を契機に頬部痛をきたす。成因により術後性、外傷性、歯性、特発性に分類されるが術後性が最も多い。頬部痛は三叉神経第2枝を介する投射痛ないしは直接の刺激である。治療は手術による嚢胞開放ないし摘出を行う。

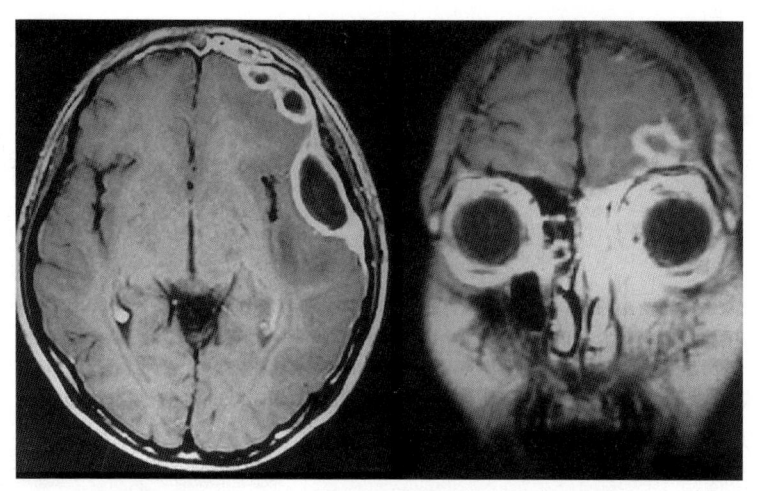

図6. 左硬膜下膿瘍をきたした急性副鼻腔炎例のMRI所見（Gd造影T1強調画像）
左図：左硬膜下に高信号部に囲まれた低信号領域（膿瘍）を認める。
右図：左副鼻腔（前頭洞、篩骨洞、上顎洞）に副鼻腔炎による高信号領域を認める。
（棚本洋文, ほか：硬膜下腫瘍を合併した一側性副鼻腔炎の2例. 1994より転載）

❺副鼻腔悪性腫瘍

　上顎悪性腫瘍が最も多く腫瘍の増大により上顎洞の骨壁が破壊されると頬部痛、歯痛、頭痛、眼痛などをきたす。扁平上皮癌、腺様嚢胞癌、肉腫、悪性繊維性組織球腫、悪性黒色腫、悪性リンパ腫などがあるが扁平上皮癌が最も多い。初発症状として疼痛を訴えることは少なく通常は反復性鼻出血、血性鼻漏、頬部腫脹などの症状を既に有している。

3 口腔疾患と疼痛

1 口腔の神経支配

　口腔内の知覚神経支配は三叉神経、舌咽神経である。上口唇、上歯、上歯肉、軟口蓋、硬口蓋はそれぞれ三叉神経第2枝の分枝である眼窩下神経、上歯槽枝、翼口蓋神経、口蓋神経により支配される。下口唇、下歯、下歯肉、頬粘膜、舌は三叉神経第3枝の分枝である下歯槽神経、オトガイ神経、頬神経、舌神経により支配され、前口蓋弓は舌咽神経扁桃枝で支配される。

2 口腔の疼痛をきたす疾患

　口腔疾患による疼痛はびらんや潰瘍により同部に直接露出した末梢神経終末が刺激されるためで、表在性の刺すような痛みを特徴とする。

❶ウイルス性疾患

　ヘルペス性口内炎（単純疱疹ウイルスⅠ型）、ヘルパンギーナ（コクサッキーウイルス）な

どがある。ヘルパンギーナは軟口蓋を中心としたアフタ性咽頭炎の像を呈し、ヘルペス性口内炎は口腔粘膜にびまん性の水疱、びらん形成を認める。

❷アフタ性口内炎

　原因不明で孤立性ないし多発性、大小さまざまな円形ないし楕円形の斑点を形成する。ケナログ軟膏®、デキサルチン軟膏® などのステロイド含有軟膏の局所療法を行う。重症例ではプレドニン® 10 mg、分1内服、ビタミン剤（ハイシー® 1～2 g 分3；パントテン酸カルシウム 100～200 mg 分3）を併用する。慢性再発性アフタではベーチェット病の可能性を考慮して全身の精査を行う。

❸天疱瘡、類天疱瘡

　難治性の自己免疫疾患で口腔内に初発することが多い。いずれも水疱を形成するが天疱瘡は上皮内に、類天疱瘡は上皮下に形成され視診上は鑑別困難であり組織像と免疫学的検査により鑑別する。

❹悪性腫瘍

　口腔に生じた腫瘍で痛みを伴うものはまず悪性腫瘍を疑う。口腔癌の中では舌癌が最も多く発生部位は舌縁が最も多い。舌縁に潰瘍を形成する硬結を認めたら直ちに生検を行う必要がある。

4 咽喉頭疾患と疼痛

1 咽喉頭の神経支配

　咽喉頭は三叉神経、舌咽神経、迷走神経に支配されるが、上咽頭は三叉神経第2枝（大・小口蓋神経、咽頭枝）、中咽頭は舌咽神経、下咽頭・喉頭は迷走神経（上喉頭神経内枝）に支配される。

2 咽喉頭痛の分類

　咽喉頭疾患の痛みは原因からみると炎症性、外傷性、腫瘍性、神経性、心因性などに分類できるがその頻度は炎症性疾患によるものが最も多い。咽喉頭痛は自発痛、嚥下痛、投射痛に分類される。自発痛は局所に限局している場合が多いが、嚥下痛は局所に限局せず口腔、舌、食道、頸部の病変でも出現する。また耳疾患の項で述べたように投射痛として耳痛が出現することも多い。

3 咽喉頭痛をきたす疾患

❶急性陰窩性扁桃炎

　主症状は発熱、咽頭痛、嚥下痛、耳への投射痛などである。口蓋扁桃には発赤、腫脹、膿栓を認める。全身症状としては、頭痛、全身倦怠感、食欲不振などがみられる。主な起炎菌は連

表2. 神経痛として咽頭痛をきたす疾患

	性状	持続	部位	誘因	Trigger point	耳投射痛
舌咽神経痛	電撃様、針を刺されるような痛み	数秒〜数分、発作的に繰り返す	咽頭	あくび、くしゃみ、嚥下運動	扁桃窩、咽頭壁、時に外耳道	あり
翼口蓋神経節神経痛（Sluder 症候群）	同上	数分〜数時間	主に顔面下半、耳線以上に拡大しない	顔面への接触刺激	内眼眥部と乳様突起	あり
上喉頭神経痛	同上	数秒〜数分、発作的に繰り返す	下顎角から胸骨上縁	あくび、咳、嚥下運動	舌骨外側端	なし
三叉神経痛	同上	数秒〜数分、発作的に繰り返す	顔面	顔面への接触刺激	下口唇、口腔底、歯肉部など	なし
茎状突起過長症（Eagle 症候群）	咽頭異物感、嚥下痛、不快感などさまざま	比較的長い、持続性のことあり	咽頭、顔面、頭部、項部	嚥下運動など	扁桃窩への圧迫	あり

（文献4）より引用）

鎖球菌、肺炎球菌、インフルエンザ菌、黄色ブドウ球菌である。サワシリン®、ビクシリン®、オーグメンチン®などを第一選択とし、オラセフ®、バナン®、ファロム®などのセフェム系抗菌薬は第二選択とする。

❷急性喉頭炎

感冒に続発して発症することが多い。部位により急性喉頭蓋炎、急性声帯炎、急性仮声帯炎、急性声門下喉頭炎に分類される。部位により症状は異なるが重症例では喉頭痛、嚥下痛をきたし、急性声帯炎では失声、急性喉頭蓋炎や急性声門下喉頭炎では呼吸困難が出現する。起炎菌、抗菌薬の選択は急性陰窩性扁桃炎と同様である。

❸神経痛

咽頭痛を起こす疾患には舌咽神経痛、翼口蓋神経節神経痛、上喉頭神経痛、三叉神経痛、茎状突起過長症（Eagle 症候群）などがある。それぞれの特徴を表2に示す。

（佐藤宏昭）

◆文 献

1) 切替一郎, 野村恭也：新耳鼻咽喉科学. 第9版, 南山堂, 東京, 2001.
2) 佐藤宏昭, 鎌田喜博, 村井和夫, ほか：右S状洞血栓症と左後頭蓋窩進展を伴った両側真珠腫性中耳炎例. Otol Jpn 12：135-139, 2002.
3) 棚本洋文, 佐藤宏昭, 村井紀彦, ほか：硬膜下膿瘍を合併した一側性副鼻腔炎の2例. 豊病紀要 6：73-79, 1994.
4) 氷見徹夫, 形浦昭克：咽頭痛. JOHNS 8：1117-1123, 1995.

III 最近の知見

◆家族性片麻痺性片頭痛

■はじめに

　家族性片麻痺性片頭痛（Familial hemiplegic migraine；FHM）は片頭痛の前兆として片麻痺を伴う疾患であり、国際頭痛分類の「前兆を伴う片頭痛」6種のうちの1つとして分類されている。遺伝形式は常染色体優性遺伝を示し、1910年Clarkeらの報告[1]以来、多数の報告がなされている。正確な有病率は不明であるが、稀な疾患である。

　FHMの中に緩徐進行性の小脳失調を伴う家系があることが古くから知られており、本邦でも1967年にOhtaらにより報告されている[2]。近年、FHMにおいてカルシウムチャネルα1サブユニット遺伝子（CACNA1A）の点変異が証明された。また、同遺伝子は小脳失調を主徴とした疾患である発作性失調症2型・脊髄小脳変性症6型の原因遺伝子でもあることが解明され、カルシウムチャネルの機能異常が小脳変性と関連する可能性が示唆され、注目されている。

1 症状

　発作性の一過性片麻痺（麻痺側は不定であり、数分〜数時間、ごく稀に数日持続する）に前後して（典型的にはその後）、拍動性頭痛が起こる。片麻痺は通常完全に回復する。この片麻痺には感覚障害や視野障害、構語障害を伴う例が多い。失語、光・音過敏、ジストニア、痙攣などが出現する症例もある。昏迷・昏睡などを伴う例も稀ではなく、高熱を伴って脳炎様の状態を呈することもある[3]-[5]。発作時の症状は一過性であり、通常後遺症はない（持続性の片麻痺がある場合はほかの疾患が疑われる）。しかし後遺症を残したとする報告（但しそうした報告では遺伝子変異の検索が行われていない）もあり、同一の疾患であるのか結論を出すには今後の症例の蓄積が必要である。また発達の遅れが認められる場合も少数報告されている。

　こうした発作を繰り返すが、発作の頻度にはばらつきが大きく、1カ月に数回程度から数十年以上の間歇期を有する場合もある。

　発作は軽度の頭部への軽度の衝撃や脳血管撮影で誘発されることがある。若年〜中年期の発症が多いが稀には高齢発症（当科の1例は50代）の場合もある。

　またCACNA1A遺伝子に変異をもつ例においては、およそ半数に発作間歇期に歩行時ふらつき・しゃべりにくさといった小脳症状がみられる。振戦が認められる家系も少数存在する。小脳症状がある場合、その出現は中年期以降が多いが、稀に小脳症状のみが片頭痛発作に先行する場合もある。なお、CACNA1A遺伝子に異常をもたない症例では発作間欠期に神

経学的異常はない。

2 診察所見・検査所見

　CACNA1A遺伝子に変異がない症例では発作間次期には特に異常はみられない。CACNA1A遺伝子に変異をもつ症例の約半数に、水平注視性の眼振および四肢・体幹失調、小脳性構音障害といった小脳障害を示唆する所見がみられる。これらの症例においては、頭部CT・MRIで小脳（特に虫部）の萎縮を認めることが多い。その他の診察所見や血液検査・電気生理学的検査に異常はみられない。

　遺伝子診断により、CACNA1A遺伝子の点変異を証明することが可能である。しかし変異部位は多数あり未知の変異もあると予想されること、FHMの約半数にはCACNA1A遺伝子に変異はないといわれていることより、遺伝子検査のみで全例が確定診断できるわけではない。

　よって、家族歴および繰り返す特徴的な片麻痺性片頭痛発作の既往を聞き出すことが本疾患の診断上、最も重要である。

3 FHMの分子遺伝学

　1993年より連鎖解析を用いたFHMの原因遺伝子座に関する報告が相次ぎ、FHMの約半数の家系が19番染色体短腕（19p13）にマップされた。さらに1995年にP/QタイプCaチャネルα1サブユニット遺伝子（CACNA1A）が19p13に位置することが明らかにされ[6]、1996年Ophoffらは、同遺伝子を単離し解析を行った結果、19番染色体に連鎖するFHMの原因遺伝子がCACNA1Aであることを見い出した[7]。一方で19番染色体に連鎖しない家系の存在も明らかとなり、遺伝的多様性が示された。その後も多数の遺伝子変異が報告されたが、すべてミスセンス変異であり現在までに同遺伝子内に計14カ所が明らかになっている（図1）。現在までのところCACNA1Aに異常をもつFHMのみに小脳失調が出現しており、本症に付随する小脳失調はP/QタイプCaチャネルの機能障害と関連するものと予想される。しかし、これらの変異とチャネル機能との関連は一様ではなく、小脳障害のメカニズム解明には至っていない。

　なお、遺伝性発作性小脳失調症2型もCACNA1A遺伝子の異常であることが同時に明らかになったが、変異の形式の多くがフレームシフト変異およびスプライスサイト変異である点でFHMとは大きく異なっている。また、CACNA1A遺伝子のC末端側に近い領域にCAG繰り返し配列があり、この伸長を示す常染色体優性遺伝性小脳失調症が見い出され、脊髄小脳変性症6型と命名された。これら2疾患については他稿を参照されたい。

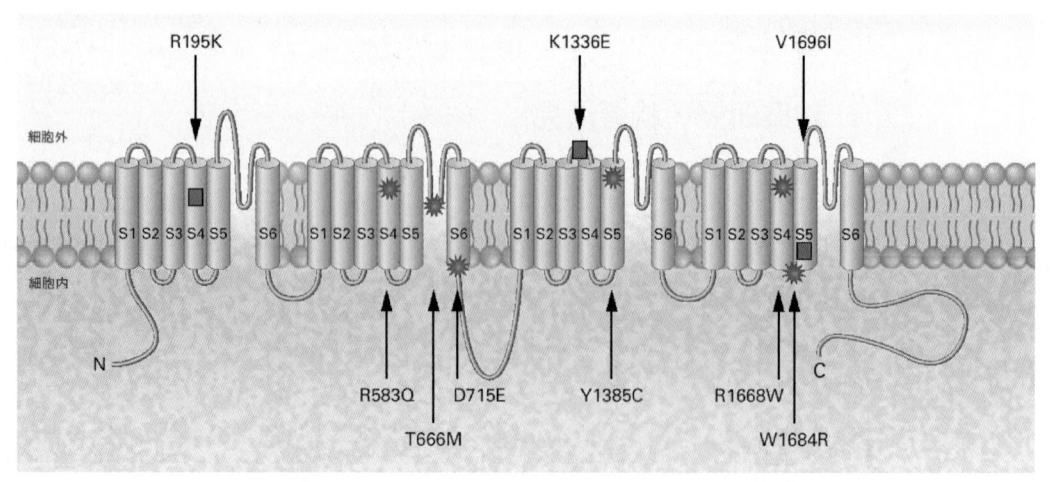

図1. P/QタイプCaチャネルα1サブユニット遺伝子におけるFHMの点変異
矢印は点変異の場所を示す。
(Ducros A, Denier C, Joutel A, et al：The clinical spectrum of familial hemiplegic migraine associated with mutations in a neuronal calcium channel. N Engl J Med 345(1), 2001 より改変)

4 治療

これまでFHMの治療について多数症例での検討はなされていない。

片麻痺性片頭痛発作の予防および症状の軽減にacetazolamide（Diamox®）の経口投与が有効であったとする複数の報告がある[8)9)]。同じCACNA1A遺伝子の変異である発作性失調症2型でも同薬の効果が報告されている。また発作時にverapamilやtriptan系薬剤が有効であった少数の症例報告がある[10)11)]が、いずれも効果・副作用とも検討が十分でない（注：日本ではFHMに対するtriptan系薬剤の投与は禁忌とされている。acetazolamide、verapamilについても保険適応は認められていない）。

小脳失調に対しては、現在のところ治療が有効であったとする報告はない。

5 症例

●症例1

患者：67歳、女性
主訴：歩行時のふらつき
家族歴：妹に類症あり（ふらつき、片頭痛様発作の既往）、両親はいとこ婚
既往歴：1958年(30歳)頃、3日間意識を消失したことあり。
現病歴：1975年(57歳)頃より、特に誘因なく片側の足の先から異常感覚が上行・片麻痺をきたし（発作時によって左右は違う）、近医で点滴を受け数時間で軽快するということが平均1カ月に2回程度あった。めまい・頭痛・吐き気を伴い、意識を消失することもあった。1981

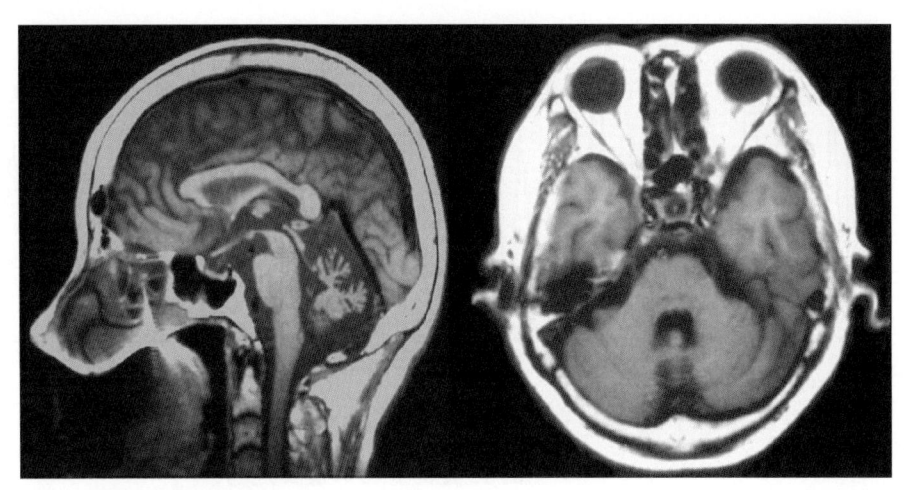

図2. 症例1の頭部MRI
小脳虫部に強い萎縮を認める。

年頃をピークに症状は徐々に改善し、発作は出現していない。1991年頃より歩きにくさを自覚し、徐々に進行している。通院していた某院での頭部MRI上、小脳虫部の萎縮を指摘され、脊髄小脳変性症を疑われ、1995年12月19日当科を紹介受診、1996年1月22日に精査加療目的で入院した。

入院時現症：身長148.5 cm、体重50 kg、体温35.6℃、血圧110/60 mmHg、脈拍72/分で整。眼球結膜に貧血・黄疸なく、表在リンパ節を触知せず、胸腹部には異常なかった。神経学的には、意識は清明で、知能は正常。脳神経系では、軽い構音障害と、両眼に右注視性眼振を認めた。運動系では、軽度の失調性歩行があり、継ぎ足歩行は不安定で、片足立ちは数秒程度可能であった。指鼻試験・膝踵試験とも軽度拙劣であった。筋力は正常で、感覚系・自律神経系に異常を認めなかった。

検査所見：検血・一般生化学的検査・検尿に異常を認めなかった。髄液所見に異常を認めなかった。ライソゾーム酵素は異常がなかった。脊髄小脳変性症1型・脊髄小脳変性症6型・Machado-Joseph病・歯状核赤核淡蒼球ルイ体萎縮症（DRPLA）の遺伝子解析は正常であった。電気生理学的検査では、神経伝導速度・体性感覚誘発電位・聴性脳幹反応で異常を認めなかった。頭部MRIでは著明な小脳虫部の萎縮を認めた（図2）。テント上を含め、異常信号は認めなかった。SPECTでは萎縮による小脳領域の血流低下の所見を除いては異常を認めなかった。

● 症例2

患者：63歳、女性（症例1の妹）。
主訴：歩行時のふらつき
既往歴：40歳台に2日間の意識消失
現病歴：1970年（26歳）頃よりしゃべりにくさを自覚し、某院を受診、構音障害、体幹・

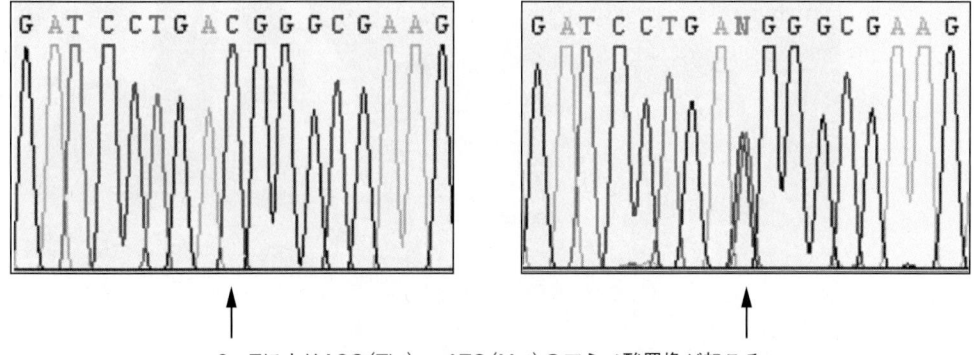

健常者　exon 16　　　　　　　　　症例1〜3　exon 16

G A T C C T G A C G G G C G A A G　　　G A T C C T G A N G G C G A A G

C→TによりACG（Thr）→ATG（Met）のアミノ酸置換が起こる

図3．症例1〜3の遺伝子変異

四肢の失調と注視性眼振を指摘され、遺伝性脊髄小脳変性症（Holmes 型小脳皮質萎縮症）と診断されていた。1973 年（40 歳）頃より、歩行時のふらつきを自覚した。1988 年（55 歳）頃より、姉同様の片麻痺性片頭痛発作が時々出現するようになった。

　現症：一般身体所見上、異常所見は認めず、神経学的所見では姉と同様の所見を認めた。頭部 CT では小脳虫部の萎縮を認めた。

● 症例3
　患者：40 歳、男性。
　主訴：歩行時のふらつき
　家族歴：類症なし（頭痛のみは複数）血族婚なし
　既往歴：周産期異常なし
　現病歴：生後1年ほどで発達の遅れに気づかれる（4 カ月で頸定、2 歳で発語、5 歳で杖歩行）。10 歳頃より半身の麻痺・視力低下（時に高熱や意識障害）を伴う片頭痛発作が時々出現したが、30 歳頃消失。幼児期から歩行時ふらつきがあるが、その後の自覚的増悪はない。
　現症：一般身体所見上、異常所見は認めず。WAIS-R では VIQ 81、PIQ 69 と低下を認めた。水平注視性眼振、構音障害、体感・四肢の失調を認めた。深部腱反射は亢進しており、下肢に痙性を認めた。
　MRI：症例1・2に比し高度の小脳萎縮を認めた。

　これら3症例において P/Q タイプ Ca チャネル α1 サブユニット遺伝子（CACNA 1 A 遺伝子）の検索を行ったところ、エクソン 16 の C → T の点変異（T 666 M）が直接塩基決定法により証明された（図3）。

■おわりに

　家族性片麻痺性片頭痛の典型的症例は、特徴的な発作より診断は容易であるが、この疾患を念頭におくことが重要である。本邦での症例報告は数例のみであるが、実際には片頭痛患者や脊髄小脳変性症患者の中にも本症が含まれている可能性があると思われる（当科の3例でも、片頭痛発作は改めて問診することによって明らかになっている）。本症の表現型は必ずしも一定でなく、中核症状である片麻痺性片頭痛発作についてもその程度や頻度、発症年齢にはばらつきがあるとする報告が多い。これらは同じ点変異である家系内においてもさまざまである。頭痛や感覚障害は一過性で完全に回復するため患者は症状を訴えないことも多く、注意深い問診が必要である。

（高橋哲哉、五十嵐修一、辻　省次）

◆文献

1) Clarke JM : On recurrent motor paralysis in migraine, with report of a family in which recurrent hemiplegia accompanied the attacks. Brit Med J 1 : 1534-1538, 1910.
2) Ohta M, Araki S, Kuroiwa Y : Familial occurrence of migraine with a hemiplegic syndrome and cerebellar manifestations. Neurology 17 : 813-817, 1967.
3) Ducros A, Denier C, Joutel A, et al : The clinical spectrum of familial hemiplegic migraine associated with mutations in a neuronal calcium channel. N Engl J Med 345(1) : 17-24, 2001.
4) Ducros A, Denier C, Joutel A, et al : Recurrence of the T 666 M calcium channel CACNA 1 A gene mutation in familial hemiplegic migraine with progressive cerebellar ataxia. Am J Hum Genet 64 (1) : 89-98, 1999.
5) Terwindt GM, Ophoff RA, Haan J, et al : Familial hemiplegic migraine ; a clinical comparison of families linked and unlinked to chromosome 19.DMG RG. Cephalalgia 16(3) : 153-5, 1996
6) Ophoff RA, Terwindt GM, Vergouwe MN, et al : Familial hemiplegic migraine and episodic ataxia type-2 are caused by mutations in the Ca^{2+}channel gene CACNL 1 A 4. Cell 87 : 543-552, 1996.
7) Diriong S, Lory, P, Williams ME, et al : Chromosomal localization of the human genes a 1 A, a 1 B, and a 1 E, voltage-dependent Ca^{2+}channel subunits. Genomics 30 : 605-609, 1995.
8) Battistini S, Stenirri S, Piatti M, et al : A new CACNA 1 A gene mutation in acetazolamide-responsive familial hemiplegic migraine and ataxia. Neurology 53(1) : 38-43, 1999.
9) Athwal BS, Lennox GG : Acetazolamide responsiveness in familial hemiplegic migraine. Ann Neurol 40(5) : 820-821, 1996.
10) Yu W, Horowitz SH : Familial hemiplegic migraine and its abortive therapy with intravenous verapamil. Neurology 57(9) : 1732-1733, 2001.
11) Klapper J, Mathew N, Nett R : Triptans in the treatment of basilar migraine and migraine with prolonged aura. Headache 41(10) : 981-984, 2001.

III 最近の知見

◆ミトコンドリア異常に伴う頭痛

1 ミトコンドリア病とは

　ミトコンドリアはエネルギーを産生する細胞内小器官で、すべての細胞に存在する。骨格筋や中枢神経組織は大量のエネルギーを必要とするので、ミトコンドリアになんらかの機能異常があると易疲労性、筋力低下などの筋症状と、知的退行、痙攣などの中枢神経系症状をみる。ミトコンドリア病はしばしばミトコンドリア脳筋症と呼ばれるのはそのためである。

表1. ミトコンドリア病の三大病型と Leigh 脳症の特徴

	CPEO	MELAS	MERRF	Leigh 脳症
臨床的特徴	外眼筋麻痺 網膜色素変性 心伝導障害	脳卒中様症状 痙攣 脳CT/MRI：梗塞様病変 （主として後頭部）	ミオクローヌス 小脳失調 痙攣	筋緊張低下 知的障害 脳 CT/MRI：基底核 脳幹に壊死性変化
母系遺伝	−	＋	＋	＋（約20％）*
ミトコンドリア DNA 変異（頻度）	欠失 (70%)	点変異 A→G(3,243) (80%) T→C(3,271) (10%)	点変異 A→G(8,344) (90%)	点変異 T→G or T→C(8,993) (20%) T→C(9,176) (稀)
ミトコンドリア機能低下をきたす変異mtDNA量（閾値）	60〜70%	95%	90%？	？
酵素欠損	複合体IV	複合体I	複合体IV	複合体IV(10%)、PDHC(5%)
筋病理				
ragged-red fiber	＋	＋	＋	−
COX 部分欠損	＋	±	＋	−
欠損部位の節状 　　(segmental)性	＋ （境界鮮明）	− （境界不鮮明）	− （境界不鮮明）	−
SSV	極めて稀	＋	＋	−
SSV 内の COX 活性	＋	＋	−	

CPEO：chronic progressive external ophthalmoplegia, MELAS：mitochondrial myopathy, encephalopathy, lactic acidosis, and stroke-like episodes, MERRF：myoclonus epilepsy associated with ragged-red fibers, PDHC：pyruvate deydrogenase complex, COX：cytochrome c oxidase, SSV：strongly SDH-reactive blood vessels.
*Leigh 脳症の大半は常染色体劣性遺伝であるが、約20％はミトコンドリア DNA 変異をもつ母系遺伝を示す。

ミトコンドリア病は表1のように分類されている。この中で、臨床的に分類される三大病型が60〜70%を占める。三大病型とは脳卒中様症状を繰り返すメラス（mitochondrial myopathy, encephalopathy, lactic acidosis, and stroke-like episodes；MELAS）、慢性進行性外眼筋麻痺症候群（chronic progressive external ophthalmoplegia；CPEO）、とミオクローヌスてんかんを主症状とするマーフ（myoclonus epilepsy associated with ragged-red fibers；MERRF）で、この中で最も頻度が高いのがメラスで三大病型の約半数を占める。三大病型以外ではLeigh脳症の患者が多く、四大病型として取り扱われることもある[1)2)]。

ミトコンドリア病では中枢神経系が侵されるので、頭痛を伴うことが予測される。しかしながら、頭痛を主な症状とするのはほとんどメラスに限られ、その他の病型では頭痛は特徴的な症状としては報告されていない。

2 メラス（MELAS）[3)]

1 臨床症状

病名にあるとおり、脳卒中様症状を主症状とする。約70%の患者では初回の発作を5〜15歳で経験するが、60歳以上の高年齢発症も報告されている[4)]。

a. 頭痛、嘔吐を伴う脳卒中様発作

MELASの患者の半数は初回発作以前に易疲労性、筋力低下、低身長、知的退行などの症状がある。約半数ではまったく正常にみえる人に突然発作症状をみる。感染などを引き金にすることが多い。発作症状は激しい頭痛、嘔吐に始まり、意識障害、痙攣を伴う。痙攣のタイプは一定せず、全身性から部分発作まで幅がある。1回目の発作で死に至った例があるが、多くは治療により数日〜数週で回復する。病初期では発作症状は年に数回みられることもあるが、回数は次第に減少し、進行例ではほとんど消失する。

発作症状は治療で軽快するが、高率に一過性の片麻痺、皮質性の半盲を残す。発作症状を繰り返すにつれ、麻痺や皮質盲（両側性もこともある）は永続するようになり、筋力低下、麻痺、知的退行が進行する。

b. 随伴症状

筋力低下は必発ではないが易疲労性は大半の患者で認められる。内分泌系の異常として成長ホルモン分泌低下による低身長、甲状腺機能低下、糖尿病をみる[4)]。中には糖尿病と難聴のみを主症状として経過するものもある。MELASの患者の母親、同胞はミトコンドリアDNA（mtDNA）変異があっても、まったく症状がなかったり、上記随伴症状のみのことが稀でない。

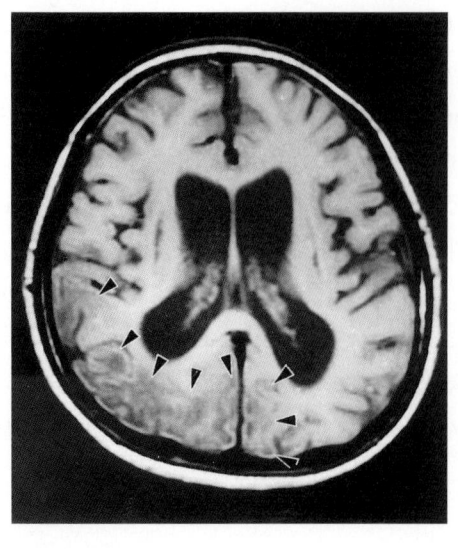

図1. MELASにみられる虚血性脳病変
(MRI、T1強調画像)
病変は後頭葉に優位にみられ（矢頭）、皮質、白質とも侵される。障害部位は血管の支配領域と必ずしも一致しない。本例は進行例で、脳の萎縮も目立っている。

c. 経過

　発作症状を繰り返すと、病気は急速に進行する。発作症状がなくても、知的退行、るいそう、筋力低下は進行し、感染症や腎不全で死の転帰をとるものが多い。

2 検査所見

a. 乳酸、ピルビン酸値

　血中乳酸、ピルビン酸値、特に乳酸値は発作時には高値を示す。発作間歇時には正常なこともある。髄液の乳酸値は発作に関係なく高値を示し、多くは正常の2倍以上である。髄液の乳酸値の測定が診断上極めて重要である。

b. 画像所見

　発作後にはCT/MRIで後頭部優位に虚血性の変化をみる（図1）。病巣部は皮質、白質両方を含む。成人にみられる脳梗塞の所見と異なり、虚血性の変化は血管の支配領域に一致しない。発作が強いときや、発作を繰り返すと脳病変は永続性のものとなる。
　SPECTでみると病初期の病変部では血流は増すが[5]、急性期を過ぎると血流は低下した像を呈する。

3 病因、病態、病理

a. MELASとミトコンドリアDNA（mtDNA）変異

　MELASではmtDNAの変異が90%以上にみられる。MELASの患者の約80%にmtDNAの3243番目（tRNA$^{Leu(UUR)}$コード内）のA→G変異（3243変異）[6]、約10%弱には3271番目のT→C変異をみる。そのほか、いくつかの変異の報告があるが、その多くはtRNA$^{Leu(UUR)}$コード内にあることが注目すべきことである[4]。

ミトコンドリア病ではすべてのmtDNAが変異をもっているわけではなく、正常と変異mtDNAが共存する（heteroplasmyという）。培養系では3243変異をもつmtDNAが95％を越えると細胞はその機能を失う[7]。すなわち90％付近に正常と異常を分ける閾値（threshold）があると考えられている。

b. 中枢神経系病理
　臨床的に虚血性の所見（脳卒中様症状、頭部CT/MRIでの虚血性の変化）を裏づけるように多数の虚血性の病巣（脳のスポンジ様変化、神経細胞の脱落、グリア細胞の増殖）をみる。脳の血管（動脈系）に強い変化があり、内皮細胞の変性、平滑筋細胞内の異常ミトコンドリアの増殖、壊死性の変化をみる[8]。この強い血管系の変化が本症に特異的臨床症状である脳卒中様症状をきたすと考えられている。

　病初期にSPECTでみられる血流の増加は小血管の収縮不全、神経細胞の過興奮性などが考えられている[5]。いずれにしても侵された部位は虚血性の変化を残す。この病初期の血流の変化、神経細胞の過興奮性、浮腫が頭痛と密接に関係する。

c. 筋病理
　骨格筋はミトコンドリア病に共通な筋原性変化（筋線維の大小不同、タイプ2線維萎縮）と、ミトコンドリア病に特異的な赤色ぼろ線維（ragged-red fiber）を散在性にみる[2]（図2）。

　筋内の小動脈系にも中枢神経系にみられたと同じような、平滑筋細胞内のミトコンドリアの異常（巨大ミトコンドリアの集積など）がみられる（図3）。ミトコンドリアには固有のコハク酸脱水素酵素（succinate dehydrogenase；SDH）活性が高いので、SDH染色で異常に増殖したミトコンドリアは濃染する。このミトコンドリアが増加した異常血管はSSV（strongly SDH-reactive blood vessels）と呼ばれ、3243変異をもつ患者生検筋の80％以上に認められる[9]。

d. 治療
　根本的治療はない。発作時にはアシドーシスの矯正のための補液、ステロイドが有効である。急性期にL-arginineを使用して効果を認めた報告もある[10]。

　高乳酸血症が強いものではジクロロ酢酸ナトリウムが投与され、かなりの効果をみている[11,12]。チトクローム製剤（カルジオクローム®）注で著明な効果をみたとの報告もあるので[13]、試みるべきである。いずれの方法も、一時的な効果はあるが、病気そのものの進行は止められない。

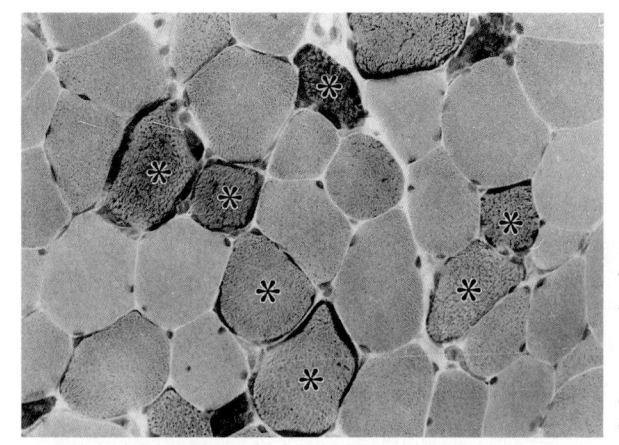

図2. MELAS 生検筋にみられる赤色ぼろ線維（ragged-red fiber）（星印）
筋線維の大小不同と、異常なミトコンドリアが集積し赤色に染まる赤色ぼろ線維がみられる。MELAS の約 80％ にみられる所見である。Gomori トリクローム変法染色。

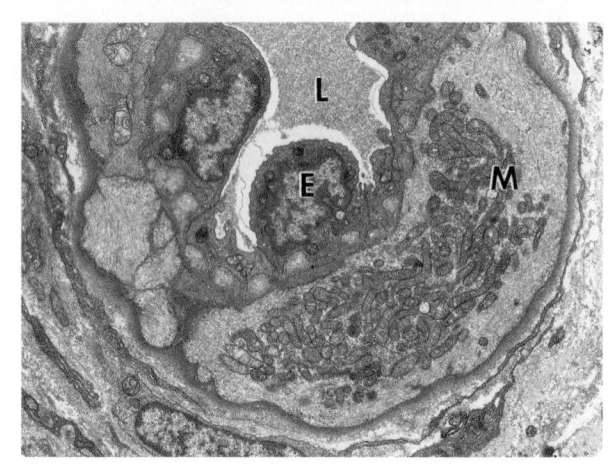

図3. MELAS にみられる異常血管の電子顕微鏡写真
筋内の小動脈の平滑筋細胞内(M)に異常ミトコンドリアの集積がみられる。血管腔（L）、内皮細胞（E）。

3 その他のミトコンドリア病

1 慢性進行性外眼筋麻痺症候群（CPEO）

　本疾患は外眼筋麻痺（眼瞼下垂、全方向性眼球運動制限）を主症状とする。発症は小児期から成人までと幅広い。外眼筋症状のみのものもあるが、多くは易疲労性や筋力低下を伴う。また知的退行をみることもある。外眼筋麻痺と心伝導障害、網膜色素変性を伴うものは Kearns-Sayre 症候群と呼ばれる。本症では頭痛は主症状ではないが、激しい偏頭痛を伴った例が報告されている[14]。

　本症ではミトコンドリア DNA の欠失があるが遺伝性はなく、突然変異による。遺伝子変異は血球細胞にはないので、筋生検が必要である。極めて稀に優性遺伝をとるものがあり、この場合は DNA の多重欠失が認められる。

　骨格筋には多くの赤色ぼろ線維（ragged-red fiber）をみる。またチトクローム c 酸化酵素（複合体 IV）活性が消失した筋線維を散在性に認める（部分欠損：focal deficiency）[2]。

2 マーフ（MERRF）

福原らが最初に報告したので Fukuhara disease とも呼ばれる[15]。三大病型の中では最も頻度は低く、三大病型患者総数の 10% 以下である。

本症は小脳失調、ミオクローヌス、てんかん発作を主症状とする。発症は小児期に多い。本症の 90% ではミトコンドリア DNA の tRNA^{Lys} コードする 8,344 番目の A → G 変異がみられる。

本症での頭痛はあまり報告されていない。筋生検ではメラスにみられる血管の変化（SSV）がみられる。しかし、頭痛を伴う発作様症状をみることは稀で、それは MELAS/MERRF overlap syndrome として報告されている[16][17]。

(埜中征哉)

◆ 文　献

1) Nonaka I : Mitochondrial diseases. Curr Opin Neurol Neurosurg 5 : 622-632, 1992.
2) 埜中征哉：臨床のための筋病理. 日本医事新報社, 東京, 1999.
3) Pavlakis SG, Phillips PC, DiMauro S, et al. : Mitochondrial myopathy, encephalopathy, lactic acidosis, and stroke-like episodes ; a distinctive clinical syndrome. Ann Neurol 16 : 481-488, 1984.
4) 後藤雄一：MELAS. ミトコンドリア病, 埜中征哉, 後藤雄一（編）, p.84-98. 医学書院, 東京, 1997.
5) Iizuka T, Sakai F, Suzuki N, et al : Neuronal hyperexcitability in stroke-like episodes of MELAS syndrome. Neurology 59 : 816-824, 2002.
6) Goto Y, Nonaka I, Horai S : A mutation in the tRNA$^{Leu(UUR)}$ gene associated with the MELAS subgroup of mitochondrial encephalomyopathies. Nature 348 : 651-653, 1990.
7) King MP, Koga Y, Davidson M, et al : Defects in mitochondrial protein synthesis and respiratory chain activity segregate with the tRNA$^{Leu(UUR)}$ mutation associated with mitochondrial myopathy, encephalopathy, lactic acidosis, and stroke-like episodes. Mol Cell Biol 12 : 480-490, 1992.
8) Ohama E, Ohara F, Ikuta F, et al. : Mitochondrial angiopathy in cerebral blood vessels of mitochondrial encephalomyopathy. Acta Neuropathol 74 : 226-233, 1987.
9) Hasegawa H, Matsuoka T, Goto Y, et al : Strongly SDH-reactive blood vessels in muscles from patients with mitochondrial myopathy, encephalopathy, lactic acidosis, and stroke-like episodes. Ann Neurol 29 : 601-605, 1991.
10) Koga Y, Ishibashi M, Ueki I, et al : Effects of L-arginine on the acute phase of strokes in three patients with MELAS. Neurology 58 : 827-828, 2002.
11) Kuroda Y, Ito M, Naito E, et al : Concomitant administration of sodium dichloroacetate and vitamin B1 for lactic acidemia in children with MELAS syndrome. J Pediatr 131 : 450-452, 1997.
12) Saitoh S, Momoi MY, Yamagata T, et al : Effects of dichloroacetate in three patients with MELAS. Neurology 50 : 531-534, 1998.
13) Tanaka J, Nagai T, Arai H, et al : Treatment of mitochondrial encephalopathy with a combination of cytochrome C and Vitamin B1 and B2. Brain Dev 19 : 262-267, 1997.
14) Bresolin N, Martinelli P, Barbiroli B, et al : Muscle mitochondrial DNA deletion and 31 P-NMR spectroscopy alterations in a migraine patient. J Neurol Sci 104 : 192-189, 1991.
15) Fukuhara N, Tokiguchi S, Shirakawa K, et al : Myoclonus epilepsy associated with ragged-red fibers (mitochondrial abnormalities) ; disease entity or a syndrome? J Neurol Sci 47 : 117-133, 1980.
16) Zeviani M, Muntoni F, Savarese N, et al : A MEERF/MELAS overlap syndrome associated with a new point mutation in the mitochondrial DNA tRNALys gene. Eur J Hum Genet 1 : 80-87, 1993.
17) Nakamura M, Nakano S, Goto Y, et al : A novel point mutation in the mitochondrial tRNASer(UCN) gene detected in a family with MERRF/MELAS overlap syndrome. Biochem Biophys Res Commun 214 : 86-93, 1995.

III 最近の知見

◆CADASIL と頭痛

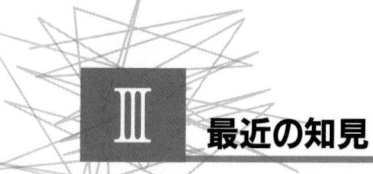

1 CADASIL とは？

　CADASIL (cerebral autosomal dominant arteriopathy with subcortical infarcts and leukoencephalopathy) は、脳血管障害の1つの原因疾患である。脳血管障害は、昔からわが国の死亡原因の上位を占めており、決して珍しい疾患ではない。さらにわが国は世界でも有数の長寿国であり、高齢者が増加すればがんとともに脳血管障害の発症率も増加し、臨床医が脳血管障害患者に遭遇するのは日常茶飯のことであろう。そして一般に臨床医が遭遇するのは、高血圧や糖尿病、高脂血症に伴う動脈硬化性血管病変を基礎とするものが大半を占めている（高齢者においては、血管壁へのアミロイド沈着を伴うアミロイド血管病変を基礎とするものも多い）。

　これに対して、CADASIL は、高血圧や糖尿病、高脂血症を伴わず、常染色体優性遺伝を示す遺伝子異常が原因で、全身の血管障害（特に細・小動脈中膜平滑筋細胞の障害）が起こ

メモ1　ちょっと深く知りたい人のために：CADASIL の疾患単位確立までの歴史

　1977年 Lancet 誌に、Sourander と Walinder は、29〜38歳に発症し、反復性の卒中発作や神経症・痴呆症状をきたし、経過10〜15年で死亡する多発性小梗塞巣を特徴とする家族性疾患を "Hereditary multi-infarct dementia" として報告した[1]。同年の Lancet 誌に、Stevens、Hewlett、Brownell の3人は、同様の常染色体優性遺伝を示す家族例を "Chronic familial vascular encephalopathy" として報告した[2]。この症例報告が、CADASIL の原型と考えられている。その後フランスの Tournier-Lasserve らは、4世代にわたる1家系45人を解析し、①常染色体優性の遺伝形式、②30〜50歳代で発症、③反復性の卒中様発作・大脳深部多発性梗塞・広範囲白質病変を主徴とする、④片頭痛・痴呆を伴う、などの共通兆候を抽出して、これを "Autosomal dominant syndrome with strokelike episodes and leukoencephalopathy" として1991年 Stoke 誌に報告した[3]。彼らはさらに1993年、その根幹となる血管病理所見は動脈硬化性変化でもアミロイド性血管障害でもなく、細動脈中膜への好酸性顆粒沈着による変性であるとの見解を発表した[4]。同年、彼らは2家系の連鎖解析の結果から、この疾患の遺伝子座が第19染色体上 (19q12) に存在することを証明し、この疾患を最終的に CADASIL と命名し、1疾患単位として確立した[5]。

メモ2　わが国にも CADASIL は存在する？

　当初フランス・イタリア・ドイツ・オランダ・アイルランド・スイスなど欧州における発表が相次ぎ、遺伝的背景が異なる我が国における CADASIL の存在に疑問符を投げかける向きもあったが、1997年著者らが、CADASIL 本邦第一例を臨床神経学に発表[6]して以来、遺伝子異常を確認された熊本家系の報告[7]などもあり、わが国にも欧州同様に CADASIL は存在することが明らかとなっている。

り、結果として反復性の大脳皮質下梗塞や白質脳症を呈し、臨床症状としては痴呆・感情抑制障害・嚥下障害・歩行障害・尿失禁などを主徴とする疾患である。もう1つ重要なポイントは、この疾患ではこのような神経障害に基づく臨床症状が出現する前に、片頭痛を伴うことが多いことである。したがって、本稿では一般診療の場で頭痛患者を診たときに、どんなときにCADASILを疑い、そしてどのように診断し、どのように患者様に対応してゆくべきかを、できるだけ簡単にわかりやすく解説するつもりである。

2 CADASIL の臨床像

CADASILの臨床的特徴をまとめると、まず、①常染色体優性の家族歴があること（男女の比率は同じ）、②反復性の脳卒中発作を認めること、③進行性または階段状増悪を示す痴呆症状を認めること、④抑うつ状態や易興奮性などの感情抑制障害を認めること、⑤歩行障害（姿勢は前傾でなく直立で、小刻み歩行、不安定歩行、下肢を引きずる痙性歩行などを認めることが多い）を認めること、⑥尿失禁を認めること、⑦仮性球麻痺（嚥下障害、構音障害）を認めること、⑦既往歴または現病歴に前兆を伴う片頭痛を認めること、が挙げられる。次に、神経放射線学的検査では、大脳皮質下白質と基底核にMRI-T2高信号病変を認めることが特徴である（図1）。もちろんX線CTスキャンでも同部位に梗塞巣または低吸収領域を認める。

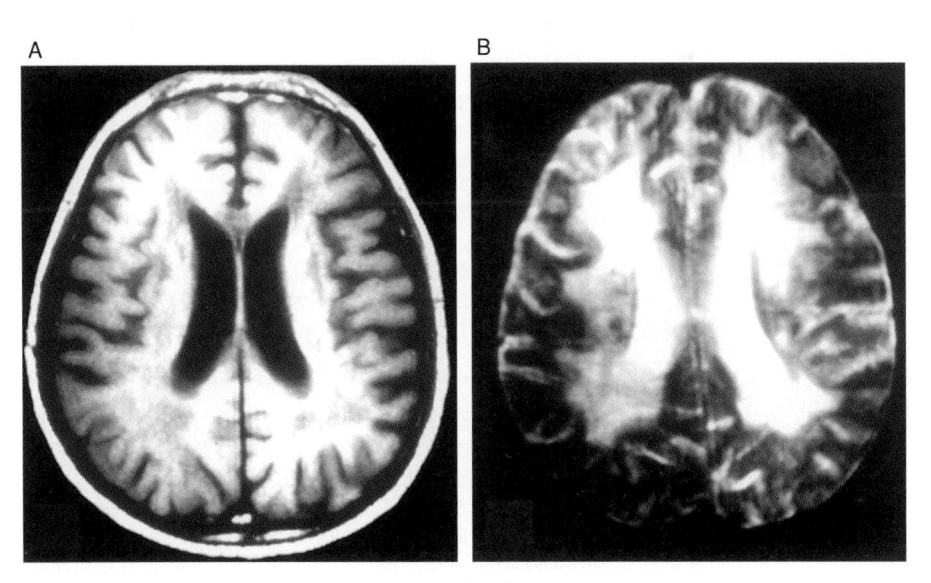

図1. CADASIL の MRI 像
大脳深部白質にT1強調画像(A)で低信号、T2強調画像(B)で高信号を示す多発病巣を認める。
（西尾健資, ほか：Cerebral Autosomal Dominant Arteriopathy with Subcortical Infarcts and Leukoencephalopathy の1部検例. 臨床神経 37, 1997 より転載）

3 CADASILの病理学的特徴

　CADASILは、病理学的には大脳白質・基底核優位の多発性皮質下梗塞と白質のびまん性脱髄を伴う白質脳症を認め、その根幹となる血管病変は細・小動脈中膜平滑筋細胞に好酸性・PAS陽性で高電子密度の顆粒沈着を伴うことが特徴である。また、この顆粒には補体成分の沈着も認める（図2、3、4）。この血管病変は、脳血管だけでなく全身の血管において認められ、皮膚生検・筋生検・神経生検などでこの特徴的血管病変を証明することにより、CADASILと診断できる。

4 CADASILの遺伝子異常と推定される血管病変発症メカニズム

　CADASILが常染色体優性遺伝形式で遺伝すること、連鎖解析の結果からCADASILの遺伝子座が第19染色体上（19q12）に存在することは先に述べた。さらに、この疾患の原因

メモ3　ちょっと深く知りたい人のために：CADASILの臨床症状

　7家系148人を検討したChabriatらによる[8]と、45人（男23：女22）がCADASILの臨床症状を有しており、そのうち反復性の卒中発作を84%、進行性または階段状増悪を示す仮性球麻痺を伴う皮質下痴呆を31%、前兆を伴う片頭痛を22%、重度の抑うつ状態を伴う感情障害を20%の患者に認めた。これらの発病者の全例において皮質下白質と基底核にMRI-T2高信号病変を認めた。しかし、このMRI異常所見は、19人の未発症者においても認められた。発病年齢は平均45歳（片頭痛発症者で38歳、脳卒中発症者で49歳）であり、平均死亡年齢は64歳と報告している。また、生検によりCADASILと診断した29家系102人を検討したDichgansらによる[9]と、反復性の卒中発作を71%（平均46歳発症）、認知障害を48%（痴呆は28%）に認めたという。痴呆症には、歩行障害（90%）尿失禁（86%）仮性球麻痺（52%）を伴うことが多かった。38%に片頭痛（平均26歳発症）、30%に精神症状を認めた。60歳以上の患者の55%は独歩不能であった。平均死亡年齢は、男性64歳、女性69歳であった。また1家系（20歳以上）43人を検討したVerinらは、CADASIL患者の病期分類を試み、以下のように3期に分類できるとした[10]。stage I：20〜40歳で、反復する片頭痛発作と白質の境界明瞭な病変を特徴とする、stage II：40〜60歳で、反復する脳卒中発作と精神症状、境界不明瞭な（融合した）白質病変と境界鮮明な基底核病変を特徴とする、stage III：60歳以上で、皮質下痴呆、仮性球麻痺、びまん性白質脳症と境界鮮明な多発性基底核病変を特徴とする。

メモ4　CADASILと頭痛

　CADASILと診断するうえで、既往歴または現病歴における頭痛の意義は非常に大きい。CADASILには前兆を伴う片頭痛（すなわち古典的片頭痛）を合併することは先にも述べたが、重要なポイントは脳血管障害をきたす中高年期になる以前から、前兆を伴う片頭痛をもつ患者が多いことである。将来血管障害の進行を抑制できる治療法が開発されれば、早期診断により血管障害の発症を未然に防ぐことも可能になるであろう。また有効な治療法のない現時点であっても、早期診断は患者の将来設計を考えるうえでの一助になるはずである。もちろん、そのためには後述するような確定診断が必要条件となることは当然であり、また確定診断に伴う患者の精神的ケアの問題も含めてきちんと主治医として対処することを大前提とする。いずれにしても、頭痛を単なる頭痛と思って侮らず、頭痛患者に上記臨床症状の一部でも認めればCADASILを疑い、積極的に画像診断、あるいは専門医への紹介などを考えるべきである。

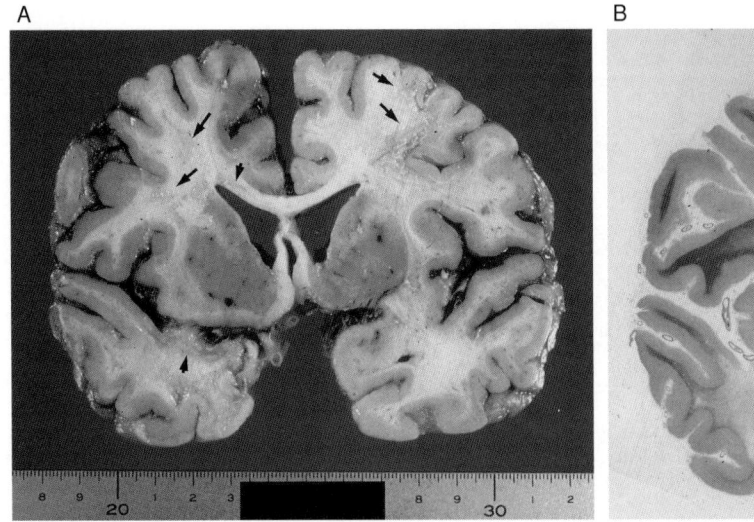

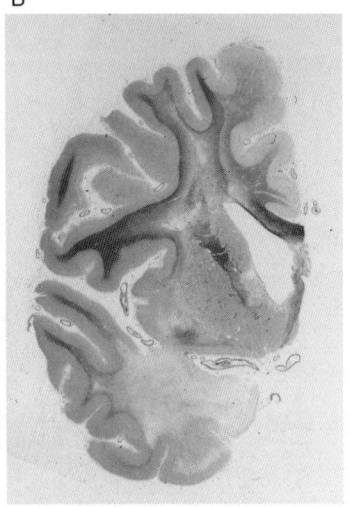

図2. CADASIL患者脳冠状断面（肉眼所見：A）とレンズ核を通る断面のKlüver-Barrera染色像（B）
A：大脳深部白質、基底核、脳梁の多発性軟化巣（矢印）を認める。
B：白質は髄鞘染色で本来青く染色されるが、軟化巣（梗塞巣）では組織が空砲化して染色されない。また、軟化ではなく髄鞘染色で染色性の低下した病変（脱髄）が白質内にびまん性に認められる（白質脳症）。（A、Bは隣接断面）
（西尾健資，ほか：Cerebral Autosomal Dominant Arteriopathy with Subcortical Infarcts and Leukoencephalopathyの1部検例．臨床神経37, 1997 より転載）

遺伝子はNotch 3であり、Notch 3のpoint mutationによりCADASILが引き起こされることも知られている[11]。Notchは細胞膜表面に発現するレセプター蛋白であり、個体発生の初期に発現して細胞の運命づけを担う重要な蛋白である[12]（図5）。Notch 3は約2,300個のアミノ酸からなり、その構造を図6に示した。細胞外ドメインは34個のEGF-like domain repeatsと3個のNotch/Lin-12 repeatsと呼ばれる構造をもち、1つの膜貫通領域（TM：transmembrane domain）を経て細胞内ドメインは6個のcdc 10（ankyrin）repeatsと呼ばれる領域をもっている。CADASILにおいて認められるpoint mutationは、すべてmis-sense mutation（突然変異によって本来のアミノ酸とは異なるアミノ酸が読み込まれてしまうような突然変異）であり、しかも図6に示されるようにCADASIL患者に認められる突然変異の場所は、アミノ末端近くのEGF-like domainに集中していることが知られている[13]。このようなNotch 3の変異とCADASILに特徴的な血管障害である細動脈中膜平滑筋細胞への顆粒沈着との関連は、いまだ不明の点も多いが以下のことが明らかにされている[14]。Notch 3蛋白は、細胞膜に発現するまでにプロセッシングを受け、210 kDの細胞外ドメインと97 kDの細胞内ドメインの2種の蛋白として別々に発現していること。また、ヒトでは血管中膜平滑筋細胞に選択的に発現していること。そしてCADASIL患者脳では210 kDの細胞外ドメインのみが過剰に発現していること。さらに特徴的血管病変である高電子密度顆粒沈着部位に近接して抗Notch 3抗体でラベルされる抗原を認めること。これらのことから、Notch 3の遺伝子異常によりNotch 3の細胞外ドメイン（210 kD）の構造変化が引

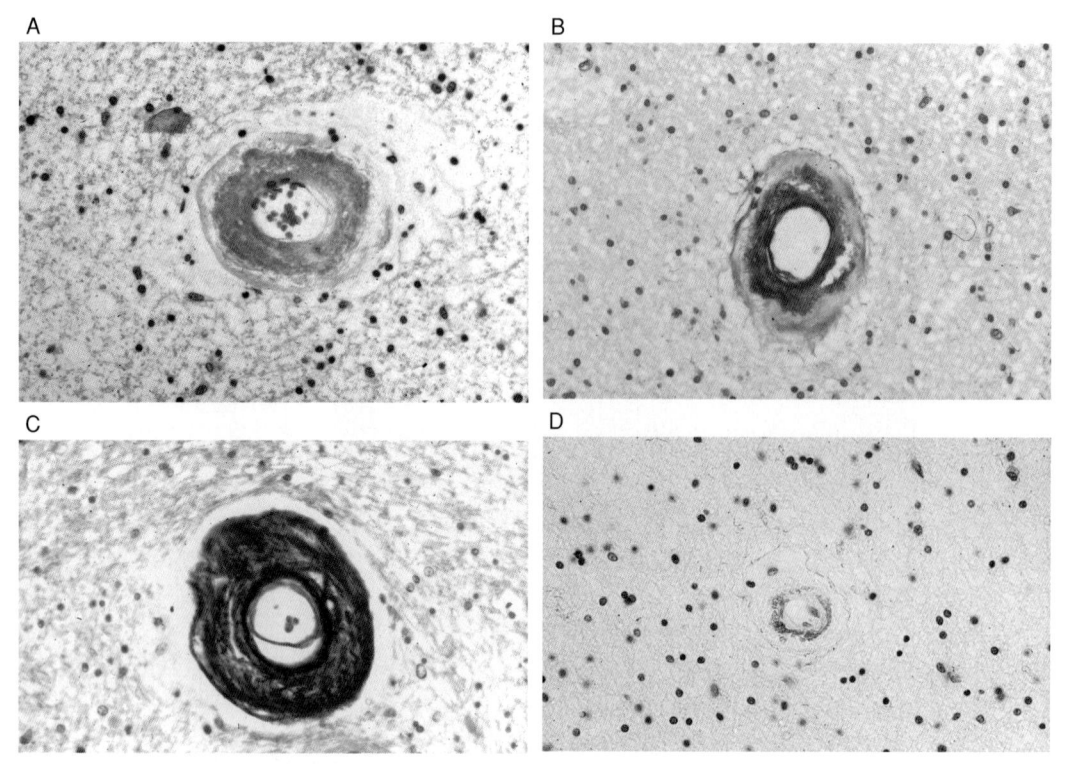

図3. 細動脈壁中膜変性像(H. E. 染色：A、PAS 染色：B、Elastica van Gieson 染色：C、補体に対する免疫染色：D)
A. 好酸性の顆粒が中膜の筋細胞に沈着し、筋細胞の変性を認める。
B. PAS 陽性顆粒の中膜筋細胞への沈着を認める。
C. 内弾性板の二重化、内膜肥厚、内腔狭窄、外膜の線維化を認める。
D. 補体成分の中膜筋層への沈着を認める。(ヘマトキシリンで対比染色してある)
(西尾健資, ほか：Cerebral Autosomal Dominant Arteriopathy with Subcortical Infacts and leukoencephalopathy の1部検例. 臨床神経 37, 1997 より転載)

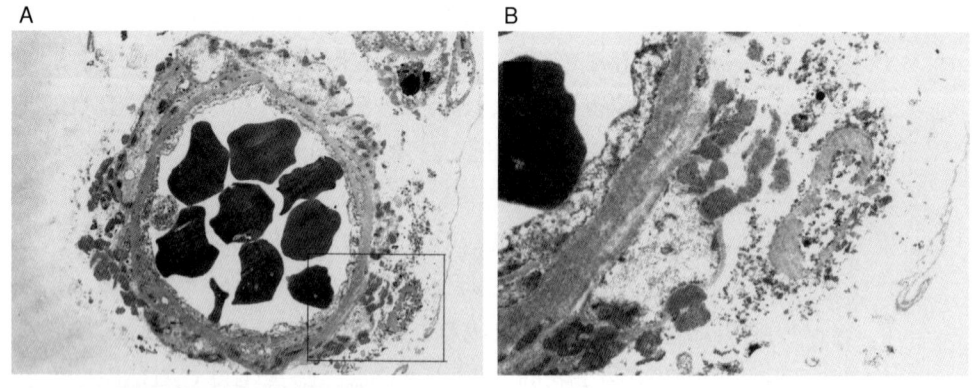

図4. 細動脈壁中膜変性像(電子顕微鏡所見)
多数の高電子密度の顆粒が中膜に認められる(A)。高拡大ではこの顆粒は電子密度が不均一であり、辺縁も不整形である(B)。
(西尾健資, ほか：Cerebral Autosomal Dominant Arteriopathy with Subcortical Infacts and leukoencephalopathy の1部検例. 臨床神経 37, 1997 より転載)

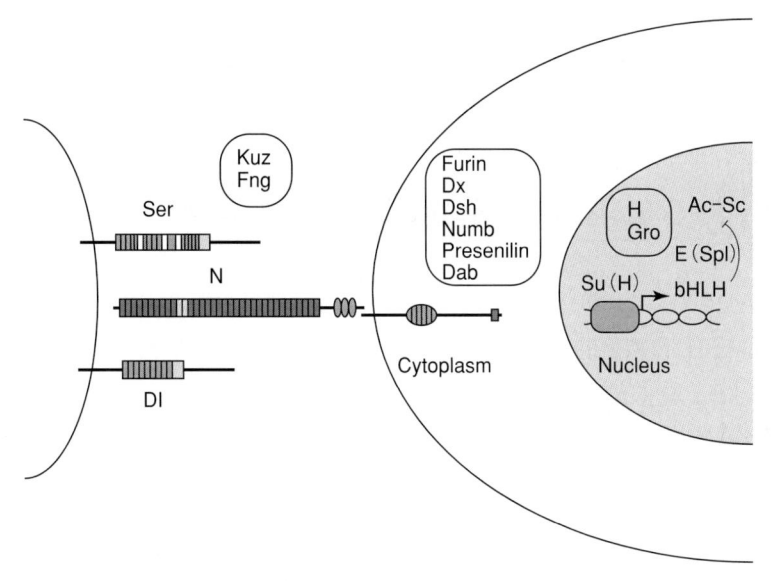

図5. Notch のシグナル伝達にかかわる構成要素

Notch の細胞外ドメイン(N)と Delta(Dl)が作用して受容体が活性化される。これにより、Supressor of Hairless [Su(H)] という転写因子が bHLH 蛋白をコードする Enhancer of split [E(spl)] という遺伝子の調節配列に結合する。bHLH は Groucho とともに作用して、Achaete-Scute(Ac-Sc) という遺伝子の発現を抑制する。ほかの付随する因子の説明は省略する。

(Artavanis-Tsakonas S, et al：Cell fate control and signal integration in development. Science 284, 1999 より転載)

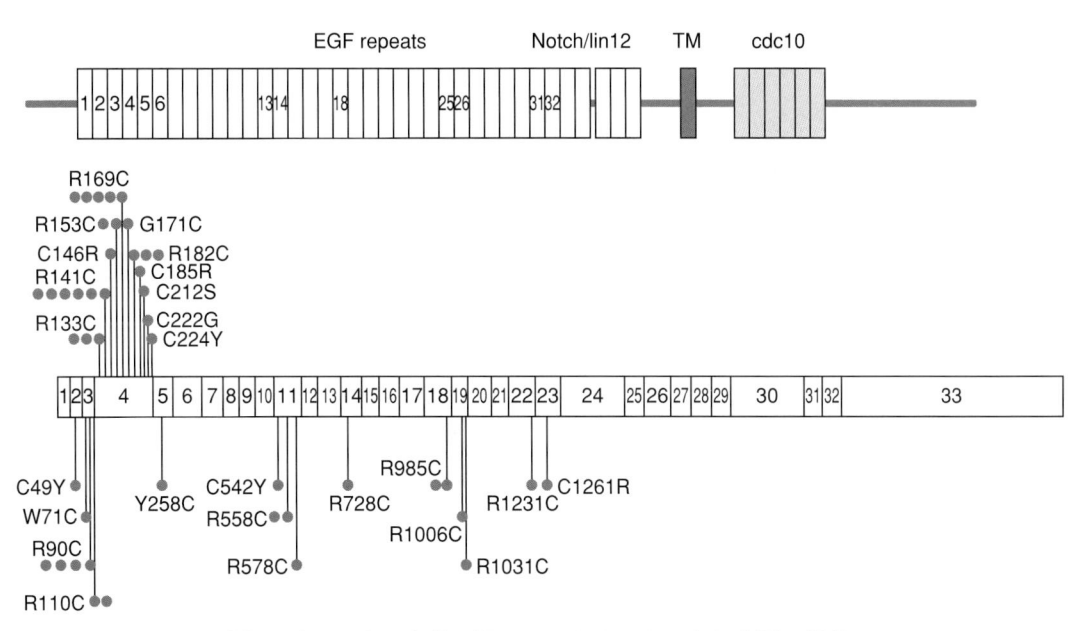

図6. CADASIL 患者に認められた Notch 3 突然変異の部位

上段：Notch 3 蛋白の構造、N 端より 34 個の EGF-like domains、3 個の Notch/Lin-12 repeats、膜貫通領域(TM；transmembrane domain)、cdc 10(ankyrin) repeats を構成し C 端に至る。
下段：EGF-like domains に集中する mis-sense mutation
例えば R 169 C は第 169 番目のアルギニン(R)がシステイン(C)に変異したことを示す。

(Joutel A, et al：Strong clustering and stereotyped nature of Notch3 mutations in CADASIL patients. Lancet 350, 1997 より転載)

き起こされ、この結果細胞外ドメインの分解過程が障害され、血管中膜平滑筋細胞内において細胞外ドメインが蓄積し、これが高電子密度の顆粒となって血管平滑筋に蓄積し、慢性的な血管中膜変性を引き起こすのではないかと考えられる。

5 CADASIL の確定診断の方法 (図7)

CADASIL の診断上重要なポイントは、まず眼前の患者が多発性脳梗塞・白質脳症などの CADASIL に特徴的な臨床症状をもち、少しでも CADASIL を疑ったならば、根気よく病歴を取り、特に家族歴と既往歴をよく聞き直してみることが肝要である。すなわち、家族歴では同様の症状をもつ血縁者の存在を確かめることであり、既往歴では片頭痛の存在を確かめることである。さらに、脳の画像診断も重要な情報を与えてくれる。自らが神経内科医または脳神経外科医のように神経学的所見を確認できる場合には、診察により仮性球麻痺や歩行障害、痴呆症状の有無を確認して診断の一助とする。神経学的診察になれない先生の場合には、次の

```
頭痛を訴える
   ⇩
それは片頭痛か？ ⇐「あなたの頭痛はズキン・ズキンと心臓の鼓動に一致して痛みますか？」
   ⇩
それは古典型片頭痛か？ ⇐「頭痛がくる前に、目の前がチカチカすることがありますか？」
   ⇩
家族歴はあるか？ ⇐「あなたの血縁者の中に、あなたのように頭痛を訴える方はおられますか？」
              「あなたの血縁者の中に、脳卒中や痴呆に罹患された方はいらっしゃいますか？」
   ⇩
神経症状はあるか？ ⇐ 神経学的診察により確認
    1) 反復性の脳卒中発作
    2) 進行性または階段状増悪を示す痴呆症状
    3) 抑うつ状態や易興奮性などの感情抑制障害
    4) 歩行障害（姿勢は直立、小刻み歩行、引きずり歩行）
    5) 仮性球麻痺（嚥下障害、構音障害）
    6) 尿失禁
   ⇩
放射線学的異常はあるか？ ⇐ 脳 X 線 CT または脳 MRI により確認
    大脳皮質下白質と基底核に X 線 CT 低吸収病変または MRI-T2 高信号病変
   ⇩
確定診断準備段階：インフォームド・コンセント
    病気の原因・病態・予後・確定診断の意味について説明
   ⇩
確定診断：生検による病理診断または採血による DNA 診断
    病理学的診断：細動脈中膜平滑筋細胞への好酸性・PAS 陽性・高電子密度の顆粒沈着を確認
    DNA 診断：Notch3 遺伝子の突然変異を確認
   ⇩
確定診断後アフターケア：治療
```

図7. CADASIL 診断までのフローチャート

ステップとして神経内科医に対診を依頼するのがよいと思われる。そして、さらにCADASILが強く疑われたならば、最後の確定診断の方法としては、生検により病理組織学的に診断する方法と採血によりDNA診断する方法の2種類がある。前者では皮膚生検・筋生検・神経生検などを実施して、CADASILに特徴的な血管病変を証明することによりCADASILと診断できる。後者では患者の血球を採取して、専門機関にこの血液サンプルを送って、血球由来のDNAからNotch3遺伝子の突然変異を証明してもらい確定診断できる。いずれの方法を実施するにせよ、主治医として確定診断による患者のメリット・デメリットをよく患者さんに説明して、インフォームド・コンセントを得たうえで実施しなければならない。

メモ5 ここでちょっと一言：確定診断前の医師の心構え

生検により病理組織学的に診断するにせよ、採血によりDNA診断するにせよ、いずれにしても、本疾患のように根治療法がいまだに開発されていない疾患を確定診断することは、（特に、片頭痛のみが存在して血管障害の兆候がまったくない若年患者（未発症患者）においては一層注意を要するが）次の点に十分に注意することが重要である。すなわち、患者は、確定診断されてしまったために、却って将来に対する不安だけを強くもつことになり、結果として抑うつ状態になったり最悪の場合自殺に追い込まれてしまって終わるということもあり得るということを十分承知しておかなければならない。そして、診断の結果がいずれになろうとも、その患者の将来に対して主治医として責任をもつ覚悟が必要である。

6 CADASILの治療

CADASIL患者において、Notch3蛋白の遺伝子異常から血管中膜平滑筋障害が起こるメカニズムについては、上記のような仮説が提唱されているが、現在のところこの血管異常を予防ないし治療する方法は開発されていない。したがって、本症に対しては片頭痛薬や脳循環改善薬などを用いて対処しているのが現状である。しかし、今後医学の進歩によって遺伝子治療などの方法の開発によって、この特殊な血管障害の進行を未然に防ぐことも遠い夢ではないと考えられる。

（西尾健資）

◆文献

1) Sourander P, Walinder J：Hereditary multi-infarct dementia. Lancet 2：1015, 1977.
2) Stevens DL, Hewlett RH, Brownell B：Chronic familial vascular encephalopathy. Lancet 2：1364-65, 1977.
3) Tournier-Lasserve E, Iba-Zizen MT, Romero N, et al：Autosomal dominant syndrome with strokelike episodes and leukoencephalopathy. Stroke 22：1297-1302, 1991.
4) Baudrimont M, Dubas F, Joutel A, et al：Autosomal dominant leukoencephalopathy and subcortical ischemic stroke. A clinico-pathological study, Stroke 24：122-125, 1993.
5) Tournier-Lasserve E, Joutel A, Melki J, et al：Cerebral autosomal dominant arteriopathy with subcortical infarcts and leukoencephalopathy maps on chromosome 19 q 12. Nature Genetics 3：256-259, 1993.
6) 西尾健資, 有馬邦正, 衛藤光明, ほか：Cerebral Autosomal Dominant Arteriopathy with Subcortical Infarcts and Leukoencephalopathy (CADASIL) の1剖検例. 臨床神経 37：910-916, 1997.

7) Kamimura K, Takahashi K, Uyama E, et al : Identification of a Notch 3 mutation in a Japanese CADASIL family. Cerebral autosomal dominant arteriopathy with subcortical infarcts and leukoencephalopathy, Alzheimer Dis Assoc Disord 13 : 222-225, 1999.
8) Chabriat H, Vahedi K, Iba Z M, et al : Clinical spectrum of CADASIL ; a study of 7 families. Cerebral autosomal dominant arteriopathy with subcortical infarcts and leukoencephalopathy, Lancet 346 : 934-939, 1995.
9) Dichgans M, Mayer M, Uttner I, et al : The phenotypic spectrum of CADASIL ; clinical findings in 102 cases. Ann Neurol 44 : 731-39, 1998.
10) Verin M, Rolland Y, Landgraf F, et al : New phenotype of the cerebral autosomal dominant arteriopathy mapped to chromosome 19 ; migraine as the prominent clinical feature. J Neurol Neurosurg Psychiat 59 : 579-585, 1995.
11) Joutel A, Corpechot C, Ducros A, et al : Notch 3 mutations in CADASIL, a hereditary adult-onset condition causing stroke and dementia. Nature 383 : 707-710, 1996.
12) Artavanis-Tsakonas S, Rand MD, Lake RJ. Notch signaling : Cell fate control and signal integration in development. Science 284 : 770-776, 1999.
13) Joutel A, Vahedi K, Corpechot C, et al : Strong clustering and stereotyped nature of Notch3 mutations in CADASIL patients. Lancet 350 : 1511-1515, 1997.
14) Joutel A, Andreux F, Gaulis S, et al : The ectodomain of the Notch 3 receptor accumulates within the cerebrovasculature of CADASIL patients. J Clin Invest 105 : 597-605, 2000.

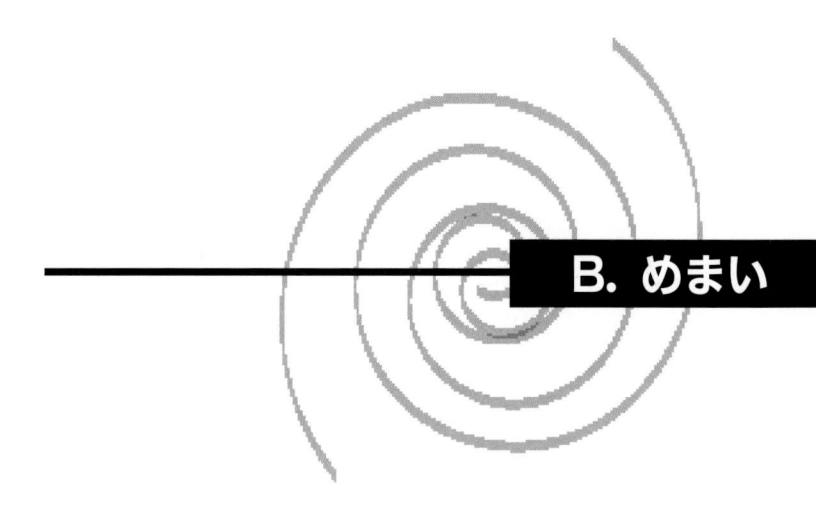

B. めまい

I めまいの発生機序

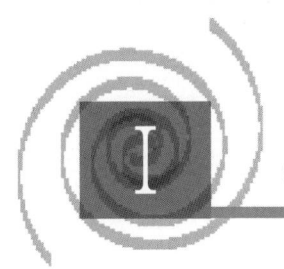

1 前庭系の形態と機能

　身体平衡にとって重要な感覚器入力には、前庭感覚、視覚、および深部知覚（体性感覚）の3入力がある。これらは、単独に、あるいは互いに協調して平衡の維持にあたっている。前庭系が、multi-sensory system といわれる所以である。

1 角加速度センサー、直線加速度センサー

　前庭感覚器は、大きく分けて2つの器官からできている。1つは角(回転)加速度を感受する半規管であり、ほかの1つは重力などの直線加速度を感受する耳石器である。前庭感覚は、まずこれらの感覚器に存在する感覚細胞の興奮や抑制が前庭神経核に送られることから始まる。

　半規管の一端は膨らんでいて、そこに感覚細胞が分布している（膨大部稜）。一方、耳石器には、感覚細胞の分布している平衡斑がある（図1）。半規管の刺激は頭部の回転などによる内リンパ流動がクプラの偏位を引き起こすことによって生じ、耳石器の刺激は頭部の傾斜などによる耳石のズレによって生じる。半規管は、それぞれが立体的にほぼ直交する3つの半環状の構造物で左右一対(外側、前、後の半規管)あり、頭部のどのような回転にも応じて反応するようにできている。耳石器は、頭部を垂直に保ったときにほぼ頭部の向きと平行するように位置する球形嚢と、それとほぼ直交するように位置する卵形嚢からなり、これも左右一対ある。

　前庭感覚器の1つの感覚細胞表面には、1本の動毛（kinocilium）と100本程度の不動毛（stereocilia）がある。半規管では内リンパ流動によって、耳石器では耳石のズレによってこれらの感覚毛の先端が動き有毛細胞が刺激される。このとき、その動きが細胞表面の不動毛側から動毛側へ起こると、その有毛細胞は興奮し、逆方向、すなわち動毛側から不動毛へ動きが起こると抑制される。このように、有毛細胞の形態的極性は、機能的な極性と一致している（図2）。半規管膨大部にある有毛細胞ではこの極性が一定であり、外側半規管では非膨大部側から膨大部側にすべての有毛細胞の動毛が向かうように配列している。一方、前後の半規管では外側半規管とは逆で、すべての有毛細胞の動毛が膨大部側から非膨大部側に向かって配列している。すなわち、内リンパ流動が向膨大部に向けば外側半規管は興奮し、前後半規管は抑制される。

　耳石器では、しかし、この形態的極性は半規管のように一方向に向かっていない。平衡斑ではstriolaという分水嶺を境に、その形態学的極性が逆になっている。卵形嚢では動毛が向か

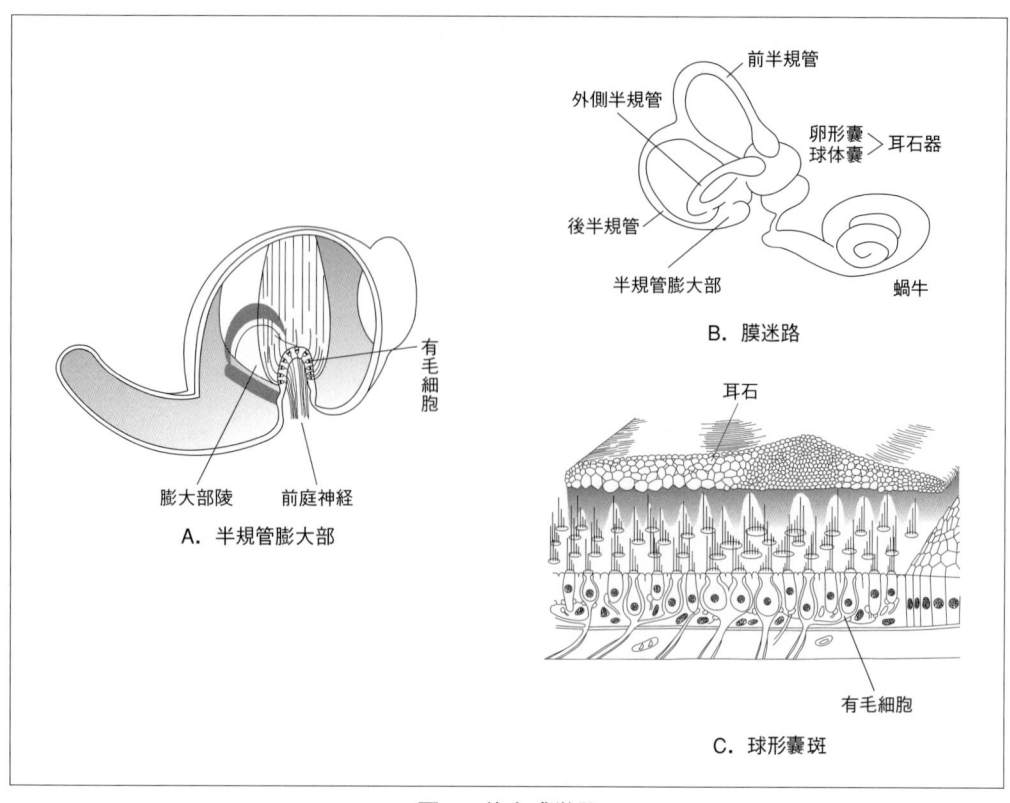

図1. 前庭感覚器

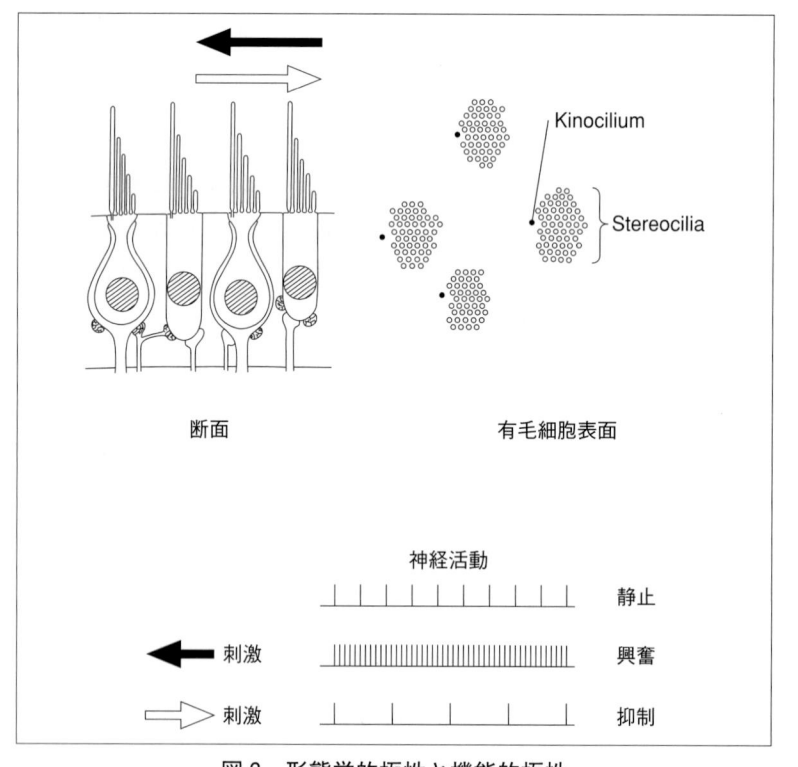

図2. 形態学的極性と機能的極性

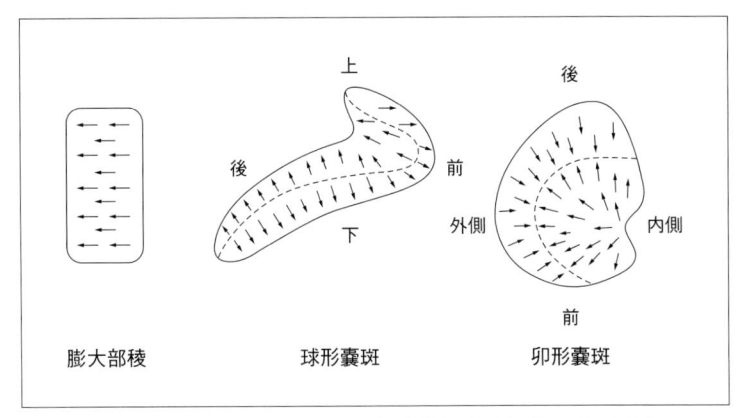

図3. 各感覚器における形態学的極性（点線はStriola）

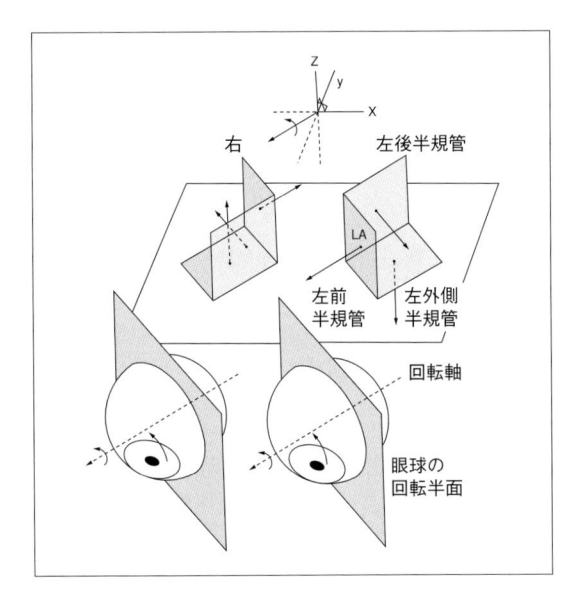

図4. 半規管眼反射
眼球は、刺激された半規管に立てた垂線を軸にして回旋運動を起こす。図の眼球運動は、左前半規管刺激による眼球運動を模式的に示したもの。
(鈴木淳一, 中井義明, 平野 実：標準耳鼻咽喉科頭頸部外科学, 第3版 図III-134, 医学書院, 東京より転載)

い合うように配列し、球形嚢では動毛が背を向けるように配列している（図3）。したがって、機能的にも半規管のように、一方向に耳石がズレれば興奮あるいは抑制というようにはならず、耳石器の機能的複雑さを示している。

　個々の半規管が刺激されると、それは眼球運動（眼振）となって出力される（半規管眼反射）。そのときに生じる眼球運動は、個々の半規管の解剖学的軸に一致したものになる。すなわち、半規管眼反射による眼球運動は、それぞれの半規管のつくる面に立てた垂線を軸とする運動になる（図4）[1]。このことは、前庭性の眼振を精密に解析することによって、その眼球運動の起源が推測できることを示しており、眼振解析が内耳内局在診断に用いられるようになってきている。例えば、真珠腫性中耳炎による骨破壊が外側半規管に及び、迷路（外側半規管）瘻孔が生じている場合、外耳道を圧迫すると眼振（圧迫眼振）が生じる。この眼振は、外側半規管由来の眼振であることが明白であるので、この眼振の眼振緩徐相速度のベクトルは外側半

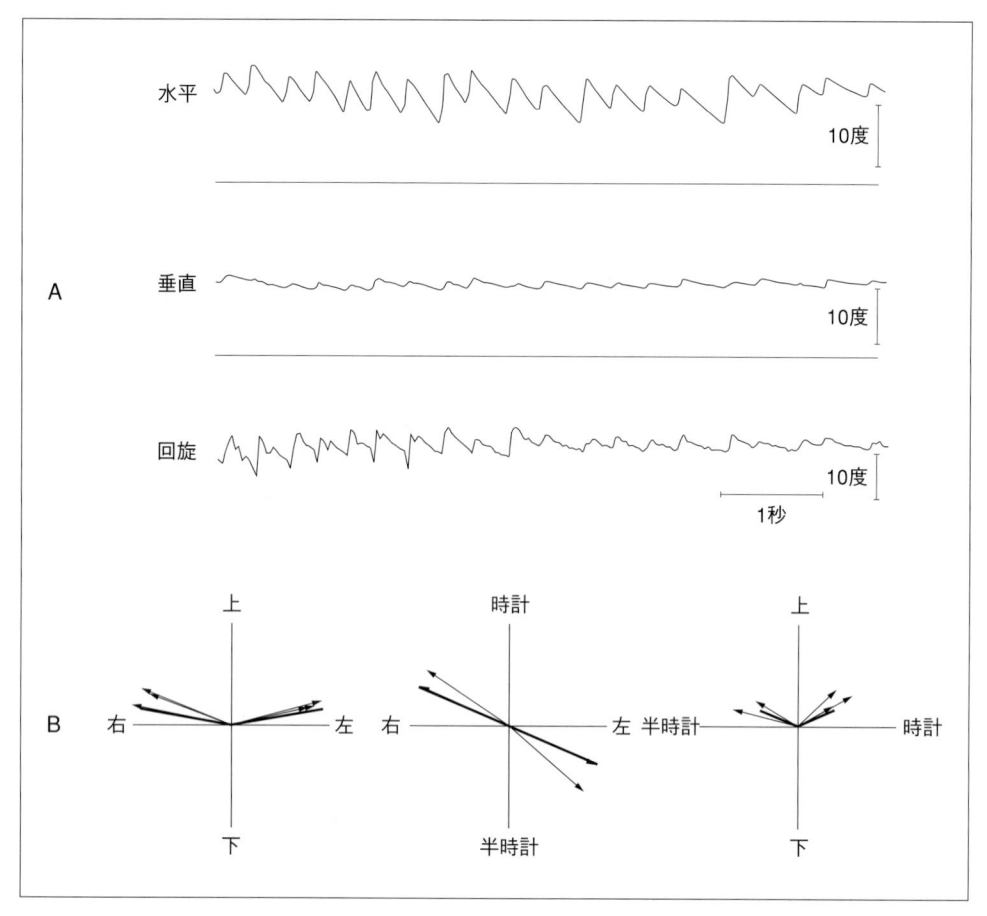

図5. 外側半規管瘻孔症例の圧迫眼振の三次元解析
A：1例の三次元解析の実際で、眼振は右向き、上向き、時計回り（被験者からみて）である。
B：5例の眼振緩徐期ベクトル（矢印）を二次元展開した。太線はヒト側頭骨から得られた外側半規管の解剖学的軸を示す。

規管の解剖学的な座標軸に一致するはずである。そこで、圧迫眼振をわれわれの開発した眼球運動ビデオ解析システム（Video Image Analysis System）を用いて実際に解析してみると、その緩徐相速度ベクトルは解剖学的軸によく一致し、この仮説が証明された（図5）[2]。現在、この方法を用いて内耳由来の眼振解析が行われ、その内耳内局在病巣診断に関する研究が行われている[3]。ちなみに、ヒトの側頭骨から計測された外側半規管の座標軸は、$0.365x + 0.158y - 0.905z = 0$（x：水平、y：垂直、z：回旋）である[4]。

この、半規管眼反射の最も単純なニューロン・ネットワークについては動物を用いた生理学的実験によって明らかにされている[5]。図6は水平眼球運動の単純なニューロン・ネットワークを示したものである。右外側半規管からの興奮性入力は前庭一次ニューロンによって同側の前庭神経核に運ばれ、ここでシナップスを経て二次ニューロンとして、ascending tract of Deiters'を上向して同側の動眼神経核に入り、ここでニューロンを代え、同側の内直筋に終止する。一方、ほかの二次ニューロンは対側の外転神経核でニューロンを代え、対側の外直筋に

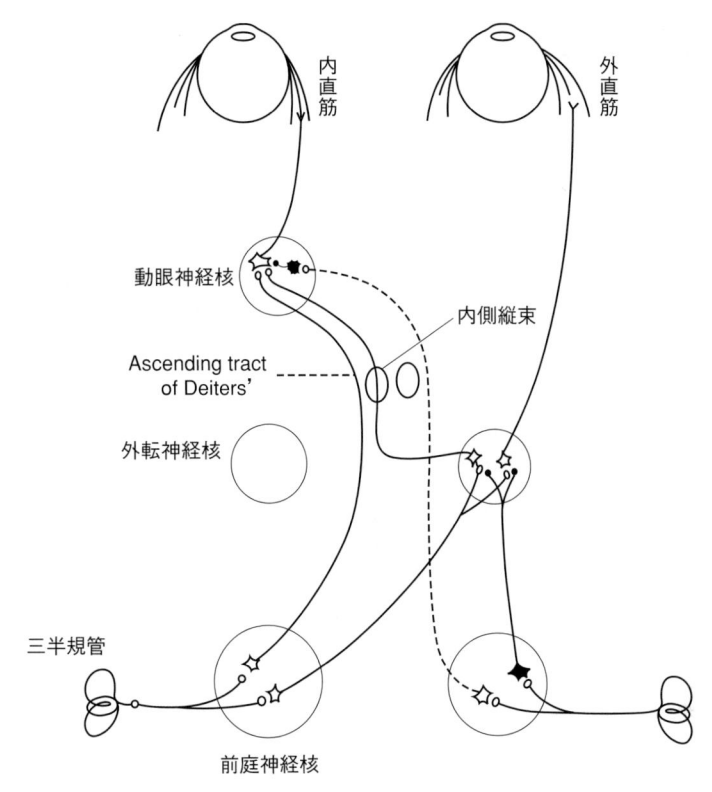

図6. 外側半規管眼反射弓のニューロン機構

終止する。また、外転神経核から、対側の内側縦束を経て刺激と同側の動眼神経核に戻る経路もある。このようにして、右外側半規管の刺激は、同側眼の内転運動、対側眼の外転運動を引き起こす。前後の半規管の眼反射についても、外側半規管のそれと同様に明確になっている。しかし、耳石器眼反射に関しては、半規管と異なり感覚器（平衡斑）の形態が複雑であるためにいまだに不明な点が多く、その解明が現在も進行中である[6]。

2 視覚入力

列車の車窓から外の景色をみていると、眼球は、景色の流れを追い次いで新たな景色を捉える運動を繰返し、律動的な運動が生じる。これを視運動性眼振（optokinetic nystagmus；OKN）という。この現象は古くから行軍眼振とか鉄路眼振として知られている。視運動性眼振が惹起されている状態が続き、その後に急に視覚が遮断されると（例えば列車がトンネルに入ると）もはや視覚入力はなくなるが、しばらくの間この眼振は持続する（図7）。これを視運動性後眼振（optokinetic after nystagmus；OKAN）というが、この現象には脳幹の速度蓄積機構（velocity storage mechanism）が関与し、末梢前庭からの入力がないとこの現象は発現しない[7]。

一方、完全な暗所では、空間における自分の位置は十分に把握できない。これは、視覚が平

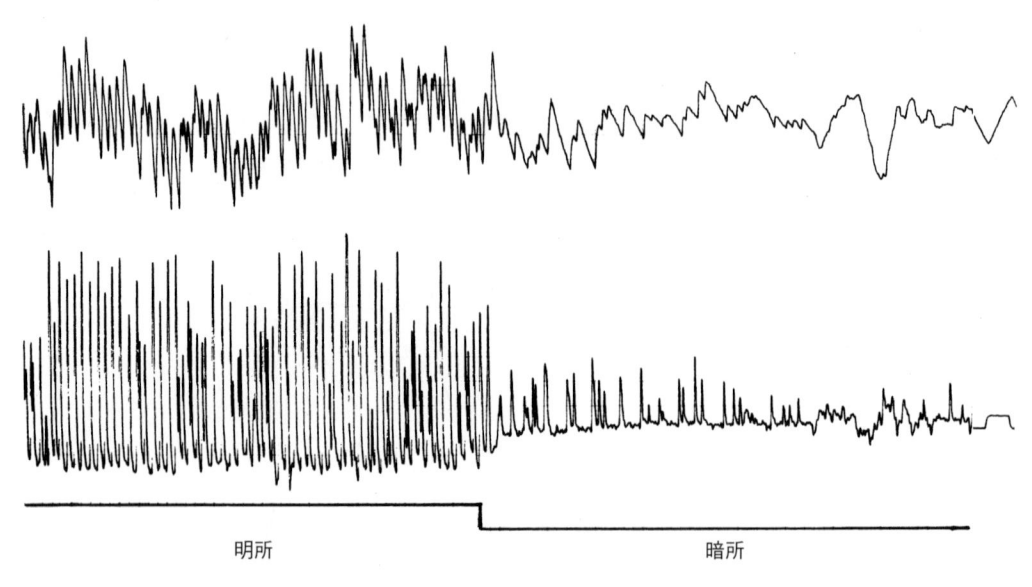

図7. 視運動性眼振と視運動性後眼振のENG記録（眼振図）
明所では右向眼振の誘発が活発である。急に暗所にすると弱い右向眼振になり、漸次減衰していく。
上段：時標1コマ/秒、中段：原波形、下段：速度波形

衡維持に大きな役割を演じているからにほかならない。完全暗所で平衡を維持するために、われわれは視覚以外の入力を最大限活用する。すなわち、前庭覚と触覚を含めた深部知覚である。暗所では、手探りをして壁などの対象物を感受し、自分の空間における位置を確かめようとするのはこのためである。

3 深部知覚入力

動物は4足で立ち、歩行するのが普通である。しかし、人は前の2本の足を手として使うために、2足で立ち、歩行するようになった。そのために、4足動物に比して、より多くの情報が必要になった。2本足でバランスよく立つために、われわれは深部知覚を大いに利用している。深部知覚の感覚器としては、筋肉の中にある筋紡錘が主体である。立位でいるときに閉眼して視覚の入力を取り除くと、身体には規則的な前後への揺れが起こる。これは、下腿筋の中でも身体の前面にある筋と、後面にある筋が交互に収縮しているためである。前脛骨筋が収縮して身体が前方に傾斜すると筋内の筋紡錘が興奮し、脊髄にその信号を送る。脊髄からの信号は拮抗筋である腓腹筋に収縮を、前脛骨筋に弛緩を引き起こす。そのために、身体は後方へ傾斜する。すると、今度は収縮した腓腹筋から脊髄へ信号が送られ、拮抗筋である前脛骨筋に収縮、腓腹筋に弛緩をもたらし、身体は前方へ傾斜する。立位を維持する限りこの運動が繰り

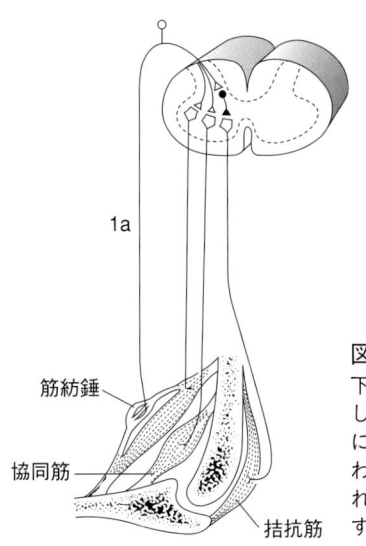

図8. 下腿筋の反射弓
下腿後面の筋が伸展すると（身体が前方へ傾くと）、筋紡錘が興奮し、その刺激がIaの線維を通り、脊髄に達する。脊髄の前角細胞に直接、あるいは抑制性の介在ニューロンを介して、その刺激が伝わり、伸展した筋およびその協同筋には興奮性の刺激が伝わり、これらの筋を収縮させ、拮抗筋には抑制性の信号が伝わりこれを抑制する（身体を後方へ引き戻す）。

返されることになる（図8）。むろん、これら深部知覚は脊髄レベルだけに止まらず、中枢神経系でほかの入力と統合される。

4 統合

a. 中枢神経系

　身体平衡維持のために必要な大きな3つの感覚情報は、直接、あるいは前庭小脳経由で橋に存在する前庭神経核に入力される。外側半規管、前半規管、および卵形嚢の大部分からの求心神経は上前庭神経を、後半規管と球形嚢からの求心神経は下前庭神経を経て、一部前庭小脳への線維を除いて前庭神経核に入る。前庭神経核では、対側前庭神経核、小脳核、脊髄などから多くの入力を得て、その入力の統合が行われる。

　視覚入力は、網膜から視神経、視神経交叉、外側膝状体を経て後頭葉の視覚中枢に投射している。また、直接副視束などを通り、上丘、下オリーブ核経由で特に小脳（片葉、傍片葉）で眼運動系と深く関連している。

　深部知覚入力の多くは、脊髄を通り上向し前庭神経核に入る。また、頸部深部知覚からの求心入力も、前庭神経核や central cervical nucleus で内耳からの入力と統合される。

　このようにして、統合された前庭覚、視覚、深部知覚からの情報は、眼運動核を通して眼筋に、また脊髄の神経細胞を通して四肢筋に出力される。もちろん、この統合にはさらに上位中枢の制御が関与している。

b. 前庭眼反射の役割

　前庭器からの入力はその大部分が前庭神経核に入る。一方、視覚入力は視蓋前域から下オリーブ核を経て小脳片葉のプルキンエ細胞に至る。小脳からの出力細胞はプルキンエ細胞であ

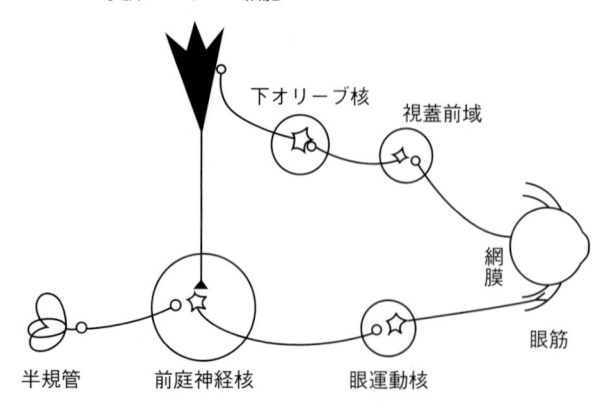

図9. 前庭眼反射に対する視性抑制の経路
半規管の入力は前庭神経核を通り眼球を動かす。動いた眼球に生じた網膜上物体のズレの信号が下オリーブ核を通り小脳のプルキンエ細胞に送られる。プルキンエ細胞からは抑制性の信号が出力され前庭神経核へフィードバックされる。

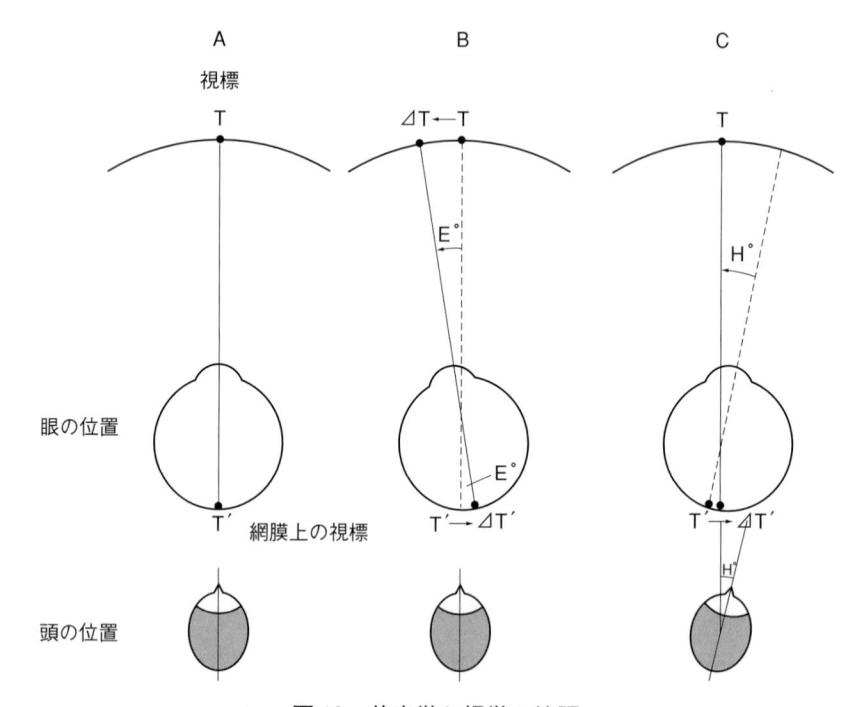

図10. 前庭覚と視覚の協調
Aは視標を正視している状態で網膜上の視標を中心でとらえている。Bは視標が左へΔT動くと眼球は視標と同じ方向へ視標の動いた角度($E°$)だけ動いて、網膜の中心で視標をとらえる($\Delta T'$)。Cは頭部が右へ$H°$動くと、網膜上の視標は相対的に$H°$分左へ移動する(T')。このとき、頭部の動きによって刺激された前庭覚の作用も働いて、眼球を頭部方向と逆へ動かし($H°$)、網膜上の像(視標)のズレをなくしている($\Delta T'$)。

り、すべてが抑制性である。この出力は、前庭神経核細胞に送られている。したがって、前庭入力に対して視覚入力は抑制的に働き、前庭性眼反射や前庭脊髄反射に干渉をしている(図9)。

　頭部が右に回転して半規管が刺激されると、前庭眼反射で眼球は左へ偏倚する。これは、頭部運動中に網膜上に捉えた対象が、ブレないでみえるようにするために役立っている。われわれが、テニスやキャッチボールを行うことができるには前庭眼反射が正しく働いている必要が

ある。当然、ここでは前庭覚と視覚との統合（協調）が行われている。視覚対象のない暗所で頭部運動によって前庭眼反射を起こさせると、頭部運動速度1に対して出力される眼球運動速度はおよそ0.6であり、視覚との協調がいかに大切かがわかる（図10）。この協調は、簡単に検証することができる。眼前50cm程度に指を開いた手のひらを出し、これを左右に動かす。ゆっくり動かしている間は指がブレないでみえるが、左右への運動が1Hz近くなると指がブレてみえてしまう。一方、手を動かさずに頭部を動かして指をみていると、数Hzの頭部運動でも指がブレないでみえるはずである。

c. 前庭眼反射の視覚抑制

視覚による前庭入力の抑制現象は、温度眼振の視性抑制としてよく知られている。暗所下で一側の外耳道を温度刺激すると、温度眼振が惹起される。この眼振が十分に解発されたときを見計らって部屋の照明を点灯し被検者に視標を注視させると、眼振緩徐相速度が暗所のときの30%程度に抑制される[8]。この視性抑制は生理的なものであるが、この現象は橋や小脳障害の診断法としても広く臨床で用いられている（visual suppression test）。視覚入力の脳幹・小脳経由での前庭入力抑制が、これらの部位の障害で減少したり欠落したりするからである（図11）。

上記の現象は、病的な前庭性眼振や前庭性の平衡障害に対しても同様にみられる。前庭性の自発眼振が、明所よりもフレンツェル眼鏡下や赤外線CCDカメラ下でより明瞭になるのもこのためである。頭位眼振検査や頭位変換眼振検査を遮眼下や暗所開眼下で行う所以である。完全暗所で観察可能な赤外線CCDカメラ下では、不完全な固視機構抑制しかできないフレンツェル眼鏡下に比して眼振の出現率が高くなり、眼振緩徐相速度も増加することが知られている（表1）。また、身体平衡の障害を検査する足踏み検査やマン検査などで、開眼と閉眼の検査を必ず行う理由もここにある。すなわち、開眼では平衡が保たれているにもかかわらず閉眼で平衡障害が明瞭になる場合は、前庭性の異常状態に対して視性抑制が正しく働いていることを示す。一方、開眼でも閉眼でも平衡障害が明らかな場合は、視性抑制が働かない状態を示し、橋や小脳を含んだ障害であると解釈できる。

2 前庭覚、視覚、深部知覚の混乱

前庭感覚器である半規管や耳石器に、普段より強い刺激を与えることにより身体平衡維持に狂いが生じる。半規管の機能検査として用いられている温度刺激（外耳道を温水や冷水で還流し半規管を刺激する）や回転刺激はその代表的なものである。これらの刺激を加えられると、めまいと平衡障害が生じる。温度刺激は、中世には拷問にも用いられたようである。これらは、内耳刺激によって回転感覚と同時にしばしば自律神経反射としての悪心、嘔吐、冷汗などが生じるためであろう。

回転刺激では、回転の軸と重力軸とが一致しているのが一般的な回転検査であり（earth

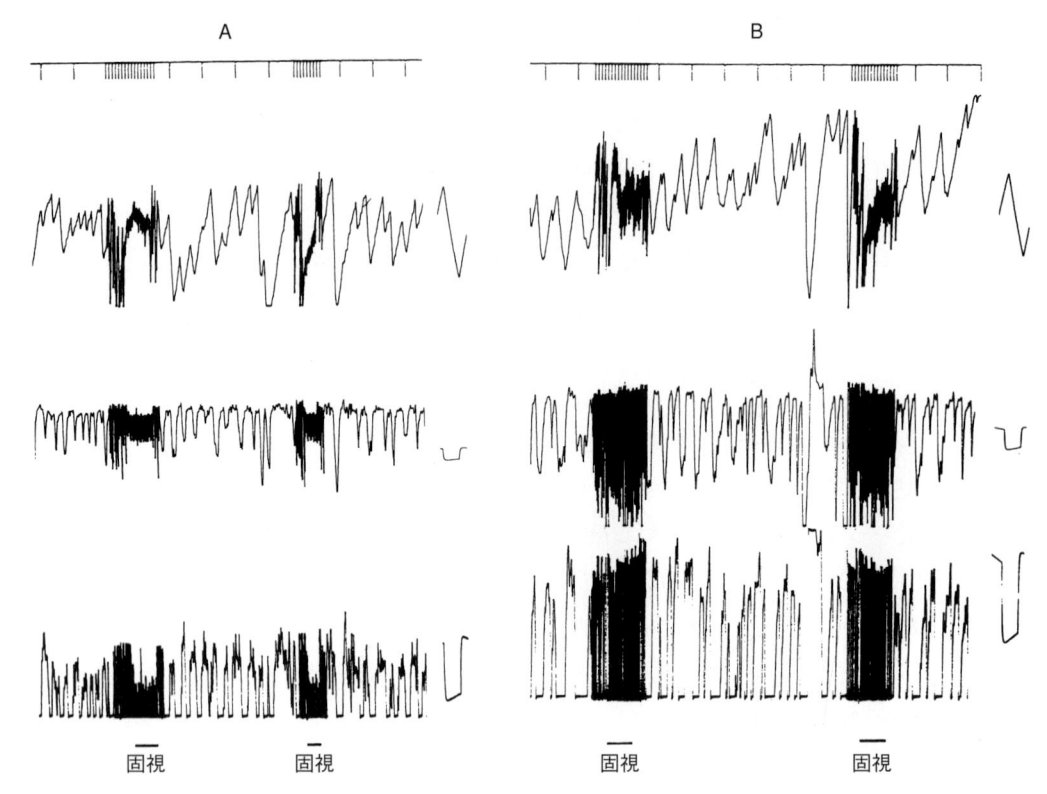

図 11. 前庭性眼振の視性抑制(ENG 記録)
温度眼振に対する視性抑制と視標とした検査(Visual suppression test)。
A：健常者。2 回の固視時に抑制があらわれる。
B：小脳脊髄変性症患者。2 回の固視時ともに抑制はまったくみられない。

表 1. フレンツェル眼鏡下と赤外線 CCD カメラ下での眼振発現数（被験者 100 名の検査結果）
眼振を認めた場合の緩徐相速度の平均をそれぞれ眼振ありの枠内に示した。

			赤外線 CCD カメラ		計
			眼振		
			あり (5.2 度/秒)	なし	
フレンツェル眼鏡	眼振	あり (2.8 度/秒)	9	1	10
		なし	30	60	90
	計		39	61	

(福元明子, ほか：Equilibrium Res 60, 365, 2001 より引用)

vertical axis rotation；EVAR)、半規管が刺激される（図 12-A)。坐位で頭部を外側半規管が最も刺激を受けやすい前屈 30 度にし、EVAR を始めると角加速度刺激によって外側半規管に内リンパ流動が起きる。右回転では右外側半規管に膨大部に向かう流動が、左外側半規管には膨大部から遠ざかる流動が生じる。すなわち、右外側半規管には興奮性の、左外側半規管には抑制性の刺激が加わる。そのため、右向きの眼振（回転眼振）が惹起される。回転が持

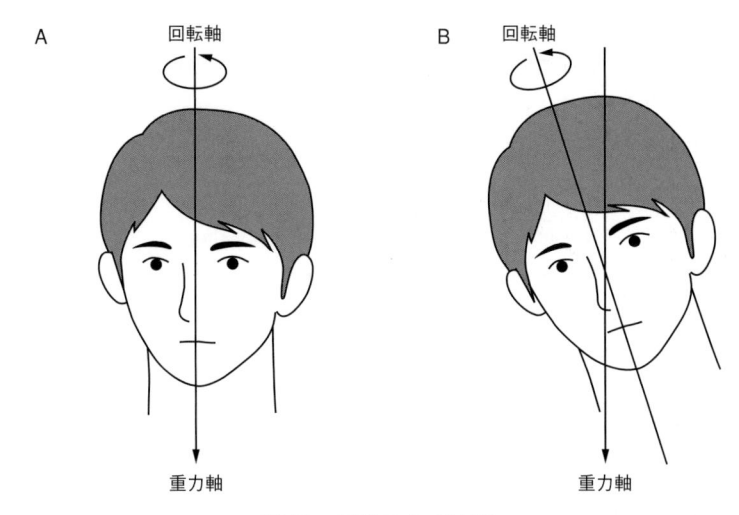

図12. EVARとOVAR
重力軸回転(EVAR)では回転軸と重力軸が一致しているが(A)、非重力軸回転(OVAR)では回転軸と重力軸が異なっている(B)。

続し等速運動になると、もはや角加速度は頭部に加わらなくなり眼振もめまい感も消失する。当然、回転を減速、あるいは停止すると逆向きの内リンパ流動が起き、回転はじめと反対向きの眼振が出現する。

一方、回転軸を重力軸から傾斜させて回転する刺激では（off vertical axis rotation；OVAR）（図12-B）、回転が等速になると頭部に加わる直線加速度が刻々と変化することになり、耳石器のみが刺激される[9]。ひどいめまい感が生じるが、そのめまい感はEVARと異なり回転が続いている間中持続する。これらの検査は、坐位で行われるので平衡障害は明瞭にみられないが、この状態で被検者を立たせれば転倒してしまうのは明らかである。

視覚刺激でも、前庭刺激と同様に平衡障害が生じる。シネラマ酔いという言葉があるが、より現代風であればIMAX酔いとでもいうのであろう。大きな画面で景色が動くと、あたかも自分が動いているような錯覚に陥るのを経験した人は多いと思う。幸いなことに、このような画面をみるのは劇場なので、見物客は座席に座っている。そのお陰で転倒することはないが、もし観客が立ってこれをみていると平衡失調が生じ、何か支えでもない限り転倒する人が続出するであろう。多くのいわゆるアミューズメントパークでは、視覚とともに前庭覚の混乱刺激を巧みに使ったイベントで入場者を楽しませている。しかし、人によってはその刺激が適度な感覚混乱を通り越して、酔いを起こしてしまう場合もある。

深部知覚の刺激でも、やはり平衡感覚の混乱が生じる。最大の感覚装置は筋紡錘や腱紡錘であるが、これらの装置にとって適刺激である振動（約100 Hz）を立位の人に与えると、振動を与えられた人は感覚混乱を起こし身体の傾斜や時として転倒してしまう。筋紡錘は、下腿の筋（腓腹筋やヒラメ筋）にも多く存在するが、最も密度が高い筋は後頸筋である。立位でこの後頸筋に振動刺激を与えると、身体は前方へ大きく傾斜する。刺激を止めると前方へ傾斜して

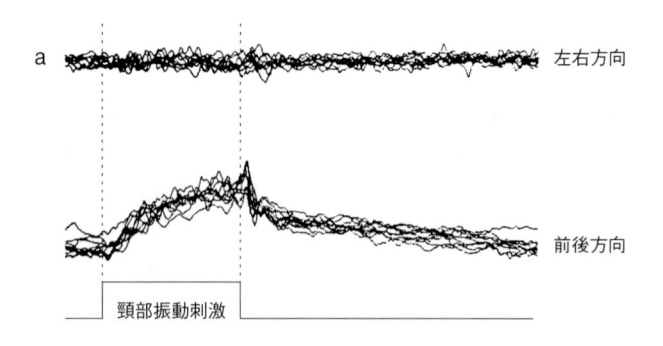

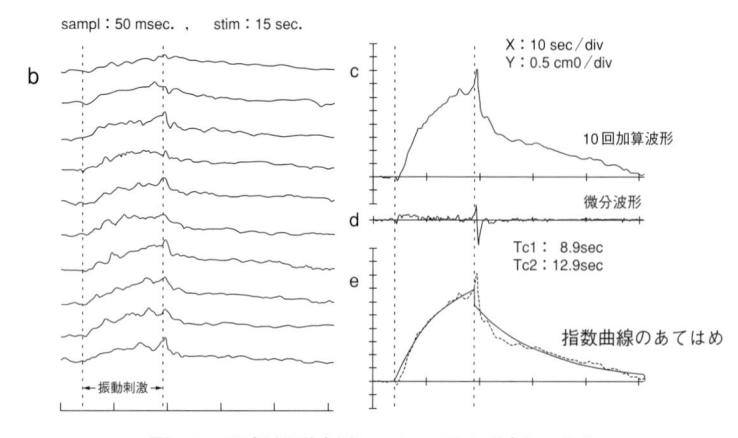

図13. 頸部振動刺激による重心動揺の変化
a. 頸部振動刺激時の左右(上段)および前後(下段)方向の動揺、10回の重ね書き
b. 前後方向の動揺、1目盛は10秒
c. bの加算波形
d. cの微分波形
e. cに指数関数の当てはめを行い、時定数を求める。
(森園徹志：日耳鼻 94：938-948, 1991 より引用)

いた身体は、指数関数的に漸次元の位置に戻る(図13)[10]。また、下腿前面の筋である前脛骨筋への刺激では身体は前方へ、後面の筋である腓腹筋刺激では身体は後方へ傾斜する。これらは、単に筋からの脊髄反射だけではなく、前庭神経核を含めた中枢神経系が関与した現象である。

そこで、一側の内耳機能が完全に廃絶したのち十分な時間経過があって、自発眼振もなく前庭代償がなされているような被検者の後頸部に閉眼で振動刺激、すなわち外乱を加えるとどうなるであろうか。先に述べたように、身体平衡は multi sensory inputs を駆使して保たれているので、このような被検者の平衡の状態は対側内耳や深部知覚からの情報によって保たれているものと思われる。その情報に外乱を与え混乱させたわけである。結果は、振動刺激によって喪失側への身体偏倚が明瞭にみられ、後頸筋からの情報が前庭代償にも大きな働きをしていることを示している(図14)。

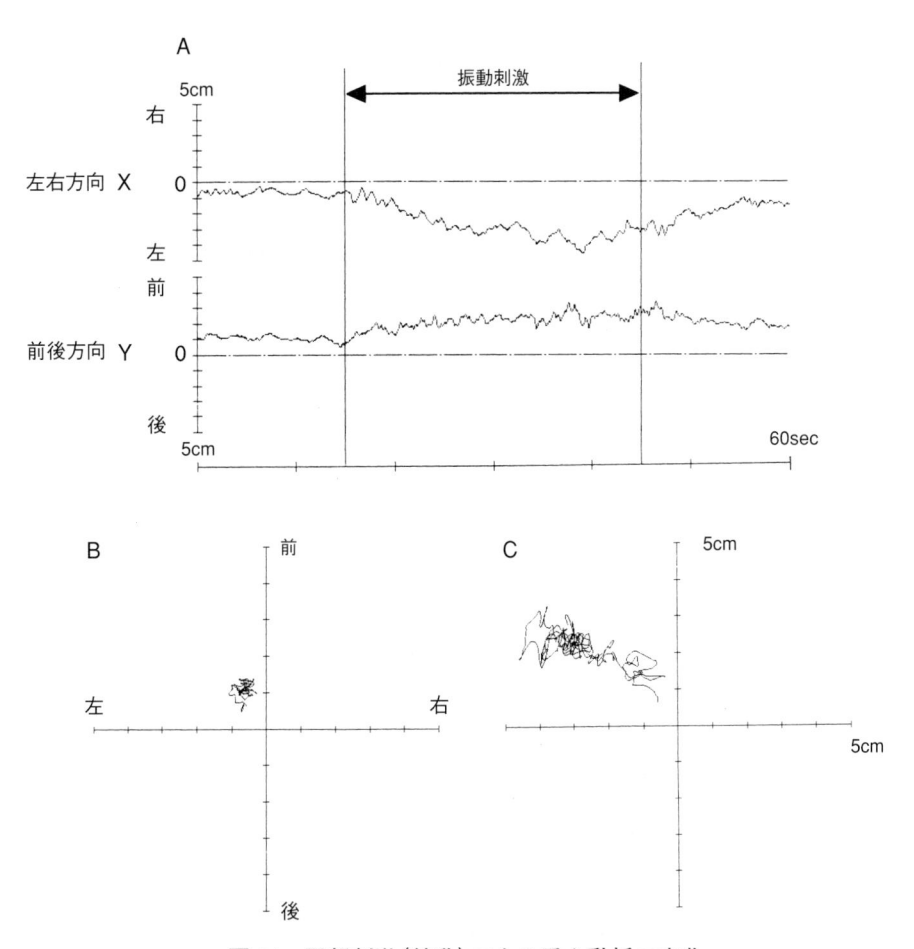

図14. 頸部刺激(外乱)による重心動揺の変化
左内耳機能廃絶後1年以上を経過し前庭代償がなされている被検者の後頸部に振動刺激を与えると(閉眼下)、刺激前(B)に比し、左前方へその重心が偏位している(C)。
(Yagi T, et al：J Nippon Med Sch 65：291-297, 1998 より引用)

3 めまい、平衡障害の発症機序

　めまいや平衡障害は、ここまで述べてきた平衡維持のための3つの感覚器、あるいはそれを統合する中枢前庭系の破綻によって生じる。めまいには平衡障害が必発であるが、平衡障害には必ずしもめまいは伴わない（図15）。3つの感覚器のうち、末梢前庭器（半規管、耳石器）および前庭神経の障害では、強いめまいが起こる頻度が高い。しかし、これらの部位が、長期間にわたって徐々に障害された場合には、平衡障害が前面に出てめまいを感じないこともある。一方、深部知覚や視覚の障害では、めまい感は比較的弱い。深部知覚の障害が強いと平衡障害は明確になるが、実際の臨床の場ではこのような症例は少ない。視覚によるめまい感は、眼鏡が合わないような場合に感ずることがあるが、これも病的な意義は少ない。また、高

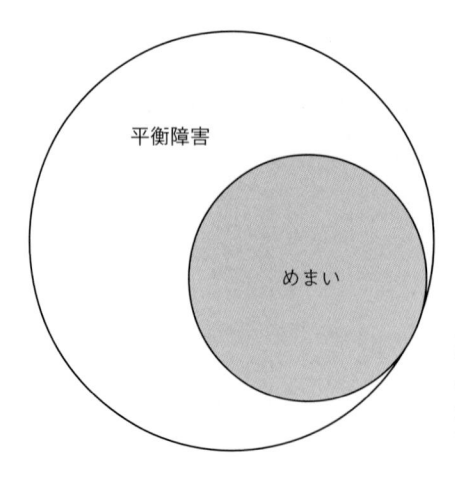

図15．めまいと平衡障害
めまいには平衡障害が必発だが、平衡障害には必ずしもめまいは伴わない。

所性のめまいというのもあるが、これは純粋なめまいと異なり、かなり心理的な側面が強い。

　めまいの病巣局在を、めまいが回転性であるかとかめまいに嘔気、嘔吐などを伴うかなどから言及する向きもある。例えば、強い回転性めまいは末梢内耳障害に起因するものであるとか、嘔吐などを伴うときには中枢性めまいを考えるとかいったものや、定方向性自発眼振や水平回旋混合性眼振がみられれば末梢性めまいであるといったものである。しかし、このようなことを頭に入れてめまい患者を診ると大きな過ちを冒すことになる。

　内耳であれ中枢であれ、病態が急激に起こるとめまいは一般に激しく回転性であることが多い。メニエール病や前庭神経炎といった末梢性病変では、病態が急激に起こるためにこのような症状が出やすい。一方、中枢性のめまいの原因としての変性や腫瘍のような病変では、病態が徐徐に進むことが多いために激しい回転性のめまいにはなりにくい。しかし、脳幹や小脳の梗塞や血栓のような血管性病変は急激に起きるのが特徴であり、この場合には激しい回転性のめまいがしばしば生じる。

　自発眼振が定方向に向くのは、病変が一側に偏っている場合である。末梢内耳病変は、前庭受容器が左右に局在しているために、しばしばこの条件を満たし、定方向性の眼振が認められる。しかし、例えば片側小脳病変や脳幹の片側性病変でもこの条件を満たすので、同じように定方向性の自発眼振は認められる。

　したがって、末梢性めまいと中枢性めまいを鑑別するためには、上記のようなことにとらわれずに先に述べた機能と形態を考えて行うことが大切である。

（八木聰明）

◆文　献

1) Suzuki JI, Cohen B：Head, eye, body and limb movements from semicircular canal nerves. Exp Brain Res 10：397-405, 1964.
2) Yagi T, Kamura E, Shitara A：Three-dimensional analysis of pressure nystagmus in labyrinthine fistulae. Acta Otolaryngol 119：150-153, 1999.
3) Yagi T, Morishita M, Koizumi Y, et al：Is the pathology of horizontal canal benign paroxysmal positional vertigo really in the horizontal semicircular canal? Acta Otolaryngol 121：930-934, 2001.

4) Blanks RHI, Curthoys IS, Markham CH：Planar relationships of canals in man. Acta Otolaryngol 80：185-196, 1975.
5) 内野善生：前庭反射弓の神経機構とその発達. 神経進歩 28：845-871, 1984.
6) Uchino Y, Sato H, Zakir M, et al：Commissural effects in the otolith system. Exp Brain Res 136：421-430, 2001.
7) Cohen B, Matsuo V, Raphan T：Quantitative analysis of velocity characteristics of optokinetic nystagmus and optokinetic after nystagmus. J Physiol 270：321-344, 1977.
8) Takemori S, Cohen B：Visual suppression of vestibular nystagmus in rhesus monkeys. Brain Res 72：203-212, 1974.
9) Yagi T, Kamura E, Shitara A：Three dimensional eye movement analysis during off vertical axis rotation in human subjects. Arch Ital Biol 138：39-47, 2000.
10) 八木聰明：平衡維持に関する頸部入力の役割. 耳鼻 37：1168-1173, 1991.

II めまいを生じる主な疾患

■はじめに

めまいは「空間における身体に関する見当識(空間識)の障害の自覚」、あるいは「空間覚の失調」と定義されている。

身体の平衡に係る系には、①前庭系：中枢前庭系として脳幹（前庭神経核）、小脳、大脳が含まれ、末梢前庭系として、内耳（耳石器、半規管）、内耳神経（前庭神経）、が含まれる。このほか、②視覚系、③深部感覚系、④統合系（脳幹）、が関与しているが、これらの系のいずれかに破綻が生じたときに「めまい」を自覚することになる。

めまいの種類としては、周囲や自分がグルグル回転している感じの回転性めまい（vertigo：真性めまい）とそれ以外の非回転性めまいに大別され、後者はさらに動揺性めまい（dizziness：仮性めまい）と失神型めまいに分けられる。動揺性めまいは身体がゆらゆら揺れる感じ、ふわふわ雲の上にいる感じ、身体が一方向に倒れそうになる感じなどが含まれる。失神型めまいでは立ちくらみ、眼前暗黒感、気が遠くなる感じの前失神状態などが含まれる。

一般に末梢前庭系が障害された場合は回転性めまいが多く、中枢前庭系が障害された場合は非回転性めまいが多いとされている（表1）。ただ中枢前庭系の障害でも回転性のめまいを訴えることもあり、鑑別のためのフローチャートを図1、2、3に示した。また眼振は末梢前庭系の障害では一方向性（多くは破壊性の障害であるため、健側に向かう眼振）であり、中枢前庭系の障害では注視方向性が多いが、障害部位によって、特徴的な眼振が観察される場合もある（図4)[1]。

表1. 中枢性めまいと末梢性めまいの比較

	中枢性	末梢性
めまいの性質	非回転性が多い	回転性が多い
めまいの強さ	軽い	強い
めまいの持続	しばしば数日以上	数秒〜数分〜数日
眼振方向	注視方向性	一方向性
自発眼振の性状	純回旋性・垂直性	水平回旋混合性
固視による眼球抑制	（−）	（＋）
注視眼振の増強する方向	患側	健側
中枢神経症候	（＋）	（−）
嘔気・嘔吐	軽いか（−）	（＋）

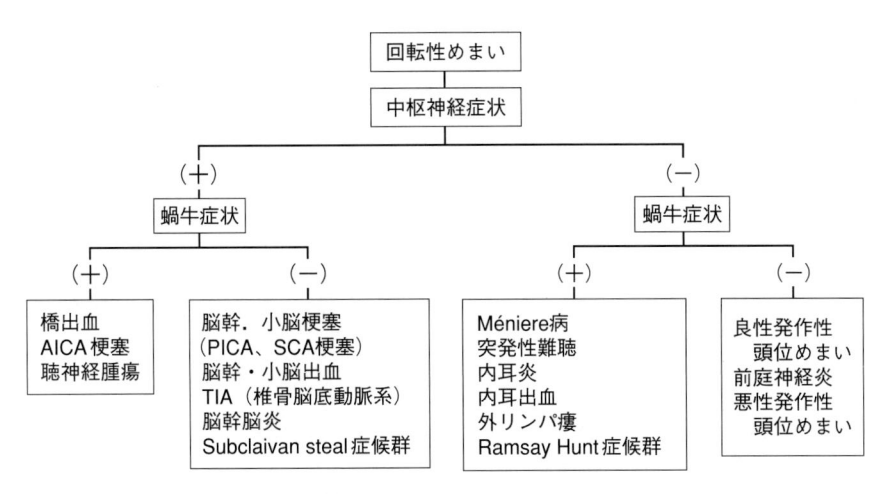

```
                        回転性めまい
                            │
                        中枢神経症状
                    ┌───────┴───────┐
                   (＋)             (−)
                 蝸牛症状          蝸牛症状
              ┌────┴────┐       ┌────┴────┐
             (＋)      (−)     (＋)      (−)
```

┌──────────┐ ┌──────────────────┐ ┌──────────┐ ┌──────────┐
│ 橋出血   │ │ 脳幹・小脳梗塞   │ │ Ménière病 │ │ 良性発作性│
│ AICA梗塞 │ │ (PICA、SCA梗塞) │ │ 突発性難聴│ │ 頭位めまい│
│ 聴神経腫瘍│ │ 脳幹・小脳出血   │ │ 内耳炎   │ │ 前庭神経炎│
└──────────┘ │ TIA（椎骨脳底動脈系）│ │ 内耳出血 │ │ 悪性発作性│
              │ 脳幹脳炎   │ │ 外リンパ瘻│ │ 頭位めまい│
              │ Subclaivan steal症候群│ │ Ramsay Hunt症候群│ └──────────┘
              └──────────────────┘ └──────────┘

図1. 回転性めまいの鑑別

(北　徹(監修), 村上元庸(編集)：老年学大事典(第1版). p 139(図2), 西村書店, 新潟, 1998 より改変して引用)

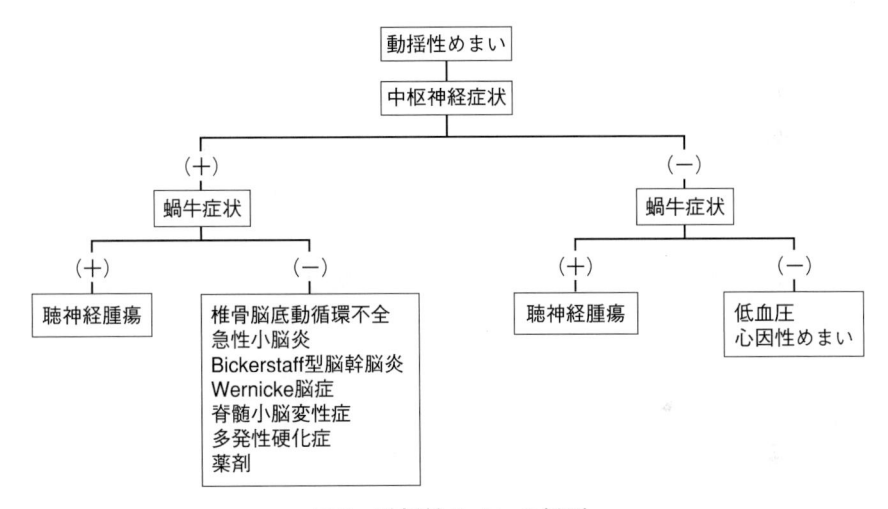

```
                        動揺性めまい
                            │
                        中枢神経症状
                    ┌───────┴───────┐
                   (＋)             (−)
                 蝸牛症状          蝸牛症状
              ┌────┴────┐       ┌────┴────┐
             (＋)      (−)     (＋)      (−)
```

┌──────────┐ ┌──────────────────┐ ┌──────────┐ ┌──────────┐
│ 聴神経腫瘍│ │ 椎骨脳底動脈循環不全│ │ 聴神経腫瘍│ │ 低血圧   │
└──────────┘ │ 急性小脳炎   │ └──────────┘ │ 心因性めまい│
              │ Bickerstaff型脳幹脳炎│   └──────────┘
              │ Wernicke脳症   │
              │ 脊髄小脳変性症   │
              │ 多発性硬化症   │
              │ 薬剤   │
              └──────────────────┘

図2. 動揺性めまいの鑑別

(北　徹(監修), 村上元庸(編集)：老年学大事典(第1版). p 139(図2), 西村書店, 新潟, 1998 より改変して引用)

```
              失神型めまい
                  │
              起立性低血圧
          ┌───────┴───────┐
         (＋)             (−)
```

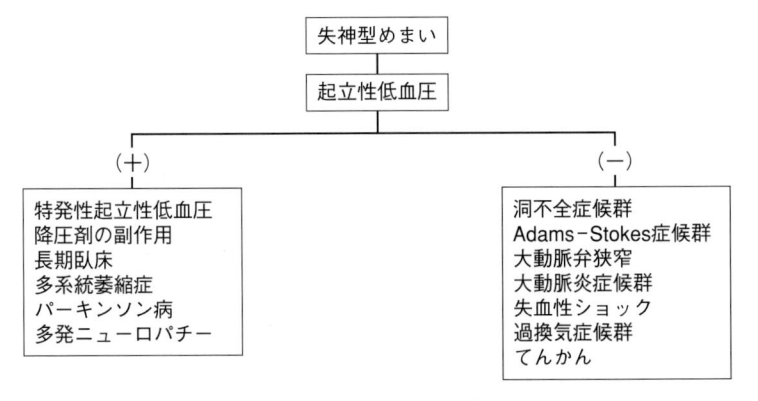

┌──────────────┐ ┌──────────────┐
│ 特発性起立性低血圧│ │ 洞不全症候群 │
│ 降圧剤の副作用│ │ Adams-Stokes症候群│
│ 長期臥床   │ │ 大動脈弁狭窄 │
│ 多系統萎縮症 │ │ 大動脈炎症候群│
│ パーキンソン病│ │ 失血性ショック│
│ 多発ニューロパチー│ │ 過換気症候群 │
└──────────────┘ │ てんかん   │
                  └──────────────┘

図3. 失神型めまいの鑑別

(北　徹(監修), 村上元庸(編集)：老年学大事典(第1版). p 139(図2), 西村書店, 新潟, 1998 より改変して引用)

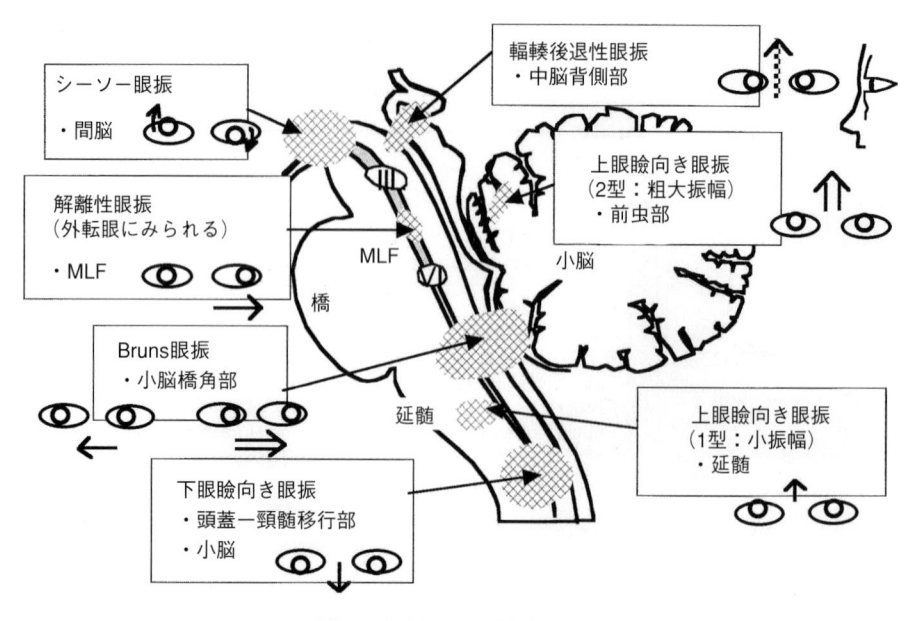

図4．各種眼振と障害部位
(後藤文男, 天野隆弘：臨床のための神経機能解剖学 1992 より引用, 著者一部改変)

1 当科に入院しためまい患者の実態

　外来診療において遭遇するめまいでは、良性発作性頭位めまいやメニエル病などの末梢前庭性めまい、種々の全身性疾患や神経疾患を基盤にして、しばしば起立性低血圧を伴った失神型めまい、めまいの訴えはあっても他覚的所見に乏しい心因性めまいと考えられる症例などが比較的多い。これに対してめまいを主訴に入院する症例ではなんらかの身体所見、神見所見を有している例が多くなる傾向にある。

　平成9年1月から平成14年4月にかけて当科に入院した患者は1,257名でめまいを主訴とした患者は38名（3％）であった。椎骨脳底動脈系を中心とした脳血管障害6例、脊髄小脳変性症7例、耳性めまい（良性発作性頭位めまい、慢性中耳炎、前庭神経障害）3例、心・循環系障害（A-V block、大動脈炎症候群）2例、急性小脳炎・Bickerstaff型脳幹脳炎3例、良性頭蓋内圧亢進症・頭蓋内圧低下症2例、Opsoclonus-polyclonus症候群2例、ニューロパチー（アミロイドニューロパチー、Fisher症候群）2例、副腎機能低下に伴う起立性低血圧1例、結核性髄膜炎1例、ミトコンドリア脳筋症1例、多発性硬化症1例、うつ病1例、頸椎症1例、進行性核上性麻痺1例、重症筋無力症（眼筋型）1例、chorea-acanthocytosis 1例、paraneoplastic cerebellar degeneration 1例であった（表2）。

表2. めまい・めまい感を主訴に当科に入院した患者内訳（1997.1〜2002.4）

疾患名	症例数
脳血管障害	6
脊髄小脳変性症	7
耳性めまい（良性発作性頭位めまい、慢性中耳炎、前庭神経障害）	3
心・循環系障害（A-V block、大動脈炎症候群）	2
急性小脳炎・Bickerstaff 型脳幹脳炎	3
良性頭蓋内圧亢進症・頭蓋内圧低下症	2
Opsoclonus-polyclonus 症候群	2
ニューロパチー（FAP、Fisher 症候群）	2
副腎機能低下に伴う起立性低血圧	2
結核性髄膜炎	1
ミトコンドリア脳筋症	1
多発性硬化症	1
うつ病	1
頸椎症	1
進行性核上性麻痺	1
重症筋無力症（眼筋型）	1
chorea-acanthocytosis	1
paraneoplastic cerebellar degeneration	1
計	38

2 めまいを呈する代表的疾患

1 脳血管障害

　脳血管障害の中でも椎骨脳底動脈系の循環障害の場合にしばしばめまいがみられる。すなわち脳幹の前庭神経核やその求心路、遠心路を巻き込む循環障害によりめまい症状が惹起される。中枢病変でも前庭神経核近傍の障害では回転性めまいを生じやすい。
　自験例を提示する。

●症例1：76歳、男性

　平成14年3月18日、朝起床後トイレで突然回転性めまい、ふらつきを自覚し、起立・歩行が困難となった。嘔気、嘔吐があり救急車にて来院。血圧172/100 mmHg、脈拍70/分で不整（心房細動）。意識清明で、左瞼裂右8 mm、左6 mm、瞳孔右2.0 mm、左1.5 mm、眼球運動は正常、右方視で右向きの中頻打性、左方視で左向きの小頻打性眼振を認めた。右顔面と左上下肢に温痛覚低下、左上下肢に運動失調を認めた。本例は心房細動を有し、既往で2回の心原性脳塞栓をきたしており、今回は左上小脳動脈の閉塞に伴う左中小脳脚、左上小脳脚の梗塞巣が確認された（図5）。上小脳動脈（SCA）の閉塞に伴う上小脳動脈症候群では、典型例では、a. 病巣側の小脳性運動失調、b. 病巣側のホルネル徴候、c. 病巣側特に上肢の不随

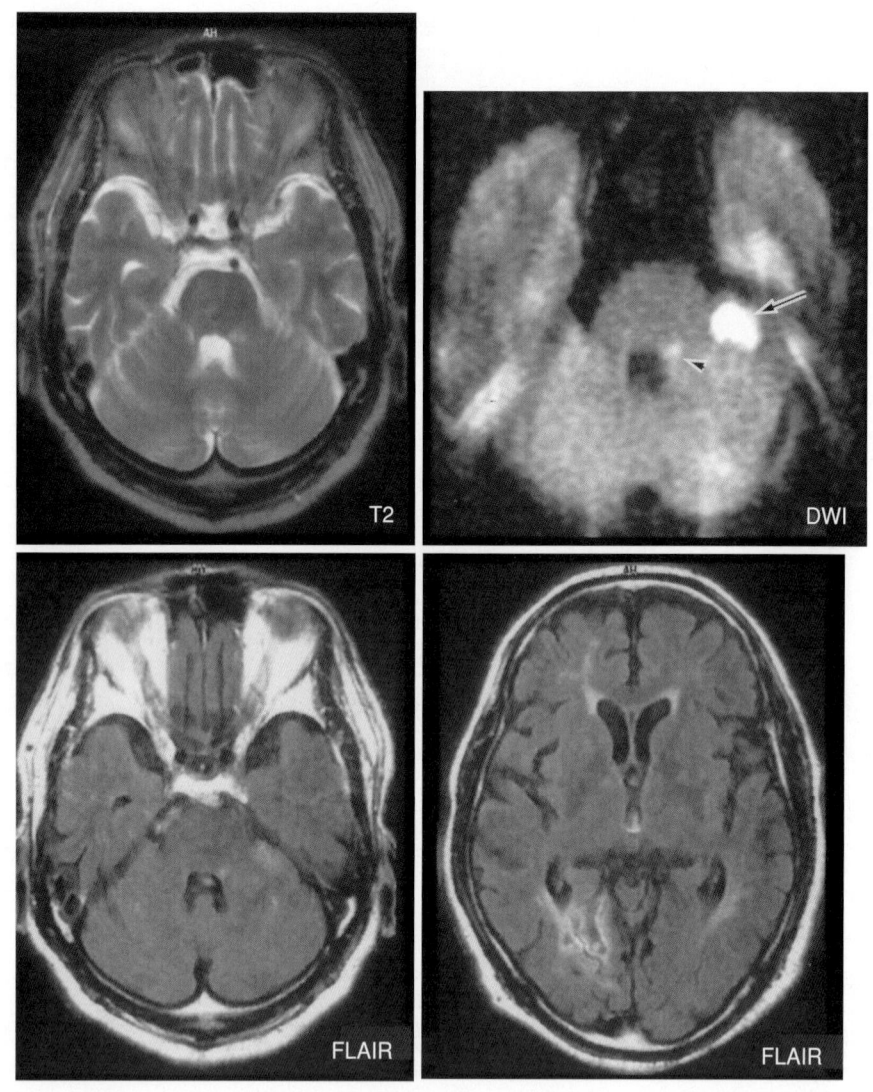

図5. 症例1（76歳、男性）のMRI像
左中小脳脚（矢印）、左上小脳脚（矢頭）に新しい梗塞巣がみられる。右後頭葉に陳旧性の梗塞巣をみる。
DWI：diffusion weighted image. FLAIR：fluid attenuated inversion recovery.

意運動、d.顔面を含む対側の感覚障害（痛覚・温度覚障害）、e. 対側の聴力障害、f. 四肢脱力、嘔吐、構音障害に加えて、非回転性めまい、をきたすとされている。本例の場合は当初は回転性めまいがみられていた。このほか本例では病巣と同側の左上下肢に温痛覚低下がみられていることから右外側脊髄視床路を障害する病巣の併存が推定され、多発性に梗塞巣を生じている可能性がある。もちろん回転性めまいが脳底動脈ないし前下小脳動脈（AICA）より分岐している迷路動脈（前庭蝸牛動脈）の虚血性障害に起因している可能性も否定できないが、脳幹の他の神経症候を伴っており、眼振の性状からも両側注視方向性ないしBruns眼振に近く、中枢性の回転性めまいが示唆される。ワルファリン投与により直前のPT-INRは1.7であ

ったが、再発をみたことで、さらに増量し、PT-INR 2.0〜2.5でコントロールを行って症状は改善している。

椎骨脳底動脈病変で回転性あるいは非回転性めまいを伴い特徴的な脳幹小脳の症候を呈するものとして以下のような病態がある。

①椎骨動脈ないしその分枝の後下小脳動脈（PICA）病変で延髄外側症候群をきたし、特に前庭神経核も障害病巣に含まれる場合に回転性めまいをきたす。臨床病型としては動脈解離が多い。②脳底動脈からは脳幹、特に橋に向かって多数の穿通枝が分岐しているが、その分枝の障害によって、回転性めまいをきたす場合がある。特に外側橋上部病変では回転性めまい、悪心・嘔吐、水平性眼振、skew deviation、Horner症候群、運動失調、反対側半身の感覚障害などを呈する。脳底動脈のアテローム硬化を基盤にした branch atheromatous disease やラクナ梗塞が多い。③迷路動脈は脳底動脈から分岐することもあり、その障害により回転性めまいをきたすが、むしろ脳底動脈の分枝の1つであるAICAから分岐することが多いとされている。④外側橋下部病変では回転性めまい、悪心・嘔吐、難聴・耳鳴、眼振、同側顔面の感覚障害、反対側半身の温痛覚障害、運動失調をきたし外側橋下部症候群と呼ばれるが、この場合もAICAの閉塞により生じる。⑤小脳に血流を送る3つの動脈は椎骨動脈の分枝PICA、脳底動脈の分枝AICAおよびSCAがあり、その障害によってめまいほか特徴的な症候をきたす。すなわち前述のPICA梗塞による後下小脳動脈症候群（延髄外側症候群）、AICA梗塞による前下小脳動脈症候群、ならびに症例提示したSCA梗塞による上小脳動脈症候群がある。臨床病型としては心原性脳塞栓症によるものとアテローム血栓性脳梗塞によるものが主なものである。ただ特に危険因子をもたない比較的若年者の椎骨脳底動脈病変には、このほかに機械的ストレスを受けやすいことを反映して動脈解離も少なからずみられる。

●症例2：43歳、女性

平成13年10月31日、午前9時よりバドミントンをしていた。11時50分突然頭痛、回転性めまいが起こり、その場にしゃがみこみ、その後意識喪失。12時当院救急外来に搬送された。12時JCS 200、その後意識は回復し、14時JCS 0。第一眼位で左外斜位、EOMで上下転制限あり、OCR陽性。左上肢に強い運動失調を認めた。本例は左椎骨/脳底動脈解離による脳梗塞で、梗塞巣は左後頭葉、小脳（虫部、左小脳半球上面）、視床、側頭葉内側、海馬に及んでいた。血管造影にて左椎骨動脈の狭窄、後大脳動脈の閉塞、左上小脳動脈の狭窄、脳底動脈に intimal flap様の陰影欠損を認めた（図6）。2週後に行った血管造影で左椎骨動脈はPICA分岐前で閉塞し、左PICAは右椎骨動脈から逆流してきた血流によって栄養されていた。動脈解離の原因としては本例のように外傷性（カイロプラクティク、交通事故、トランポリン・ヨガ・ゴルフ・ヨットなど各種スポーツなど）、基礎疾患（アテローム硬化、fibromuscular dysplasia、動脈炎、先天性中膜欠損症、もやもや病など）が存在するもの、これら以外の特発性のものがある[2]。

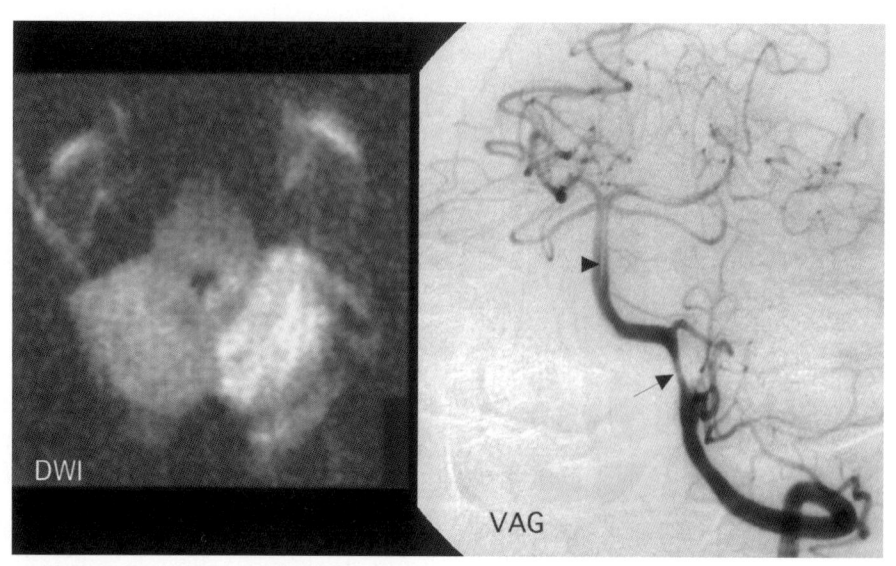

図6. 症例2(43歳、女性)のMRI(DWI)ならびに血管撮影像
左椎骨動脈の狭窄(矢印)、脳底動脈にintimal flap様の陰影欠損(矢頭)を認める。

2 全身性疾患に伴うめまい

　全身性疾患に伴うめまいとして、心疾患（不整脈、心筋収縮・拡張不全、先天性疾患、心筋症）、末梢血管障害（起立性低血圧、神経反射性失神）、血液疾患（貧血、多血症）、消化器疾患（ダンピング症候群）、代謝性疾患（低血糖）などでめまいを生じる。不整脈では徐脈性不整脈（完全房室ブロック、洞機能不全症候群）、頻脈性不整脈（心室細動・心室頻拍、心房粗動、WPW症候群）などが含まれる。完全房室ブロックでは歩行時のふらつきや、瞬間的に意識が薄れるような発作を繰り返すが、ペースメーカーの装着により症状は消失する。一般的に全身性疾患に伴うめまいは回転性めまいよりも失神型めまいやめまい感を訴えることが多い。

　このほか、Subclavian steal syndromeでもしばしばめまいをきたし、本病態は前述の椎骨脳底動脈系の脳血管障害に含める場合もあるが、本邦の症例の大多数は大動脈炎症候群に続発することが多く、全身性疾患の1病態としてとらえることも可能である。

●症例3：51歳、女性
　25歳時めまいを自覚し入院。大動脈炎症候群の診断を受けた。その後時々頭痛があり、49歳時収縮期血圧220以上。以後降圧剤を処方されているが服用すると全身倦怠感が出現し、精査のため平成12年1月入院。血圧右上肢120/58、左上肢160/70、右下肢120/100、左下肢170/80と著明な左右差を認めた。造影頸部MRAにて右腕頭動脈起始部に高度の狭窄、右総頸動脈も起始部から極めて高度の狭窄を認め、外頸動脈、左鎖骨下動脈からの側副血行を

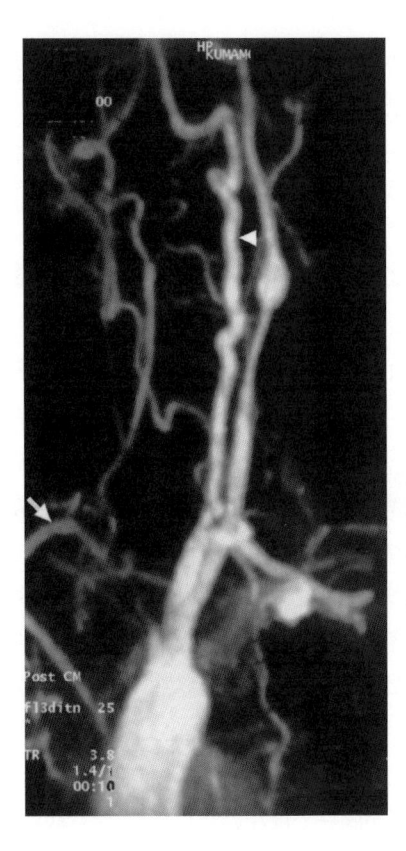

図7. 症例3(51歳、女性)の造影頸部MRA像
右腕頭動脈起始部に高度の狭窄、右総頸動脈も起始部から極めて高度の狭窄を認め、左鎖骨下動脈からの側副血行を通じて全体的に狭小化した右内頸動脈が描出されている。左総頸動脈も分岐部で約50%の狭窄。右鎖骨下動脈（矢印）は拡張した左椎骨動脈（矢頭）から右椎骨動脈を介した逆行性の血流により補充されている。

通じて全体的に狭小化した右内頸動脈が描出されていた。左総頸動脈も分岐部で約50％の狭窄。右鎖骨下動脈は拡張した左椎骨動脈から右椎骨動脈を介した逆行性の血流により補充されていた（図7）。本症の場合、患側上肢の過度の運動により、椎骨脳底動脈系への血流が低下することにより、めまいや失神が出現する。

3 末梢前庭性めまい

メニエール病、突発性難聴、良性発作性頭位めまい、前庭神経炎などが含まれる。施設により異なると思われるが内科、耳鼻科領域の日常の外来診療では良性発作性頭位めまいが最も遭遇する機会が多い。メニエール病の場合は回転性めまいで、めまい発作は2～3時間から半日程度持続し、一方向性の眼振を認め、蝸牛症状（耳鳴・難聴）を伴うことが多い。嘔気・嘔吐も著明である。突発性難聴は急激な発症により感音性難聴をきたし、約半数にめまい発作を伴う。めまいは回転性が多く、難聴と同時に発症することも、時期を異にして発症することもある。めまいは1カ月以上続くことも稀ではない。ただ蝸牛症状の予後は必ずしもよくないが、めまいは時間とともに軽快する。良性発作性頭位めまいでは起居動作の際の頭位変換に伴って、回転性めまいが生じ、めまいの持続は数秒で、長くても1分以内である。Hallpike法と呼ばれる頭位変換眼振検査で特徴的な眼振が誘発される。一方向性の回旋性眼振であるが、座位から右あるいは左45度の懸垂頭位へ、次に懸垂頭位から座位への頭位変換で、眼振の方向

が逆転する。前庭神経炎は感冒罹患後あるいは特別の誘因なく急性に発症する。強い回転性めまいが数日間持続し、蝸牛症状は伴わない。健側向きの水平性眼振を認める。めまいは数日で非回転性となり数カ月で消失する。

4 頸性めまい

頸椎症の存在下に頭部を回転させることで回転させた側の椎骨動脈が圧迫され、めまい、前失神状態をきたすことがある。2本ある椎骨動脈の血管径には差があることが多く、圧迫を受けても他側より血流が保たれていれば症状を呈することはないが、もともと反対側の椎骨動脈に動脈硬化性狭窄ないし低形成があり血流が乏しい場合に症状をきたす。bow hunter's strokeやPowers症候群も類似の機序で椎骨動脈が圧迫されることにより、めまい、失神が出現する。このほか頭部回旋に伴って頭痛、めまい、耳鳴り、視力障害、頸部の違和感などを生じた場合に、Barré-Lieou症候群という診断名がかつて用いられていた。頸椎体の棘状過骨形成が横突起内を通る椎骨動脈を機械的に圧迫し、また頸部交感神経の刺激により椎骨動脈がれん縮することが本症候群の病因と考えられていた。ただ交通事故（むちうち損傷）などの増加とともに、類似症状を訴える症例が増加し、自覚症状が主で、客観的徴候に乏しいため、最近はあまり用いられなくなっている。かつて頻用されたむちうち損傷に代わって用いられるようになった外傷性頸部症候群の一部にはBarré-Lieou症候群と同様の症状が認められ、外傷性頸部症候群とBarré-Lieou症候群が同一ではないにしても、お互いに重なりがある病態であると考えられる[3]。

5 眼性めまい

眼球自体に原因があってめまいをきたすものに乱視、不同視などの屈折異常によるもの、硝子体混濁などの眼球内浮遊物によるもの、外眼筋麻痺による複視（融像障害）がある[4]。このほか支配神経系の障害による異常眼球運動に伴うめまいがみられる。Opsoclonus-polyclonus症候群もその1つである。

●症例4：68歳、女性

1994年3月中旬、非回転性めまい、嘔気、四肢のふるえ、歩行障害出現。4月初旬には動揺視出現。opsoclonus、上肢優位にミオクローヌス、反抗運動、筋トーヌス低下、下肢左優意にdysmetria、decomposition。歩行は失調性。EOG検査でSPM、SMともopsoclonusによる波形の乱れが観察された（図8）。本例は悪性腫瘍の合併はみられず、ステロイド剤とクロナゼパムの投与により改善をみた。

6 各種神経疾患に伴うめまい

a. 脊髄小脳変性症

通常潜行性に発症し、極めて緩徐に進行する脊髄小脳変性症の多くではめまいを自覚するこ

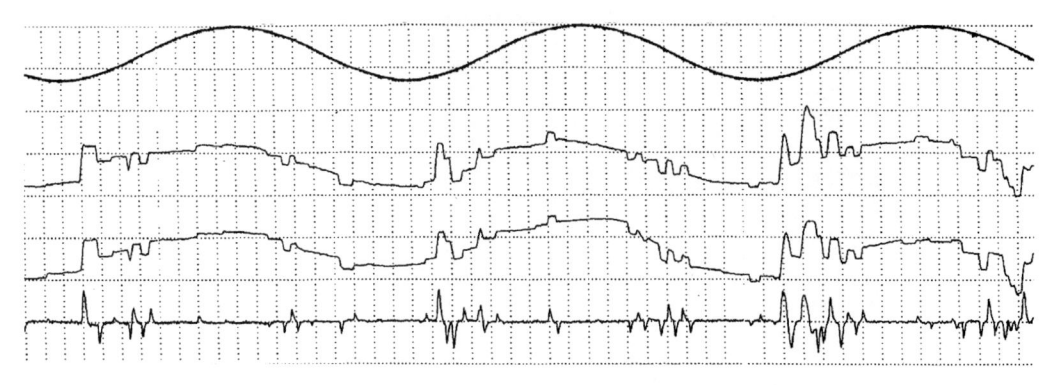

図 8. 症例 4（68 歳、女性）の EOG
0.3 Hz の滑動性追従運動を示す。Opsoclonus のため視線変換時のみならず不規則に短時間の眼球振動運動がみられる。

とは少ないとされているが、多系統萎縮症の中でも著明な起立性低血圧を伴う Shy-Drager 症候群タイプのものでは臥位から座位あるいは立位に体位を変換する際に収縮期血圧 50 mmHg 以上の著明な血圧低下をきたして、起立時のめまい感、眼前暗黒感を自覚し、時に失神状態となる。

b. 急性小脳炎・Bickerstaff 型脳幹脳炎

脊髄小脳変性症と比べて、発症が急性ないし亜急性の発症であるため、めまいを訴える頻度は多いが、回転性ではなく動揺性めまいが多い。特に歩行時や方向転換時にめまい感を自覚することが多い。急性小脳炎では急性ないし亜急性に発症し、体幹失調と下肢優位に軽度の四肢失調を認め、頭部 MRI には異常がないことが多く、髄液では軽度の細胞増多をみる。Bickerstaff 型脳幹脳炎ではしばしば先行感染症状があり、意識障害、眼瞼下垂、外眼筋麻痺、小脳性失調に加えて、Babinski 徴候をみとめ、髄液には異常がないが、しばしば血清 IgG 抗 GQ1b 抗体が陽性（約 65％）となる[5]。両疾患とも経過は良好である。

c. 良性頭蓋内圧亢進症・頭蓋内圧低下症

種々の原因による頭蓋内圧の変化では頭痛を自覚することが多いが、頭痛と一緒にめまいを生じることもある。頭蓋内圧低下症（腰椎穿刺後、脊椎手術後、外傷、特発性）では頭位挙上で増強する頭痛が特徴的であるが、めまい、蝸牛症状、外転神経麻痺などの脳神経症状を呈することもあり、硬膜は肥厚しびまん性に造影される（図 9）。

d. アミロイドニューロパチー

本症では進行例では自律神経障害による著明な起立性低血圧による失神型めまいを呈する。同じく著明な起立性低血圧を有しながら、失神をきたす例ときたさない例の病態の違いについ

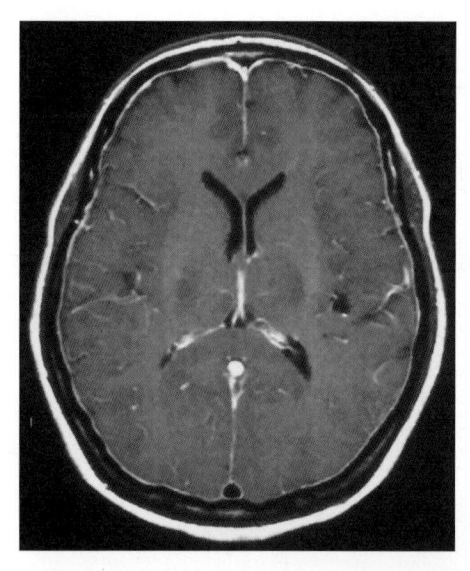

図9. 症例5(51歳、女性)
TⅠ強調造影画像で硬膜は肥厚し、びまん性に造影されている。

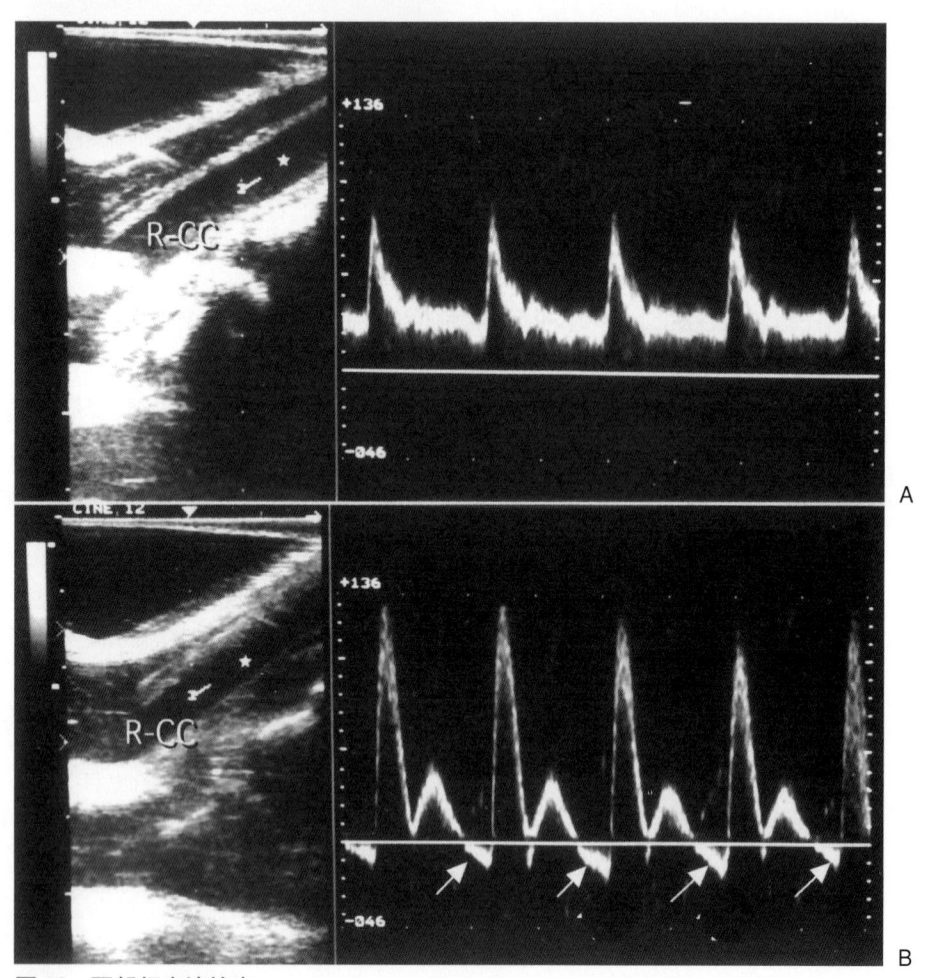

図10. 頸部超音波検査
健常者（A）では tilting table 上で身体を70度に挙上しても内頸動脈の血流波形には変化はみられない。家族性アミロイドポリニューロパチーで著明な起立性低血圧を有し、起立時に失神状態を呈する例（B）では拡張期血流の逆流（矢印）が認められる。

て、著者らは頸部超音波検査で拡張期に逆流をきたす例では失神状態となるが、そうでない例では失神には至らないことを明らかにしている（図10）[6]。

7 心因性めまい

心因性めまいをきたすものとして、パニック障害ならびに全般性不安障害、うつ病性障害（大うつ病、気分変調症）、解離性(転換性)障害が挙げられる[7]。パニック障害は、誘因なく突然起こるパニック発作と発作に対する恐怖心から生じる回避行動を特徴とする。DSM-IVで定められたパニック発作の診断基準の13項目の症状の1つに「めまい感、ふらつく感じ、頭が軽くなる感じ、または気が遠くなる感じ」が含まれている。めまい感を訴えるパニック障害の場合は詳しい病歴の聴取と身体に器質的な異常を認めないことにより診断される。

またうつ病性障害でも抑うつ気分に加えて、易疲労感、睡眠障害、食欲不振などに伴って頭痛、めまい、便秘、性欲低下などの身体症状を呈することも多い。めまい・めまい感の訴えはあるものの、眼振その他の神経所見を認めず、前庭機能検査、画像検査などにも、それを説明できるような器質的異常を認めない場合にはしばしば「めまい症」と簡便な診断名がつけられることがあるが、安易にそのような診断名を用いることは謹むべきであろうと思われる。このような場合、パニック障害、うつ病・うつ状態などの精神科ないし心療内科的疾患に起因している可能性がないか専門医による診察を依頼することも大切である。

8 薬剤によるめまい

医原性のものとして薬剤の副作用によるめまいがある[8]。眼振をきたす可能性のある主な薬剤を表3に示した[9]。アミノグリコシッド系の抗生物質（SM、KM、GM）では大量・長期

表3．眼振をきたす主な薬剤

薬効別分類/一般名・主な商品名			
1) 抗痙攣薬		7) 抗生薬	
Phenytoin	アレビアチン	Minocycline	ミノマイシン
Carbamazepine	テグレトール	Gentamicine	ゲンタシン
Primidone	マイソリン	Streptomycine	ストレプトマイシン
2) 催眠鎮痛薬		8) 抗原虫薬	
Pentobarbital	ラボナ	Quinine	キニーネ
Nitrazepan	ネルボン	9) 抗ウイルス薬	
3) 精神神経用薬		Zidovudine	レトロビル
Lithium	リーマス	10) 抗癌薬	
4) 強心薬、気管支拡張薬		Methotrexate	メソトレキセート
Theophyllin	テオドール	Cytarabine	キロサイド
5) 鎮咳薬		11) 造影剤	
Dextromethorphan	メジコン	Iohexol	オムニパーク
6) 麻薬			
Cocaine	コカイン		
Morphine	モルヒネ		

（文献9）より引用）

投与により蝸牛障害による感音性難聴・耳鳴が生じやすいが、内耳（耳石器、半規管）ならびに前庭神経障害によるめまいが前景に立つこともある。アミノグリコシッド系の抗生物質の前庭神経障害によるめまいは動揺性めまいが多く、急性発症から緩徐発症までさまざまで、特異な症状として、体動時、歩行時に固視ができなくなり、外界のものがゆれてみえるjumbling現象を生じることがある。本症状は治療抵抗性のため患者に堪え難い苦痛を与えることになり、特に腎機能低下者、高齢者では注意が肝要である。Phenytoinの場合は治療域を超えて中毒域に入ると、膝蓋腱反射の消失など末梢神経症状、上眼瞼向き眼振、輻湊眼振、左右注視方向性眼振などの種々の眼振、さらに小脳性運動失調などをきたす。ただ服薬減量、中止により比較的速やかに症状は消失する。

■おわりに

めまいは日常の診療で頭痛と並んで最もよく遭遇する症状の1つであり、診断に際しては、めまいの性状（回転性めまい、動揺性めまい、失神型めまい）をよく確かめ、眼振の有無・性状、ほかの神経症候の有無を確認し、末梢前庭性めまい、中枢性めまい、あるいは心因性めまいなのかを見極めることが大切である。症状の軽重にかかわらず救急処置がなされなければ生死にかかわる可能性もある器質的疾患に基づくめまいを見落とさないようにすることが最も重要となる。

（内野　誠）

◆文献

1) 後藤文男, 天野隆弘：臨床のための神経機能解剖学. p 32-35, 中外医学社, 東京, 1992.
2) 松本典子, 橋本洋一郎：脳動脈解離と脳梗塞. 脳梗塞の診断と治療, 内野　誠（監修）, p 188-194, 診療新社, 1999.
3) 三好豊二：Barré-Lieou症候群. 日本臨床春季増刊, p 624-625, 1982.
4) 筒井　純：眼性めまいの病態と治療. 神内治療 6：515-518, 1989.
5) 小鷹昌明, 結城伸泰：Bickerstaff型脳幹脳炎の診断基準と臨床的検討. 神経免疫学 8：122-123, 2000.
6) Yonehara T, et al：Detection of reverse flow by duplex ultrasonography in orthostatic hypotension. Stroke 25：2407-2411, 1994.
7) 坪井康次：心身症におけるめまい・失神. 日内会誌 84：579-583, 1995.
8) 井上肖英：薬物によるめまい；特に聴器毒性を中心として. 日内会誌 84：584-588, 1995.
9) 清水夏繪：眼振. 精神・神経症状からみた医薬品の副作用ガイドブック, 井形昭弘（監修）, p 30-32, 医薬品副作用被害救済・研究振興基金, 1994.

III めまいの診かた、鑑別診断

◆神経内科的立場から

■はじめに

「めまい」は、自分あるいは周囲が実際には動いていないのに、動いているように感じる異常感覚である。われわれの平衡感覚は主に前庭系によって行われ、頭部の空間的位置と運動の情報として受け取る。前庭神経は受容器である有毛細胞から前庭神経核に信号を伝える。一部は小脳に直接到達する。前庭神経核は前庭神経からの入力のほか、Cajal間質核、小脳、脊髄、対側の前庭神経核などから入力を受ける。これらの情報が前庭神経核で統合され、前庭眼運動系、前庭小脳系、前庭脊髄路系、前庭視床系を介して、眼筋、四肢筋、体幹筋へ出力され平衡が保たれる[1]。これらの経路のどこに障害が起きても「めまい」を生じる。

外来で「めまい」を訴える患者は多い。神経内科、耳鼻科、脳神経外科に限らずさまざまな臨床の場面で出会う訴えである。鑑別診断の手順を図1に示す。患者は多様で異常な感覚を「めまい」という単語を用いて訴えるが、その内容は多彩である[2)-4)]。問診によってできるだけ明らかにすることが鑑別診断の第一歩となる。患者自身は自分の「めまい」をどのように表現してよいのかわからないことも多いので、医師は適切な表現の例を示すことも重要なポイントである（表1）。

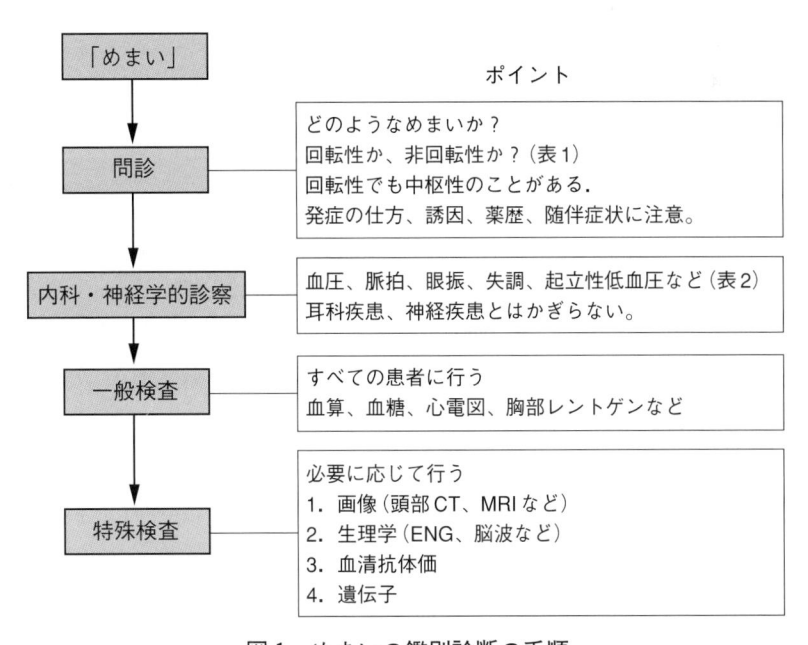

図1．めまいの鑑別診断の手順

表1. めまいの性状

回転性：自分がぐるぐるまわる。周囲(天井)がぐるぐるまわる。目がまわる
非回転性：
浮遊感、動揺感(くらくらする。ふわふわする。船に乗っている感じ。宙に浮いている感じ)
不安定感(体がゆれる。足元がふらつく。転びそうになる感じ)
眼前暗黒感(目の前が暗くなる)
失神(意識がなくなる)
立ちくらみ(起立時に頭がポーとなる。頭から血がひく。気が遠くなる)

1 めまいの問診

重要 患者の訴える「めまい」はさまざまで、その性状、発症の仕方、誘因、薬歴、随伴症状についてよく問診する。

1 めまいの性状（表1）

回転性では、自分が回る場合も周囲が回る場合もある。回転性めまいは病巣特異的症状である。前庭神経核とこれに直接入出力する系（図2）が片側性、急性に障害されると回転性となる。病変部位は多くの場合、内耳と内耳神経の末梢性であるが、図2に含まれる脳幹、小脳、さらに大脳の病変によっても回転性めまいを生じうる。

非回転性めまいは病巣非特異的で、回転性めまいを生じる部位を含めさまざまな病変部位、さらに血圧、血糖など全身性要素によっても生じる。"曖昧な症状"の代表でもある。動揺感、浮遊感が主なものであるが眼前暗黒感、失神、立ちくらみも「めまい」と表現される。さらに、もっととらえどころのない自覚症状、身体の違和感をとりあえず「めまい」という単語を使って患者は訴えている場合も多い。

重要 患者の訴える症状が、回転性か非回転性かを判断する。

2 めまいの発症の仕方、誘因

発症の仕方には、急性（発作性）に起こるものと慢性的（非発作性）なものに分類できる。急激に起こるめまいは内耳の疾患に多いが、中枢神経でも脳幹梗塞、小脳出血などの急性病変が生じるとめまいは突発的に出現する。徐々に発症するものとしては、脳腫瘍や脊髄小脳変性症などがある。

頭位の変換に伴って誘発される場合は良性発作性頭位性眩暈症である可能性が高い。これは、起きあがったとき、急に振り返ったとき、寝返りをうったときに誘発されやすく、回転性めまいの中でも頻度が高い。頭部回旋で誘発される回転性めまいは、頸椎症、Power症候群、Bow hunter's strokeなどの頸性めまいである。上肢の運動で誘発されるめまいは鎖骨下動

図2-1. 前庭神経核への入力系

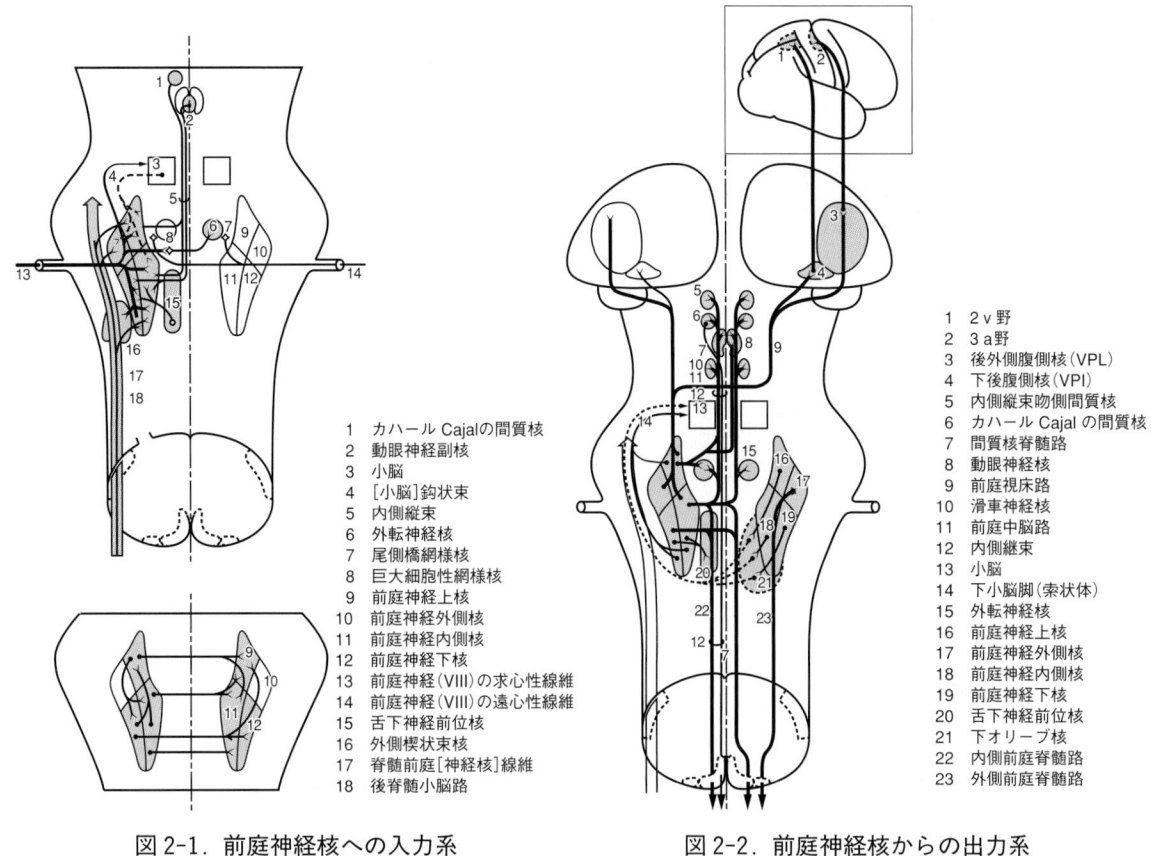

1 カハール Cajal の間質核
2 動眼神経副核
3 小脳
4 [小脳]鈎状束
5 内側縦束
6 外転神経核
7 尾側橋網様核
8 巨大細胞性網様核
9 前庭神経上核
10 前庭神経外側核
11 前庭神経内側核
12 前庭神経下核
13 前庭神経(VIII)の求心性線維
14 前庭神経(VIII)の遠心性線維
15 舌下神経前位核
16 外側楔状束核
17 脊髄前庭[神経核]線維
18 後脊髄小脳路

図2-2. 前庭神経核からの出力系

1 2v野
2 3a野
3 後外側腹側核(VPL)
4 下後腹側核(VPI)
5 内側縦束吻側間質核
6 カハール Cajal の間質核
7 間質核脊髄路
8 動眼神経核
9 前庭視床路
10 滑車神経核
11 前庭中脳路
12 内側毛帯
13 小脳
14 下小脳脚(索状体)
15 外転神経核
16 前庭神経上核
17 前庭神経外側核
18 前庭神経内側核
19 前庭神経下核
20 舌下神経前位核
21 下オリーブ核
22 内側前庭脊髄路
23 外側前庭脊髄路

(水野 昇(訳):特殊感覚系(前庭系),図説中枢神経系,第2版,医学書院,東京,1995 より転載)

脈盗血症候群を疑う。若年女性や子供で、長時間の起立後にめまいを起こした場合は起立性調節障害である。また、急に立ち上がったり起きあがったりすることでめまいを起こす場合は起立性低血圧を疑う。排尿や咳嗽に伴って失神する場合は血管迷走神経反応を疑う。

薬物によるめまいも多い。薬歴についてよく問診することが診断につながる。

> **重要** 発症の仕方が急性であるか慢性であるか、誘因としての頭位変換、頭部回旋、起立、排尿、咳嗽の関与、薬歴について問診する。

3 めまいの随伴症状

内耳の障害では、めまいに随伴して、耳鳴、難聴、耳閉感など蝸牛症状を伴いやすい。蝸牛症状がある場合は、めまいが起きる以前からあったのか、それとも同時に起きたかを確認する。迷路動脈の閉塞では蝸牛症状を随伴する。嚥下障害、構音障害、感覚障害、運動麻痺、失調などを伴う場合は中枢神経障害である。また、頭痛、頸部痛の後で生じた場合は椎骨動脈の動脈解離を考える。小脳出血では頭痛と強い嘔吐を伴い起立困難を生じ、次いで意識障害をきたす。脳底動脈型片頭痛ではめまいの先行を伴う。

> **重要** 随伴症状として、耳鳴、難聴、耳閉塞感（蝸牛症状）、嚥下障害、構音障害、運動麻痺、起立・歩行障害、しびれ、頭痛があったか聞く。蝸牛症状を伴う場合は内耳障害が多いが、時に中枢性のことがある。

2 めまいの診察

　めまいの患者の診察は、意識、呼吸、血圧、脈拍などのバイタルサインを確認することから始まる。これらの原因がめまいに関連することもあるからである。次いで、神経学的診察を行う（表2）。めまいの急性期では、体位変換によってめまいが増悪したり、嘔吐などをきたしやすいため、患者が落ち着いたのを見計らって診察可能な部位から順次診察する。特に重要なのは、①眼振の有無とその性状、②平衡障害の有無とその内容、③起立性低血圧の有無、である。

　眼振の性状は病変部位を推定するうえで重要である。一般に、一方向性眼振や混合性眼振（水平回旋性）は内耳障害を、注視方向性眼振や垂直性眼振は中枢性病変を示唆する。

　平衡障害をみるときは起立試験や歩行試験を行う。異常のある時は、前庭性、小脳性、深部感覚性を鑑別する。さらに指鼻試験、膝踵試験を行う。

　起立試験は、両足で普通に立つ、閉脚で立つ、閉脚閉眼で立つ（Romberg試験）、片足で立つなどを順次観察する。体幹失調がある場合は、体幹の揺れのためにうまく立つことができない。また、足を揃えて立つことによって動揺が増大する。次に、閉脚のまま閉眼させることにより動揺が大きくなるかを観察する。動揺が増大し、足を一歩踏み出せばRomberg試験陽性と評価する。深部感覚障害が強いとき陽性となる。小脳失調、前庭系障害の場合は陰性である。次に片足立ちを左右で行う。ふらつきが大きい方を失調が強いとする。また、下肢筋力低下があってもふらつくことがある。

　起立位での診察がすんだら、次に歩行状態の観察をする。単純歩行では、両足を広げて不安定によろけながら千鳥足様に歩いていないか（小脳障害）、一定方向に寄っていかないか（前

表2．神経学的診察
ポイント：1)眼振はあるか。その性状は？　2)平衡障害はあるか。その内容は？　3)起立性低血圧はあるか。

意識・高次機能
脳神経：眼振(注視眼振、自発眼振、頭位眼振、頭位変換眼振、Frenzel眼鏡)
　　　　瞳孔、眼瞼下垂、対光反応、眼球運動、顔面神経、音叉による聴力検査、Weber試験、Rinne試験、咽頭反射、嚥下、構語障害
運動系：起立・歩行試験(Romberg試験、片足立ち、単純歩行、継ぎ足歩行)、協調運動(回内回外運動、指鼻試験、膝踵試験)、筋トーヌス、Barré徴候
感覚系：表在・深部感覚
反射：筋伸張反射、病的反射
自律神経系：起立性低血圧、Horner症候群、排尿障害
髄膜刺激症状：項部硬直、Kernig徴候

庭系障害)、常に足元をみながら不安定に歩いていないか（深部感覚障害）などを観察する。継ぎ足歩行は一直線上を踵とつま先を交互につけて歩く検査であるが、失調があると直線からそれてしまったり転倒する。

　指鼻（ゆびはな）試験は、上腕を外転、伸展位とし示指の指先を鼻まで正確に到達するように指示する。膝踵（ひざかかと）試験は一方の踵を他方の膝までもっていき、脛にそって足背まで下し、もとの位置に戻すよう指示する。四肢に失調があるとこれらがスムーズにできず、上肢では運動の軌跡がずれてしまったり、下肢では踵が脛からそれてしまったりする。開閉眼で差がない場合は小脳失調を、閉眼により目標からのずれが大きくなる場合は深部感覚障害を疑う。前庭系障害では異常とならない。

　起立性低血圧の有無は Shellong 試験で確認する。安静臥位と立位直後、10 分後での血圧を測定し、収縮期血圧が 20 mmHg 以上の低下があれば陽性で起立性低血圧と診断する。自律神経に異常があっても Shellong 試験が陽性とはならないことがあるので疑わしいときは繰り返し機会を変えて行う。

3 鑑別疾患（表 3、図 3、4）

1 回転性めまいの場合（図 3）

　患者が回転性めまいを訴えたとき回転の性状を聞くが、自分が回る場合と周囲が回る場合とで原因が異なるわけではない。回転方向は障害側決定に役立つ。次に、耳鳴・難聴などの蝸牛症状の有無を確認する。蝸牛症状は聴覚系障害の合併を示し、病変部位を限定する。聴覚系は蝸牛から聴神経を経て聴神経核に入るが、いずれも前庭系に近接しているため、蝸牛症状がある場合はこれらの病変部位を考える。しかし、蝸牛症状がない場合にも、これらの部位の病変が否定されるわけではない。

　次に、時間経過が鑑別に役立つ。急性あるいは亜急性で、さらに顔面神経麻痺や四肢失調が加わっていれば、血管閉塞による前下小脳動脈症候群を疑い MRI（拡散強調法）で橋下部外側の病巣を確認する。めまいと蝸牛症状のみの場合は突発性難聴、外リンパ瘻、内耳炎を考えるが、迷路動脈の閉塞でも生じる。また、アミノグリコシド系やミノサイクリンなどの薬剤による内耳障害も考える。耳痛、外耳の皮疹、末梢性顔面神経麻痺のいずれかを認めたら耳帯状疱疹を疑う。数十分から数時間の急性反復性めまいの場合はメニエール病を考える。慢性に経過する場合は聴神経腫瘍の可能性がある。

　蝸牛症状を伴わず、急性あるいは亜急性で一方向性眼振を認めたら、眼振の向きと対側の前庭神経炎を考える。めまいは数日から数カ月続く。注視方向性眼振、体幹・四肢失調を認めれば、前庭神経核、前庭眼運動系、前庭小脳系などの病変を含む後下小脳動脈梗塞、上小脳動脈梗塞、椎骨動脈解離、脳出血（小脳、橋）、多発性硬化症、脳幹脳炎などの中枢病変を疑う。急性反復性の場合、特有の誘因、随伴症状の有無について問診する。誘因なくめまいが起こる

表3.「めまい」を起こす疾患

1. 脳血管障害
    椎骨脳底動脈循環不全、鎖骨下動脈盗血症候群
    脳梗塞(脳幹・小脳・視床・頭頂葉)
        前下小脳動脈、迷路動脈、椎骨動脈、後下小脳動脈、上小脳動脈、中大脳動脈
        Binswanger病
    脳出血(脳幹・小脳・視床・頭頂葉)
2. 感染症
    小脳炎、脳幹脳炎、Creutzfeldt-Jakob病、脊髄癆
3. 脱髄疾患
    多発性硬化症、急性散在性脳脊髄炎
4. 腫瘍性疾患(小脳橋角部腫瘍、小脳・脳幹腫瘍、脊髄腫瘍など)
5. 発生障害(Arnold-Chiari奇形、延髄空洞症、脳幹部動静脈奇形など)
6. 神経変性疾患
    脊髄小脳変性症、多系統萎縮症、レビー小体型痴呆、進行性自律神経機能不全症、
    パーキンソン病、傍腫瘍性小脳変性症
7. ビタミン欠乏性疾患
    亜急性脊髄連合性変性症、Wernicke脳症
8. 末梢神経障害・筋疾患
    感覚性失調症ニューロパチー(傍腫瘍性感覚ニューロパチー、シェーグレン症候群)
    自律神経性ニューロパチー(アミロイドポリニューロパチー、糖尿病性ニューロパチー)
    多発性筋炎、筋ジストロフィー、重症筋無力症など
9. 機能性疾患(脳底動脈型片頭痛、てんかん)
10. 脊椎疾患(頸椎症性脊髄症、頸椎外傷など)
11. 耳鼻科疾患(末梢性前庭性)
    良性発作性頭位性眩暈症、前庭神経炎、発作性難聴、メニエール病、外リンパ瘻
    耳帯状疱疹(Ramsay Hunt症候群)、内耳炎、外傷後
12. 内科的疾患
    循環器疾患：弁膜症、不整脈(洞不全症候群、Adams-Stokes症候群)
            ペースメーカー不全
    代謝性疾患：低血糖(インスリノーマ、血糖降下薬、インスリンの過剰投与)
            甲状腺機能低下症
    呼吸器疾患：肺線維症、慢性閉塞性肺疾患など
    血液疾患：貧血、白血病、多血症
    消化器疾患：消化管出血、ダンピング症候群
13. 薬剤誘発性
    内耳障害、血圧低下、中枢神経系作用をきたす薬剤(表4)
14. 異常眼球運動(先天性眼振、交代性眼振、オプソクローヌス)
15. 気分障害(うつ病)、不安障害(パニック障害)、身体表現性障害
16. 更年期障害

場合は一過性脳虚血発作を疑う。慢性に出現し、体幹・四肢失調、注視方向性眼振など中枢病変を疑う所見がある場合は、小脳・脳幹腫瘍、脊髄小脳変性症などを疑う。

2 非回転性めまいの場合（図4）

　患者の訴えが回転性眩暈でない場合は、浮遊感、動揺感、不安定感、眼前暗黒感、失神、立ちくらみのいずれであるかを聴く。浮遊感、動揺感を訴える患者は、平衡障害の有無とその内容、その他の神経症状によって鑑別される。

```
回転性めまい ─┬─ あり ─┬─ 急性亜急性 ─┬─ 顔面神経麻痺・四肢失調 ─┬─ あり ── 前下小脳動脈症候群：MRI（拡散強調法）
            │        │              │                    └─ なし ── 突発性難聴
            │        │              │                                外リンパ瘻
            │        │              │                                内耳炎
            │        │              │                                迷路動脈の梗塞
            │        │              │                                薬剤性（内耳障害）：アミノグリコシド系、ミノサイクリンなど
            │        │              └─ 耳痛、皮疹、顔面神経麻痺 ── 耳帯状疱疹：帯状疱疹ウイルス抗体価
            │        ├─ 急性反復性 ── メニエール病
            │        └─ 慢性 ── 聴神経腫瘍：CT、MRI（造影）
  蝸牛症状   │
            └─ なし ─┬─ 急性亜急性 ─┬─ 一方向性眼振 ── 前庭神経炎
                    │              └─ 体幹・四肢失調 注視方向性眼振 ── 脳梗塞（後下小脳動脈、上小脳動脈、椎骨動脈解離）：CT、MRI
                    │                                                脳出血（小脳、橋）：CT、MRI
                    │                                                多発性硬化症§：MRI（造影）
                    │                                                脳幹脳炎：髄液所見、MRI（造影）
                    ├─ 急性反復性 ─┬─ 誘因なし ── 一過性脳虚血発作†：臨床経過、危険因子の有無、MRI
                    │              ├─ 頭位変換で誘発 ── 良性発作性頭位眩暈症
                    │              ├─ 頭位回旋で誘発 ── 頸性めまい：頸椎X-P、頸椎MRI、MRA、血管造影
                    │              ├─ 上肢の運動で誘発 ── 鎖骨下動脈盗血症候群：血管造影（鎖骨下動脈）
                    │              └─ めまい後、片頭痛 ── 脳底動脈型片頭痛：前兆（閃輝暗点、半盲）、拍動性頭痛
                    └─ 慢性 ── 体幹・四肢失調 注視方向性眼振 ── 脳幹・小脳腫瘍：CT、MRI（造影）
                                                              脊髄小脳変性症：MRI、遺伝子診断
```

§；反復性の場合もある
†；診察時に神経診察所見の異常を認めないこともある

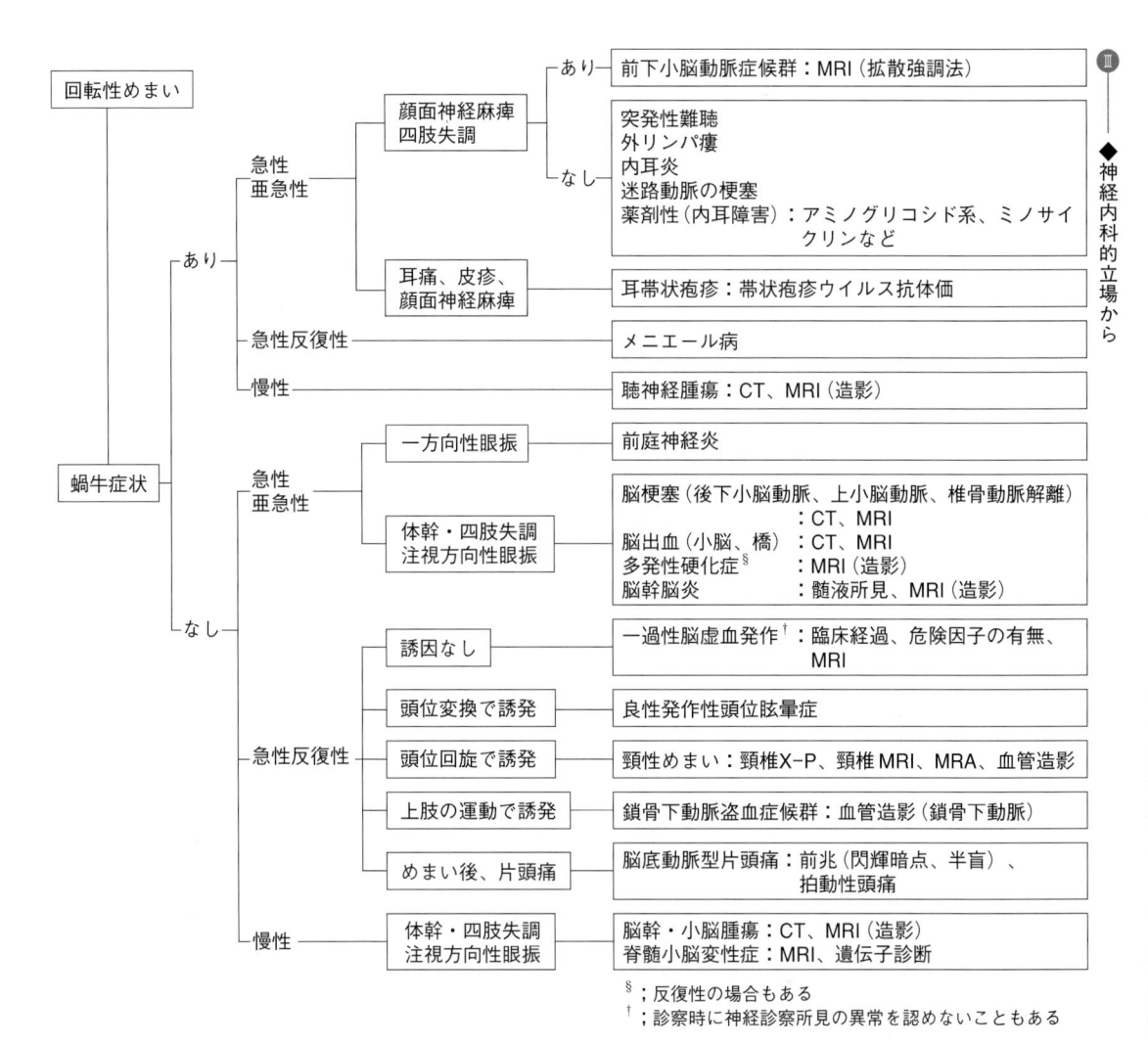

図3．回転性めまいの鑑別

前庭性の平衡障害は、内耳、内耳神経と前庭神経核およびその周辺の病変の回復期に認める。小脳性失調を示す可能性があるのは、脳血管障害、脳腫瘍、多発性硬化症、小脳炎、脳幹脳炎、脊髄小脳変性症、亜急性小脳変性症などである。時に、アルコール多飲者、低栄養状態でビタミン B_1 の低下がある場合、眼球運動障害や意識障害とともに失調を起こすことがあり、この場合はWernicke脳症を疑う。MRI（FLAIR法）で中脳蓋、視床後部の病巣を確認する。外眼筋麻痺、失調、腱反射消失の組み合わせの場合はFisher症候群を疑い、血清抗GQ1b抗体を調べる。慢性アルコール中毒の場合は小脳萎縮をきたす。また、抗てんかん薬が過量になると眼振と小脳症状を示すことが多い。甲状腺機能低下症では甲状腺腫やアキレス腱の弛緩遅延の有無を診察する。Arnold-Chiari奇形では、下眼瞼向き眼振と失調性歩行を呈する。Creutzfeldt-Jakob病でも失調性歩行をきたすことがある。

深部感覚障害をきたす疾患として、シェーグレン症候群や傍腫瘍性症候群、糖尿病に伴う感

```
非回転性のめまい ─┬─ 前庭性           ── 回転性めまいの回復期           ：内耳、内耳神経、前庭神経核障害
                │   平衡障害
                │
                ├─ 浮遊感 ─┬─ 小脳性        ┌ 脳血管障害                    ：CT、MRI（拡散強調画像）
                │  動揺感  │   平衡障害      │ 脳腫瘍                        ：CT、MRI（造影）
                │  不安定感│                │ 多発性硬化症                  ：臨床経過（時間的空間的多発性）、MRI（造影）
                │          │                │ 小脳炎、脳幹脳炎              ：髄液（PCR）、MRI（造影）、ウイルス抗体価
                │          │                │ 脊髄小脳変性症                ：MRI、遺伝子診断
                │          │                │ 亜急性小脳変性症（傍腫瘍性症候群）：MRI、抗Yo抗体、悪性腫瘍の存在
                │          │                │ Wernicke脳症                  ：飲酒歴、低栄養、ビタミン$B_1$低値、MRI（FLAIR）
                │          │                │ Fisher症候群                  ：抗$GQ_{1b}$抗体
                │          │                │ 急性、慢性アルコール中毒      ：飲酒歴
                │          │                │ 薬剤性                        ：内服薬の確認（抗てんかん薬、抗腫瘍薬など）、薬剤血中濃度
                │          │                │ 甲状腺機能低下症              ：甲状腺ホルモン
                │          │                │ Arnold-Chiari奇形             ：MRI
                │          │                └ Creutzfeldt-Jakob病           ：MRI（拡散強調画像）、プリオン蛋白遺伝子、脳波（PSD）
                │          │
                │          ├─ 深部感覚性     ┌ 感覚性失調型ニューロパチー     ：末梢神経伝導速度検査
                │          │   平衡障害      │   ；シェーグレン症候群          ：抗SS-A抗体、抗SS-B抗体、シルマーテスト
                │          │                │     傍腫瘍性症候群              ：悪性腫瘍の有無、抗Hu抗体
                │          │                │     糖尿病                      ：血糖
                │          │                │ 亜急性脊髄連合変性症            ：ビタミン$B_{12}$低値、胃亜全摘の既往
                │          │                └ 脊髄疾患；頸椎症性脊髄症、脊髄癆など：ミエロCT、MRI、TPHA（血清、髄液）
                │          │
                │          ├─ その他の       ┌ 神経変性疾患                    ：MRI（矢状断を含む）
                │          │   神経症状      │   ；パーキンソン病、進行性核上性麻痺など
                │          │                │ 筋疾患                          ：筋酵素の上昇、針筋電図、筋CT、筋生検
                │          │                │   ；多発性筋炎、筋ジストロフィー、遠位型ミオパチーなど
                │          │                │ 神経筋接合部疾患                ：テンシロンテスト、誘発筋電図、頻数試験
                │          │                │   ；重症筋無力症、Lambert-Eaton症候群
                │          │                │ 運動優位型ニューロパチー        ：誘発筋電図、髄液検査
                │          │                │   ；ギラン・バレー症候群
                │          │                └ Power症候群などの頸性めまい    ：頸椎疾患の有無、誘発因子の確認
                │          │
                │          └─ 異常なし       ┌ 高血圧、低血圧                  ：血圧
                │                           │ 不整脈                          ：ホルター心電図
                │                           │   ；洞不全症候群、房室ブロック、心室頻拍など
                │                           │ 貧血；消化管出血、鉄欠乏性貧血など：血液検査
                │                           │ 薬剤性                          ：薬歴の確認
                │                           │   ；抗不整脈薬、抗てんかん薬、抗うつ薬など
                │                           │ 肝性昏睡                        ：血中アンモニア濃度
                │                           │ 呼吸不全；肺線維症、慢性閉塞性肺疾患など：動脈血ガス分析
                │                           │ 尿毒症                          ：血清クレアチニン、24時間クレアチニン・クリアランス
                │                           │ 更年期障害
                │                           └ 心因性
                │
                ├─ 眼前暗黒感 ─┬─ 起立性    あり ┌ 神経変性疾患
                │  失神        │   低血圧        │   ；多系統萎縮症                ：MRI
                │  立ちくらみ  │                 │     パーキンソン病              ：臨床症状（振戦、筋固縮、寡動、姿勢反応障害）
                │              │                 │     レビー小体型痴呆            ：臨床症状、$^{123}$I-MIBG心筋シンチグラフィー
                │              │                 │     進行性自律神経機能不全症    ：自律神経機能検査
                │              │                 │ 末梢神経障害                    ：誘発筋電図、血液・髄液検査、生検にてアミロイド沈着の確認
                │              │                 │   ；糖尿病性ニューロパチー、アミロイドポリニューロパチー、ギラン・バレー症候群など
                │              │                 └ 薬剤性                          ：内服薬の確認（降圧薬など）
                │              │
                │              │            なし ┌ 排尿失神
                │              │                 │ 血管迷走神経反応                ：起立時の拡張期血圧（診断基準）
                │              │                 │ 起立性調節障害
                │              │                 │ 不整脈                          ：ホルター心電図、心エコー、抗不整脈薬の使用
                │              │                 │   ；洞不全症候群、房室ブロック、心室頻拍など
                │              │                 │ 低血糖                          ：血糖、腹部CT
                │              │                 │   ；経口血糖降下薬、インスリン使用、インスリノーマなど
                │              │                 │ 呼吸不全；肺線維症、慢性閉塞性肺疾患など：血液検査、動脈血ガス分析
                │              │                 │ てんかん；欠神発作              ：脳波、抗てんかん薬の内服歴
                │              │                 └ ダンピング症候群                ：胃切除後
                │
                └─ 動揺視                        ┌ 外眼筋麻痺（複視）              ：複像検査
                                                 │ 異常眼球運動                    ：ENG
                                                 └ jumbling現象
```

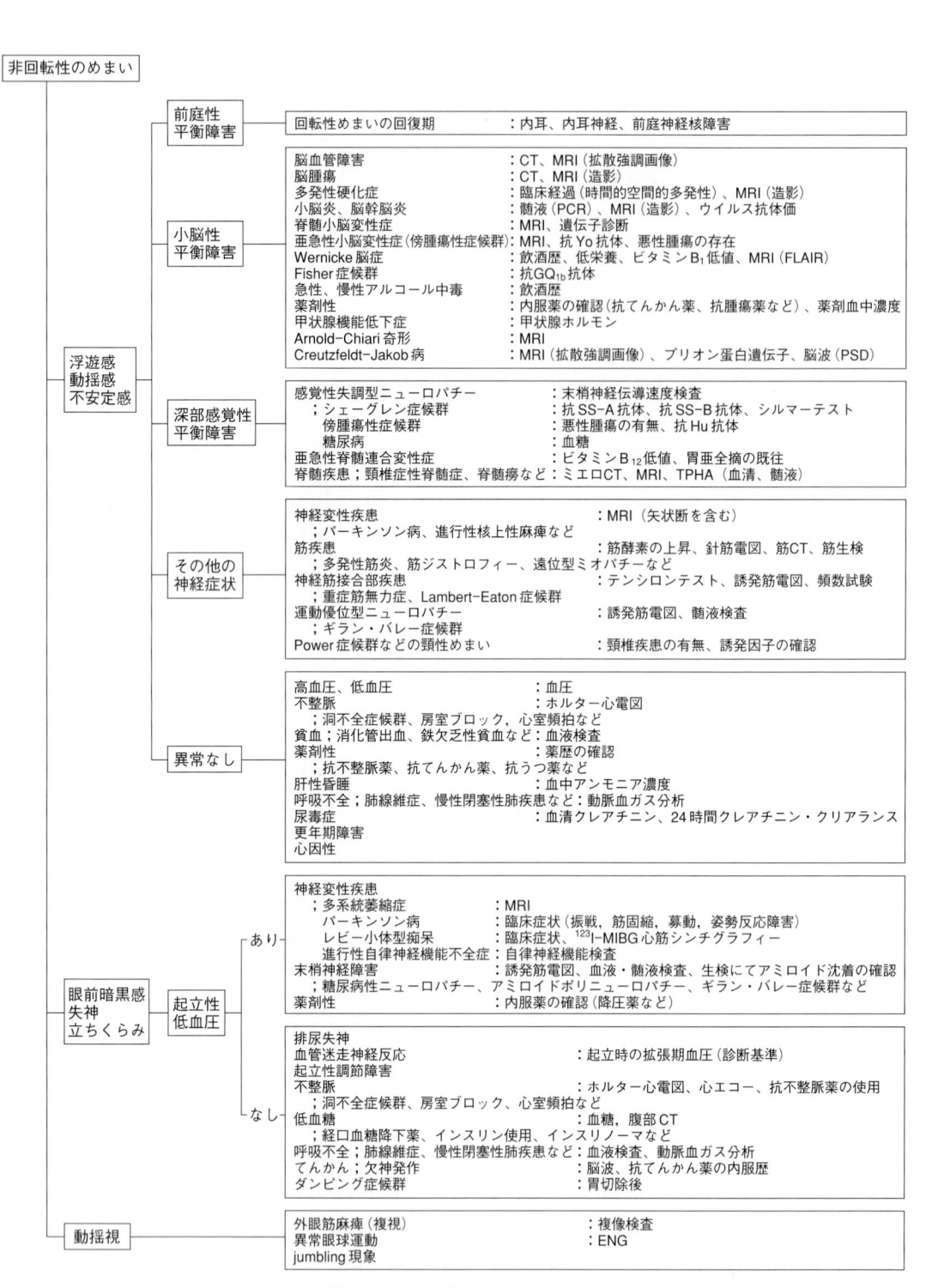

図4．非回転性めまいの鑑別

覚性失調型ニューロパチー、ビタミンB_{12}欠乏による亜急性脊髄連合変性症、脊髄癆などの脊髄後索病変を伴う脊髄疾患がある。

　平衡障害がないのにふらつく場合は、姿勢反応障害や筋力低下を考える。パーキンソン病や進行性核上性麻痺などの神経変性疾患では姿勢反応障害のため転倒しやすい。姿勢反応障害は、患者を両足で起立させた後、検者が患者の後ろに立ち患者の両肩に手を当ててこれを自分の方に強く引くことにより診察する。陽性のとき患者は足を踏み出せず、丸太の如く検者の方に倒れてくる。また、多発性筋炎、筋ジストロフィーなどの筋疾患や重症筋無力症、ギラン・バレー症候群などの運動優位型ニューロパチーでは、体幹や下肢の筋力低下を認めるためふらついたり転倒することがある。頸性めまいでは誘発の程度が軽い場合、一過性の浮遊感が出現する。

　神経診察で異常を認めない場合は、血圧異常、不整脈、貧血、呼吸不全などの内科的疾患を考える。また、抗不整脈薬、抗てんかん薬、抗うつ薬などでも浮遊感、動揺感をきたすことがあるため薬歴を確認する。肝機能が悪い患者の場合、アステレキシスを認めたら肝性昏睡を疑う。アステレキシスは羽ばたき振戦と呼ばれることが多いが、本来は別の不随意運動である。手首を背屈し保持した際、手全体が屈曲する（実は脱力する）。ほかの代謝性脳症でもみられ有用な診察法である。これらの異常がない場合は更年期障害や心因性の可能性も考える。

　眼前暗黒感や失神、立ちくらみが主訴の場合は起立性低血圧の有無を確認する。起立性低血圧では第一に降圧薬によるものを考える。高血圧の治療歴を問診する。時に、排尿障害のため泌尿器科から降圧作用のあるαブロッカー薬が処方されていることがあり注意を要する。神経疾患としては、多系統萎縮症やパーキンソン病、レビー小体型痴呆、進行性自律神経機能不全症などがある。失調やパーキンソニズム、痴呆、排尿障害の有無などを診察する。自律神経障害をきたす末梢神経障害としては糖尿病、アミロイドーシスなどがある。

　起立性低血圧がない場合で、排尿、咳嗽、起立が誘因のときは血管迷走神経反応である。そのほか、不整脈、低血糖、呼吸不全、てんかんなどを考える。また、不整脈、低血糖をきたす薬剤の服用やインスリノーマなども失神を起こす原因となる。てんかんでは欠神発作を考える。ダンピング症候群では、食後に一過性のめまいを起こし安静臥床にて軽快する。

　動揺視を訴える場合は、複視の有無、先天性眼振、オプソクローヌス、交代性眼振などの異常眼球運動、jumbling現象（両側前庭障害のある患者の歩行中や頭部運動時に動揺視が出現すること）の有無を確認する。

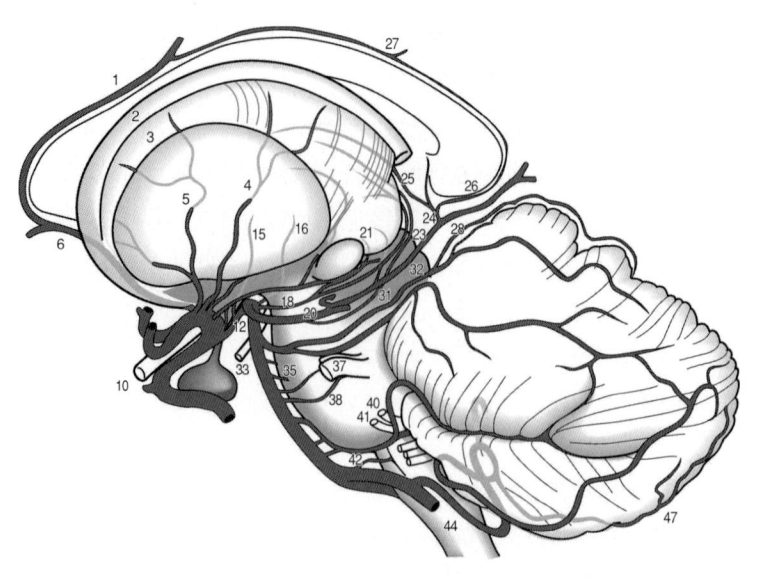

1	脳梁周動脈	13	視床下部枝	25	[上]視床枝	37	三叉神経
2	尾状核	14	前脈絡叢動脈	26	背側脳梁枝(27と吻合する)	38	前下小脳動脈
3	内包	15	[前下]視床枝	27	脳梁周動脈、後枝	39	内耳神経(前庭蝸牛神経)
4	視床	16	後前側中心動脈	28	上虫部動脈	40	迷路動脈
5	被殻	17	内包枝(外側下視床枝)	29	上小脳動脈、内側枝	41	顔面神経
6	前大脳動脈	18	内側後脈絡叢枝	30	上小脳動脈、外側枝	42	延髄枝
7	前外側中心動脈、外側枝	19	後大脳動脈、交通後部	31	下丘	43	椎骨動脈
8	前外側中心動脈、内側枝	20	外側後脈絡叢枝	32	中脳枝	44	副神経脊髄根
9	中大脳動脈、蝶型骨部	21	[後]視床枝	33	動眼神経	45	後下小脳動脈
10	視神経	22	[後]視床枝	34	脳底動脈	46	後下小脳動脈、外側枝
11	内頚動脈、大脳部	23	内側後頭動脈	35	内側橋動脈	47	後下小脳動脈、内側枝
12	後交通動脈	24	帯状回視床動脈	36	外側橋動脈		

図5. 脳幹、小脳を栄養とする動脈

[水野　昇(訳):特殊感覚系(前庭系), 図説中枢神経系, 第2版, 医学書院, 東京, 1995 より転載]

4 めまいを起こす代表的疾患

神経内科の代表的な疾患について簡単に概説する。

1 脳血管障害[5]

椎骨脳底動脈系は、直接脳幹に栄養を送る細い枝と、椎骨脳底動脈から分枝する上小脳動脈、前下小脳動脈、後下小脳動脈などの主要な分枝によって、内耳を含む前庭系、脳幹、小脳を栄養する（図5）。これらの血管に異常が起こると「めまい」が出現する。

重要 ①めまいのみでも、血管障害のリスクの高い症例では脳幹梗塞の可能性も考えて診療すべきである。②小脳出血を見逃さない。

a. 椎骨脳底動脈循環不全

椎骨脳底動脈系の一過性脳虚血発作である。高齢者に多く、めまいは数分間単位の回転性めまいが多い。虚血の範囲によりさまざまの症状を伴う。drop attack（意識障害がない状態で

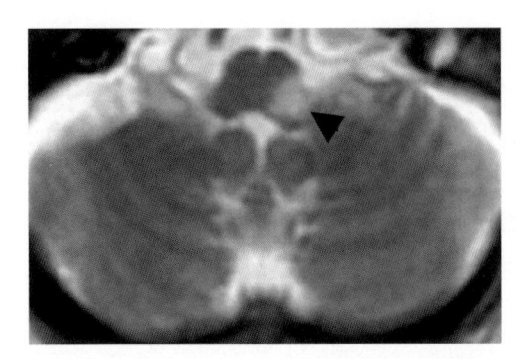

図6. Wallenberg症候群のMRI（T₂強調画像）
左延髄外側部（矢頭）に高信号を認める。

両下肢の脱力発作がおきる）を随伴することもある。
　頭蓋外病変の場合もある。鎖骨下動脈盗血症候群は、一方の鎖骨下動脈近位部の狭窄や閉塞によって患側上肢の運動時に上腕動脈への血流不足が起き、対側の椎骨動脈を逆流する血流によって補充される結果、脳底動脈の循環不全が起こる病態である。また、頚椎症では頭部回旋により骨棘で同側の動脈が圧迫される。Bow hunter's strokeでは、頭部回旋により環椎-軸椎の高さで椎骨動脈が圧迫される。弓を射る姿勢で誘発される。椎骨動脈が分岐する部位が通常より外側にある先天性奇形の場合も、頭部の回旋時に椎骨動脈の圧迫が起こる（Power症候群）。

b. Wallenberg症候群（図6）

　後下小脳動脈の閉塞で起きることもあるが、椎骨動脈の閉塞によるものが多いとされる[6)7)]。椎骨動脈の解離によって起きることも多く、このとき同側頚部に疼痛を生じる。回転性めまい、悪心・嘔吐のほかに、病巣側の顔面のしびれと温痛覚障害、失調、Horner症候群、嚥下障害、構音障害と対側の体幹、上下肢の温痛覚障害を認める。病巣の検出にはMRIが有用で拡散強調法も行い病巣を確認する。
　後下小脳動脈の内側枝の閉塞で下部小脳梗塞を起こし、激しい回転性めまいと立位困難をきたす。前庭神経炎に似ているが注視方向性眼振を生じる。

c. 前下小脳動脈症候群

　迷路動脈は内耳を栄養しているが前下小脳動脈から分岐することも、椎骨脳底動脈から直接分岐することもある。半規管を還流している前前庭動脈と蝸牛動脈を分岐する。閉塞によりめまいと難聴をきたす。ほかに、病巣側の末梢性顔面神経麻痺、顔面感覚障害、Horner症候群、小脳失調などをきたす。

d. 上小脳動脈症候群

上小脳動脈は橋上部外側、小脳半球上面を支配する。閉塞により、回転性めまい、聴力障害、悪心、嘔吐、不随意運動、Horner症候群、小脳失調を生じる。

e. 小脳出血

小脳出血は歯状核への上小脳動脈の穿通枝の破綻でおこることが多い。突発する回転性めまいのみのことがあるためCTで出血の有無を確認することが必要である。

f. 中大脳動脈梗塞・出血

頭頂間溝の吻側端（2v野）、中心溝底部（3a野）には前庭神経核からの線維が視床を介して投射されるため、この部位を含む領域に梗塞や出血が起こると回転性めまいを生じる。

2 感染症

a. 小脳炎

小脳あるいは脳幹などに炎症が起きるとめまいが出現する[8)9)]。小脳炎は小脳に限局した脳炎である。感冒症状が先行することが多く、半数で一週間以内に失調症状をきたす。失調性歩行、上下肢の協調運動障害、構音障害、眼振などが数時間から数日間で進行する。先行感染としては、小児では水痘、成人ではEB、コクサッキーB型、インフルエンザB型ウイルス感染症が多い。髄液検査で単核球優位の細胞数増多がみられる。MRIでは、小脳は正常、萎縮、腫脹、異常信号などさまざまである。血清ウイルス抗体値上昇、PCR法で原因ウイルスを確認する。

b. 脳幹脳炎

ウイルス性脳幹脳炎は、感冒に引き続き、失調、注視方向性眼振、傾眠、進行する意識障害などを呈する。Bickerstaff型では眼筋麻痺も起こる。原因としては単純ヘルペスウイルスが最多で、EB、サイトメガロウイルスなどもある。

c. Creutzfeldt-Jakob病

本症はプリオン病であり、通常は痴呆や精神症状で発症し、経過中に失調、錐体路徴候、ミオクローヌス、パーキンソニズムなどが加わり亜急性に進行するのが特徴であるが、中には歩行障害を中心とする小脳失調が前景にたつ症例もある。変異型では発症早期から歩行障害や構音障害などの小脳症状が目立つ。また、家族性プリオン病であるGerstmann-Sträussler-Scheinker症候群では、脊髄小脳変性症類似の失調性歩行で発症することが多い。

d. 脊髄癆

梅毒トレポネーマが中枢神経に感染することによって起こる実質型神経梅毒である。脊髄の

後根、後索の変性が主体であり深部感覚障害の進行に伴う失調性歩行、下肢の深部腱反射消失、膀胱直腸障害などが出現する。

3 脱髄疾患

a. 多発性硬化症

中枢性脱髄病変をきたす。1つのエピソードは2〜3日で極期に達することが多い。若年者のめまいで鑑別が必要である。Frohmanらは、1,153人の多発性硬化症患者のうち25人に回転性めまいを生じたと報告している[10]。球後視神経炎の既往、一過性に麻痺、構語障害、失調などの既往がある場合、hot bath test 陽性（体を暖めると症状が増悪する）、Lhermitte徴候（頸部を前屈したときに背中から腰、時に足にかけて電撃痛を生じる）などを認めれば特に疑う。また、後索に病巣が生じると深部感覚性平衡障害をきたす。病巣はMRIで検出される。血管支配に一致しない病巣が T_2 強調画像、FLAIR で高信号域として多発あるいは単独でみられる。活動期の病変は Gd 造影効果がある。MRI での脳幹病変は、橋で71%、延髄に50%、中脳25%と報告されている[11]。

4 神経変性疾患

a. 脊髄小脳変性症（SCD）

失調症状を主体とする神経変性疾患である。遺伝性と孤発性がある。

常染色体劣性遺伝としては、日本ではEOAH（眼球運動失行と低アルブミン血症を伴う早発型脊髄小脳変性症）が多く、優性遺伝ではSCA 3（マシャド・ジョセフ病）、SCA 6、DRPLA（歯状核赤核淡蒼球ルイ体萎縮症）が多い。SCA 6は72%で繰り返す回転性めまいが初発症状となる[12]。SCA 3など眼球運動障害や眼振を伴う場合は、複視、動揺視を訴える。

孤発性脊髄小脳変性症には、パーキンソニズムや自律神経障害を伴う多系統萎縮症がある。臨床的にオリーブ橋小脳萎縮症（OPCA）、黒質線条体萎縮症、Shy-Drager症候群に分けられる。めまいのほか、起立性低血圧による「立ちくらみ」を起こしやすい。

脊髄小脳変性症の診断にはMRIが有用であるが、病型によって障害される病巣が異なり、それぞれ特徴的な画像となる（図7）。遺伝性のものは遺伝子診断による。

b. レビー小体型痴呆（DLB）

本症では痴呆とパーキンソニズムを主症状とするが起立性低血圧が先行することがある。起立性低血圧により一過性の意識障害や失神をきたす。認知機能は動揺することが多く、内容が具体的な幻視が出現する。MIBG（メタヨードベンジルグアニジン）による心筋シンチグラフィーでは、心臓交感神経節後線維の障害に伴う高度の取り込み阻害をきたすが、Shy-Drager症候群では軽度にとどまるので鑑別に有用である。

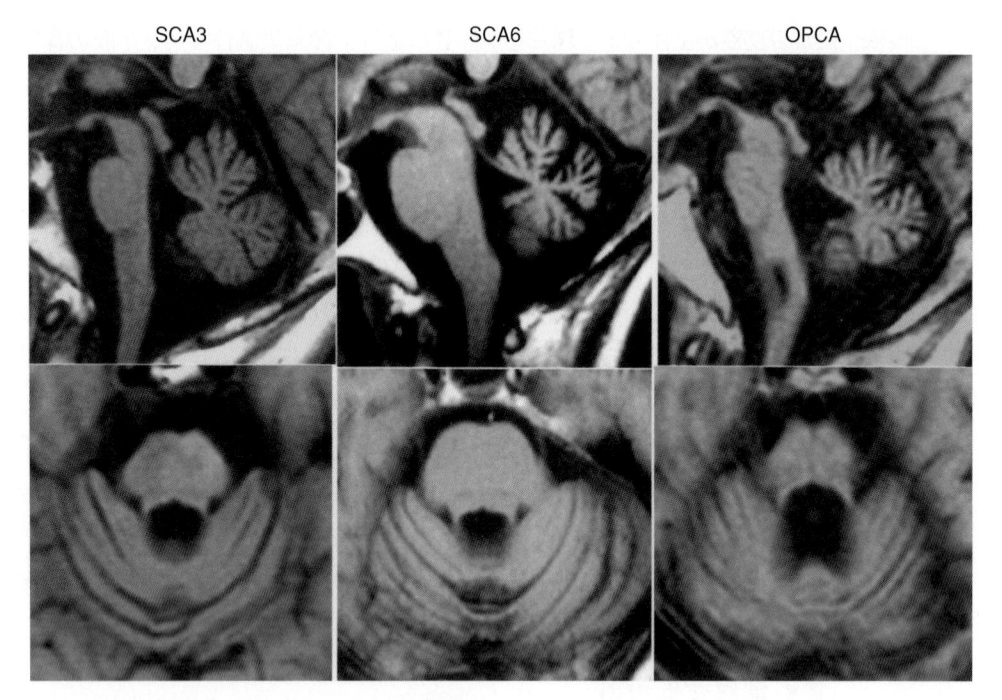

図7．脊髄小脳変性症のMRI(T1強調画像)
SCA3(MJD)：小脳の萎縮に比し被蓋部の萎縮が目立つ。第4脳室が拡大している。
SCA6：小脳虫部の萎縮が強いが脳幹の萎縮は目立たない。
OPCA：発症初期は橋底部の萎縮が目立つが、病期が進むと脳幹全体の萎縮が進行し、第四脳室
　　　も拡大する。脳底部の丸みが消失する。

c. 傍腫瘍性小脳変性症（PCD）

　悪性腫瘍は神経系への浸潤や転移なしでさまざまな神経障害をきたす。本症は亜急性に小脳プルキンエ細胞の脱落をきたすものをいう。めまい、構音障害、四肢失調、歩行障害などが数週から数カ月で進行する。下眼瞼向き眼振がみられることが多い。血清抗Yo抗体が検出されることもある。原因となる腫瘍は、卵巣癌、肺小細胞癌、悪性リンパ腫、乳癌、子宮癌などが多い。悪性腫瘍が臨床的に顕在化するまで1年以上経過することもあるため、時を変えて再検索することも大切である。

5 末梢神経障害

　深部感覚障害が主体の場合は感覚性失調を呈する。感覚性失調型ポリニューロパチーと呼ぶ。シェーグレン症候群、傍腫瘍性感覚性ニューロパチー、糖尿病性ニューロパチー、シスプラチンなどの薬剤性などを考慮しなくてはならない。眼や口腔内の乾燥症状、耳下腺や大唾液腺の腫脹があればシェーグレン症候群を疑い、抗SS-A、SS-B抗体の検索、Shirmerテスト、唾液腺造影などを施行し確定する。傍腫瘍性感覚性ニューロパチーは、上下肢の遠位部に痛みを伴うしびれ、異常感覚、深部感覚障害による失調性歩行が約1〜2カ月間進行する。感覚障害は体幹や顔面にも及ぶ。原因としては肺小細胞癌が最も多い。抗Hu抗体は神経細胞

の核抗原に対する抗体であるが、血清、髄液中に高抗体価で認められる。

自律神経が主に障害される末梢神経疾患として、糖尿病性ニューロパチー、アミロイドポリニューロパチーがある。四肢の運動感覚障害に加え、起立性低血圧や膀胱直腸障害などの自律神経障害が目立つのが特徴である。家族性アミロイドポリニューロパチーの治療に「ドミノ肝移植」が行われた。

6 脳底動脈型片頭痛

片頭痛の一型である。前兆として、両側視野の暗点、回転性めまい、構音障害、耳鳴、難聴、複視、運動失調、両側の感覚障害、両側の不全麻痺、意識レベルの低下などが数分から数十分持続する。その後、後頭部に拍動性頭痛が起こる。若年女性に多い。

7 てんかん

失神の鑑別疾患の1つに欠神発作がある。学童期に多く、一過性の失神を体位に無関係に起こす。思春期に発症することもある。突然に意識消失発作を起こし発作後速やかに意識が戻る。通常、発作は数秒間で1日に何度も繰り返す。運動障害を伴うことは少ないが、自動症や他の不随意運動、脱力発作、失禁を伴うこともある。脳波で診断され、3 Hzの棘徐波が出現し発作の開始、終止が突然である。

8 Arnold Chiari 奇形

小脳、下位脳幹の形成異常である。成人期に発症する場合は小脳扁桃の下方偏位を認め、半数以上に脊髄空洞症を合併する。痙性失調性歩行を呈し、下部脳神経障害による構音障害や舌の萎縮を認めることもある。下眼瞼向き眼振を認める。

9 薬剤誘発性

さまざまな薬剤によってめまいが生じるが発症機序により3大別される（**表4**）。

内耳障害をきたす薬剤には、アミノグリコシド系、ミノサイクリンなどの抗生物質、リファンピシンなどの抗結核薬などがある。これらは、耳鳴り、聴力障害とともに、回転性めまいを起こす。

高血圧や不整脈、虚血性心疾患の治療に使用されるカルシウム拮抗薬、α、βブロッカー薬、アンジオテンシン変換酵素阻害薬、アンジオテンシンⅡ受容体拮抗薬などの降圧薬、抗不整脈薬、利尿薬などは、血圧や脈拍数を低下させ浮遊感や失神などをきたすことがある。

シタラビン、メトトレキセート、5-フルオロウラシルなどの抗腫瘍薬などは、血中濃度の上昇に伴いめまいを生じることがある。

抗てんかん薬であるカルバマゼピン、フェニトイン、ゾニサミド、クロナゼパムなどは、血中濃度が治療域を超えるとめまいが出現しやすくなるので血中濃度に注意する。抗うつ薬、抗不安薬、催眠薬などはめまいやふらつきをきたしやすい。抗パーキンソン病薬、筋弛緩薬、抗

表4. めまいを起こす主な薬剤

内耳障害
　　　抗生物質(アミノグリコシド系、ミノサイクリン、バンコマイシン)
　　　抗結核薬(リファンピシン、INH)
　　　抗腫瘍薬(シスプラチン)
　　　非ステロイド系消炎鎮痛薬(アセチルサリチル酸、インドメタシン)
血圧低下、徐脈
　　　降圧薬(アテノロール、プロプラノロール、プラゾシン、エナラプリル、ロサルタン)
　　　抗不整脈薬(プロカインアミド、ジソピラミド、メキシレチン、アミオダロン)
　　　利尿薬(フロセミド、アセタゾラミド、トリクロロメチアジド)
　　　冠血管拡張薬(ニフェジピン、ジピリダモール、ジラゼプ)
中枢神経系作用
　　　抗てんかん薬(カルバマゼピン、フェニトイン、ゾニサミド、クロナゼパム)
　　　抗パーキンソン病薬(レボドパ、トリヘキシフェニジル、アマンタジン、セレギリン)
　　　抗うつ薬(アミトリプチリン、イミプラミン、マプロチリン)
　　　抗不安薬(チエゾラム、ジアゼパム、クロチアゼパム)
　　　睡眠薬(トリアゾラム、ゾピクロン、ニトラゼパム、クアゼパム)
　　　筋弛緩薬(エペリゾン、バクロフェン、チザニジン、ダントロレン)
　　　抗腫瘍薬(シタラビン、メトトレキセート、5-フルオロウラシル)
　　　抗ヒスタミン薬(ジフェニルピラリン、クロルフェニラミン、シドロヘプタジン)
　　　制吐薬、胃腸機能調整薬(メトクロプラミド、モサプリド、トリメプチン)
　　　高脂血症薬(クロフィブラート、フラバスタチン、シンバスタチン、プロブコール)

ヒスタミン薬などは、眠気、脱力感に伴いふらつきをきたすことがある。
　薬剤性のめまいは極めて多いので、これらの使用歴につき問診することは非常に大切である。

10 更年期障害

　閉経に伴い、めまいや動悸などの自律神経症状、のぼせ、ほてりなどの血管運動神経症状、うつ状態、不眠などをきたす。診断は更年期であることとほかの器質的疾患の除外である。血中エストラジオールが 10 pg/ml、FSH が 30 mIU/ml 以上であれば卵巣機能低下と判断できる。また、Kupperman更年期指数、簡略更年期指数などの質問紙法も参考になる。

11 血管迷走神経反応

　血管迷走神経反応による失神は、精神的ショック、過度の疼痛や緊張などの状況下で、冷や汗、気分不快、顔面蒼白などの前駆症状に伴い出現する。失神中は徐脈を呈し数分で意識は回復する。また、排尿失神、咳嗽失神など一定の誘因によって失神を起こす場合もある。高齢者に多い。また、若年女性や子供に多いのは起立性調節障害であるが、起立時に収縮期血圧と拡張期血圧の両者が低下する起立性低血圧に対して、拡張期血圧がむしろ上昇し脈圧が狭小化する点が特徴である。起立時の症状以外に片頭痛、腹痛なども示すことがある。

■おわりに

「めまい」の患者を診る場合の手順と鑑別疾患を示した。「めまい」を訴える患者は多く、曖昧な主訴であることを最初に記した。本稿では、とらえどころのない「めまい」をみる手順を示したので大いに活用して頂きたい。

(和田千鶴、豊島　至)

◆文　献

1) 水野　昇 (訳)：特殊感覚系 (前庭系). 図説　中枢神経系　第2版, p 159-165, 医学書院, 東京, 1995.
2) Daroff RB, Mark MD：Faintness, syncope, dizziness, and vertigo. Harrison's principles of internal medicine, The 15 th, Eugene Braunwald, p 111-118, The McGraw-Hill Companies, USA, 2001.
3) Christopher Kennard：Deafness, vertigo, and imbalance. Brain's diseases of the nerve system, The 11 th. Michael Donaghy, p 301-310, Oxford University Press, New York, 2001.
4) 斉藤　博：めまい. 神経症候診断マニュアル, 東儀英夫(監修), p 32-35, 医学書院, 東京, 1996.
5) 平井俊策：脳幹の血管支配と梗塞. 日本臨床 51 [増刊：CT、MRI 時代の脳卒中学 (上)]：716-721, 1993.
6) Norrving B, Cronqvist S：Lateral medullary infarction：prognosis in an unselected series. Neurology 41：244-248, 1991.
7) Fisher CM：Lateral medullary infarction-the pattern of vascural occlusion. J Neuropathol Exp Neurol 20：323-379, 1961.
8) 福原信義：急性小脳炎 (成人). 神経内科 27：6-10, 1987.
9) 小鷹昌明, 結城伸泰：Bickerstaff 型脳幹脳炎の診断と病因. 神経研究の進歩 43：114-127, 1999.
10) Frohman EM, Zhang H, Dewey RB, et al：Vertigo in MS：utility of positional and particle repositioning maneuvers. Neurology 55：1566-1569, 2000
11) Brainin M, Reisner T, Neuhold A　et al：Topological characteristics of brainstem lesions in clinically definite and clinically probable cases of multiple sclerosis：an MRI-study. Neuroradiology 29：530-534, 1987.
12) 矢部一郎, 佐々木秀直, 山下　功, ほか：Spinocerebelar ataxia type 6 (SCA 6) の初期症状ならびに神経症候の推移に関する検討. 臨床神経学 38：489-494, 1998.

III めまいの診かた、鑑別診断

◆脳神経外科的立場から

■はじめに

　めまいは甚だ焦燥感、不安感の強い症状であり、患者は少なからず生命の危険さえ感じて外来を受診することも稀ではない。脳神経外科外来ではめまいを訴える患者に遭遇する機会は頭痛に次いで多く、身近な症状といえる。しかし、めまいは脳循環障害や脳腫瘍などの純然たる頭蓋内疾患によるものだけでなく、耳疾患、頸椎疾患、貧血や起立性低血圧などの全身的疾患、さらには精神的ストレスによる心因性めまいなど多彩な原因がある。したがって、めまいを訴える患者に対してはさまざまな原因疾患を念頭に入れて慎重に診察し、それに応じた適切な治療を行う必要がある。

1 平衡機能とめまいの関係

　人間の平衡機能は身体位置情報（自分の身体がどのように傾いているか）を筋や関節などに分布する深部受容器や足底などに分布する表在受容器で受容して姿勢を調節する抗重力的筋反射や、前庭迷路（耳器）、視器などの上位器官で情報を受容し脳幹を介して反射的に調節したり、さらには脳幹から大脳皮質に情報を投射して知覚し調節するなど、さまざまな機構がネットワークを形成して成立している。特に視器、前庭迷路を介した情報伝達は、いわば平衡中枢とされる重要な機構で脳幹がその中心的役割を果たしている。さらに、小脳は脳幹と小脳脚を介して連絡し平衡機能を制御している[1,2]。

　めまいは平衡機能の障害によって起こる。よって、めまいは上記の平衡機能を司るどの受容器や伝達路が機能障害に陥っても起こることになる。迷路前庭系は三半規管─前庭神経─前庭神経核（橋背側）─視床VPI核─大脳皮質に至る投射路（前庭皮質投射路）で、この経路の障害によって起こるめまいは非常に多い[3,4]。このうち、前庭神経〜大脳皮質までが頭蓋内に存在する。一方、視器による平衡調節は視覚によって外界を三次元的にとらえ、身体の傾きを無意識に認識し調節する平衡機能である[5]。したがって、眼球運動障害や眼振があった場合もめまいが出現する。

2 めまいの種類と診断

　めまいは回転性めまい（vertigo：外界が回転しているように感じる）と浮動性めまい（dizziness：自身が揺れているようにあるいは浮いているように感じる）に分類される。回転

性めまいは先に述べた平衡中枢の経路である前庭、脳幹、小脳、視床などの障害によって起こるとされていることから、頭蓋内病変（脳血管障害や腫瘍）の存在部位を推測するうえで重要な症状である[4]。前庭、脳幹、小脳病変では圧倒的に回転性めまいのことが多い。しかし、脳幹、小脳に病変があっても浮動性めまいであったり、まったくめまいを訴えなかったりして、脳病変とめまいの関係は必ずしも一定の法則を示さないことがあるので注意が必要である。浮動性めまいは大脳の疾患、頭蓋内圧亢進、髄液循環障害による水頭症でみることがある。また、循環器疾患などによる全脳的な循環不全が原因で、気が遠くなる、頭を後ろに引っ張られるような気がするといった眼前暗黒感（presyncope）が出現する。

発症様式による分類では、突然にめまいが出現し持続性である急性持続性めまい、めまいが時々出現する反復性めまい、頭位を変換することによってめまいが誘発される頭位性めまい、なんとなくめまいがするといった不定愁訴であるめまい感がある[6,7]。この中で、頭蓋内疾患によるめまいは急性持続性めまいか反復性めまいであることが圧倒的に多いので診断のヒントとなる。

いずれにしても、まず、頭蓋内疾患が存在するか否かを推測することが重要で、頭蓋内病変はめまいのほかに局所神経症状（巣症状）を伴うことが多いことから、めまいを訴える患者を診察する際には巣症状を見落とさず、巣症状があればそれを手がかりに病変部位を推測できるようにすることが大切である[8)-10)]。

コツ めまい以外の神経症状をみつけることが頭蓋内疾患を見逃さないコツである。

3 めまいを伴う疾患の鑑別

1 脳血管障害

平衡中枢である脳幹（前庭神経核）、小脳、視床への灌流血管は椎骨・脳底動脈系が支配している。よって、椎骨・脳底動脈系の血管障害（血栓、塞栓、出血）は内頸動脈系の血管障害に比較して圧倒的にめまいをみることが多い。本項では特に小脳・脳幹の脳神経外科疾患を解説する。

❶一過性脳虚血発作（transient ischemic attack；TIA）

内頸動脈系、椎骨・脳底動脈系の狭窄ないしは閉塞があり血流が低下しているところに、一過性の低血圧が加わったり、その部にできた血小板血栓が微少塞栓を作ることにより、さらに血流が低下して一過性に神経症状を呈する。半数は1時間以内、90%の症例が4時間以内に諸症状が消失し、少なくとも24時間以内に消失するものを一過性脳虚血発作；TIAと呼ぶ。椎骨・脳底動脈系梗塞症例の70%において完成卒中となる前に1回ないし数回のTIAをみる。

椎骨・脳底動脈系のTIAは発作性で回転性のめまい単独で発症するほかに、運動障害、感

表1. 椎骨・脳底動脈系 TIA でみられる諸症状

1. 運動障害：一肢またはそれ以上の四肢麻痺が、いろいろの組み合わせでみられる。時に一側から他側に変わり、程度も軽度運動障害から四肢麻痺までいろいろである。
2. 感覚障害：一肢またはそれ以上の四肢の感覚障害がみられ、一側または両側の顔面、口、または舌を侵すのが普通である。
3. 視覚障害：両側同名半盲（完全または部分的）
4. 同名半盲
5. 歩行または立位障害
6. 複視、嚥下障害、構音障害、またはめまい（嘔気、嘔吐を伴ったり、伴わなかったり）。これらは単独では TIA 症状とは限らない。
7. 上記の組み合わせ

（文献 11）より引用）

覚障害、視覚・視野障害や脳幹由来のさまざまな症状をいろいろな組み合わせで呈する（表1）。意識障害はむしろ稀で、運動障害、感覚障害が両側性に出現し、特に両側下肢の脱力による"倒れ発作（drop attack）"をみることがある。

　症状は一過性であるので、受診時には症状が消失し重篤感がない。しかし、一過性脳虚血を見逃した場合、その後に進行卒中となり脳梗塞に進展することを念頭におかなければならない。わが国では中高年者の原因不明のめまい発作に対して慣習的に「椎骨脳底動脈循環不全」と暫定診断することが行われてきた[6]。その中には良性発作性頭位めまい症（BPPV）や前庭神経炎などが多く含まれるが、一過性脳虚血発作も少なからず含まれている[6]。よって、適切な神経学的検査を行いめまいに随伴する神経症状を見逃さないことや前庭および眼振検査を行うことが診断の第一歩である。

　一過性脳虚血発作は CT や MRI を施行しても脳幹、小脳自体に器質的病変を認めないのが原則である。MRI や MRA、脳血管撮影で椎骨・脳底動脈系のアテローム硬化による狭窄、屈曲、蛇行、拡張をみることがある。PET、SPECT は大脳や小脳の代謝能や脳血流の低下を非器質的、可逆的に測定でき一過性脳虚血の診断に有用である。しかし、脳幹についてはまだ十分にとらえることはできず、現在は小脳所見を介して類推するか、MRI との重ね合わせが必要である[12]。

> **重要** TIA は脳梗塞の前触れである。見逃さないための慎重な診察、検査が必要である。

❷ 小脳梗塞

　小脳梗塞の症状は発作性の回転性めまい、後頭部痛、嘔気、嘔吐、起立・歩行障害などの失調症状がある。めまいは失調症状より出現頻度は高い[13]。また、しばしば注視方向性の水平性眼振をみる。閉塞血管は PICA 42.5％、AICA 12.5％、SCA 42.5％で複数の血管が原因であることが 21％ とされる[13]。PICA 領域の梗塞はアテローム血栓症、動脈解離、心原性塞栓のいずれの機序でも起こりうる。SCA 領域の梗塞では塞栓症によることが多い。

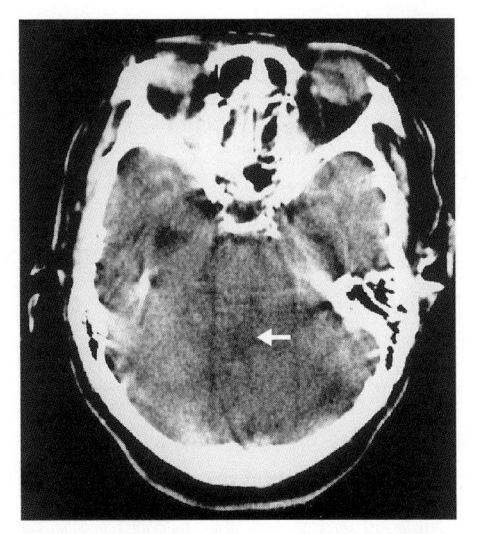

図1. 脳底動脈閉塞による両側小脳梗塞
発症3日目のCTで著明な小脳腫脹により第4脳室は圧排消失している（矢印）。

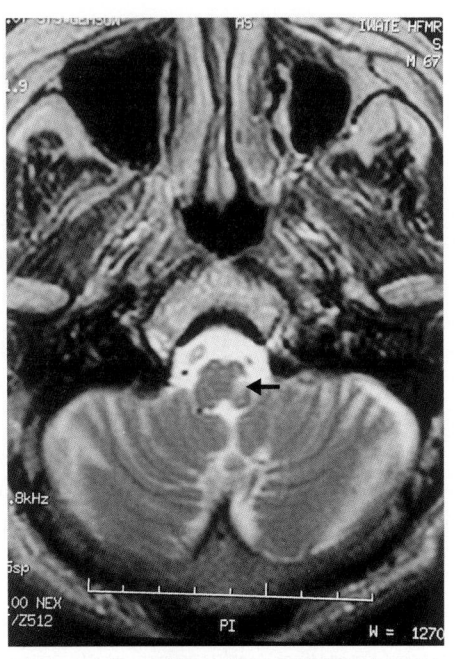

図2. 67歳、男性。後下小脳動脈(PICA)閉塞による延髄外側梗塞（矢印）
T2強調MRI。本症例は典型的なWallenberg症候群を呈していた。

　診断はCTで可能である。発症直後は異常が不明瞭で3～6時間後に軽度低吸収域を示すようになり、12時間以上経つと大部分の例で低吸収域をみる。3日目ぐらいには低吸収域はさらにはっきりし、この時期に圧迫効果（mass effect）が最大となる（図1）。約半数の例で14～21日目にかけて一過性に低吸収域は消失する。これを"fogging effect くもり効果"という。

❸小脳出血

　高血圧性脳出血が大多数を占める。破綻血管は上小脳動脈分枝のことが多いので、小脳歯状核付近の出血が多い。頭痛、めまいが多く、病側に強い水平性眼振、同側の失調もみる。小脳出血は後頭蓋窩に突然、占拠性病変として発症するので、空間的、時間的余裕がなく、緊急的に外科的血腫除去を行わざるを得ないことが多いので初期診療の場では注意を要する。

　MRIで出血の信号が、繰り返す出血のために年輪状に変化したり血腫周囲にヘモジデリンをみる場合、海綿状血管腫からの出血である可能性がある。

> **重要** 小脳梗塞、小脳出血の診断は容易であるが、初期診療は緊急を要する。

❹脳幹梗塞、脳幹出血

　脳幹梗塞や脳幹出血は病巣が広範囲であれば意識障害が主体となるため、めまいが問題となることはない。一方、病巣が脳幹の狭い範囲に限局した場合、さまざまな症状に随伴してめま

いをみる。

　延髄外側はPICAあるいはAICAが支配し、梗塞に陥るとWallenberg症候群を呈する（図2）。同症候群は回転性めまいに加えて病側の小脳失調、Horner症候群、軟口蓋麻痺、顔面の感覚障害、さらに反対側半身の感覚障害をみるが、すべての症候をみることはむしろ稀で、めまい、失調、感覚障害が頻度の高い症状である。

　橋の底部（最前部）は脳底動脈傍正中枝、それ以外の場所は脳底動脈周辺枝が支配する。高血圧性の脳幹出血は橋に発生することが圧倒的に多い。橋の最前部に錐体路が位置しその後ろに外側脊髄視床路がある。顔面神経核、三叉神経脊髄路核、交感神経路、内側縦束、前庭神経核、外転神経核などは橋の外側から後方部にあり、その外側に小脳脚が位置する。これらが梗塞や出血により傷害されるとそれぞれの症状として、対側の運動麻痺、対側半身の感覚障害、同側顔面の運動麻痺、同側顔面の感覚麻痺、同側顔面の感覚障害、同側のHorner症候群、MLF症候群（病側への注視麻痺、眼振）、回転性めまいと眼振、同側眼の外転運動麻痺による複視が組み合わさり出現する。

　脳幹出血はCTで診断が容易である（図3）。MRIで血腫が繰り返す出血による年輪状の信号の変化や血腫周囲のヘモジデリン層を示す場合は海綿状血管腫を疑う（図4）。一方、脳幹梗塞は錐体骨などのアーチファクトによって診断が困難なことがあり、MRIを必要とすることが多い。最近、拡散強調MRIを発症1時間以内の超急性期梗塞の診断に応用する試みがなされており期待される検査である[14]。

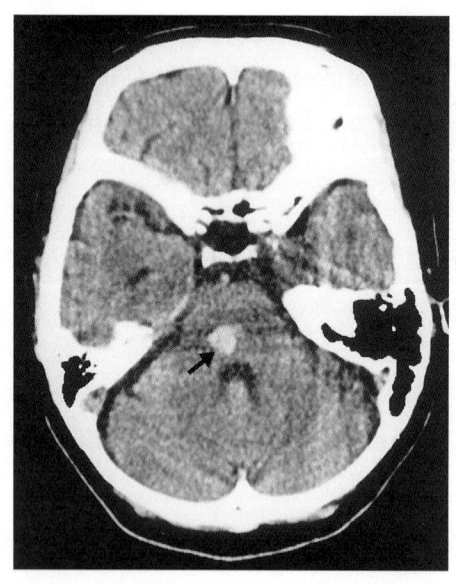

図3．54歳、男性。高血圧性脳幹出血（橋背側）のCT
出血部位は前庭神経核に一致し著明な回転性めまいを呈していた。

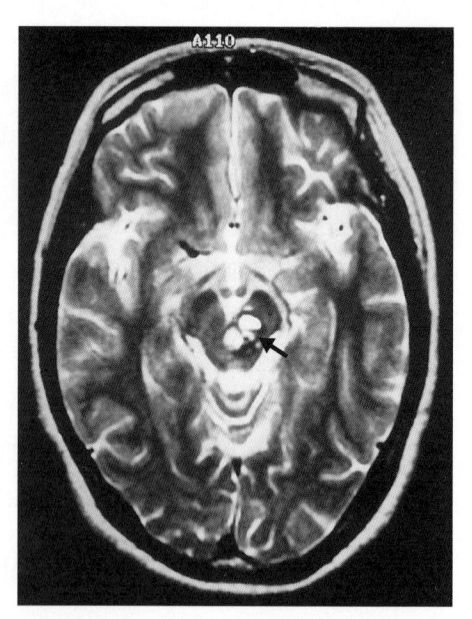

図4．48歳、女性。海綿状血管腫からの脳幹出血
T2強調MRI。高信号を示す血腫の周囲に無信号のヘモジデリン層を認める。

重要 脳幹梗塞、脳幹出血は症状が多彩なので、めまい以外の症状を見逃さずに診察することが重要である。

2 脳腫瘍

　脳腫瘍においても、脳幹や小脳に腫瘍が存在する場合めまいの発生は多く、特に回転性めまいを訴える場合には発生部位の推測に十分な症状となる。しかし、脳腫瘍は占拠性病変という性格上、めまい以外の巣症状が主体となることが多い。脳腫瘍症例においても血管障害と同様、めまい以外の他覚的な神経脱落症状を見落とさないことが大切である[8)-10)]。

a. 小脳橋角部腫瘍

❶聴神経鞘腫

　上前庭あるいは下前庭神経、稀に蝸牛神経から発生する良性腫瘍である。本腫瘍は頭蓋内神経鞘腫の約70～90％、小脳橋角部腫瘍の70～80％を占める[1)15)]。前庭神経発生が多い割に、初発症状はめまいよりも難聴、耳鳴が多く、診断時も難聴が100％近くの症例に認められるのに対し、めまいは4～18％に過ぎない。これは小脳などの中枢性代償機構が働くためとされている[1)]。めまいがある場合は必ずしも眼振を伴う回転性めまいということはないので注意を要する。顔面のしびれなどの三叉神経症状や小脳症状も出現する。橋が圧迫を受けると病巣側注視で著明な水平性眼振（ブルンス眼振）に伴っためまいや内側縦束症候群（MLF syndrome）に伴うめまいが起こる。また、第4脳室閉塞による水頭症に起因するめまいを訴えることもある。

❷髄膜腫

　髄膜腫は天幕上に発生することが多いが、天幕下では小脳橋角部に好発する。前庭神経圧迫によるめまいや眼球運動障害による複視に起因しためまいがみられる。さらに成長すると、聴神経鞘腫と同様に小脳や脳幹を圧迫し、めまいをみることもある。聴神経鞘腫は内耳道内から球状に発育するのに対し、髄膜腫は硬膜やテントから半球状に発育するので、画像的鑑別が可能である（図5、6）。

ヒント 小脳橋角部腫瘍は意外にめまいは少ない。

b. 小脳腫瘍

❶星細胞腫

　小脳星細胞腫は小児に好発し、全小児脳腫瘍中、最多で21％を占める[1)]。小脳星細胞腫はグリオーマの中で最も予後良好な毛様細胞性星細胞腫（pilocytic astrocyotma）の組織学的形態をとることが多いが（図7）、同じ星細胞系腫瘍で悪性の膠芽腫や退形成星細胞腫が発生することもあるので注意する。小脳半球を主座とすることが多いが、小脳虫部も圧迫を受け体幹失調によるふらつき感や水平性眼振に伴うめまいをみる。

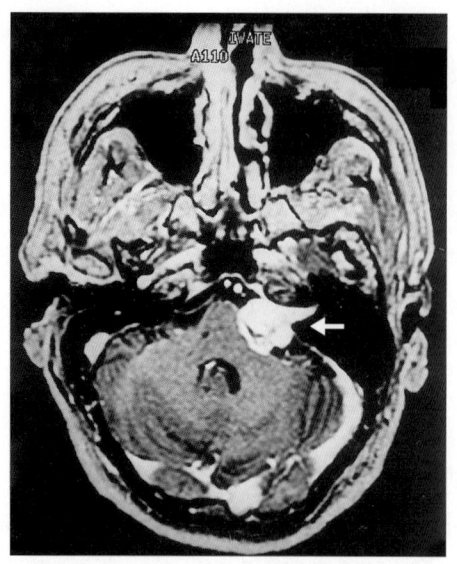

図5. 55歳、男性。聴神経鞘腫
ガドリニウム造影 T1 強調 MRI。腫瘍は内耳道内（矢印）から頭蓋内に球状に発育進展している。

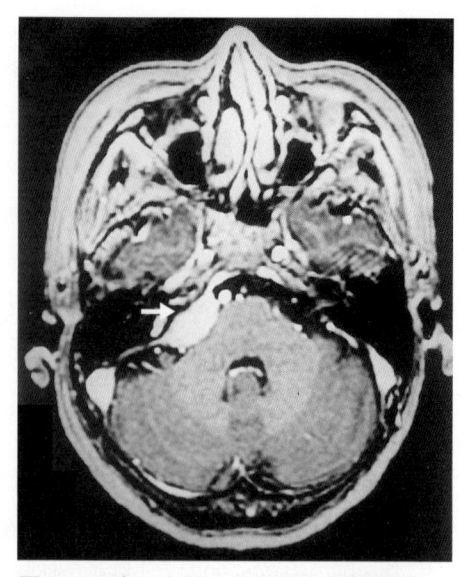

図6. 63歳、女性。小脳橋角部髄膜腫
ガドリニウム造影 T1 強調 MRI。腫瘍はテント（矢印）から発生し半球状に発育している。

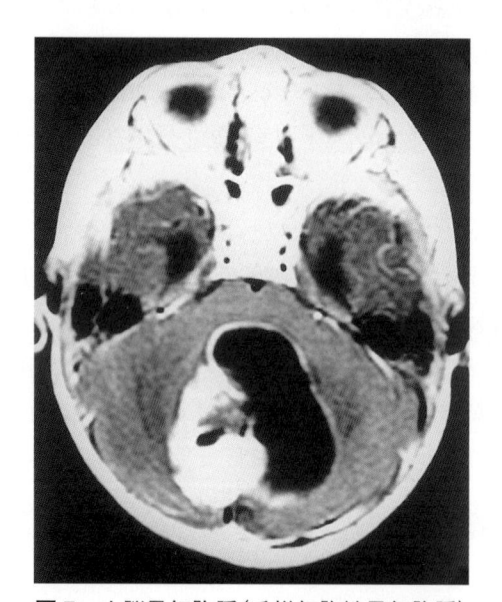

図7. 小脳星細胞腫（毛様細胞性星細胞腫）
2歳、女児。ガドリニウム造影 T1 強調 MRI。均一に造影される腫瘍本体に付随して巨大な嚢胞を認める。

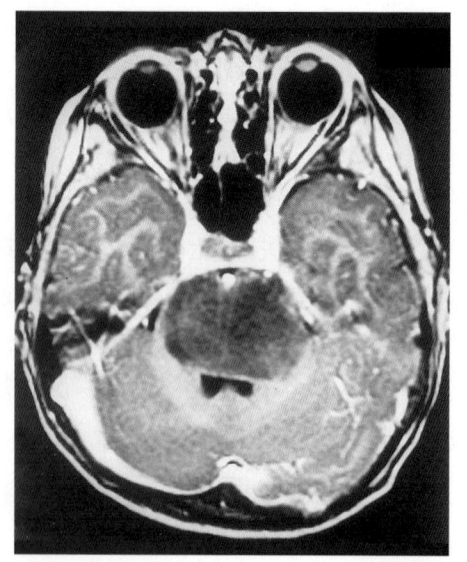

図8. 脳幹グリオーマ（退形成性星細胞腫）
5歳、女児。ガドリニウム造影 T1 強調 MRI。腫瘍により橋は著明に腫大している。

❷髄芽腫（medulloblastoma）

本腫瘍の80％が小児に発生し、小児脳腫瘍では星細胞腫に次ぐ発生頻度である[1]。小児では90％が小脳虫部に発生するが、成人は小児とは逆に小脳半球に多い。虫部症状として体幹

失調や眼振を伴うめまいを訴えることがある。また、第4脳室閉塞による水頭症、頭蓋内圧亢進症状（頭痛、嘔吐）を早期にみることも多い。

❸血管芽腫（Lindau病）

　脳腫瘍の中で唯一の優性遺伝性腫瘍である。壮年〜中年の男性に多いが遺伝性の場合、継承してゆくにつれ発症年齢は若くなる。天幕下腫瘍の約10％を占め、70〜80％が小脳半球に発生する[1]。組織学的にはまったくの良性腫瘍であり、手術により完全治癒も可能であるが、増大や出血を起こすと頭蓋内圧亢進症状、小脳症状と回転性めまいを起こす。

c. 脳幹腫瘍

❶神経膠腫（グリオーマ）

　脳幹に発生するグリオーマは小児が65％を占める。小脳に星細胞腫が多いのに対し、脳幹では星細胞腫、退形成性星細胞腫、膠芽腫が同頻度発生する[1]（図8）。脳幹グリオーマの場合、頭蓋内圧亢進が出現する時期を待たずに死亡することもあり巣症状が主体となる。橋に好発するため顔面神経麻痺や外転神経麻痺による複視、錐体路障害をみる。また、延髄由来の下位脳神経麻痺（嚥下障害、発音障害）や小脳脚由来の平衡障害を認める。前庭神経核を中心とした平衡中枢の障害、内側縦束症候群や眼球運動脳神経の障害による複視、小脳脚の障害によりめまいは高頻度に起こる。

> **重要** 小脳・脳幹腫瘍は小児に多い。

❷海綿状血管腫

　異常に拡張した洞様血管が密に集合し、出血を繰り返して徐々に増大する血管奇形である。大脳皮質下に好発するが、脳幹、小脳にも発生する。出血し増大したときにグリオーマと同様の巣症状やめまいをみる。

d. 第4脳室腫瘍

❶上衣腫、脈絡叢乳頭腫

　両腫瘍とも第4脳室や側脳室に発生し脳室内に発育進展する。第4脳室に発生した場合、容易に閉塞性水頭症を惹起する。発育速度は遅く、頭痛、嘔吐などの脳圧亢進症状を主症状とする。しかし髄液循環障害に起因するめまいが主症状であることも稀ではない。

e. 鞍上部腫瘍

❶下垂体腺腫、頭蓋咽頭腫

　両腫瘍とも鞍上部に伸展、増大して視力視野障害や視床下部障害（尿崩症など）を起こし、めまいをきたすことがある[3]。また、ホルモンを過剰産生する下垂体腺腫（内分泌活性腺腫）は甲状腺機能低下、無月経、性欲低下などを伴う倦怠感、情緒不安定に起因するめまいをみることがある。

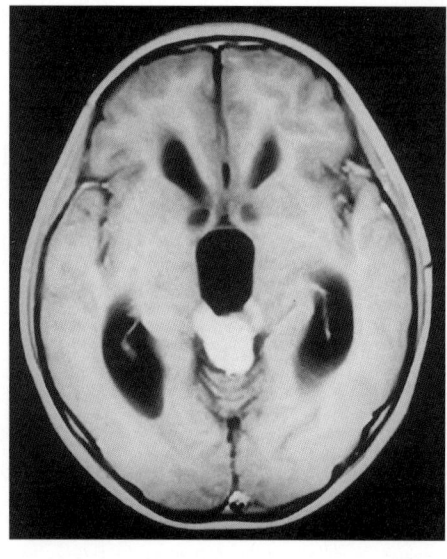

図9. 松果体胚腫
12歳、男児。ガドリニウム造影T1強調MRI。中脳水道閉塞による水頭腫を示している。

f. 松果体
❶胚細胞系腫瘍（図9）

　胚細胞系腫瘍は小児に多く、胚腫（germinoma）を代表とする。松果体腫瘍の症状は中脳の四丘体上丘の障害によって起こる上方注視麻痺（パリノー徴候）が有名であるが、めまいも中脳圧迫によるMLF症候群や中脳水道閉塞、第3脳室内伸展による髄液循環障害、水頭症に起因して起こることがある。

（別府高明、紺野　広、小川　彰）

◆文献

1) 太田富雄：脳神経外科. p 82, 金芳堂, 京都, 1996.
2) 後藤文男, ほか：臨床のための神経機能解剖学. p 32, 中外医学社, 東京, 1992.
3) 塩原隆造：脳腫瘍によるめまい. 日本内科学会雑誌 84：71-76, 1995.
4) 植村研一：頭痛・めまい・しびれの臨床. p 55-103, 医学書院, 東京, 1987.
5) 檜　學：めまいの科学. p 12-13, 朝倉書店, 東京, 1992.
6) 小宮山純：プライマリケア医に必要なめまいの診療のすべて. メディカル朝日 8：8-16, 1999.
7) Baloh RW：Vertigo. Lancet 352：1841-1846, 1998.
8) 別府高明, 小川　彰：めまいと脳腫瘍. 診断と治療 8(86)：1191-1201, 1998.
9) 別府高明, 小川　彰：脳幹腫瘍とめまい. カレントテラピー 17：84-88, 1999.
10) 別府高明, 小川　彰：脳腫瘍のめまい. 薬局 51：2001-2005, 2000.
11) Joint Committee for Stroke Facilities. Stroke 5：277, 1974.
12) 松永　喬, 神崎　仁：めまい疾患の画像診断アトラス. 診断と治療社, 東京, 1996.
13) Caplan LR：Posterior circulation disease, clinical findings, diagnosis and management. Blackwell science, p 492-543, 1996.
14) Sorensen AG, et al：Hyperacute stroke ; evaluation with combined multisection diffusion-weighted and hemodynamically weighted echo-planer MR imaging. Radiology 199(2)：391-401, 1996.
15) 松谷雅生：New Lecture 3 脳腫瘍. 篠原出版, 東京, 1988.

III めまいの診かた、鑑別診断

◆耳鼻科的立場から

■はじめに

　めまい・平衡障害をきたし、病院を受診する場合、多くの人はまず内科や脳神経外科を受診する。どの科を受診するにせよ、まず、部屋へ入ってくる患者の様子を観察する。次いで、椅子に座ってもらい、話を聞くことになる。そのうえで、神経疾患であれば神経内科、外科的な要素が強ければ、脳神経外科、内耳性のめまいのようであれば耳鼻科を紹介することになる（表1）。めまいで、まず耳鼻科を受診した場合は、内耳性のめまいが考えられて、紹介された場合が多い。

1　耳鼻科の受付において

　まず、耳鼻科を受診する患者は、何が問題かを記入したり、受付で話をする。このため、私どもの受付では、めまいやふらふらするいわゆる平衡障害の人がきた場合は、まず、看護師に患者の血圧を測定してもらい、次いで、聴力検査を受け、医師のもとへ回るような順序になっ

表1. めまいの原因と疾患

原因＼障害部位	内耳		前庭神経	小脳、脳幹
炎　症	内耳炎	ウイルス性……突発性難聴 化　膿　性……中耳炎よりの波及 梅　毒　性 全内耳 限局性	前庭神経炎 ハント症候群	脳炎、髄膜炎
循環障害	突発性難聴 メニエール病		内耳道内 の血管障害	出血、血栓、塞栓 前下小脳動脈 上小脳動脈 後下小脳動脈 椎骨脳底動脈
変　性	良性発作性頭位めまい症 薬物中毒：ストマイ中毒			脊髄小脳変性症 アレビアチン中毒
腫　瘍	耳腫瘍（悪性）		聴神経腫瘍 小脳橋角部腫瘍	小脳腫瘍、脳幹腫瘍
外傷、その他	側頭骨骨折 内耳機能廃絶 良性発作性頭位めまい症			小脳、脳幹の出血など

ている。聴力検査が混んでいて、待ち時間が長そうで、医師の方が空いていれば、先に医師の方へ回し、問診を受け、耳に耳垢などがあれば除去後、聴力検査を行ってもよい。

2 観察

1 患者の入室時の観察

❶1人で正常に歩いてきているか？
　この場合、めまい発作から時間がどのくらい経っているかによる。まず、正常に歩いて入室していれば、めまいの発作から時間が経っている、歩行には関係ないめまいなどが考えられ、内耳性めまい（頭位性めまい、も含む）、心因性めまい、も考えられる。
❷ふらついているが、歩いて来る
❸杖をついて歩いて入って来る
❹物につかまりながら、来る
　これらの場合は、内耳性のめまいであれば、発作からあまり時間が経っていない、また、中枢性のめまいということもある。他の所見を参考に診断していく。
❺誰かに介助してもらって入ってくる。麻痺があるか？
　誰かに介助して入ってくる場合、内耳性のめまいであれば、発作直後であろう。明らかに手足の麻痺、顔面神経の麻痺があれば、中枢性であろう。
❻車椅子でくる
❼ストレッチャーでくる
　内耳性のめまいであれば、めまい発作直後、または発作がなお続いている時期であろう。吐き気、嘔吐などがあり、かなり派手なめまいの時期である。中枢性ということもあり、十分に注意して観察する。所見が少なく、症状―めまいの様子がどうも重ければ十分に中枢性のめまいということを考えて対処する。
❽その他

2 患者の観察

問診をしながら、患者の顔、ほか全身を観察する。
❶顔面神経の麻痺がある
❷呂律がまわらない
❸手、足の片麻痺がある
　これらがあれば、まず、中枢性のものを考える。神経症状のチェック、眼球運動の観察―左右注視眼振の有無、内側縦束症候群？　眼球運動障害の有無、小脳症状、話し方、などをチェックする。

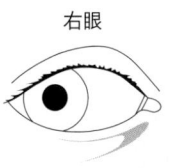

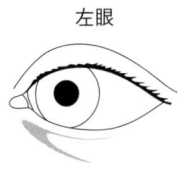

A：右共同偏視：両眼ともに右（患者側から見て）に偏っている

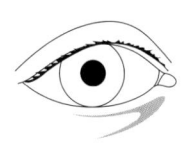

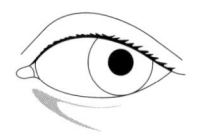

B：右眼の内転障害：右眼が内側に寄らず、左眼がやや外側に寄っている。右MLF症候群でみられる

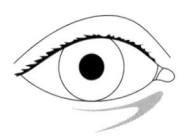

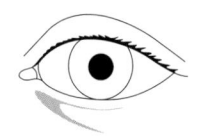

C：両眼ともに正中固定：眼の黒眼が中央にあって動かない

図1．眼球運動の観察

❹聞こえない

❺聞こえているようであるが、話が通じない

　聴力検査の所見を参考にする。難聴、めまいのみであれば、内耳性のめまい─初回であれば突発性難聴、何回かめまいを繰り返していればメニエール病、などがある。これに神経症状があれば中枢性めまいを考える（前下小脳動脈梗塞など）。耳鳴り、難聴が進行し、めまいはひどくないが、顔面の知覚障害などの神経症状があれば聴神経腫瘍ということも考える。

❻問いに対しすべて家人が答え自分では話さない

　非常に気分が悪いか、心因性ということもある。

❼吐き気が強い、嘔吐もある

　発作直後、または発作からあまり時間が経過していない場合である。

❽眼振がある

　ⅰ）眼球運動の観察（図1）：眼前50cmのところへ、検者の指先をもっていき、左右、上下、に眼球がスムースに動くか？　眼振がある？　眼球運動の障害がある？　などを観察する。

　ⅱ）眼振の観察（図2）：裸眼で行う。正面約50cmのところへ検者の指先をもっていき、それを見てもらい、そのときの眼球運動を観察する。正面、左右30度、上下30度のところへ指先を動かし、顔を動かさないように指示してそれを見てもらい、眼球運動を観察する（注視眼振検査 gaze nystagmus test）。眼振はゆっくりした動き（緩徐相）、素早い動き（急速

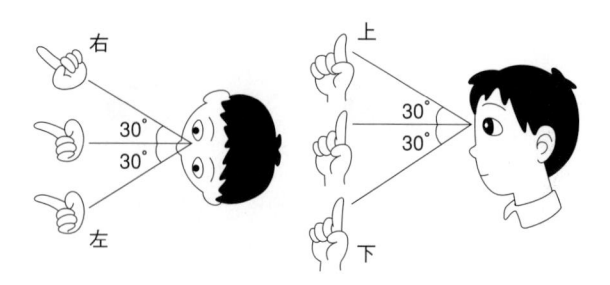

図2. 注視眼振検査―検査法

眼前50 cmのところへ検者の指先などをもっていき、正面、右30度、左30度、正面、上30度、下30度の点での眼振の有無、種類をみる。

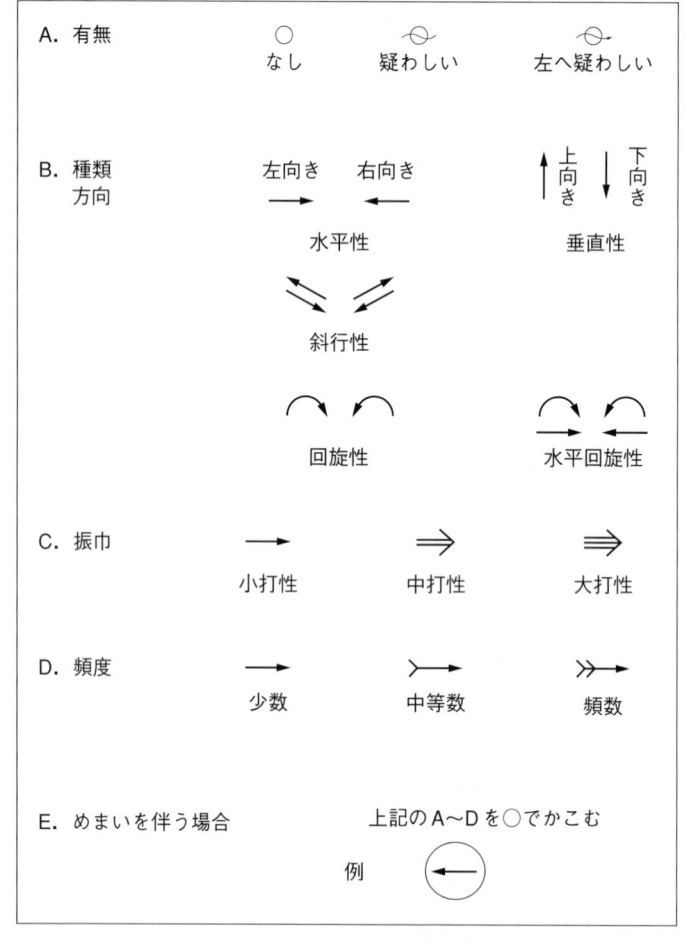

図3. 眼振の記載法

相）よりなり、急速相の方向が眼振の方向である。

  iii）眼振の記載（図3）：図3のように眼振を記載する。眼振の振幅、頻度に関する記載は、検査を行う人の主観がかなり入る。

ⅳ）眼振の例（図4）

ⅰ）定方向性眼振（図4-B、D）：どこを見ても右、または左に向かう眼振は多くは内耳性めまいの発作期に、前庭神経炎では長期にわたり観察される。中枢性のめまいでもみられる。水平性、水平回旋混合性が多い。稀に純回旋性の場合もある（後下小脳動脈の梗塞など）。

ⅱ）左右側方注視眼振（図4-C）：右を見ると右向き眼振、左を見ると左へ向かう眼振がみられる場合である。障害が左右で異なれば、左右の眼振の大きさ、頻度が異なり、正面視でも眼振がみられる。小脳橋角部腫瘍（聴神経腫瘍の大きい場合）では、図4-C-cのように、障害側へ向いた場合の眼振の方が大きく、反対側を見ると小さいが頻度は多い眼振がみられる（Bruns眼振）。

ⅲ）垂直性眼振（図4-E）：どこを見ても上、または下へ向かう眼振がみられる。上向性の眼振は中脳の障害で、下向性の垂直性眼振はArnold-Chiari奇形、脊髄小脳変性症、などにみられる。

ⅳ）単眼性眼振（図4-F）：内側縦束症候群（medial longitudinalis fasciculus syndrome、MLF症候群）にみるように、患側眼は内転障害があり、健側を見ると健側へ向かう眼振が健側眼にのみみられ、輻輳反射は残っている。

ⅴ）その他
- 輻輳眼振 convergence nystagmus：両眼ともに内転方向へ向かう眼振である。中脳障害でみられる。
- 開散眼振 divergence nystagmus：輻輳眼振とは反対に眼振が外転方向へ向かう場合をいう。
- 潜伏眼振 latent nystagmus：両方の眼で見るときには眼振はみられないが、片眼を覆うと、反対眼に外転方向へ向かう眼振がみられる。先天性眼振の一種である。
- 先天性眼振 congenital nystagmus：生まれつきみられる眼振で、弱視を伴うことが多い。眼振は極めて顕著であるが、神経症状がない、注視時眼振は著明となり、閉眼や暗所開眼時には眼振が抑制される。視運動性刺激時には眼振方向が逆転する（錯倒現象 inversion）。潜伏眼振のほかに、眼振の方向がはっきりしない振子様眼振 pendular nystagmus、眼振方向が周期的に左→右→左→右と交代する交代性眼振、などもある。
- その他

3 問診（図5）

次の項目を考慮に入れて問診を行う。

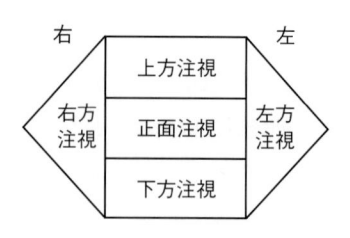

A 注視眼振の記載法

側方注視眼振においては、正面視より30度側方注視で行うことが重要である。

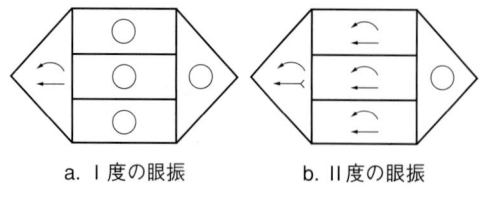

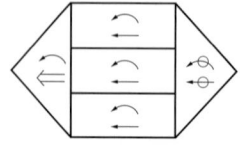

a. Ⅰ度の眼振　　b. Ⅱ度の眼振

c. Ⅲ度の眼振

B　定方向性眼振

どこをみても一定方向の眼振がみられる。眼振方向をみると眼振は強くなる。

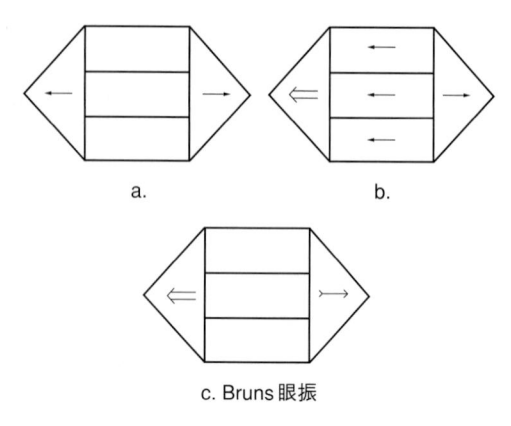

a.　　b.

c. Bruns眼振

C　左右側方注視眼振

右をみると右へ、左をみると左へ眼振がみられる。
c：患側をみると大打性となる

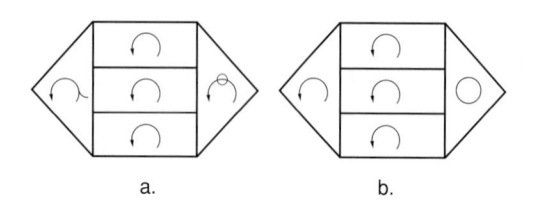

a.　　b.

D　純回旋性眼振

注視により回旋の方向が変化しないことに注意すること。

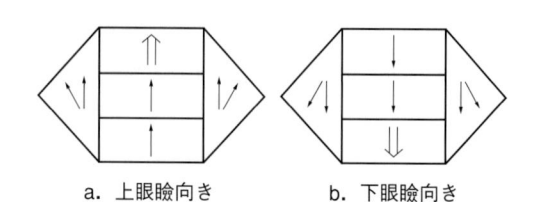

a. 上眼瞼向き　　b. 下眼瞼向き

E　垂直性眼振

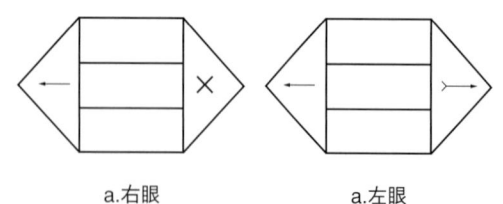

a.右眼　　a.左眼

F　右MLF症候群
右眼の内転障害。左方視時、左眼にのみ左注視眼振がみられ、輻輳は可能である。右への注視眼振は両眼にみられる。

図4．注視眼振検査

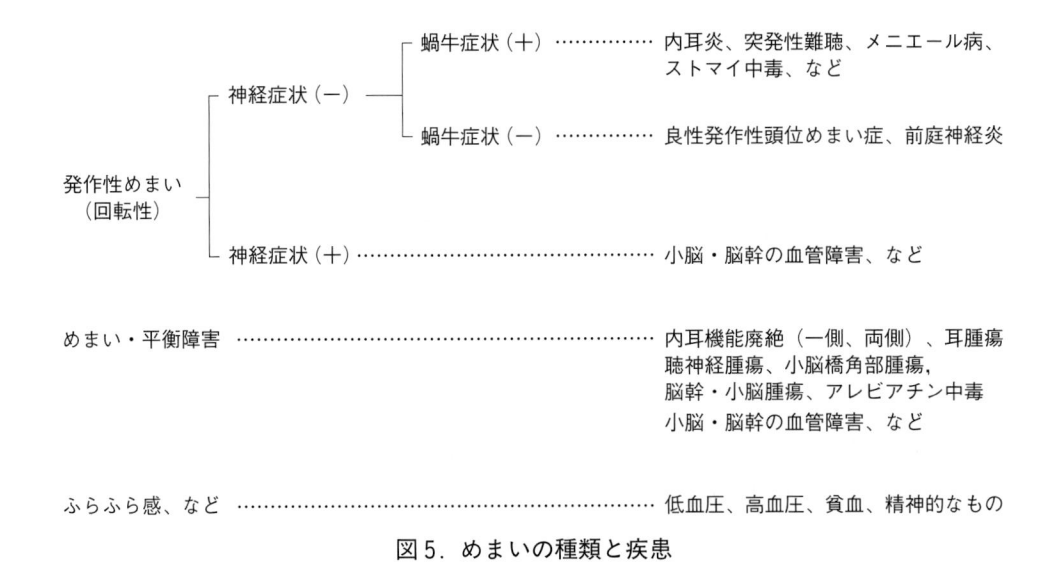

```
発作性めまい ─┬─ 神経症状（−）─┬─ 蝸牛症状（＋）………… 内耳炎、突発性難聴、メニエール病、
（回転性）    │                 │                          ストマイ中毒、など
              │                 └─ 蝸牛症状（−）………… 良性発作性頭位めまい症、前庭神経炎
              └─ 神経症状（＋）……………………………… 小脳・脳幹の血管障害、など

めまい・平衡障害 …………………………………………… 内耳機能廃絶（一側、両側）、耳腫瘍
                                                          聴神経腫瘍、小脳橋角部腫瘍、
                                                          脳幹・小脳腫瘍、アレビアチン中毒
                                                          小脳・脳幹の血管障害、など

ふらふら感、など ……………………………………………… 低血圧、高血圧、貧血、精神的なもの
```

図5．めまいの種類と疾患

1 めまいはどのようなめまいか？

❶回転性？　ふらふらする？　ふらつく？　歩けない？　くらーとする？

　このようなめまいは、内耳性のめまい、中枢性のめまいでもみられる。内耳性のめまいであれば、発作からの時間の経過によりめまいの性質は異なる。内耳性めまいでは、メニエール病、聴力に変化ない温度刺激反応が一側低下しめまいを繰り返している一側内耳障害、などが代表的な疾患である。前庭神経炎、後下小脳動脈の梗塞、上小脳動脈、前下小脳動脈の梗塞、脳底動脈の梗塞、橋の小梗塞・出血、などでもみられる。

❷頭を動かすとめまいがする、寝たり起きたりするとめまいがする

　このような場合は多くは、良性発作性頭位めまい症である。単独にみられることもあるが、内耳障害の経過中にみられることもある。良性発作性頭位めまい症では、回転性めまいということもあるが、多くは、引きずり込まれる感じなど、という訴えが多い。また、小脳障害でも頭位性のめまいを訴えるので十分注意する。

❸眼前暗黒感？　倒れてしまった？　意識がなくなるようなめまい？　意識がなくなった？

　このようなめまいは、やはり中枢性のめまいを考えた方がよいであろう。側頭葉てんかんということもあり、脳波の検査も考慮に入れる。

2 めまいが生じる頻度？

❶毎朝？　寝るとき？　朝起きるとき？　月1回？　ほか

　内耳性めまいでは、発作が起き、その後毎日めまいがあっても段々と弱くなり、軽快していくが、橋の小梗塞などでは、最初はめまいで、あまり所見がなくとも、段々とほかの神経症状

が出てくるので、十分に注意し、観察していくことが大事である。

3 めまいとともにどのような症状があるか？

❶吐き気、嘔吐、耳鳴、難聴、頭痛

　このような症状は内耳性のめまいに多い。耳鳴り、難聴（蝸牛症状）は高齢者に多く、このため、めまい発作と耳鳴り、難聴、との関係を聞く。めまいの発作前、または後に、耳鳴り、難聴が生じた、など。耳鳴りが大きくなり、難聴になりめまい発作が生じた場合はメニエール病ということが多い。めまい発作のあとに難聴になった場合はレルモワイエ症候群といわれ、内耳の微細な血管のれん縮によるとされる。

❷手足のしびれ、顔面神経麻痺、手足の麻痺、眼振がある、眼球運動障害がある、ほか
　❶にこのような症状があれば、やはり中枢性のめまいであろう。

4 既往歴について聞く

　長期にわたり、ベットに寝ていた、交通事故にあい頭を打ったことがある、などでは頭位性のめまい―良性発作性頭位めまい症―などが考えられる。

5 歩行はどうであろうか？

❶めまいは頭の位置により生じるので、普通に歩くのは問題ない。頭位性めまいの多くはこのような状態である。

❷内耳性のめまい―メニエール病などでは、めまいの発作はひどく、吐き気、嘔吐、などもあり歩ける状態ではない。しかし、時間が経つと、少しずつ軽くなり、ふらふらする、ふらふらする感じは残るが、歩行には問題ない。中枢性のめまいでも橋の小さい病変では、発作時は同じような症状であるが、内耳性の場合と異なり、ほかの症状が段々と現れてくる（梗塞などでは）。

❸中枢性めまいの場合は、失調性歩行など、一見して中枢障害を思わせる歩行である。歩行中一方向へ偏倚してしまう、などは一側の前頭葉の障害などでみられる。

6 その他

　めまい患者、特にめまい発作を頻発している人では、日常の生活環境に問題がある場合もある。

　よく聞いてみると、タクシーの運転手のように生活が不規則、夜遅くまで営業している、夜昼逆の生活の人、また睡眠障害のある人では、めまいは多い。

　また、男性でもお酒を飲めない、趣味がない、などストレスの発散法が下手な人、などにも多い。

4 検査

1 血圧の測定

めまい患者に対する検査はまず、血圧の測定である。低血圧、高血圧、などをチェックする。

2 聴力検査

めまい患者には、最低限、純音聴力検査を行う。そのうえで、必要であれば、精密な検査を行う。

❶難聴の種類、程度

中耳炎–慢性中耳炎であれば、伝音難聴、内耳（蝸牛）―中枢の障害では感音難聴となる。感音難聴でも、老人性難聴のように高音が低下しているもの、メニエール病で、典型的に低音が障害されている場合、低音―高音全体的に障害されている場合、聾、などある。メニエール病においても発作を繰り返すにつれ、低音から高音までと全体的に障害されてくる、など病気のステージによっても聴力障害は異なってくる。聴神経腫瘍では、正常聴力から聾まで、いろいろな感音難聴がみられる。聴力障害は、脳幹―橋の障害でも生じる。

❷耳閉塞感、耳鳴り

メニエール病の場合は、めまい発作の前に耳が塞がったような感じがある。トンネルに入ったような感じ、飛行機で降下するときに感じるよう、など、いろいろな訴えがある。

耳鳴りは、キーン、ジー、など金属性な音、モーターの音、蟬の鳴き声、虫の泣き声、など、いろいろな表現でなされる。メニエール病などでは、この耳鳴りが大きくなったり、いつもと異なる耳鳴りが加わったりする。

❸補充現象

音を聞いた場合、いつもより強く耳に響いたり、耳に不快な感じがある場合をいう。内耳障害の特徴である。この検査もあるが、訴えを聞いても、判断できる。

> **重要** めまい発作だけではメニエール病ではない。蝸牛症状の随伴が必要である。

3 平衡機能検査

平衡機能検査は、身体の平衡状態を検査する方法、眼球運動を用いた検査、とがある。

a. 身体の平衡検査

❶直立起立検査（Romberg 検査）

両足をそろえて開眼で直立起立し、次いで閉眼で立ってもらい、ふらつきの有無をみる。閉

眼時にふらつきがひどくなればRomberg現象陽性である。内耳障害では、閉眼時に身体のふらつきはひどくなるが、中枢障害時は、開眼・閉眼ともにふらつきがある。

❷足踏み検査（Stepping test）

　両手を水平に上げ、閉眼で50～100歩足踏みをしてもらう。その結果、
・足踏み時ふらついたか？
・どちらへ偏倚したか？
・小脳性の失調性歩行か？
・麻痺があるか？

など、観察する。

　内耳障害であれば、患側へ45度以上偏倚する。また、前方でなく後方へ行ってしまう場合は、めまいの原因が心因性のことが多い。

b. 眼球運動を用いた検査

❶眼球運動の観察（239頁参照）
❷注視眼振検査（242頁参照）
❸頭位眼振検査、頭位変換眼振検査

　フレンツェル眼鏡を用いて検査する（図6）（「耳鼻咽喉科的検査」の項、268頁参照）。定方

	右			左
懸垂頭位 右下頭位	懸垂頭位 正頭位	懸垂頭位 左下頭位	（坐位） ↓ 懸垂頭位
仰臥位 右下頭位	仰臥位 正頭位	仰臥位 左下頭位	（懸垂頭位） ↓ 坐位

A 頭位眼振検査　　　B 頭位変換眼振検査

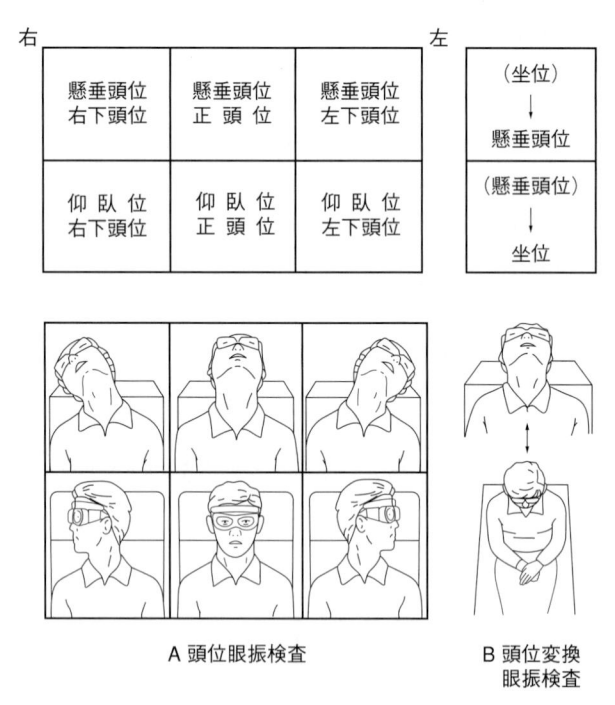

図6．頭位眼振検査・頭位変換眼振検査―検査方法

フレンツェル眼鏡を用い、ベッドの上で仰臥位正面、右下頭位→正面→左下頭位での眼振を観察。次いで頭を下げ正面→右下頭位→正面→左下と行う（頭位眼振検査）。坐位→懸垂頭位→坐位を繰り返して観察する（頭位変換眼振検査）。

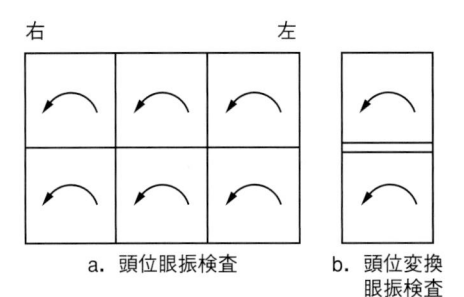

A 定方向性眼振

B 方向交代性上向性頭位眼振
右下頭位で左向き、左下頭位で右向き眼振がみられるものをいう。

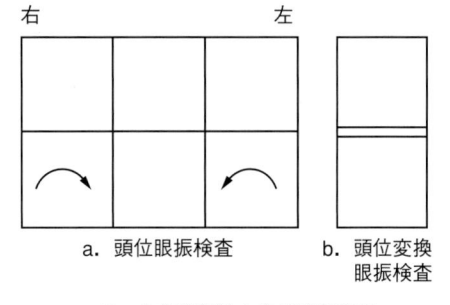

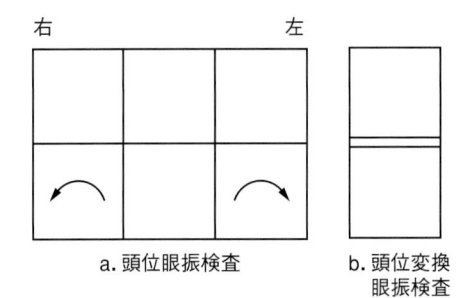

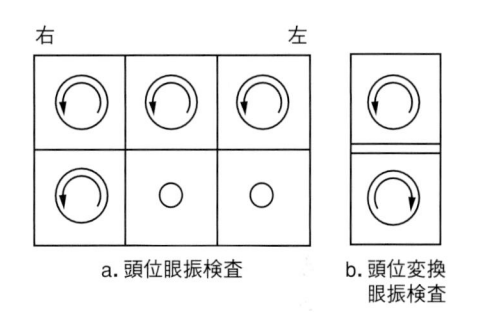

a. 頭位眼振検査　b. 頭位変換眼振検査

C 方向交代性下向性頭位眼振
右下頭位で右向き、左下頭位で左向き眼振を示す。

D 回旋性眼振
眼振とともにめまい症状を伴う場合、眼振を○で囲む。頭位変換眼振検査では坐位と懸垂頭位で眼振の方向が異なり反対方向となる。

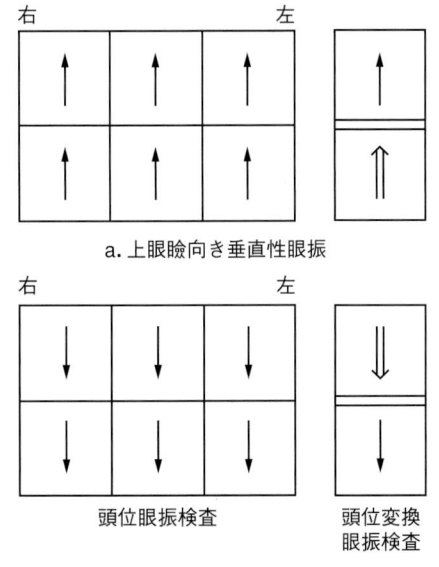

a. 上眼瞼向き垂直性眼振

頭位眼振検査　頭位変換眼振検査

b. 下眼瞼向き垂直性眼振
E 垂直性眼振

図7．頭位眼振、頭位変換眼振の種類

向性眼振（図7-A）は、一側の内耳障害、前庭神経炎、などでみられるが、中枢性の場合にもみられる。方向交代性上向性頭位眼振（図7-B）は多く中枢性、方向交代性下向性頭位眼振（図7-C）は内耳障害に多いとされている。純回旋性眼振（図7-D）は良性発作性頭位めまい症、垂直性眼振（図7-E）は中枢障害とされている。上眼瞼向き頭位・頭位変換眼振は中脳障害、下眼瞼向き頭位眼振、頭位変換眼振検査で坐位にすると眼振が上眼瞼向きになる場合は、小脳・脳幹の中心部の障害、左右差のない障害時にみられる。

> **重要** 頭位性めまいの訴えのみでは良性発作性頭位めまい症と診断されない。この眼振（図7-D）がみられることが必須。

❹温度刺激検査（caloric test）

身体の温度より低い、または高い水や空気を外耳道から注入すると、めまいや眼振が解発される。この眼振を温度眼振 caloric nystagmus といい、この眼振を用いての検査が温度刺激検査である。定量的な検査は眼振計を用いて行うが、定性的には、左右の耳の温度眼振の強さを比較する。

- めまいの強さは、左右の耳で差があるか？
- 温度眼振は左右の耳で差があるか？ 観察する。
- 吐き気はあるか？
- 吐き気の強さは左右の耳で差があるか？

これらの事項を観察したり、患者に聞いてみる。内耳障害であれば、温度眼振の弱い方が患側である。しかし、温度眼振の弱い方がめまい感が弱いとは限らない。通常20℃の水を用いるが、氷水を用いても温度眼振が解発されないときは、その側の温度眼振反応は廃絶―高度低下の状態である。

> **重要** 前庭神経炎では温度刺激反応が廃絶〜高度低下している。

C. 眼振計（nystagmography）を用いた検査

❶注視眼振検査

これは、観察で十分であるが、記録すると眼振を定量的に計測するという利点はある。

❷自発眼振検査（spontaneous nystagmus test）

前方をぼんやりと見ているときに解発される眼振である。暗所開眼、暗所開眼で暗算負荷、暗所閉眼、暗所閉眼で暗算負荷などを行い、このとき解発される眼振を記録する。この検査は眼振計を用いないと行い得ない。内耳障害では、暗所開眼でよく眼振が解発される。先天性眼振では、逆に暗所開眼、閉眼時に抑制される。中枢障害―小脳や脳幹の障害による場合は、暗所開眼・閉眼と明所での眼振は変わりない。時に橋の障害時には明所の方がよく眼振が解発されることがある。

❸視標追跡検査（eye tracking test）

動く視標を見つめるときの眼球運動―ゆっくりした動きの検査である。スムースであれば正

常。ガタガタと滑らかさがなくひずんだ動きをする場合は、中枢性である。特に小脳障害では失調性にガタガタとなり、脳幹の障害ではかなりきれいな階段状となるといわれている。

❹視運動性眼振検査（optokinetic nystagmus test、OKN-test）

　電車に乗り外の景色を見ている人の眼をみると、電車の進行方向へゆっくりと、反対方向へすばやく動く眼の動きがみられる。これが、視運動性眼振 optokinetic nystagmus（鉄路性眼振 railroad nystagmus ともいわれる）である。巻き尺や、細長い白い紙に黒の縦線を書いて、その線や巻き尺の線が眼前を通過をるのを一つひとつ見るように指示するとこの眼振は解発される。巻き尺の動く方向と反対に解発される。視運動性眼振は観察することもできるが、眼振計で記録すると、より深い診断が可能となる。特に、中枢障害—小脳・脳幹の障害の診断には非常に有用である。

　ⅰ）**眼振計で記録した場合**：視運動性眼振を解発するために、直径 180 cm の円形ドラムを用いる。ドラムの内側には、黒い縦線が 30 度ごとに 12 本あり、そのドラムを回転させる。そのとき解発される視運動性眼振を記録する。よく用いられる方法を紹介する。

　ⅱ）**視運動性眼振パターン検査**（optokinetic nystagmus pattern test；OKP test）：ドラムを $4°/sec^2$ で $0°/sec$ から $150°/sec$ まであげ、次いで減速する。このときの眼球運動—眼振を記録する（OKP 法）。眼振計で眼球運動、速度波形が記録されるが、この検査では紙送り速度 1 mm/sec で記録し、眼振の速度波形をみる。正常者では、加速・減速につれて速度波形（OKP）はきれいなドーム型を示す。前庭神経炎の場合のように、自発眼振が強く解発される場合、OKP は眼振方向により強く解発され、左右差を示す。小脳・脳幹障害では、OKP の解発が著しく障害され、特に診断に有用である。

❺温度刺激検査

　温度眼振を眼振計で記録する。左右の耳を刺激して解発される温度眼振の緩徐相速度を比較する。内耳障害の診断には欠かせない検査である。診断、経過観察、治癒の判定、などに有用である。また、眼振が意識レベルが下がると正常と異なる動きとなり、昏睡状態になるとまったく解発されないことから、温度眼振は意識レベルの判定、急速眼球運動障害の有無、脳幹機能の判定、などに用いられる。

　ⅰ）Visual Suppression Test：温度眼振は暗所開眼ではよく解発されるが、明所では抑制される（visual suppression；VS）。この特徴を用いた検査である。この抑制を温度眼振の緩徐相速度で計測する。VS は小脳の片葉の障害でその抑制がなくなり、暗所開眼時と明所開眼時の温度眼振の緩徐相速度は変わらない。また橋の障害では、著しく障害され、むしろ明所開眼時の方が、暗所開眼時より眼振が強くでることもある。橋の旁正中帯の障害では、障害側へ向かう眼振にたいする VS は障害され、明所開眼時に眼振は著しく強くでる。大脳レベルでは、下頭頂葉の障害でもみられる。

4　神経学的検査（「神経内科的検査」の項、251 頁参照）

　詳しい神経学的検査は施行しないが、顔面の知覚、味覚、などはチェックする。聴神経腫

瘍、小脳橋角部腫瘍では、一側の顔面知覚障害、角膜反射の低下、味覚の低下、などもある。

5 その他の検査

❶全身的検査
必要に応じて行う。

❷X線検査
まず、めまいで受診する患者には、全員耳のX線検査は行う。特に、内耳道の拡大の有無、慢性中耳炎の有無・程度などには必須である。CTは可能な限り、MRIも必要に応じて行う。聴神経腫瘍の診断には必須である。

❸精神面の検査
外来で待ち時間にCMI検査などを行う。CMIのIII型、IV型などは、心因性の要素が強いといえよう。

〔竹森節子〕

IV めまい患者の検査

◆神経内科的検査（CT、MRI、MRAなど）

■ はじめに

　めまいを訴える患者の原因を検索するとき、画像検査で診断に至るケースは実際は少ない。その理由は、原因疾患として多い良性発作性頭位めまい症（benign paroxysmal positional vertigo；BPPV）やMeniere病などの末梢前庭疾患は、画像検査では陽性所見は認め難く、前庭機能検査を含めた神経学的診察が重要となるからである。診断において、画像検査が必要な症例は主に中枢性めまいであり、めまい以外に、頭痛や他の神経巣症状を伴うことが多い。神経巣症状は、運動麻痺のように容易に判断できることもあるが、注視眼振、頭位眼振、体幹失調などのように、存在を疑って診察しなければ見逃してしまうものもあるので、注意が必要である。中枢性めまいの随伴症状としては、そのほかに複視（眼球運動障害）、動揺視、四肢の脱力（特に片麻痺）、四肢・顔面のしびれなどがある。なお、嘔気に疾患特異性はなく、中枢性めまいであっても、末梢性めまいであっても同様にみられる。

　"めまい"あるいは"めまい感"には、回転性めまい、動揺感、歩行失調、立ちくらみ、失神感などがあるが、本稿では基本的に、立ちくらみ、失神感以外を"めまい"として取り扱うこととする。立ちくらみ、失神感の多くは、脳全体のびまん性血流低下を反映するものであり、神経巣症状とは性質を異にする。

　突発性のめまいであり、脳血管障害が考えられるときは、まずCT、それからMRI、MRA（MR血管造影）または3D-CT angio（造影ヘルカルCTの3次元再構築画像）の順に考えて検査を組む。小脳病変や出血性疾患はCTで検出できるが、脳幹病変の診断にはMRIが不可欠である。また、脳幹部の一過性脳虚血発作はMRIで異常を認めないが、その診断にMRAが有用である[1,2]。

　画像で同定される、めまいをきたす疾患を表1にまとめた。本稿では、表1に沿って、当科の自験例を呈示しながら、めまいの診断について解説する。

1 脳幹・小脳の病変あるいは機能障害

1 脳血管障害

a. 脳幹梗塞

　めまいは主に脳幹前庭核群を含む虚血による。前庭核群は、橋上部から延髄下部までを占める大きな構造であり、理論的にはそのいずれのレベルの虚血でもめまいを呈し得る。

表1．画像で同定される、めまいをきたす疾患

1．脳幹・小脳の病変あるいは機能障害
  A．脳血管障害
    1）脳幹梗塞
    2）小脳梗塞
    3）脳幹・小脳出血
    4）脳幹部一過性脳虚血発作
      ① 椎骨脳底動脈の動脈硬化性病変
      ② Subclavian steal syndrome
      ③ Powers' syndrome
  B．脳・脊髄の炎症性あるいは脱髄性疾患
    1）小脳炎
    2）多発性硬化症
  C．変性疾患
    脊髄小脳変性症；特に SCA 6（spinocerebellar ataxia type 6）
  D．腫瘍性病変
    1）第4脳室腫瘍
    2）小脳腫瘍
  E．奇形
    Arnold-Chiari malformation
2．大脳病変あるいは機能障害
    1）視床あるいは vestibular cortex の病変
    2）vestibular cortex を焦点としたてんかん
3．末梢前庭系の病変
    小脳橋角部腫瘍

❶延髄梗塞

延髄内側症候群（Dejerine症候群）と延髄外側症候群（Wallenberg症候群）とがある。

●症例1：延髄内側症候群（Dejerine症候群）の一例

本症候群は、病側の核下性舌下神経麻痺、対側の片麻痺と半身の深部覚障害を呈する。椎骨動脈からの傍正中穿通枝領域の梗塞による。本例では、まず発症時にめまいが自覚され、前述の症候に加え、上眼瞼向き眼振が認められた。第3病日には嚥下障害、呼吸障害が進行し、挿管を要した。重篤例であったが、画像所見は本症候群と一致していた。内側梗塞でめまいを呈する理由として、下前庭神経核群は左右が密な交通線維で連絡しているためと推定される。図1に本症候群の患者の頭部 MRI および MRA を示す。

●延髄外側症候群（Wallenberg症候群）

Wallenberg症候群は、中枢性めまいの原因として多い。しかし、病巣が一般に小さく、時に MRI 画像上見過ごされる。あるいは、スライスが病巣に当たらないと、画像上捉えられない。さらに、Wallenberg症候群には不全型も多く、失調性歩行障害だけが前景となっている場合、筋力が保たれているだけに、時に心因性を疑われることもある。また、ホルネル症候群や半身の温痛覚障害などは患者が自覚しにくいため症候を見落としやすい。しかし、典型

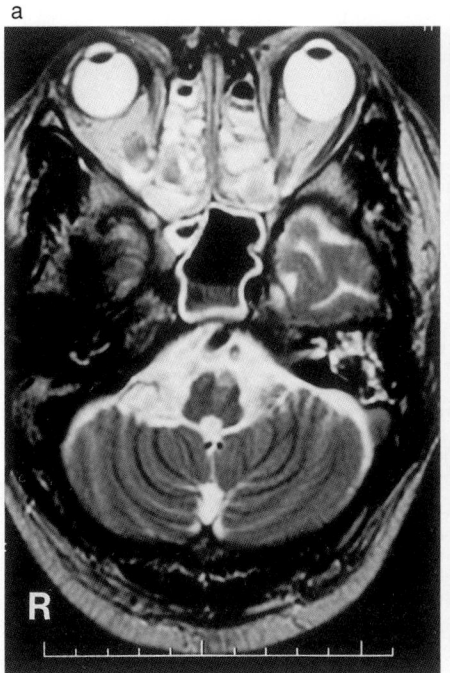

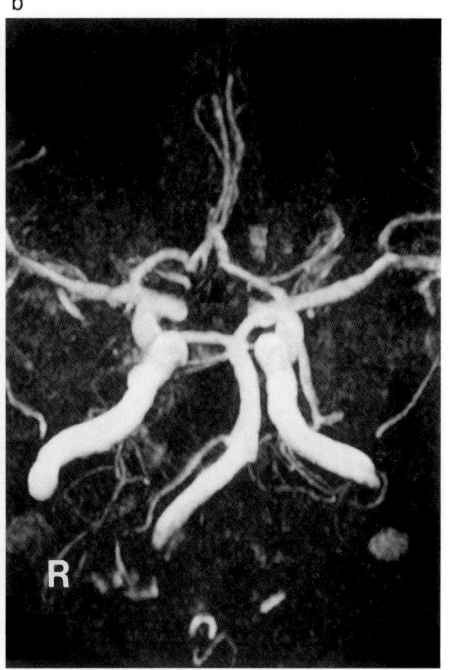

頭部 MRI (T2WI)
57歳、男性。左延髄内側に高信号域を認める。

頭部 MRA
左椎骨動脈がその遠位端から描出されていない。血栓性あるいは解離性閉塞が考えられる。

図 1. 症例 1 の画像（Dejerine 症候群）

例であればかなり特異的であり、頭部 CT で出血がないことを確認できれば、臨床診断のみで治療開始が可能である。

●症例 2：図 2 に、典型的な Wallenberg 症候群患者の MRI および MRA を示す。脳幹梗塞では、頭部 MRI 検査を行わなければ病巣の確認が難しい。

●症例 3：図 3 は、Wallenberg 症候群患者（図 2 とは別症例）の MRI・DWI（diffusion weighted image）である。症候学的に診断が難しい場合にも、早期に DWI によって、確定診断できる。但し、DWI の高信号は artifact との区別が難しかったり、また、虚血の程度が軽いと DWI でも捉えられないこともあるので、症候と合わせて総合的に判断する必要がある。

ポイント
① Wallenberg 症候群は、中枢性めまいの原因として多いものであり、診断に MRI、特に早期には DWI が有用である。② Wallenberg 症候群の病巣は、小さいので、症候から本症候群を疑って、画像を読む必要がある。

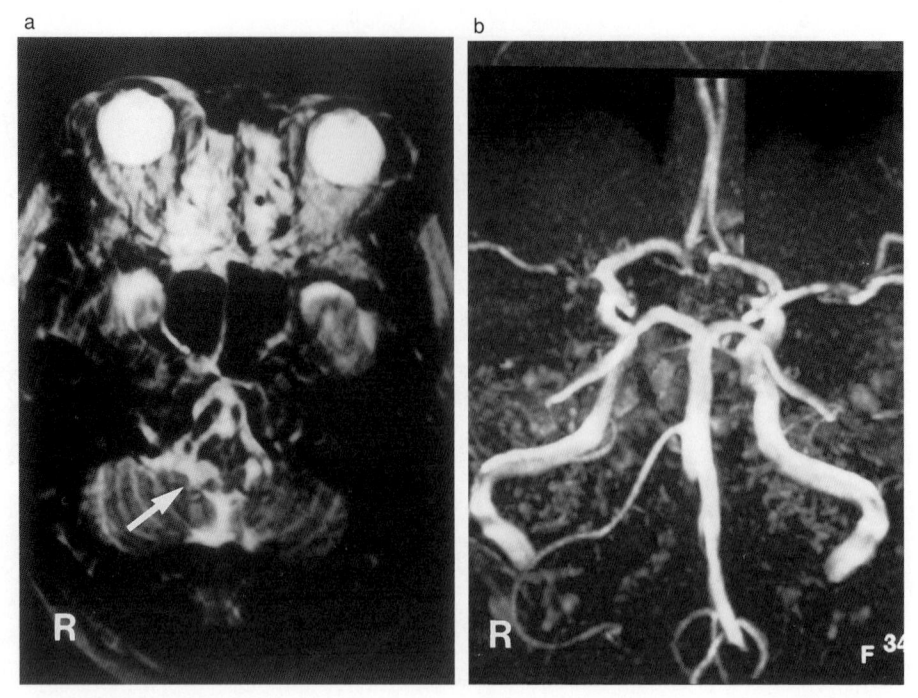

MRI (T2WI)
63歳、男性。右延髄外側に高信号域（矢印）を認める。

MRA
右椎骨動脈が描出されず、完全閉塞が考えられる。

図2．症例2の画像(Wallenberg症候群)

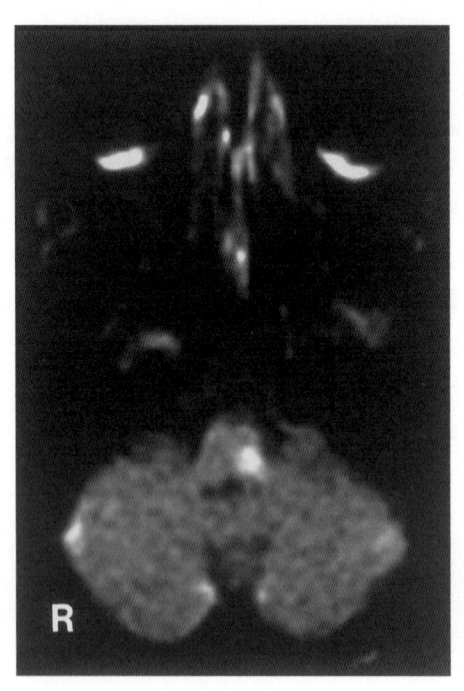

図3．症例3のMRI、DWI（Wallenberg症候群）
64歳、男性。左延髄外側に高信号域を認める。小脳の高信号域は artifact である。

非常に稀であるが、一側の Dejerine 症候群と、対側ワレンベルグ症候群を同時に発症した症例を経験したので呈示する。

●症例4：Dejerine 症候群と Wallenberg 症候群を発症した、椎骨動脈解離の一例
　本例の MRI、MRA および 3D-CTA（図4）から本例の病巣は椎骨動脈解離によって生じたものと判断される。Hosoya らによれば、Wallenberg 症候群の原因としての椎骨動脈解離の頻度は、definite で 24.7%、probable まで含めて 49.5%、suspected まで入れて 78.5% と多いものである[3]。めまいと頭痛が合併する時は動脈解離を念頭におく必要がある。動脈解離によって虚血が起こる機序は、椎骨動脈からの延髄への穿通枝あるいは circumferential branch の閉塞、または後下小脳動脈（posterior inferior cerebellar artery；PICA）の閉塞と考えられる。
　ここで、脳幹梗塞の原因となる、椎骨脳底動脈の解離について述べる。

●脳幹梗塞の原因としての椎骨脳底動脈の解離
　椎骨脳底動脈解離の臨床的特徴は、病側の後頭・後頸部痛である。図4-b では左椎骨動脈の描出が極めて不整であり、この像だけで動脈解離が疑われる。典型例の血管像は、脳血管造影検査で pearl and string sign を認めることである（図5）。MRA では血管内腔の状態をみているのではなく、流れを捉えているので定型的な pearl and string sign が得られにくいが、慣れれば、推測することができる。さらに、動脈解離を裏づけるためには、MRI・T1 axial、あるいは造影 CT で、動脈内の血流と血栓の共存（真腔と偽腔）を証明すると確実である（図4-c）。
　本邦における椎骨脳底動脈の解離では、破綻によるくも膜下出血をきたす例の方が多く、虚血症状をきたす例は割合としては少ないとの報告がある[4]。予後は、虚血症状を呈する例の方が、比較的よい。虚血例に抗血小板療法をすべきかは、いまだコンセンサスが得られていないが、急性期に MRA などで動脈解離の状態を評価できれば、場合によっては、抗血小板薬の投与も可能と思われる。なお、頭部ヘリカル造影 CT の再構築による、3D-CTA も有用である。図4-d は、症例3の頭部 3D-CTA である。頭部 MRA（図4-b）と比較してみると、ほぼ同等の所見が得られている。緊急時に頭部 CT 検査のみ可能な施設は多いと思われるので、ヘリカル CT が可能な機種では、ぜひ考慮されたい。

❷橋の梗塞
　橋梗塞でもめまいをきたしうるが、頻度は少なく、厳密な"回転性めまい"は、当科では経験がなかった。時に歩行失調がみられ、複視、眼振などを伴うことが多い。

❸中脳の梗塞
　中脳梗塞のみを呈する例は少なく、当科では top of the basilar syndrome の初期症状として、めまいを訴える患者を数例経験した。本症候群は、1980年 Caplan らがまとめ報告した

a	b
MRI（T2WI）	MRA
43歳、女性。右延髄内側と左延髄外側に高信号域を認める。	右椎骨動脈が描出されず、右椎骨動脈を代償していると考えられる前下小脳動脈（AICA）が発達している（矢印⇧）。脳底動脈と左椎骨動脈は壁が不整で、数か所に狭窄が認められ（矢印↑）、動脈解離が強く疑われる。
c	d
MRI（T1WI）	3D-CTA
右椎骨動脈の内腔は血栓と考えられる高信号を認める（短矢印）。左椎骨動脈の内腔にも血栓と、一部flow voidを認め（長矢印）、動脈解離による偽腔と真腔をみていると考えられる。	後方からのviewで、右が患者の右である。右椎骨動脈の大孔付近の部分は描出されているが（矢印）、そのレベルから脳底動脈までは造影されていない。左椎骨動脈もstring sign様の狭窄を認める。

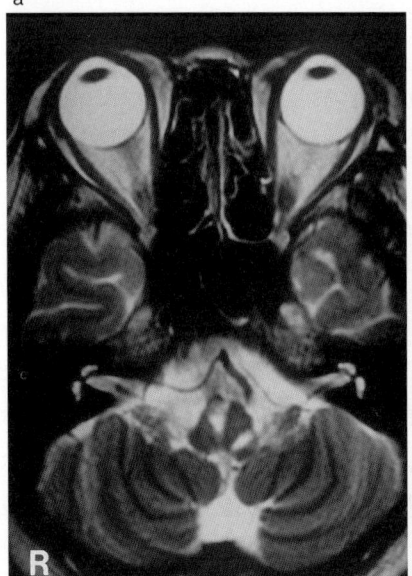

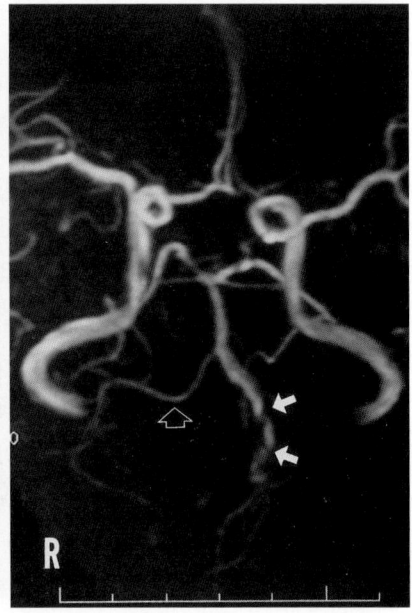

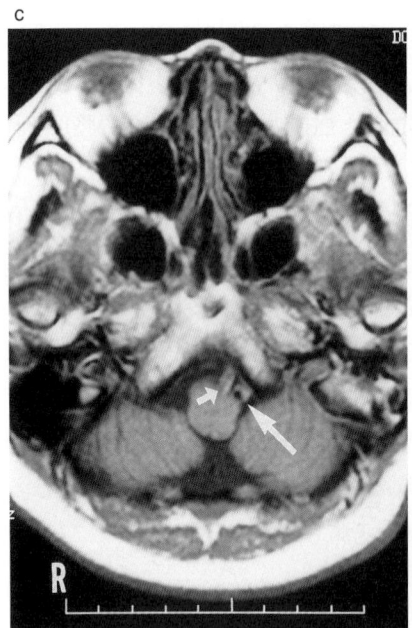

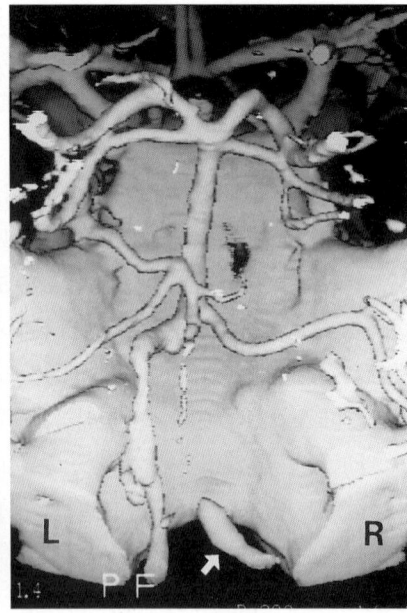

図4. 症例4（Dejerine症候群、Wallenberg症候群合併例）

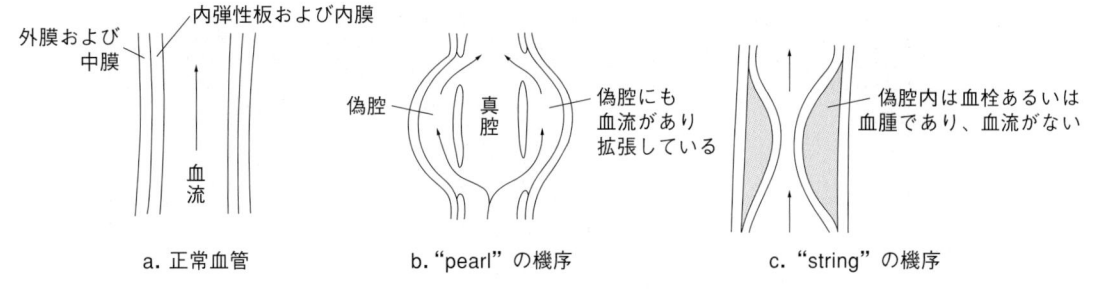

a. 正常血管　　　b. "pearl" の機序　　　c. "string" の機序

※くも膜下出血症例では、外膜と中膜の間で解離が起こるので、この模式図とは一部異なる。

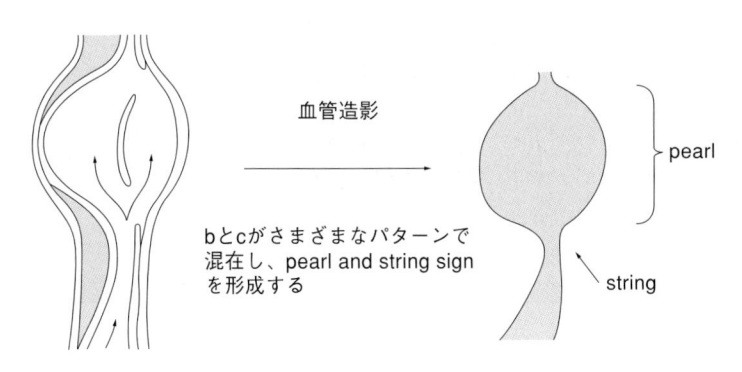

d. pearl and string sign

図5. pearl and string sign の模式図（虚血発症例の場合）

概念で、脳底動脈先端部で血流障害が起こることによって、中脳傍正中部、視床下部から視床内側、および後頭葉に両側性に梗塞が起こり、明らかな運動障害を伴わずに、行動異常や眼球運動障害、視野障害などをきたすものである[5]。

●症例5：Top of the basilar syndrome の一例

　図6に本症候群の患者の頭部MRIを示す。両側の中脳傍正中部の梗塞は通常1本のparamedian mesencephalic artery が両側を支配することにより起こる。両側視床下部から視床内側に及ぶ梗塞は posterior thalamosubthalamic paramediam artery 領域の虚血である。これらの血管は、いずれも脳底動脈先端部から分枝する。この症候群では典型的にはめまいはきたさないが、急性期にめまいを呈したり、一過性に強い意識障害に陥ったりすることがある。この症候群はほとんどが塞栓によって起こるとされているので、めまいや強い意識障害は、塞栓子が、脳底動脈の近位部あるいは中間部を、一度閉塞することによって起こるものと思われる。その後、塞栓子が一部崩壊しながら移動し、最終的に脳底動脈の先端部を閉塞し、本症候群となることが多い。

ポイント　①めまいの後に、一過性に意識障害をきたし、その後眼球運動障害、視野障害をきたす場合、top of the basilar syndrome を考える。②この症候群では、両側の中脳傍正中部、視床下部、視床、および後頭葉に病巣が認められることが多い。

| a | b |

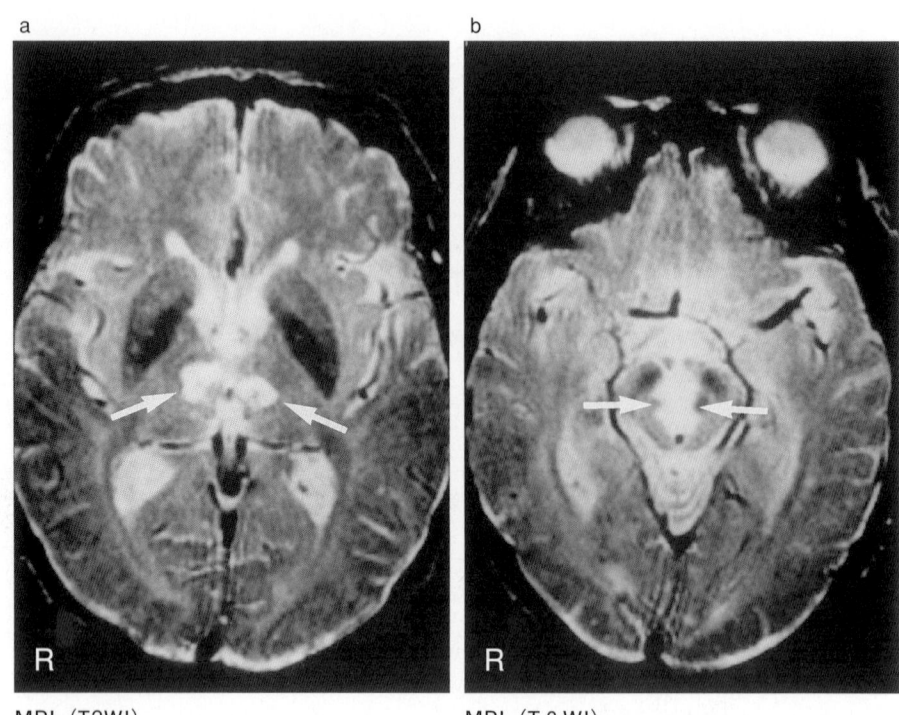

MRI（T2WI）
66歳、男性。両側視床内側に高信号域を認める（矢印）。

MRI（T2WI）
両側中脳傍正中部に高信号域を認める（矢印）。

図6．症例5の画像（Top of the basilar syndrome）

b．小脳梗塞

めまいを主徴とする後頭蓋窩病変の中で、Wallenberg症候群と並んで多くみられる。CTで診断が可能である一方、小脳機能は代償性が高いため、神経欠落症状が認め難いこともある。頭部CT検査に至らないケースもあるので、注意が必要である。

● **症例6：BPPV様の症候を呈した小脳梗塞の一例**

BPPV様の頭位変換眼振を呈した小脳梗塞の例の、頭部CTとMRIを呈示する（図7）。頭部CTで梗塞の判断ができるが、MRIにより、病巣の広がりを正確に把握することができる。本例は、臥位にて左側への頭位変換で眼振が出現したため、発症日にはBPPVと診断され、翌日の頭部MRIをみるまでは中枢性を疑われなかった。本例において中枢性を示唆する神経所見は、ごくわずかな構音障害の存在と、眼振と自覚症状との解離（眼振あるもめまいを訴えなかったり、眼振がないときにめまいを訴えたりする）であった。歩行に関する記載なく、めまいに際し詳細な神経所見をとることが重要であることを示す一例であった。

a　　　　　　　　　　　　b

CT
51歳、男性。両側小脳半球にやや大きな低吸収域を認める（矢印）。

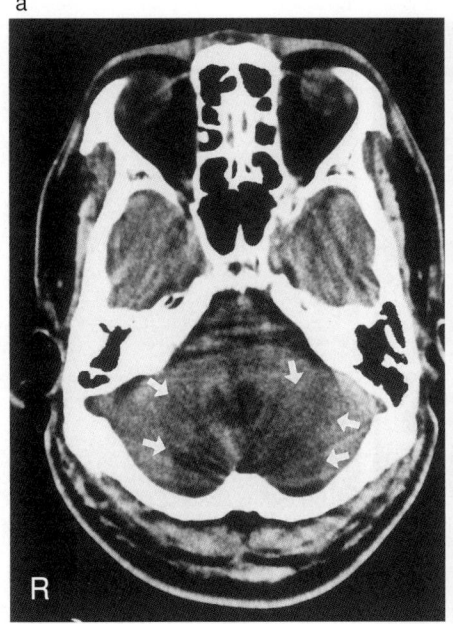

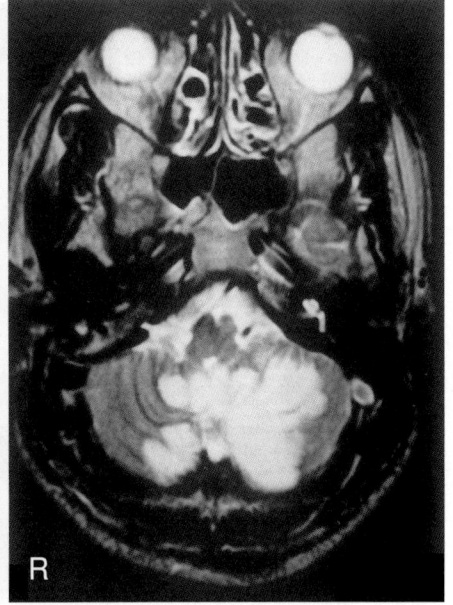

MRI（T2WI）
左小脳半球の梗塞巣はCTでみるよりも大きいことがわかる。

図7．症例6の画像（小脳梗塞）

ポイント　①歩行ふらつきがあるときは、歩行が開脚性、偏倚性であるか否かを観察する。②歩行が開脚性であるときは、中枢性歩行失調である可能性が高い。③めまいのみで、他神経症状がなくても、小脳梗塞を考慮する。

● 症例7：消化器症状が前景であった小脳梗塞の一例

　そのほか、臨床像から、小脳梗塞を想起しにくかった患者の頭部CTおよびMRIを図8に示す。本例は、嘔吐および吐血が前景となって、当初、消化器内科に入院した。内視鏡検査で、マロリーワイス症候群と診断され、嘔吐直前に呈しためまいについては、無視された。しかし、発症3日目から激しい頭痛が出現し、4日目に頭部CTを再検し初めて小脳梗塞に気づかれた。4日目まで頭部CTを再検されなかった理由として、入院後はめまいも訴えず、診察上眼振も明らかではなく、臥床して失調症に気づかれなかった点などが挙げられる。入院時、起立あるいは歩行の診察をするべきであったといえよう。

c. 脳幹・小脳出血

　出血は、脳幹にせよ小脳にせよ、CTで高吸収域として確認できる。脳幹出血はほとんどが橋の出血である。橋出血では、めまいを訴える場合もあれば、訴えない場合もある。めまいがみられるときは顔面および四肢の感覚障害や歩行失調などを伴うことが多く、時に四肢の筋力低下もみられる。橋出血では、回復期に眼球および口蓋のミオクローヌスと下オリーブ核の仮

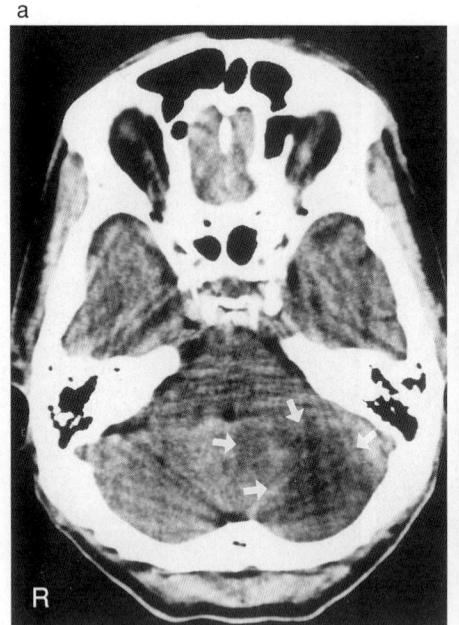

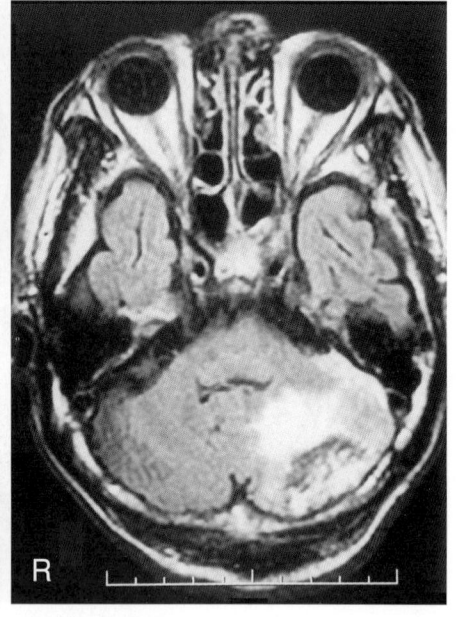

CT　　　　　　　　　　　　　　　　MRI（T 2 WI）
73歳、男性。左小脳に低吸収を認める（矢　CTで低吸収に見えていた部分が高信号とな
印）。　　　　　　　　　　　　　　　　　っている。CTよりも数日後で一部低信号と
　　　　　　　　　　　　　　　　　　　　なり、出血していると考えられる。

図8．症例7の画像（小脳梗塞）

性肥大を起こし、高度の動揺視を訴える例がある。

●**症例8：橋出血後に眼球ミオクローヌスをきたした一例**
　図9は、橋出血の約1年後から、めまい感を自覚するようになった患者の頭部MRI（aは出血から数週間後、bは1年後）である。1年後のMRIでは下オリーブ核がT1高信号であり、仮性肥大と診断される。下オリーブ仮性肥大は、中心被蓋路の障害で起こる。"赤核―中心被蓋路―下オリーブ核―対側の小脳―赤核"回路（Guillain-Mollaret三角）の障害、特に中心被蓋路の障害で、眼球および口蓋のミオクローヌスが起こる。眼球ミオクローヌスは、律動的、持続性、垂直あるいは回旋性の眼球の異常運動であり、それに伴い、動揺視とめまい感が自覚される。

●**症例9：小脳出血の一例**
　図10は、小脳出血（下虫部）患者の頭部CTである。患者は発症9カ月前から、回転性めまいを訴え、内耳性めまいとして他医でfollow upされていた。小脳出血時も、動作時に出現するめまいが主訴で、そのため内耳性めまいと考えられ、2日ほど治療された。しかしいつもとは違って、めまいが改善しないため紹介となった。当科受診時、歩行失調、方向交代性上向性眼振を認め、いわゆる悪性発作性頭位性めまい（Bruns症候群）を呈していた。この症候群は、中枢性頭位眼振が特徴である。

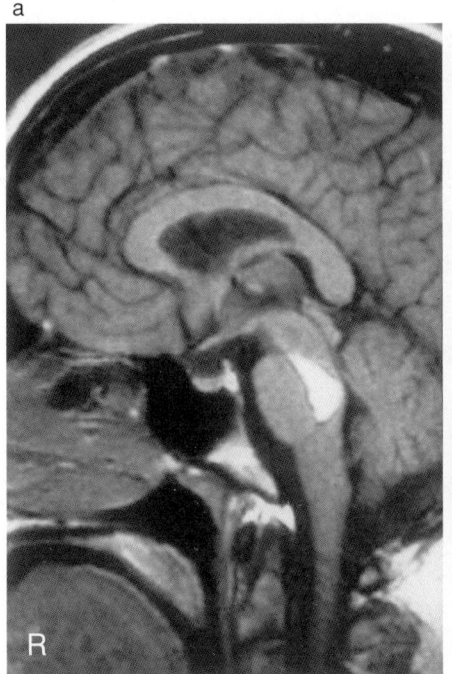

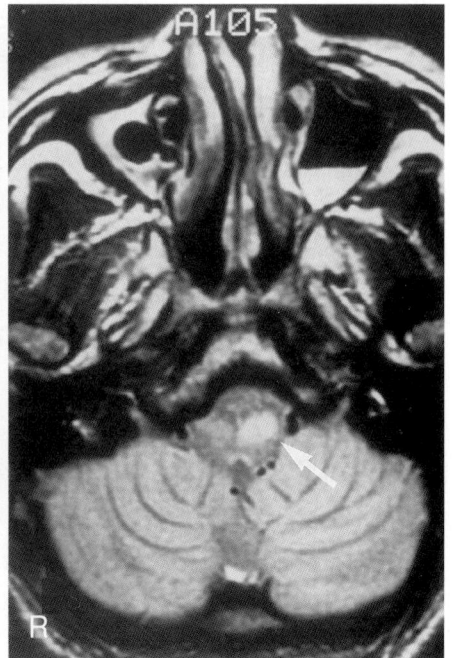

a MRI（T1WI、矢状断）
40歳、男性、橋出血から数週後。橋被蓋部に高信号域を認め、慢性期の血腫であることがわかる。

b MRI（T1WI）
橋出血から1年後、延髄腹側に高信号域（右は軽度、左は高度）を認めた（矢印）。下オリーブ核の仮性肥大である。

図9．症例8の画像（橋出血後）

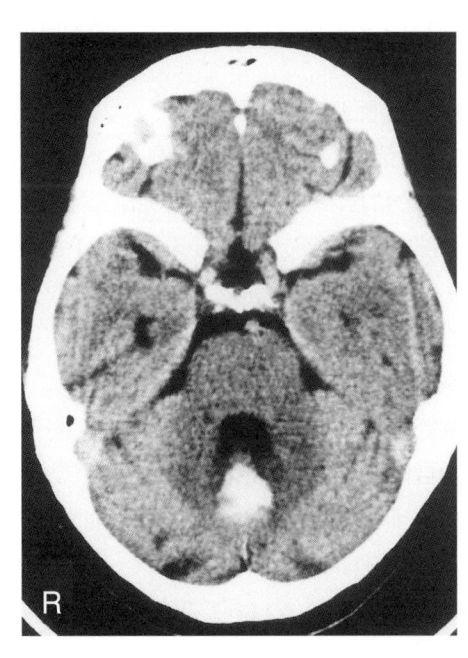

図10．症例9のCT（小脳出血）
68歳、女性。小脳下虫部に出血による高吸収域を認める。

d. 脳幹部一過性脳虚血発作

　脳幹部の一過性脳虚血発作（TIA）は、椎骨脳底動脈循環不全（vertebrobasilar insufficiency；VBI）とも呼ばれる。典型的には、めまいおよび眼振のほか、なんらかの神経症状がみられる。しかし、めまいと眼振しか呈さない、脳幹部一過性脳虚血発作もある[6]。一過性虚血が起こる機序はいくつか考えられるが、最も多いのは、椎骨脳底動脈の動脈硬化性の狭窄である。左鎖骨下動脈の閉塞に伴って起こる subclavian steal syndrome、頸性めまいともいわれる Powers' syndrome などもある。

❶椎骨脳底動脈の動脈硬化性病変

　患者が高血圧、糖尿病、高脂血症など脳血管障害のリスクファクターをもっている場合、あるいは高齢である場合、めまいと眼振のみしか認めなくても、動脈硬化性の脳幹部一過性脳虚血発作を鑑別に含めなければならない。脳幹部 TIA 症例では、頭部 MRA にて、椎骨動脈から脳底動脈にかけていずれかの部位に、狭窄や描出の途絶、時には動脈解離の所見を認める場合がある。

> **ポイント**　①めまいと眼振以外に神経所見のない場合でも、脳幹部 TIA を否定できない。②動脈硬化性脳幹部 TIA が疑われる場合は、頭部 MRA 検査が簡便である。

●**症例 10：脳幹部 TIA の一例**

　椎骨動脈解離によって、脳幹部 TIA を起こした症例の頭部 MRA および頭部造影 CT である（図 11）。本例では、めまい、右半身のしびれ感、左眼瞼下垂が一過性に出現した。

❷ Subclavian steal syndrome（鎖骨下動脈盗血症候群）

　一側の鎖骨下動脈椎骨動脈分岐部よりも近位部に、動脈硬化や血管炎などによる狭窄、閉塞が存在すると、患側上肢の運動に伴って、患側椎骨動脈内の血液が逆流し、上腕動脈に供給される現象が起こる。この現象に伴う脳幹部虚血症候が、subclavian steal syndrome（鎖骨下動脈盗血症候群）である。このとき患者は、めまい、失神、歩行失調などを呈する。自覚症状がないときでも、上肢で測った血圧に左右差が現れる。

❸ Powers' syndrome（椎骨動脈間欠的圧迫症候群）

　頸部の回旋や過伸展などによって、横突孔レベルで椎骨動脈が外から圧迫を受けて、脳幹部循環障害が起こる場合がある。椎骨動脈自体には、動脈硬化などの病変がないのが特徴である[7]。この症候群であることを証明するには、脳血管造影検査を行い、仰臥位では異常がなく、頸部回旋時に椎骨動脈の狭窄像あるいは閉塞像を得る必要がある。本症候群の MRA 所見報告は少ないが、本症候群を疑う時に、まず MRA を行ってみるのも 1 つの方法であろう。

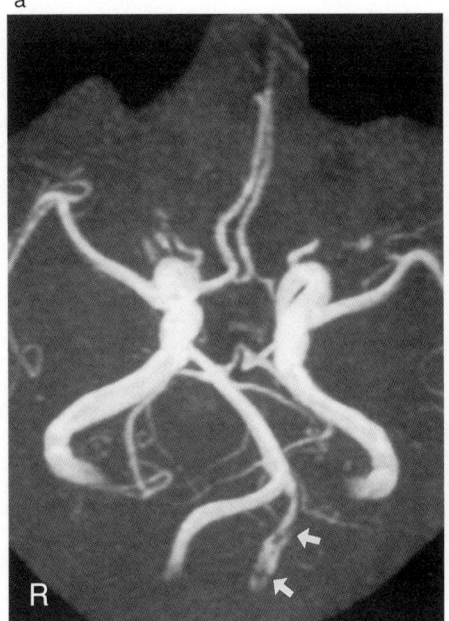

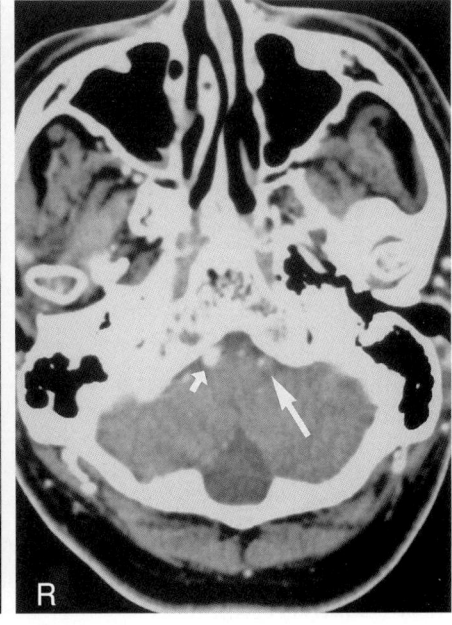

MRA
45歳、男性。左椎骨動脈の壁および内腔が不整であり（矢印）、動脈解離が疑われる。

造影 CT
右椎骨動脈は正常に造影されているが（短矢印）、左椎骨動脈内は一部しか造影されず、残りの部分は血栓となっている（長矢印）。造影される部分が真腔、血栓部が偽腔と考えられる。

図 11．症例 10 の画像（脳幹部 TIA）

2 脳・脊髄の炎症性あるいは脱髄性疾患

a．小脳炎

　小脳炎は、小脳に限局した脳炎であり、急性に歩行失調やめまいを呈する。主に小児の疾患と考えられてきたが、成人の小脳炎も稀でない。頭部 MRI 所見は、正常のこともあるが、小脳の腫脹を認めたり、浮腫を反映して、T2WI や T2 FLAIR での高信号を認めることがある。また、造影にて小脳に部分的に造影効果がみられることもある。時に脳幹を含む症状をきたし、その場合菱脳炎ともいわれる[8]。

b．多発性硬化症

　多発性硬化症の病巣が小脳・脳幹に生じた場合も、めまいをきたし得る。しかし頻度は少なく、当科でも、典型的な回転性めまい症例は、経験がなかった。歩行失調を訴えた橋病変の一例を経験したので、以下に呈示する。

●症例 11：多発性硬化症の一例

　図 12 は、多発性硬化症の 47 歳、男性である。本例は約 1 カ月の経過で、構音障害、嚥下

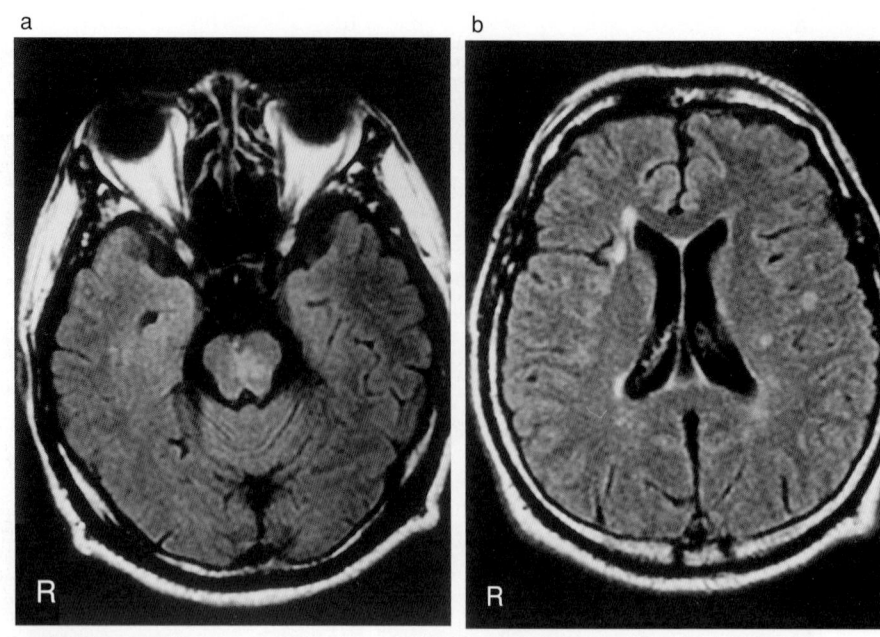

MRI（T2FLAIR）
47歳、男性。橋中央部（やや左側より）に高信号域を認める。

MRI（T2FLAIR）
側脳室周囲に小円形病変が多発している。

図12．症例11の画像（多発性硬化症）

障害、両下肢の筋力低下、歩行失調が出現した。当科受診時、他覚的には、左顔面麻痺、両下肢に軽度の痙性を認め、両側 Babinski sign が陽性であった。血管障害のリスク因子なく、大脳深部白質にも小円形病変が多発（図12-b）していたことより、多発性硬化症を疑って、精査をすすめた。髄液にて、蛋白が 148 mg/dl と上昇、オリゴクローナルバンドが陽性、VEP（Visual Evoked Potential）では左視野にて、誘発が不可能、右視野にて P 100 が 110.7 ms と延長していた。以上から、多発性硬化症と診断し、ステロイドパルス療法を開始した。

ポイント　若年者のめまいと多発病変をみるとき、多発性硬化症も考慮して精査をすすめる。

3 変性疾患

脊髄小脳変性症の患者は、歩行失調を呈し、しばしばめまい感も訴える。その中でも、常染色体優性遺伝の SCA 6（spinocerebellar ataxia type 6）は、反復性発作性にめまいや歩行失調を生じる特徴的な疾患である。下眼瞼向き眼振も本疾患を示唆する。頭部 MRI では、小脳に限局した萎縮がみられ、橋の萎縮は目立たない。本疾患の原因は、α_{1A} 電位依存性カルシウムチャネル遺伝子（CACNA 1 A）の三塩基配列の過剰である。同じ遺伝子の点変異で起こる周期性失調症 II（episodic ataxia II；EA-2）も、周期的発作的にめまい、失調、意識障害などの症状を呈する点で注目されている。小脳に明らかな萎縮を認める場合もある。EA-2 では acetazolamide が有効である点が鑑別点となる。

4 腫瘍性病変

a. 第4脳室腫瘍

第4脳室に発生する腫瘍には、脈絡叢乳頭腫、上衣腫などがある。嘔気、めまいのほか、腫瘍が大きくなれば、髄液の通過障害が起こり、水頭症をきたし、頭蓋内圧亢進症状を呈す。頭位変換性に出現するめまい、眼振、頭痛を呈することもある（悪性発作性頭位性めまい；Bruns症候群）。頭部CTで捉えられることもあるが、治療方針を決定するためには、頭部MRIが必要となろう。

b. 小脳腫瘍

成人の小脳に発生する腫瘍には、神経膠腫（グリオーマ）、悪性リンパ腫、血管芽腫などがある。大脳を含めて腫瘍が多発している場合には、転移性腫瘍も考える。いずれも、腫瘍が比較的大きくなれば、頭部CTで検出できるが、頭部MRIが有用である。

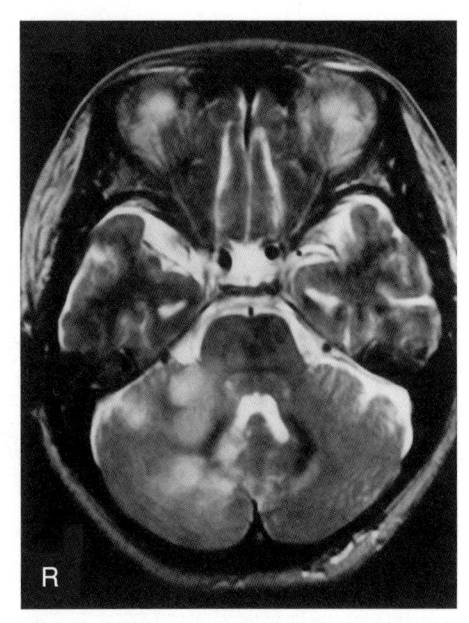

図13. 症例12のMRI、T2WI（小脳腫瘍）
64歳、女性。右小脳半球にmass effectを伴う高信号域が広がっている。

● 症例12：小脳腫瘍の一例

図13は、浸潤性グリオーマと考えられる小脳腫瘍例である。本例は起床時や、立位時に動揺感を自覚し、その2〜3週後から、朝の頭痛および嘔気を自覚するようになった。脳神経外科医と検討したうえ、生検は断念した。悪性リンパ腫も否定できなかったことにより、診断的治療として、ステロイドパルスを施行した。嘔気は消失したが、小脳症状、画像所見は進行したことから、グリオーマと判断した。放射線治療を行ったところ、病巣は縮小した。臨床的には、一時は歩行不可能となったが、放射線治療後、失調はあるものの独歩可能となった。

5 奇形

奇形の中で、Arnold-Chiari malformationは特徴的な垂直性下眼瞼向き眼振を呈する。自覚症状としては、上下方向の動揺視が多いが、時に回転性めまいを呈する例もある[9)10)]。

2 大脳の病変あるいは機能障害

a. 視床あるいはvestibular cortexの病変

テント上の病変で、めまいをきたすことは非常に稀であるが、視床あるいはvestibular

cortex（前庭感覚野）の病変では理論的にめまいをきたし得る。上頭頂小葉の前方および頭頂-島前庭皮質（上側頭回、縁上回、側頭弁蓋の境界部）が、vestibular cortex にあたる。しかし、実際にはてんかん発作以外でめまいをきたすことは極めて例外的である。

b. vestibular cortex を焦点としたてんかん

●症例 13：めまいを呈した症候性てんかんの一例

　めまいを呈した、症候性てんかんの例である（図14）。本例の病巣は前述の後者にあたる、側頭-頭頂葉境界部に存在する。動静脈奇形破裂によるくも膜下出血術後の患者であり、脳室側にクリップを認める。発作は、急激な回転性めまいと頭痛で始まり、次に失語様症状が出現し、さらに意識障害・右片麻痺をきたし、約3時間で回復するエピソードであった。本例では、既に内服していたバルプロ酸を継続する方針とした。

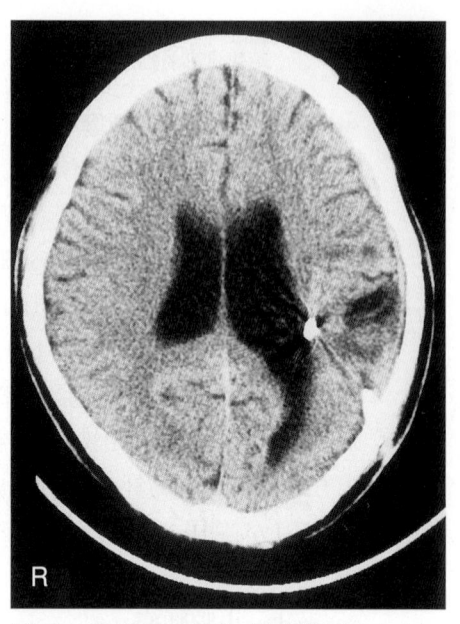

図14．症例13のCT（症候性てんかん）
33歳、男性。左側頭-頭頂葉境界部に低吸収域がみられ、脳室側にクリップによる artifact を認める。

3 末梢前庭系の病変

　末梢前庭系の病変のうち、画像で同定されるものとして、小脳橋角部腫瘍がある。これは、第8脳神経の神経鞘腫、あるいは神経線維腫である。この腫瘍は、聴力障害、耳鳴が前景であり、めまいを呈すことは5％前後と稀である。非代償期には歩行失調、ブルンス眼振がみられる。

●症例14：神経線維腫症2型の一例

　図15は24歳男性、両側聴神経鞘腫を認めた、神経線維腫症2型の頭部MRIである。本例は、6年前から、右耳で電話の声を聞き難いと自覚し、その後徐々に歩行失調が進行した。精査の結果、両側の聴神経鞘腫のほか、脊髄、馬尾にも腫瘍が多発しており、また、全身性に皮下腫瘤が散在していた。皮下腫瘤の生検の結果、神経線維腫とわかり、全身の所見と合わせて、神経線維腫症2型と診断した。

■まとめ

　めまいをきたし、画像で同定される疾患には、さまざまなものがある。しかし、いずれの疾

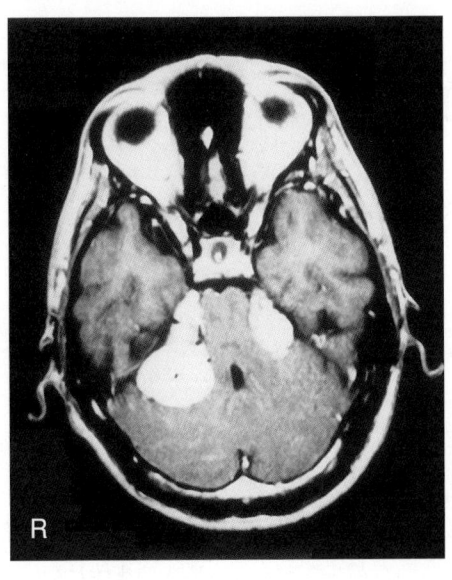

図15. 症例14のMRI、Gd(両側聴神経鞘腫)
24歳、男性。両側小脳橋角部にmass effectを伴う、境界明瞭な、強く造影される領域を認める。

患においても、画像検査を行う前の病歴と神経所見が重要であることを、繰り返し強調したい。神経所見に基づいて、どの部位のどのような画像を撮れば診断に結びつくか、常に考えながら検査を進めていく必要がある。

(渡辺亜貴子、山本悌司)

◆文献

1) 新井基洋, 樋口彰宏, 梅川惇一, ほか：めまい患者におけるMRAの有用性. 日耳鼻 102：925-931, 1999.
2) Takayuki N, Toshinobu S, Tadayoshi T, et al : Magnetic resonance angiography evaluation of basilar artery stenosis in patients with vertebrobasilar insufficiency. Eur Arch Otorhinolaryngol 257 : 409-411, 2000.
3) Hosoya T, Nagahata M, Yamaguchi K : Prevalence of vertebral artery dissection in Wallenberg syndrome ; neuroradiological analysis of 93 patients in the Tohoku District, Japan. Radiat Med 14(5) : 241-246, 1996.
4) 山浦 晶, 小野純一, 興村義孝, ほか：非外傷性頭蓋内解離性動脈瘤の検討. 脳卒中の外科 21：341-346, 1993.
5) Caplan LR : Top of the basilar" syndrome. Neurology 30 : 72-79, 1980.
6) Gomes CR, Cruz-Flores S, Malkoff MD, et al : Isolated vertigo as a manifestation of vertebrobasilar ischemia. Neurology 47 : 94-97, 1996.
7) Powers SR, Drislane TM, Nevis S : Intermittent vertebral artery compression ; a new syndrome. Surgery 49 : 257-264, 1961.
8) Sugiyama Y, Honma M, Yamamoto T : Acute rhombencephalitis. Internal Med 39(6) : 486-489, 2000.
9) 高野智晴, 坂本祐子, 伊原恵子, ほか：垂直性下眼瞼向き眼振で診断されたアーノルド・キアリ奇形の1症例. 医学検査 49(9)：1301-1307, 2000.
10) 広瀬源二郎：成人型 Arnold-Chiari 奇形による回転性めまい症例. JOHNS 3(9)：1435-1438, 1987.

IV めまい患者の検査

◆耳鼻咽喉科的検査

1 聴覚検査

　めまいをきたす内耳障害は聴覚障害を合併することが多いため、末梢前庭障害によるめまい症例には通常聴覚検査が行われる。

　一側の高度感音難聴をきたすものとして、めまいを伴う突発性難聴がある。突然起こる高度難聴で、内耳障害以外の神経障害を伴わない点が特徴である。めまいを伴わない突発性難聴に比較して聴力予後不良であることが多い。

　メニエール病は一側の低音部感音難聴が特徴である。しばしば変動し、めまい発作に同期して悪化する。長期例では全周波数領域に難聴が及び、また両側罹患に移行することも多い。

　聴神経腫瘍の難聴は、一側の感音難聴である。良性腫瘍で進行が緩徐で、平衡障害は代償され自覚されず、難聴・耳鳴を初発症状とすることも多い。周波数パターンからの診断困難であるが、時にほかの内耳性難聴と異なる所見がみられることがある。1つは、純音聴力検査で感音難聴があるにもかかわらず、耳音響放射検査が正常である場合で、これは腫瘍による聴神経障害があるが、内耳動脈の閉塞には至っていない状態と考えられる。腫瘍が進展すると内耳動脈の閉塞から蝸牛障害をきたし耳音響放射も失われる。もう1つは内耳性難聴に特徴のリクルートメント現象＊を欠くことによるもので、軽ないし中等度感音難聴でありながら、耳小骨筋反射＊＊が消失する場合である。

2 平衡機能検査

　平衡機能検査は、感覚器への刺激なしに異常を発見するものと、なんらかの刺激を外から加えて、それに対する反応を観察するものに大きく2つに分けられる。

　刺激なしの検査としては、姿勢をみるものとして開眼および閉眼の直立を比較し、視覚の影響の有無を調べる Romberg test、Mann test があり、眼球運動をみるものとして自発眼振、注視眼振検査、がある。外部から刺激を加える場合は、刺激の入力経路として、①三半規管、耳石器等の前庭器、②視覚、③固有深部知覚等がある。これによって引き起こされる反応は、①眼振検査は眼球運動を、②立ち直り反射などは軀幹筋・下肢筋の動きを、③VEMPは頸部

＊：難聴があるが、少し音が強くなると急にやかましく感じる現象。内耳性難聴の特徴。
＊＊：強い音を聞いたときにアブミ骨筋が収縮し、音の伝わりを低下させる反射。

筋の筋電図を、観察する。眼球運動は電気眼振図、最近では赤外線CCDで記録され、軀幹筋・下肢筋は総合的に重心動揺検査計で測定記録されている。

❶両脚直立検査（Romberg test）

両足をそろえ、両足内側縁を接して直立する。開眼正面注視で60秒間観察した後に、同様に閉眼60秒間の観察を行い、身体動揺の有無、程度、転倒方向をみる。もし閉眼時不安定性が増すと、Romberg徴候陽性という。

身体の平衡は、視覚系、前庭系、深部知覚系などにより維持されるが、内耳、前庭神経障害、下肢深部知覚障害では、明るいところでは平衡は保たれるが、暗いところでふらつきが著しいことが知られている。小脳障害では、明所、暗所ともにふらつきが著しく、両者に差が少ない。身体動揺、動揺方向により病巣診断は決定しがたいが、経過観察、治療効果判定、治癒の判定に有用である。

❷Mann検査

両足を前後一直線上に揃え、両足に体重を均等に荷重して身体動揺を検査する。開眼、閉眼時ともに30秒以内の転倒傾向を異常としMann検査陽性とする。左右への支持面が狭いので、左右への転倒傾向の観察に適する。足の前後を変えても常に一方向に転倒するときは、同側の内耳〜前庭神経〜小脳の障害が疑われる。

❸重心動揺検査

被検者が直立したときの足圧中心の動さを記録し、その軌跡を、①重心動揺図、一定時間内の同様軌跡長を、②重心動揺軌跡長、などとして記録する。

種々の外的刺激に対する複雑な姿勢制御系の統合的機能評価を示すもので、その適用ならびに臨床的意義には限界があり、少なくとも現段階では決定的な病巣診断まで言及することはまだ困難とされている。しかし、反復測定が容易で、平衡機能の経時的な定量評価に有用であり、治療やリハビリテーションの評価に利用されている。

❹足踏み検査

一側前庭障害者に目隠し歩行時を行わせたとき、偏倚がみられることから、Fukudaによって足踏み検査として導入された[4]。方法は閉眼で大きめに足踏みを50ないし100歩行わせる。身体の回転角、移行距離、移行角を測定することになっているが、臨床的には回転角が有用とされる。一側前庭障害では、末梢前庭不均衡に基づく下肢の筋緊張の左右差のために患側に回転することが多い。開眼における動揺は中枢障害が疑われる。下肢についての偏倚と同時に、立ち直り障害を含めた平衡失調も、簡便に検出できる。平衡障害の程度の診断、患側の推定、経過観察に有用。代償期においては健側へ偏倚することもある。著明な動揺、転倒は、両側前庭または中枢性障害、脊髄後索後根障害、末梢疾患の急性期などが考えられる。開眼時の動揺、転倒、矢調性歩行は、多くの場合中枢性障害を示唆する。

❺電気性身体動揺検査（galvanic body sway test；GBST）

前庭神経の自発発火レベルは末梢端に流れる電流により変化し、末梢端を外向き方向に電流が流れる場合に興奮刺激、反対方向では抑制刺激が起こるとされている[5]。これにより、陽極

刺激に対して刺激側前庭の抑制反応が起こり、非刺激側の伸筋の緊張と屈筋の抑制が発生して、刺激耳方向への身体動揺が発生する。この電気刺激時の重心動揺を記録したものが電気性身体動揺検査（galvanic body sway test；GBST）である。温度眼振検査で一側の反応低下がみられたとき、それが、内耳障害によるものか、前庭神経炎、聴神経腫瘍など後迷路性障害によるものかのは鑑別できないが、前庭神経を直接刺激するGBSTで反応低下が明らかであれば、後迷路性障害によると診断しうる。また中枢での反射経路が障害されれば、温度刺激検査で正常反応しながらGBSTで異常反応を示す症例があり、中枢障害の診断にも有用である[6]。

❻眼振検査

眼振（眼球振盪）は不随意的で律動的な眼球の振動とされるが、先天性眼振***以外は、通常急速相と緩徐相が反対向きに交互にみられる。緩徐相は末梢前庭の左右差や中枢神経系の左右の不均衡による眼球偏倚で、急速相は偏倚した眼球を正面眼位に引き戻そうとする脳幹由来の急速な眼球運動である。

前庭障害由来の眼振は、暗所・非注視・開眼時に最も観察しやすいため、電気眼振計、または赤外線CCDを用いるとよいが、外来では＋20の凸レンズの眼鏡（Frenzel眼鏡）で固視を除いて観察する。

ⅰ）注視眼振：両眼視のまま正面、左30度、右30度、上30度、下30度の各点の指標を30秒以上注視させる。記載方法は図1のとおり。周期性交代性眼振では、眼振方向が自発性に変化するので3分間以上の観察が必要となる。極位眼振は左右同程度で一過性ならば生理的と考える。脳幹障害例では眼位の保持障害による注視不全麻痺眼振が生じ、小脳障害例では小脳症状としての失調性眼振が出現する。

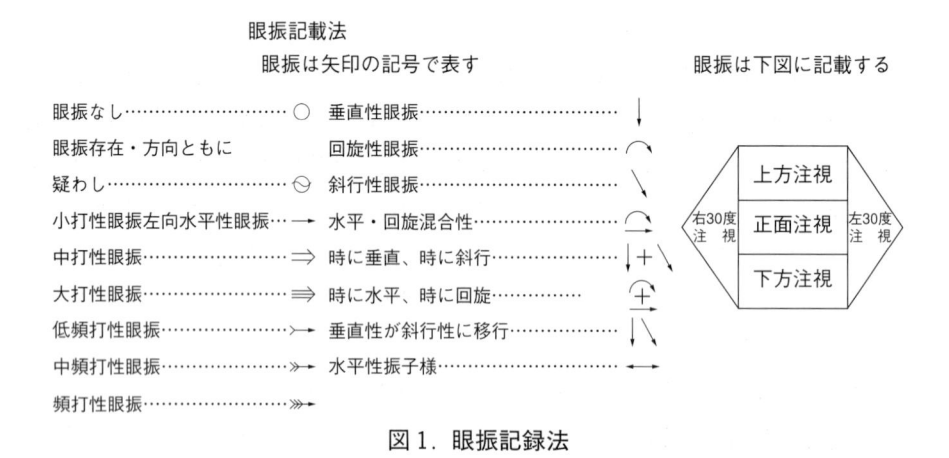

図1．眼振記録法

***：先天性眼振は急速相と緩徐相が明らかでない振子様。

注視眼振の機序

眼球を指標に向けて急に移動させるとき、脳幹で発火するニューロンは眼球の位置でなく、速度に相関して発火することが観察されている。いったん目的の位置に眼球を移動させた後その場所に維持するためには、速度情報を位置情報に変換する積分装置が必要とされる。この積分装置である速度蓄積機が不完全であると（leaky integrator）、眼球はある時定数をもって指数関数的に中心位にずれる。ある程度ずれが大きくなると、もとの眼位に急速に戻そうとするので、注視眼振は視線の方向に一致して出現することになる。これが注視眼振の原因であると考えられている。

ⅱ）非注視眼振：非注視下（暗所開眼、フレンツェル眼鏡下のいずれか）の眼振の有無を調べる。記載方法は注視眼振と同様。メニエール病、前庭神経炎などの末梢前庭障害では、水平回旋混合性の自発眼振が患側の反対方向に出ることが多い（眼振の急速相は、相対的に活動の高くなった内耳の方向に向かう。したがって慢性期には活動の低下した患側と反対側に向かう急速相がみられる。しかし急性期には、患側の活動が刺激性に増加する場合があり、その際は患側向きの眼振がみられる）。末梢前庭障害にとる眼振は注視によって眼振が抑制されるのが特徴である。良性発作性頭位めまい症（Benign paroxysmal positional rertigo；BPPV）、Wallenberg症候群では回旋性眼振、小脳の血管病変、変性疾患では純水平性眼振、垂直性眼振、斜行性眼振の発現がみられる。

ⅲ）頭位変換眼振検査：懸垂頭位から座位へ、また逆の方向へ急速に頭位を変換し、めまいおよび眼振が誘発されるかどうかを調べる。懸垂右下あるいは左下頭位から座位へ頭位変換を行うDix Hallpike法は半規管内の結石が原因と考えられる良性発作性頭位めまい症の診断に有用である。典型的には、回旋性または、垂直回旋混合性の眼振が出現し、しかも懸垂頭位と座位とで眼振の方向が逆転する。さらに繰り返すことによって眼振とめまい感が減弱する疲労現象がみられるのが特徴である。また頭位変換眼振検査では眼振がみられず、頭位眼振検査の側臥位にてのみ眼振がみられることがある．このタイプはBPPVの亜型、外側半規管BPPVなどと呼ばれることがある。このタイプの病態は議論のあるところであるが、外側半規管のクプラ結石症や半規管結石症などが想定されている。

ⅳ）頭振り眼振検査：頭振りの反復によって、潜在性の自発眼振を誘発させ検出する。フレンツェル眼鏡を装着し、坐位正頭位、坐位前屈30度で、頭を左右各45度位捻転し戻す。10往復/10秒間などの頻度で被動的に頭振りする。正面位で停止し開眼させ、誘発された眼振を観察記録する。潜在性の眼振の検出法として有意義。但し急な頭振りで脳血管障害の報告があり、著しい高血圧、動脈硬化症、また新鮮な頭蓋内器質的障害が疑われる患者では検査を避ける。

❼温度刺激検査

外耳道へ注水した水の温度と体温との差で外側半規管に内リンパの対流を起こし、半規管刺激により生じる誘発眼振を観察する。左右の半規管を別々に調べられる点が優れる。被検者を仰臥位とし、上半身を30度の斜面台にのせ、外側半規管が垂直になるようにする。20度および44度、20 mlをそれぞれ左右耳に交互に注入し、眼振の開始から停止までの持続時間を記

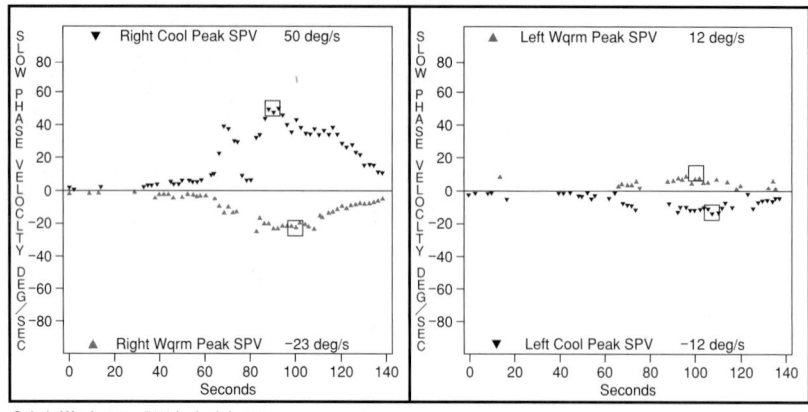

図2. 温度眼振の検査結果
左耳では温刺激・冷刺激ともに反応が低下している。

録する。ほかの眼振検査と一連に電気眼振検査（ENG）を用いて温度眼振を記録する場合は、その眼振の最大緩徐相速度を求める（図2）。左右耳を個別に刺激しうる点で診断上の重要性が高い。発生機序は内リンパ対流説が有力であったが、無重力においても温度眼振がみられること、半規管閉鎖後にも温度眼振がみられることから対流以外の原因も考えられる。

$$CP\% = (((右30度+右44度)-(左30度+左44度))/(右30度+右44度+左30度+左44度))\times 100$$

$$DP\% = (((左30度+右44度)-(右30度+左44度))/(右30度+右44度+左30度+左44度))\times 100$$

CP%、DP%いずれも20以上で有意の所見とする。CP%は一側の半規管機能低下を示し、DP%は潜在的な自発眼振と解釈できる。

❽ visual suppression（VS）test

本検査は視覚による前庭の抑制をみるものである。温度眼振測定途中に、光をつけ固視を命じ、眼振抑制率を測定する。アカゲザルで一側の片葉の破壊では障害側へ向かう温度眼振に対するVSの減少、消失がみられ、両側の破壊では温度眼振波両方向ともにVSの減少、消失が報告されており[7]、小脳の機能検査として利用されている。暗所に対する明所での緩徐相速度の減少率が40%以下を減少とし、小脳片葉・小節の障害が疑われる。

❾ 回転検査

頭部の運動に際し、三半規管が回転を感受し、頭の回転に対し逆向きに眼球の偏位を起こす前庭動眼反射（vestibulo-ocular refrex；VOR）が起こる。これにより、網膜に結ばれた像はずれない。刺激が温度眼振等と比べて生理的であること、中耳・外耳の形態の個体差に影響されないなどの特徴がある。但し両側対半規管の同時刺激であり一側半規管機能を調べることはできない。回転様式は多様であり、一方向回転後停止、加速→等速→減速、振子様回転の3種類などがある。電動回転装置など大がかりな装置を必要とする刺激様式は実用上は難しい

ものが多い。最近では回転刺激は手動、または被検者自身の能動回転として装置を簡略化し、頭部回転速度と眼球緩徐相速度の比率をVOR利得と表現し評価する方法が実用化されている。

図3のような回転速度計、赤外線CCDを装備したゴーグルを使用し、被検者を回転椅子に座らせ、検者が椅子を手動で振子様回転させる。瞳孔を楕円近似することで眼球の回転角度を測定（図4）、頭部回転速度と眼球回転速度の比をVORゲインとして算出する（図5）。一側の前庭機能低下例では図6のように患側回転のゲインが低下する。

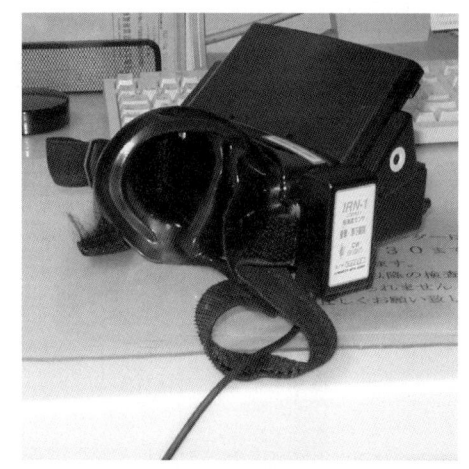

図3．VOR測定用ゴーグル

VORにおける速度蓄積機構

VORは前庭器を入力とし、動眼筋を出力とする反射回路である。前庭器の三半規管からの入力は頭部の回転速度情報であるが、動眼筋への出力は眼球の位置情報である。速度情報から位置情報を得るにはどこかに積分装置が必要である。この積分装置は速度蓄積機構と呼ばれ脳幹に存在すると考えられている。興味深いことに、注視時の眼位の保持や、視性動眼反射など前庭器を使わないシステムもこの回路を共用しているという。

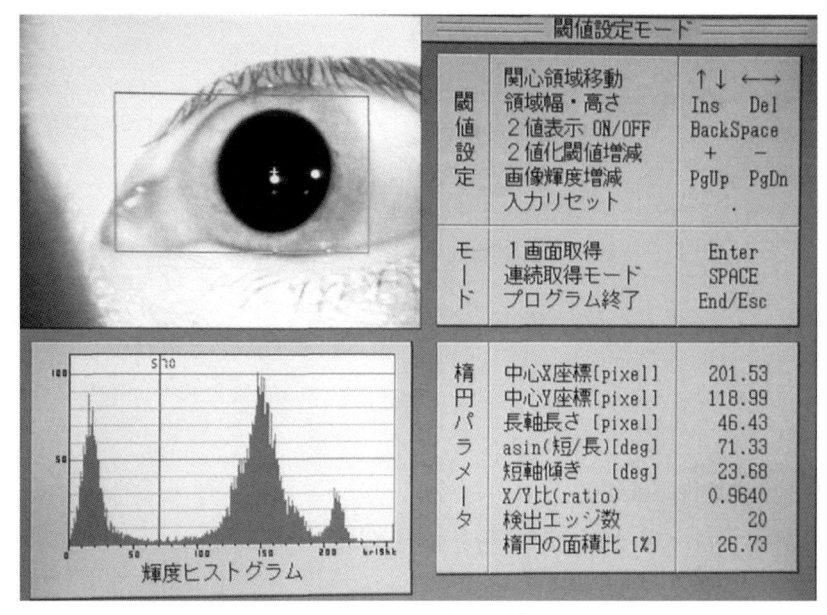

図4．VOR測定時の瞳孔画像取り込み

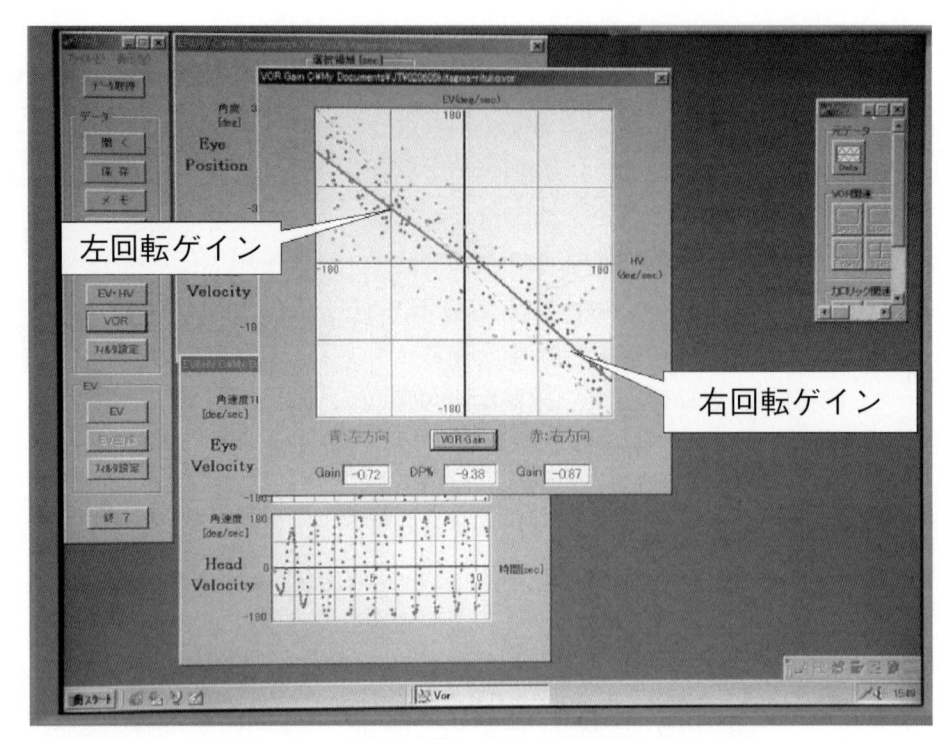

図5. VOR ゲインの算出

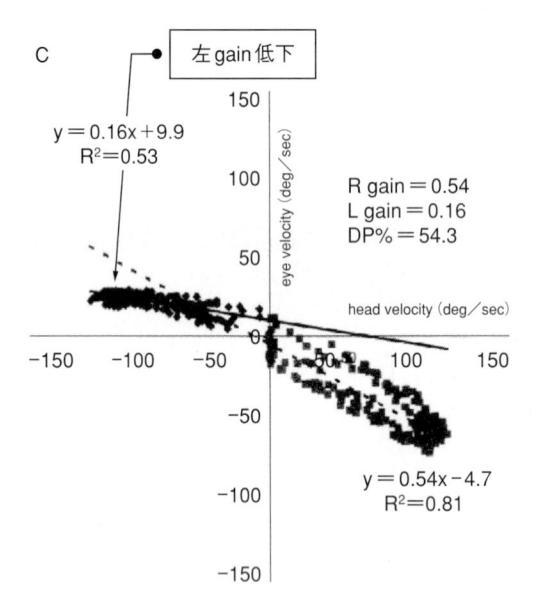

図6. 左前庭機能低下例の VOR ゲイン
左ゲインの低下がみられる。

⓫視性誘発性眼球運動

　指標が網膜上でぶれないようにするための仕組みは、1つは前庭器官からの情報を使い自分の頭部の運動を打ち消す前述の VOR で、もう1つは視性情報を利用し、眼球を運動させるもので視性誘発眼球運動と呼ばれる。視性誘発性眼球運動は、①離れた点に急に視線を移動さ

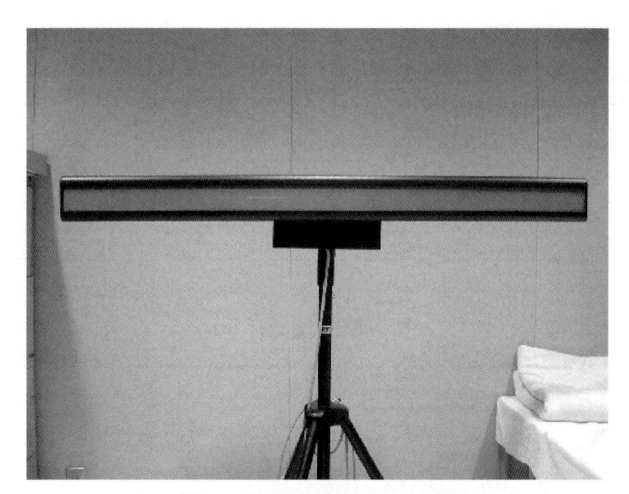

図7．指標追跡検査の指標

せる saccade、②移動する小さい指標を注視し続ける、滑動性追跡眼球運動（smooth pursuit）、③網膜の広い領域を占める大きい指標が移動し、それを注視する　視運動性眼振（optokinetic nystagmus）、の3つのシステムがある。前2者は指標を中心窩に捉える運動であり、系統発生的に新しくヒト・サルなどの中心窩をもつ動物にのみみられる。それぞれのシステムは、①二点交互注視検査、②指標追跡検査（eye tracking test）、③視運動性眼振検査（optokinetic nystagmus）、によって評価される。

　前庭情報による眼球の制御は視性情報によるものより追従が早い。これは自分の目の前においた手のひらの掌紋を注視しながら、首を左右に振っても掌紋はぶれないが、同じ速さで手のひらを左右に動かすと像がぶれて見えなくなることで体験できる。視性動眼反射も入力が指標の速度情報であることが知られており、出力は眼球の位置情報であるため、積分装置である速度蓄積機構が必要となる。視性誘発眼球運動には前庭は直接関係しないが、速度蓄積機構は前庭動眼反射（VOR）と同じものを共有していることが知られている。

　i）**二点交互注視検査**（saccadic）：眼前に提示される2点を交互に注視するもので、脳幹の paramedian pontine reticular formation（PPRF）が重要な役割をもつ。病的所見としては、①眼筋・運動ニューロン障害による眼球運動速度の低下、②PPRF障害による眼球運動速度低下、③小脳障害による dysmetria として指標を行き過ぎてから戻ったり、指標の手前で止まってから指標に到達したりする異常、がみられる。

　ii）**指標追跡検査**（eye tracking test）：眼前を滑らかに、正弦運動する指標（図7）を追跡させるもので、網膜上の指標の感知には、視覚領が、指標の動きに方向選択性に反応するニューロンとして大脳上側頭溝鼻側にある middle temporal area と middle superior temporal area が関与する。視覚情報の運動情報への変換は前庭小脳（片葉・傍片葉）、小脳虫部が関与し、脳幹の外眼筋運動神経核から出力される[2]。このように中枢神経系の広い範囲が関与するため、異常所見から病巣部位を同定するのは困難であることが多い。これらの領域の障害で滑動性眼球運動のゲイン（緩徐相速度/指標速度）の低下がみられる。低下例では指標のズ

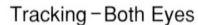

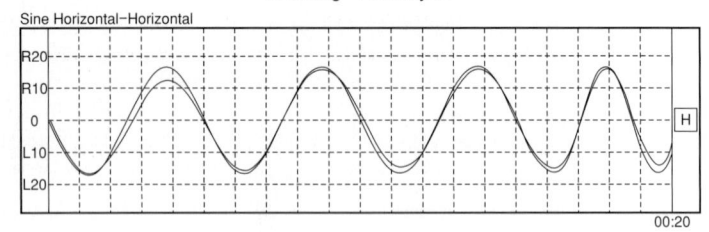

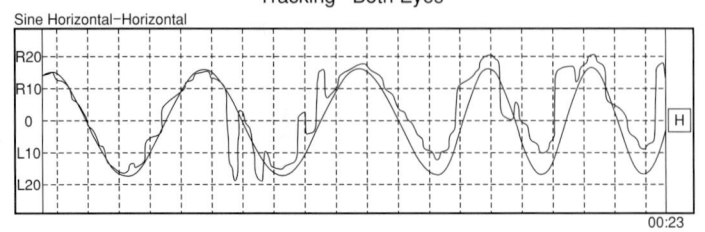

図8. 指標追跡検査
異常（下段）例では正常（上段）に比べ軌跡が滑らかでない。

レを急な眼球運動で頻繁に取り戻そうとするため、階段状のギクシャクした波形がみられる（saccadic pattern）（図8）。しかし saccadic patern は正常者でも注意力が散漫なときや疲れているときにみられる。

iii）視運動性眼振検査（optokinetic nystagmus；OKN）：眼前の動く対象物を次から次と見るとき、対象物が流れる方向へ向かう緩徐相と新たな対象物が現れてくる方向へ戻る急速相をもつ律動的な運動が生じる。緩急2相の連続であるこの眼振を視運動性眼振 optokinetic nystagmus（OKN）という。緩徐な動きは、中心窩の関係を除くと前述の smooth persuit と同質で、急な動きは saccade と同質である。したがって異常所見から疑われる病巣も指標追跡検査、二点交互注視検査を合わせた中枢神経系の広範囲に及ぶ。

⓫前庭誘発筋電図（vestibular evoke myogenic potentials；VEMP）

前庭に存在する耳石器は重力を感知する。これが刺激されたとき、重力に抗して姿勢を立ち直らせる筋肉（下肢筋・頸筋）が反射的に収縮する。この耳石器が強大音にも反応することを利用したのが VEMP である。方法は一側耳から強大音を聞かせ、それに伴う頸筋の収縮を筋電図で計測する。刺激を繰り返し加算平均しノイズを軽減する。ほかの検査で評価の困難な耳石器を他覚的に評価できる点が特長である。

（辻　　純）

◆文　献

1) 平衡機能検査基準化のための資料, Equilibrium Research suppl 11：1-26, 1996.
2) めまい・平衡障害. 21世紀耳鼻咽喉科領域の臨床 8 巻, 1999.
3) 坂口正範, 宮下浩一, 佐々木修, ほか：めまい・平衡障害例の治療効果判定における重心動揺と頭部動揺検査の意義. Equilibrium Research（0385-5716）58(4)：324-329, 1999.
4) Fukuda T：The stepping test；Two phsaes of the labyrinthine reflex. Acta Otolaryngol（Stockh）

50：95-108, 1959.
5) Goldberg JM, Smith CE, Frenandez C：Relation between discharge regularity and responses to externally applied galvanic currents in vestibular nerve afferents of the squirrel monkey. J Neurophysiol 51：1236-1256, 1984.
6) 渡辺行雄, 大井秀哉, 将積目出夫, ほか；電気性身体動揺反応による後迷路性前庭障害の診断とその問題点：前庭神経節と前庭神経炎. 関谷　透, ほか（編）, p 99-110, 山口大学・迷路会, 宇部, 1988.
7) Takemori S, Cohen B：Loss of visual suppression of vestibular nystagmus aitef flocculusles lesions. Brain Res 72：213-224, 1974.

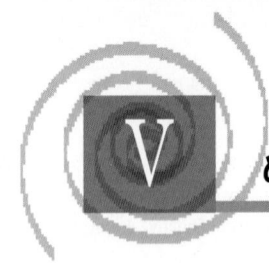

V めまいの原因疾患と治療法

◆メニエール病

1 疾患概念

　メニエール症候群（Meniere's Syndrome）は前庭症状である回転性めまいと蝸牛症状である難聴、耳鳴、耳閉塞感などを発作性に呈する症候群であり、狭義のメニエール病（Meniere's Disease）、突発性難聴、外リンパ瘻、内耳梅毒、聴神経腫瘍などの疾患の総称である。最近では突発性難聴や外リンパ瘻などの疾患概念が明確になってきたことから、耳鼻咽喉科領域でメニエール症候群と呼ぶことは少なくなっており、突発性難聴や外リンパ瘻などを除いた狭義のメニエール病として診断、治療を論じることが多い。
　メニエール病は、①回転性めまいが反覆し、②難聴、耳鳴、耳閉塞感などの蝸牛症状が反

表 1．メニエール病の臨床診断基準（日本平衡神経科学会 1987）

疾患概念
　メニエール病は蝸牛神経症状を伴う発作性のめまいを反覆する内耳性めまい疾患である。発作時はめまい・平衡障害のため就床を要し、悪心・嘔吐などの自律神経症状を伴うことが多い。間歇期には正常に回復する例もあるが、発作を反覆すると聴力障害、前庭・半規管障害が不可逆となる。発作間隔は数日から数年に及ぶものがあり症例により異なる。
　病理学的には側頭骨の病理学的検索により内リンパ水腫が存在することが明らかにされている。しかし、内リンパ水腫発生の原因はいまだ明確ではない。

病歴からの診断
① 発作性の回転性めまい（時に浮動性）めまいを反覆する。
② めまい発作に伴って変動する蝸牛症状（耳鳴・難聴）がある。
③ 第 8 脳神経以外の神経症状がない。
④ 原因を明らかにすることができない。
①②③④が存在するときはメニエール病を疑う（90％）。

検査からの診断
① 聴力検査においてメニエール病に特徴的な難聴を認める。
② 平衡機能検査で内耳障害の所見を認める。
③ 神経学的検査でめまいに関連する第 8 脳神経以外の障害を認めない。
④ 耳鼻咽喉科学的検査、内科学的検査、臨床検査学的検査などで内耳障害の原因を認めない。

　病歴でメニエール病が疑われ、かつ検査にて①②③④があればメニエール病確実である。間歇期の検査で病歴を満たすが検査で陽性所見がなく、かつ否定所見もない場合はメニエール病はほぼ確実とし経過をみて診断する。
両側メニエール病の診断も片側性と同様に行う。

覆、消長随伴し、③他の原因疾患がない内耳性疾患、と定義されている（表1）[1]。ここで重要なことは前庭、蝸牛症状が反覆するということであり、初回発作のみでメニエール病と確定診断することはできないことである。とかく回転性めまい＝メニエール病と認識されることも多いが、メニエール病の定義と照らし合わせて正確な診断が必要である。

メニエール病の有病率は1984年の全国調査から16.0人／10万人と推定されている[2]。米国の報告でも15.3人／10万人とほぼ同様の報告されており[3]、その有病率は概ねこの程度と考えられる。しかし、近年の高齢化によりめまい疾患は増加しているといわれており、特に末梢性めまい疾患としては良性発作性頭位めまい症（BPPV）が急増しているが、メニエール病も例外ではない。メニエール病は末梢性めまい疾患の約20％程度であるが、近年社会の複雑化によるストレス環境がその増加の一因となっており、有病率も若干高くなっている可能性もある。

2 病態

メニエール病の病態は内耳膜迷路の水腫（内リンパ水腫：endolymphatic hydrops）であると考えられている（図1）。内耳膜迷路は内リンパという液で満たされており、膜迷路は外リンパで被われている。内リンパは細胞内液と類似した高カリウム、低ナトリウムという独特のイオン組成を有するのに対し、外リンパは髄液と連続しており低カリウム、高ナトリウムで

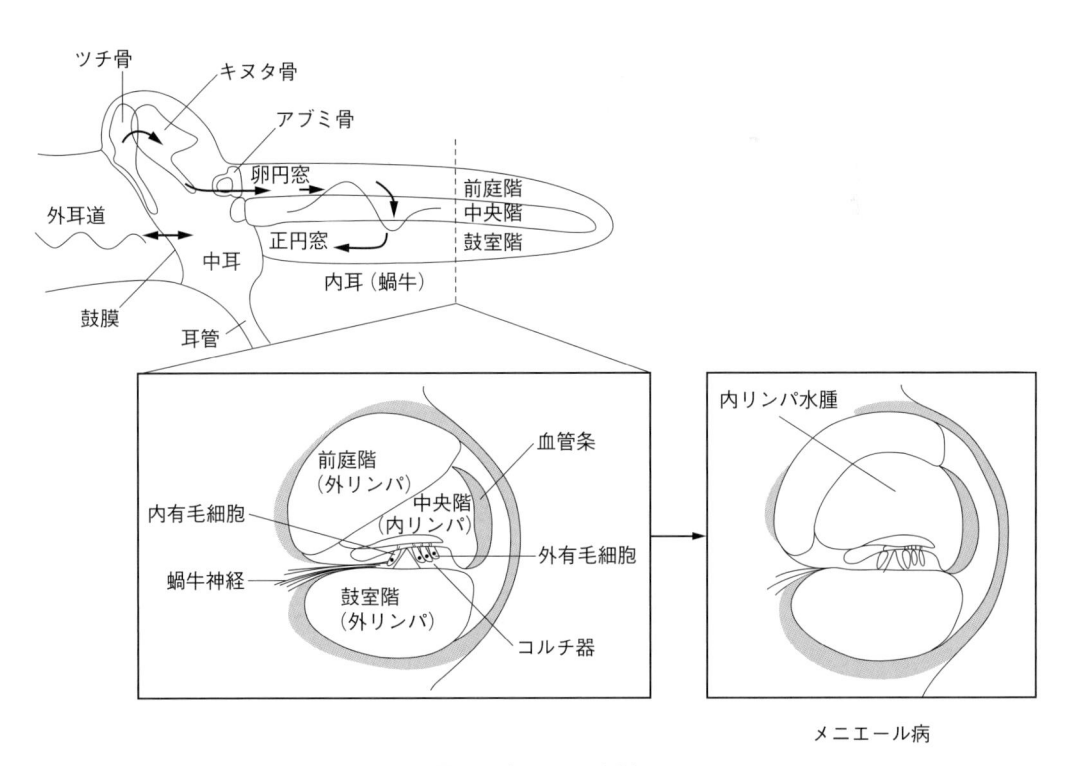

図1．内リンパ水腫

ある。このようなイオン組成の違いにより、内耳有毛細胞の活動のためのエネルギー源（バッテリー）が形成されている。内リンパは蝸牛血管条で産生され、内リンパ嚢で吸収されるが、内リンパ水腫は内リンパ嚢における内リンパ吸収障害によって生じるとされている。しかし、その病因は不明であり、自律神経障害に伴う循環障害、ウイルス感染などが考えられている。内リンパ嚢が免疫応答に関与することから、自己免疫などの免疫異常が内リンパ水腫の原因である可能性も考えられている。発症要因として心身のストレスがあることが多く、ストレスによる自律神経障害が病因に関与している可能性もある。

　このようになんらかの病因で内リンパ水腫が形成されるが、内リンパ水腫によるめまいや難聴などの症状発現には2つの説がある。第一に圧説であるが、内リンパ吸収障害により内リンパ圧が上昇し、このため蝸牛基底板が下方に圧排されるために蝸牛基底板の振動が抑制されて難聴などの蝸牛症状を生じるとするものである。基底板は蝸牛頂回転ほど長いため、頂回転の責任周波数である低音域から難聴が生じる。また、急激な圧変化により前庭の有毛細胞が変位し、めまい発作が生じるとされる。もう1つの説として化学説がある。内リンパ水腫によ

メモ1　メニエール病とストレス

　近年、めまいを訴えて耳鼻咽喉科を受診する患者が増えている。めまいはピポクラテスの医学書にも記載されているように古くから訴えられてきたごくありふれた症状であるが、世の中の仕組みが複雑になるに連れて急激に増加している。特に高齢化に伴い高齢者のめまい患者が増えているが、その一方で20〜30歳代の若年層も少なくない。めまい疾患の代表はメニエール病であるが、メニエール病ではストレスが発症の引き金になるといわれており、現在のストレス社会を反映していると考えられる。メニエール病は40〜50歳代の働き盛りに多く、職業としては金融関係やコンピューター関係の職業や、営業職、中間管理職などに多い。また、性格的には真面目で几帳面、責任感が強く自責的な人に多いといわれている。農村部より都市部に多いとする疫学統計も、ストレス病としての性格を明瞭にしている。ストレスはその他にも心身症や神経症によるめまい（心因性めまい）の原因にもなっている。このようなめまい疾患とはやや異なるが、乗り物酔い（動揺病）もめまいの範疇に入る。現代文明は自動車や飛行機、さらにはスペースシャトルで宇宙まで旅することを可能にし、人間は飛行機酔いや宇宙酔いを経験することになったが、さすがのピポクラテスもこのようなめまいは予想もしなかったであろう。このように、めまいは現代文明とは切っても切れない関係にあるといえる。したがってめまいの治療および予防を考える場合、その引き金になっているストレス要因を考慮する必要がある。

メモ2　めまいと診療科

　めまい患者は耳鼻咽喉科をはじめとして神経内科や脳神経外科などさまざまな診療科が窓口となる。いずれの診療科でもはじめに中枢性めまいか末梢性めまいの鑑別を行うため、神経学的検査および眼振検査を行い、さらに頭部CTまたはMRIを検査するのが一般的である。確かにこれらの検査で大まかな中枢性と末梢性の鑑別は可能であるが、末梢性めまい、特にメニエール病を診断することはできない。内耳という小さな器官は音を感受する蝸牛と重力や加速度を感受する前庭（耳石器と三半規管）からなり、これら2種類の感覚器は構造的にも機能的にも極めて類似した器官である。したがって、末梢性めまいでは蝸牛にもなんらかの異常が生じている可能性があり、その診断にあたっては必ず精密聴覚検査を行う必要がある。特にメニエール病の診断には蝸牛症状および聴覚検査での異常所見が不可欠であり、またメニエール病初期の聴覚検査所見としては低音域の軽度難聴が特徴であり、音叉検査などの簡易聴力検査では検出できないことも多く、耳鼻咽喉科における精密聴覚検査は不可欠である。

る機械的刺激により膜迷路のイオン透過性が亢進し、内リンパ中のカリウムイオンが外リンパに流入するために内、外リンパのイオン組成が変化し、難聴、めまい発作が生じるというものである。

一般にはメニエール病は一側性であるが、約10％で両側内耳が障害され、両側の難聴、耳鳴などが生じる。また、蝸牛症状が反復し、前庭症状を欠く場合を蝸牛型メニエール病、逆に前庭症状が反覆し、蝸牛症状を欠く場合を前庭型メニエール病と呼ぶこともあるが、メニエール病の定義から考えて、これらの亜型の診断には注意を要する。

3 診断

回転性めまい発作時には嘔気、嘔吐などの自律神経症状が生じ（前庭自律神経反射）、前庭性の眼振が認められる（前庭眼反射）。また、起立、歩行時には動揺、偏倚が生じる（前庭脊髄反射）。また、難聴、耳鳴、耳閉塞感などの蝸牛症状が生じる。これらの病歴および臨床所見を前述した診断基準に照らし合わせると約90％でメニエール病の診断は可能である。さらに診断に必要な検査として聴覚検査と平衡機能検査を行い、そのほか、第8脳神経以外の障害や他の内耳障害を鑑別するための、耳鼻咽喉科学的検査、神経学的検査、臨床検査学的検査、画像検査を適宜行う必要がある。

1 聴覚検査

難聴は内耳性の感音難聴を呈するため、補充現象は陽性であることが多い。メニエール病の初期には低音障害型難聴を呈するが、発作を繰り返すに従い高音域の難聴が加わり、徐々に水平型難聴へと進行する（図2）。発症初期には難聴は治療によりほぼ完全に回復するが、発作を繰り返すうちに難聴、耳鳴などの蝸牛症状は不可逆性障害となる。

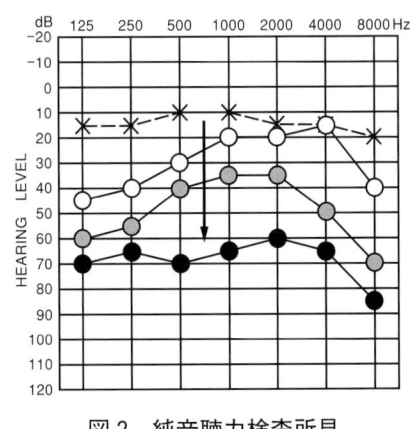

図2．純音聴力検査所見

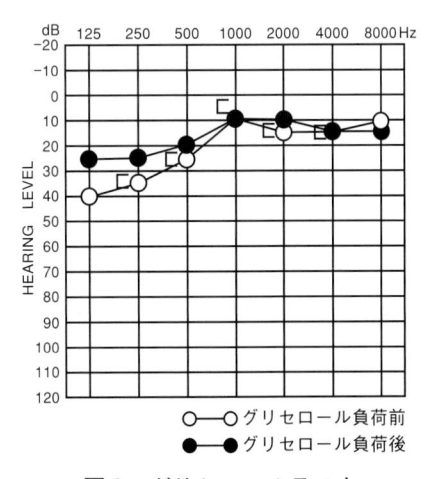

図3．グリセロールテスト
○―○グリセロール負荷前
●―●グリセロール負荷後

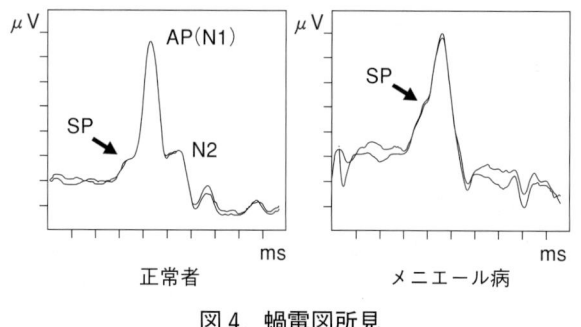

図4. 蝸電図所見

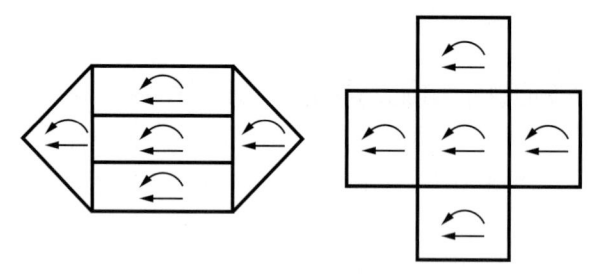

図5. 眼振検査所見
右メニエール病（図2）症例におけるめまい発作直後の眼振。患側の右側に向かう水平回旋混合性眼振。

　グリセロールテストは内リンパ水腫の診断に有用であり、浸透圧利尿剤であるグリセロール投与前後に聴力検査を行い、一定の聴力改善が認められた場合に内リンパ水腫陽性と判断する（図3）。

　蝸電図検査も内リンパ水腫の検出に有用である。蝸電図では蝸牛マイクロフォン電位（CM）、加重電位（SP）、蝸牛神経活動電位（AP）が記録されるが、内リンパ水腫では-SP/AP比の増大がする（図4）。また、この-SP/AP比の変化をグリセロール負荷前後で観察すると内リンパ水腫の診断率が向上する。

2 平衡機能検査

　平衡機能検査としては各種四肢平衡検査、重心動揺検査、眼振検査を行うが、メニエール病に特有の異常所見はなく、一側性前庭機能障害の所見を示す。メニエール病発作期には患側向きの水平回旋混合性眼振が生じるが、通常数時間で健側向き眼振に変化する（図5）。温度眼振検査ではメニエール病の約半数で温度眼振反応低下が記録される。聴覚検査におけるグリセロールテストと同様に、温度眼振検査にフロセマイドを負荷して内リンパ水腫を検出するフロセマイドテストを行うこともある。いずれにしても平衡機能検査によりメニエール病の確定診断は困難であるが、中枢性めまいや他の前庭障害との鑑別上重要である。

> **メモ3　グリセロールテストとフロセマイドテスト**
>
> 　グリセロールテスト：内リンパ水腫の存在を蝸牛機能の立場から診断する検査法で、空腹時に1.3 m*l*/kg のグリセロールを内服させ、内服後3時間の聴力レベルを内服前と比較する。連続する2周波数の聴力レベルで10 dB 以上の改善を認める場合を陽性と判定する。メニエール病では聴力レベルを指標とするグリセロールテストの陽性率は40～50% である。グリセロールテストの陽性率を向上させるため、最近では蝸電図や耳音響放射検査、耳鳴検査を指標として併用することもあり、この場合は約30% 陽性率が向上するとされている。
>
> 　フロセマイドテスト：内リンパ水腫の存在を前庭機能の立場から診断する検査法で、フロセマイド 20 mg の静注投与前後に温度眼振検査、または振子様回転検査を行い、最大緩徐相速度の改善度で判定する。フロセマイドテストの陽性率は50～60% である。

4　メニエール病周辺疾患の診断

メニエール病の診断に際しては発作性に前庭症状と蝸牛症状をきたす疾患をすべて鑑別する必要がある。

1　レルモワイエ症候群（Lermoyez 症候群）

メニエール病ではめまい発作が生じる少し前に蝸牛症状が発現し、めまい発作が改善した後に蝸牛症状も徐々に改善するが、レルモワイエ症候群では蝸牛症状が発現して徐々に進行するが、めまい発作と同時に蝸牛症状は急激に改善する。レルモワイエ症候群は発作時の症状発現には違いがあるが、基本的にはメニエール病の一亜型と理解される。

2　遅発性内リンパ水腫（delayed hydrops）

一側の高度難聴（多くの場合聾）があり、数年から数十年後に発作性めまいと難聴の変動をきたす症候群を遅発性内リンパ水腫と呼ぶが、高度難聴が変動する同側型（聾の場合は発作性めまいのみが生じる）と対側良聴耳に難聴が生じる対側型がある。一側の高度難聴の原因は不明な場合が多いが、原因が判明しているものでは乳幼児に生じたムンプス聾が多い。遅発性内リンパ水腫の発症機序は明らかではなく、一側の高度難聴に偶然メニエール病が合併した可能性も否定できないが、対側型では交感性眼炎のような自己免疫の関与も考えられている。

3　内耳梅毒（syphilis）

内耳梅毒でも内リンパ水腫が生じることが知られている。内耳梅毒は進行性難聴型、突発難聴型、メニエール病型に分類されるように、症状は多様である。メニエール病型は先天性梅毒に多いといわれ、メニエール病と異なり左右差はあっても両側性であることが多い。

4　突発性難聴（sudden deafness）

突発性難聴は原因不明の急性感音難聴で、メニエール病と同様に診断基準をもとに診断す

る。通常、一側性の突然難聴、耳鳴が生じ、約半数でめまいを合併する。その病態は内リンパ水腫ではなく、メニエール病のように発作性に症状を繰り返すこともない。

5 外リンパ瘻（perilymphatic fistula）

内耳窓（卵円窓、正円窓）より外リンパが中耳腔に漏出するもので、奇形や外傷、炎症、梅毒などが原因となるが、明らかな原因のない特発性外リンパ瘻も少なくない。特発性では重量物運搬などの労作や咳、くしゃみなど外リンパ圧の上昇や、潜水や飛行機の離着陸時など中耳圧の変化により内耳窓が破裂して外リンパ瘻が生じるとされている。発症時のpop音や水の流れるような耳鳴、瘻孔症状が特徴的といわれているが、そのほか外リンパ瘻に特有の症状、検査所見はなく、確定診断は手術により外リンパの漏出を確認することである。

6 聴神経腫瘍（vestibular schwannoma）

前庭神経に生じる神経鞘腫で、NF 2（neurofibromatosis 2）に合併する場合以外は一側性である。進行性の難聴、耳鳴を特徴とするが、突発性難聴と類似した急性感音難聴で発症する場合も少なくなく、この場合は発作性の回転性めまいが生じる。特に内耳道内に限局する早期の聴神経腫瘍で急性発症することが多く、メニエール病の診断に際しても必ず聴性脳幹反応（ABR）やMRIにより聴神経腫瘍を鑑別除外する必要がある。

5 治療

メニエール病の原因は不明であるため、その根本的治療法はいまだ確立されていない。心身のストレスが発症に関係しているため、ストレスの背景因子の除去などの生活指導、心理療法などがメニエール病の発作予防のためには最も重要であり、こうした治療を補うことを目的として薬物療法を行う。このような治療に抵抗して、発作を繰り返す場合には手術療法の適応となる。

メニエール病のめまい発作自体は自然緩解が期待できるself-limitingな症状であるため、各種治療法の効果の評価は正確および慎重に行う必要がある。メニエール病の重症度によっても治療効果は大きく異なるため、重症度分類法が考案されている（表2)[4]。また、治療効果の判定には「めまい（メニエール病）治療効果判定基準（日本平衡神経学会1993）」を用いる（表3)[5]。

1 薬物療法

メニエール病の薬物療法はその病期、すなわち発作急性期、準発作期、寛解期によって異なる。発作急性期には嘔気・嘔吐を伴う激しい回転性めまいが生じるため、薬剤の経口投与は困難であり、経静脈的に薬剤を投与する。また、投与する薬剤も対症療法的であり、水分、電解質の補給と制吐剤、鎮静剤、鎮暈剤などが用いられる。激しい回転性めまいはないが、時々軽

表2．メニエール病の重症度分類（厚生省特定疾患前庭機能異常調査研究班分科会、試案）

重症度分類の基準となる項目と評価
・病態の進行度（聴力検査を加味した評価）
　0点：正常
　1点：可逆的（低音部に限定した難聴）
　2点：不可逆的（高音部の不可逆的難聴）
　3点：高度進行（中等度以上の不可逆的難聴）
・自覚的苦痛度（主観的評価：めまい、耳閉塞感、耳鳴、難聴）
　0点：正常
　1点：時に苦痛
　2点：しばしば苦痛
　3点：常に苦痛
・日常生活の制限（社会的適応、平衡障害）
　0点：正常
　1点：時に制限される
　2点：しばしば制限される
　3点：常に制限される

総合的重症度
stage 1（準正常期）：無症状で正常と区別できない（病態0点、自覚的苦痛度0点、活動制限0点）
stage 2（可逆的期）：病態は可逆的である（病態1点、自覚的苦痛度0～1点、活動制限を問わない）
stage 3（不可逆的期）：病態は不可逆的であるが進行していない（病態2点、自覚的苦痛度1～2点、活動制限0～1点）
stage 4（進行期）：不可逆的病変は進行し、苦痛で日常活動の制限がある（病態3点、自覚的苦痛度2～3点、活動制限2～3点）
stage 5（後遺症期）：不可逆的病変は高度に進行し、後遺症がある（病態3点、自覚的苦痛度3点、活動制限を問わない）

重症度分類の治療への応用
stage 1：生活指導のみで与薬を必要としない時期
stage 2：生活指導と与薬を必要とする、完治可能な最も重要な時期
stage 3：初期治療が不成功に終わり、不可逆病変を伴う対症療法の時期
stage 4：進行し保存的治療に抵抗し、外科的治療が考慮される時期
stage 5：高度に進行し、病態は活動性ではないが後遺症が明らかな時期

度のめまい発作があり、難聴、耳鳴などの蝸牛症状もある準発作期には、鎮暈剤、循環改善剤、代謝賦活剤、向神経ビタミン剤、精神安定剤、自律神経剤などが用いられる。また、内リンパ水腫改善を目的として利尿剤を併用する。一般に利尿剤は4週間以上の長期連続投与が必要であるといわれている。メニエール病で急速に難聴が進行する場合や聴力変動が著しい場合にはステロイド剤を投与するが、ステロイド剤のめまい発作に対する効果は確立されていない。まったく症状のない寛解期には生活指導のみで薬物療法は行わないが、ストレスを軽減する目的で精神安定剤や自律神経剤を用いることもある。

2 手術療法

　手術療法としては内リンパ嚢の内リンパ吸収障害がメニエール病の病態と考える立場より、内リンパ嚢を切開して髄液腔と交通させる内リンパ嚢開放術が行われる。また、めまいに対す

表 3. めまい（メニエール病）治療効果判定基準（日本平衡神経学会 1993）

めまいの判定
めまい係数＝治療後 12 カ月の月平均発作回数／治療前 6 カ月の月平均発作回数 x 100
 0：著明改善
 1～40：改善
 41～80：軽度改善
 81～120：不変
 ＞120：悪化

聴力の判定
（250～2000 Hz の 4 分法平均聴力レベル）
治療前 6 カ月と治療後 6～12 カ月の最悪平均聴力レベルの比較
 10 dB 以上の改善：改善
 10 dB 未満の変動：不変
 10 dB 以上の悪化：悪化

能力低下（disability）
 1：障害なし
 2：軽度障害（危険な労働のみできない）
 3：中等度障害（軽労働のみできる）
 4：高度障害（日常生活に支障あり勤務できない）

総合判定
 患者が有用性を主観的評価
  1：極めて有用性あり
  2：有用性あり
  3：はっきりしない
  4：不要（悪化）
 主治医が改善度を他覚的評価
  1：極めて改善（普通勤務可能）
  2：改善（制限のある勤務のみ可能）
  3：はっきりしない
  4：悪化（生活支障度の悪化）

＊米国メニエール病治療効果判定基準（AAO-HNO 1985)[6]との相違点
1：めまいの評価期間は日本の 12 カ月に対して米国は 24 カ月
2：平均聴力レベルの算出法は日本が 250～2000 Hz の 4 分法であるのに対して、米国では 500～3000 Hz 聴力評価期間は日本の治療後 6～12 カ月に対して米国では治療後 12～24 カ月
3：米国の総合判定は主治医による 1：改善、2：不変、3：悪化のみ

る対症的手術法として前庭神経切断術が行われる。しかし、メニエール病に対するこれら手術療法は各種治療に抵抗する難治例を適応とすべきである。

メモ 4　メニエール病に対する心理療法

 メニエール病発症にはストレス要因が深く関与していることは明らかで、その治療および発作予防には心理治療が有効であることが少なくない。また、職業的ストレスや環境的ストレスを自覚していないことも多く、カウンセリングによりストレス状況を把握して自覚させることも重要である。ストレス状況を客観的に把握するためには各種心理検査を行う。心理検査は質問紙法記述式で、個々の身体状況、気質・性格傾向、人格構造分析、抑うつ傾向、不安傾向、欲求不満度、ストレス対処能などを調べるが、それぞれ CMI、Y-G 性格検査、エゴグラム、SDS、MAS、P-S スタディ、ストレスコーピングインデックスなど用いる。心理検査の結果より、精神分析療法、交流分析、自律訓練法、行動療法などを適宜適応する。

メモ5 メニエール病に対する処方例

1. めまい発作急性期(激しいめまいのため経口摂取が困難な場合)
   - 炭酸水素ナトリウム(メイロン®)　　　　　　　　　　　250 m*l*／日　点滴静注
   - ソルビトール加乳酸リンゲル液(ラクテックG®)　　　　 500 m*l*　　点滴静注
   - ジアゼパム(セルシン®)　　　　　　　　　　　　　　　 10 mg　　 筋注

2. 軽度のめまい発作急性期または寛解期
   - メシル酸ベタヒスチン(メリスロン®)　　　　　　　　　 36 mg／日　分3　毎食後
   - 塩酸ジフェニドール(セファドール®)　　　　　　　　　150 mg／日　分3　毎食後
   - サリチル酸ジフェンヒドラミン・ジプロフィリン(トラベルミン®)
   　　　　　　　　　　　　　　　　　　　　　　　　　　　　 3錠　　分3　毎食後
   - ロラゼパム(ワイパックス®)　　　　　　　　　　　　　1.5 mg／日　分3　毎食後
   - イソソルビド(イソバイド®)　　　　　　　　　　　　　 90 m*l*／日　分3　毎食後

3. 寛解期
   - アデノシン3リン酸2ナトリウム(アデホス顆粒)　　　　 3 g／日　　分3　毎食後
   - メコバラミン(メチコバール®)　　　　　　　　　　　　1.5 mg／日　分3　毎食後
   - エチゾラム(デパス®)　　　　　　　　　　　　　　　　1.5 mg／日　分3　毎食後

4. 高度の急性感音難聴を伴う場合
   めまい発作急性期または寛解期でも、高度の急性感音難聴を伴う場合
   - プレドニソロン　　　　　　　　　　　　60〜30 mg／日から約2週間で漸減

(小川　郁)

◆文献

1) 渡辺 勖:厚生省研究班メニエール病診断基準について. 耳鼻臨床 69:301-303, 1976.
2) 渡辺 勖, ほか:前庭機能異常に関する疫学調査報告;個人調査票集計を中心に. 耳鼻臨床 76:2426-2457, 1983.
3) Wladislavosky-Waserman P, et al:Meniere's disease;a 30-year epidemiologic and clinical study in Rochester, MN, 1951-1980. Laryngoscope 94:1098-1102, 1984.
4) 八木聰明, ほか:メニエール病の重症度分類について. Equilibrium Res 58:61-64, 1999.
5) 水越鉄理, ほか:めまいに対する治療効果判定の基準案(メニエール病を中心に);1993年めまいに対する治療効果判定基準化委員会回答. Equilibrium Res Suppl 10:117-122, 1994.
6) Peason BW, et al:Committee on Hearing and Equilibrium guidelines for reporting treatment results in Meniere's disease. Otolaryngol Head Neck Surg 93:579-581, 1985.

V めまいの原因疾患と治療法

◆良性発作性頭位めまい

■はじめに

良性頭位めまいは、良性発作性頭位眩暈症（benign paroxysmal positional vertigo；BPPV）、あるいは良性発作性頭位眼振（benign paroxysmal positional nystagmus）とも呼ばれ、真のめまいを呈する疾患のうちで頻度の最も高い疾患である。その病態を重視して良性発作性頭位変換眩暈症（benign paroxysmal positioning vertigo[1]）とすべきであるという主張もある。いずれにせよ本稿では BPPV と略すことにする。

1 歴史的経緯・疫学

頭位を変換した際に発作的なめまいを訴える症例について言及した報告は 19 世紀からあった。現在 BPPV と診断されるに相当する症例を最初に記載したのは Barany[2] といわれ、右側臥位をとった際に回転性眼振の出現やその頭位を維持している間に起こる眼振の減衰を 27 歳女性例で観察して記載した。その後、頭位変換による眼振の誘発法については多くの医家の報告があり、また命名もバラバラであった。現在も診断に用いられている誘発検査法を提唱し、BPPV の臨床概念と結びつけたのは Dix と Hallpike[3] である。

BPPV の基本的な臨床概念が確立後も、1980 年代までは十分な注意を払われておらず、わが国ではその頻度が高いという記載もほとんどなかった。しかし、現在では真性めまい（true vertigo）を呈する疾患のうちで本症が最も多いとされている。あまりにもメニエール病（Meniere disease）が有名で、以前はめまいを主訴として受診する患者すなわちメニエール病といった感がなきにしもあらずで、かなりの診断のバイアスがあったことは否定できない。最近の本邦における BPPV の有病率は人口 10 万対 10.7 という報告もある。小宮山[4] によれば、18 カ月間にめまい外来を受診した 383 症例の統計では約 50％ の 181 例が BPPV であった。それに比し前庭神経炎が 21 例（5.5％）、メニエール病は 14 例（3.7％）に過ぎなかったという。また、弘前大学耳鼻咽喉科のめまい専門外来の最近 5 年間の統計では、1099 例の受診者中診断の確定したものうちでは BPPV が 38％、メニエール病 23％、中枢性めまい 21％、聴神経腫瘍 8％、前庭神経炎 4％、めまいを伴う突発性難聴 3％ などとなっている。但し、これは専門外来に登録され通院した症例であるから、BPPV より重い病態のものが相対的に高い比率になっていると想定される。また、めまい患者のうち非前庭系のめまいは約 30％ 程度と思われる。

> **ポイント** 真性のめまいでは BPPV が最多。メニエール病は考えられているほど多くない。

2 臨床症状

　好発年齢は 40 歳以降で 70 歳位まで、女性に多い（男女比は 1：1.3〜2）。若年者層、特に 20 歳代前半以下は極めて少ない。

　臨床的には後半規管型 BPPV と外側半規管型 BPPV の 2 つのタイプがある。後半規管型 BPPV が多数を占め、その特徴はほとんどすべての例で主症状は回転性のめまいである。その起こり方は発作性、一過性であり、ある特定の頭位をとったときに出現し、持続は通常 30 秒以内、長くとも 1〜2 分以内におさまる。仰臥した位置から起きあがって座位になったときなどに誘発される場合が多い。すなわち首の前後屈で誘発される。具体的には、朝起床したときや睡眠中トイレに起きたときなどに発現しやすい。しかもそのような頭位になる動作を反復することによってめまい発作は軽減する（すなわち慣れ現象がある）。このような例において、めまい発作中に診察すれば、主に回旋性の眼振が観察されるが、めまいを引き起こす頭位にしてから少し遅れて出現する（すなわち潜時がある）。繰り返して誘発すると眼振もめまいと同様に減衰し、やがて惹起されなくなる。

　一方、主に仰臥位から横向きになったとき、すなわち寝返りをうったときなどに起こることが多い外側半規管型 BPPV[5]では、めまいの持続が後半規管型 BPPV におけるより長い傾向があり、上述の慣れ現象は起こり難い（表 1）。

　いずれの型にしても BPPV では、発作が強い場合に悪心や嘔吐を伴うことがある。しかし、発作時に聴力障害、耳鳴などの蝸牛神経症状を伴ったり、ほかの中枢神経障害が出現することはなく、頸椎異常に基づく症状などもみられない。

> **ポイント** BPPV は中年以降の女性に多い。若い人には稀。頭位の変換によって誘発されるめまい。

表 1．後半規管型 BPPV と外側規管型 BPPV の比較

	後半規管型 BPPV	外側半規管型 BPPV
めまいの誘発	首の前後屈	寝返り
持続時間	多く 30 秒以内	より長い傾向
眼振の性状	回旋性	水平性
頭位変換後の潜時	数秒〜10 数秒	2〜3 秒以内
慣れ現象	あり	なし
誘発検査	座位→懸垂頭位	仰臥位→首を横向きに

3 病因・病態

　頭部外傷後に発症する例が比較的多く、本症の病因あるいは誘因として重要視されてきた。しかし過去の報告を振り返ってみると、臨床的に本症と診断された例の背景にはさまざまのものが含まれていた。Balohら[6]によれば臨床的に良性頭位めまいと診断した240例中、特発性（原因を特定し得なかった例）が約半数の118例、外傷後のものが43例、ウィルス感染性迷路炎37例、椎骨脳底動脈循環不全11例、メニエール病、術後（一般手術）、耳の手術後各5例、中毒性4例の順であったという。また、発症要因として、頭部外傷が最多（18〜32％）であり、ほかに音響外傷、中耳疾患、アブミ骨手術、血管障害（特に前前庭動脈閉塞）、加齢などを挙げている報告もある。長期病臥後に発症した例の記載もある。しかし、Balohら[6]の統計のように特発性（変性？）が多く、頭部外傷は耳石が浮遊するきっかけだけの可能性が強い。比較的軽微な外傷の例が少なくない。

　BPPVの病態は、以前は外側半規管の膨大部稜に耳石（cupulolithiasis）が沈着することが原因として重視された[7]。しかし現在では、卵形嚢から耳石の一部がはがれてその小片が浮遊耳石（canalolithiasis）として頭位の変換によって移動し、主に後半規管内（あるいは外側半規管内）に入り込み、その結果リンパ流の変化が起こることによりめまいをもたらすと考えられている[1)8)]。このことは治療の項で述べる浮遊耳石置換法が奏効することからも実証されている。

> **ポイント**
> BPPVは卵形嚢からはがれて半規管内へ入った浮遊耳石によって起こる。頭部外傷はそのきっかけの1つと考えられる。

4 診断の手順（図1）

1 病歴聴取

　正確な問診だけでも典型的な症例ではほぼ診断がつくといっても過言ではない。第一にめまいの性質について詳しく聴くことが重要なのはいうまでもない。本症にみられるめまいは急性発症で多く回転性である。ある特定の頭位をとるか、頭位変換をしたときにのみめまいを生じていないか？　実際に患者自身がめまいを誘発する頭の動きや、位置に気づいている場合も往々にあるが、外来初診時にはこのことに気づいていないことの方が多い。したがって、そのことに言及して注意を喚起させることも一助となる。また、ある頭位で発現しても、反復して同じような動作をすることで出現しなくなるようなことはないかも訊ねる。このことをきちんと確認している患者はさらに少ないかも知れないが、時には朝起床時にはある動作で発現しためまいが、日中同様の動作をしても起こっていないことに気づくこともあるからである。

　めまいとともに聴力障害や耳鳴、そのほかなんらかの神経症状を伴うか否か？　めまいの持

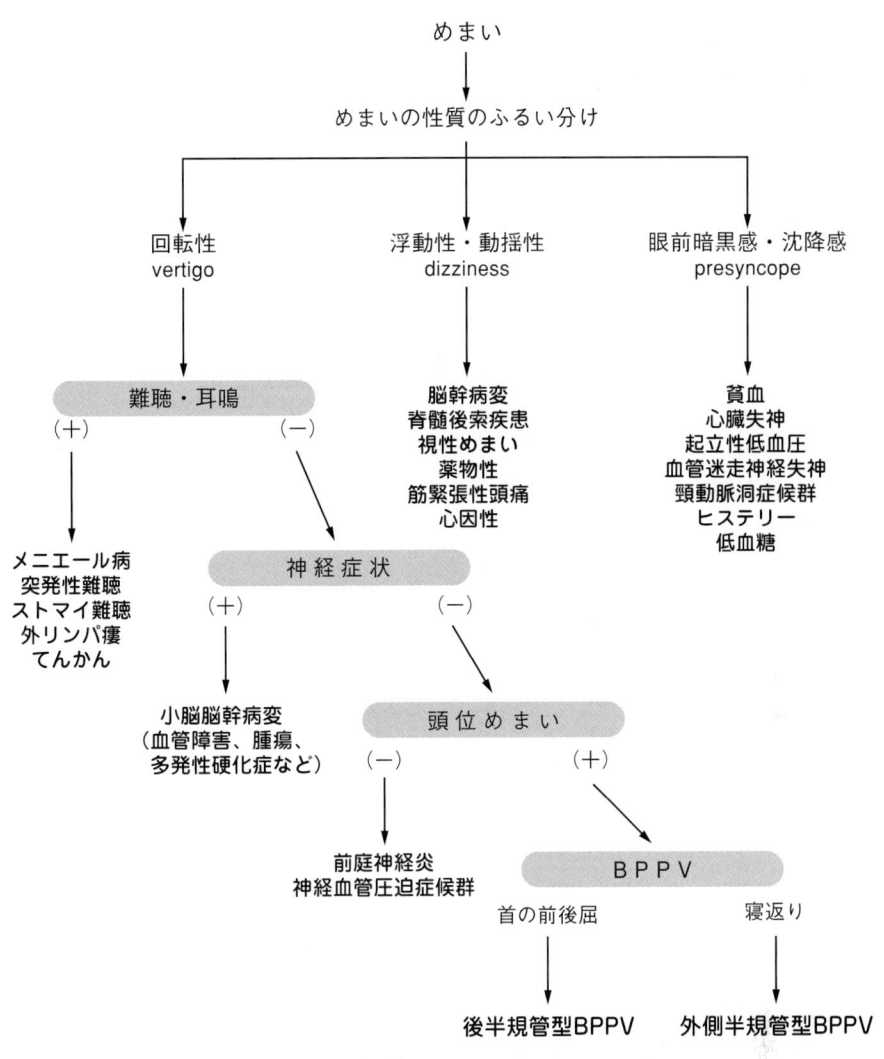

```
                           めまい
                            ↓
                    めまいの性質のふるい分け
        ┌───────────────────┼───────────────────┐
        ↓                   ↓                   ↓
      回転性             浮動性・動揺性         眼前暗黒感・沈降感
      vertigo             dizziness              presyncope
        ↓                   ↓                   ↓
    難聴・耳鳴           脳幹病変                貧血
   (＋)    (−)           脊髄後索疾患            心臓失神
    ↓      ↓            視性めまい              起立性低血圧
                         薬物性                  血管迷走神経失神
                         筋緊張性頭痛            頸動脈洞症候群
                         心因性                  ヒステリー
                                                 低血糖
    ↓      ↓
 メニエール病  神経症状
 突発性難聴  (＋)   (−)
 ストマイ難聴  ↓    ↓
 外リンパ瘻
 てんかん
        ↓              頭位めまい
   小脳脳幹病変      (−)    (＋)
   (血管障害、腫瘍、   ↓      ↓
   多発性硬化症など)
                   前庭神経炎      BPPV
                   神経血管圧迫症候群
                              首の前後屈    寝返り
                                 ↓           ↓
                           後半規管型BPPV  外側半規管型BPPV
```

図1．BPPV 診断のためのフローチャート

続時間はどのくらいか？ 患者はほんの短時間のことでも、症状が強ければ強いほど長時間に感じることが多い。しかし本症では長くても 1〜2 分以内である。これらのことをしつこいくらい念入りに確認することは重要で、この努力を怠ってはならない。

そのほか、既往歴や内服中の薬剤のチェックも不可欠である。

> **ポイント** 正しい診断を引き出す適格な病歴聴取が重要。患者は長時間に感じても、実際は 30 秒程度、長くても 1、2 分のめまい。

2 診断基準

既に述べてきたとおりであるが、BPPV の特徴をもう一度要約するとそれがそのまま診断基準ということにもなる。すなわち、後半規管型 BPPV の診断基準ということになるわけで

あるが、①ある特定の頭位へ変換させたときに誘発される回転性めまいである。②めまいとともに回旋性眼振が出現し、その眼振の出現には潜伏時間があり、その頭位をとってから少し時間を経て出現する。③反復してその頭位をとらせるとめまいや眼振は減衰あるいは起こらなくなる（疲労現象）。④蝸牛神経症状（聴力障害、耳鳴など）やほかの脳神経障害は伴わず、脳や脊髄などの中枢神経系の障害も認めない。

> **ポイント** BPPV ではめまいを誘発する頭位変換を反復すると減衰、消退。

3 所見の取り方：頭位眼振誘発検査法

　診察時にめまいを訴えている場合には、めまいの性状とともに、眼振の有無や他の随伴症状について診察する。しかし頭位によって誘発される短時間のめまいであるから、外来診察時に実際にめまいが起こっていることは少ない。したがって、めまい（観察する医師の立場からいえば眼振）を起こす頭位へ変換させて誘発させ観察する。

　この際フレンツェル眼鏡(図2)を装着させるとよく観察でき、後半規管型 BPPV の眼振が回旋性であることがわかる。フレンツェル眼鏡は耳鼻科でなくとも神経疾患を多く診察するような外来には備えておくのが望ましいが、実際にはないことも多い。めまい患者をきちんと鑑別しようとするとき、就中 BPPV の診断確定のためには、借りてきてでも用いるにこしたことはない。患者に対しては、もしめまいが起こってもがまんして開瞼しているように事前によく説明しておくことが大切である。

　①まず患者を座位から仰臥位に、さらに懸垂頭位にする。すなわち、頭位変換を行わせることになるから、そのままよく観察する。後半規管型 BPPV では頭位の変換から眼振発現までに数秒から 10 秒余の潜時があり、眼振と並行してめまいを訴える。こういう頭位を反復してとらせると、眼振は起こりにくくなる（上述したように疲労現象がある）。それゆえ第 1 回目の手技で見落とすと 2 回目以降はよりわかりにくくなり、ますます診断し難くなるので注意しなくてはならない。座位から懸垂頭位にした時みられた回旋性眼振は、次に懸垂頭位から座位に戻すとやや弱い逆回りの眼振を誘発することがある。例えば、右懸垂頭位にしたとき反時計回りの回旋性眼振がみられたものが、座位に戻したときに時計回りの眼振に変わったとすると、病変側は右である。

　②次に仰臥位から急速に頭を一側に回し側臥

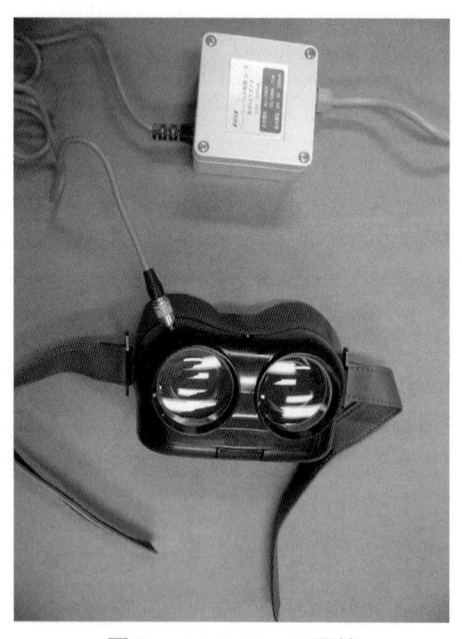

図2. フレンツェル眼鏡

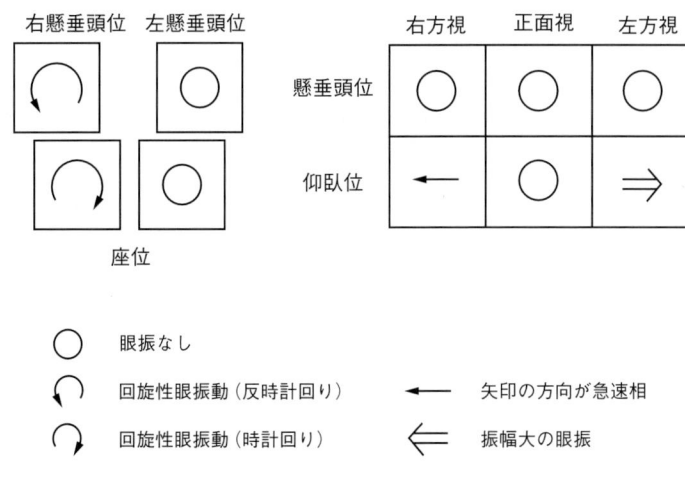

```
        右後半規管型                    左外側半規管型

   右懸垂頭位  左懸垂頭位        右方視  正面視  左方視
    ┌────┐  ┌────┐          ┌───┬───┬───┐
    │ ↺  │  │ ○  │   懸垂頭位│ ○ │ ○ │ ○ │
    └────┘  └────┘          ├───┼───┼───┤
    ┌────┐  ┌────┐    仰臥位│ ← │ ○ │ ⇒ │
    │ ↻  │  │ ○  │          └───┴───┴───┘
    └────┘  └────┘
        座位

    ○    眼振なし
    ↺    回旋性眼振動（反時計回り）    ←    矢印の方向が急速相
    ↻    回旋性眼振動（時計回り）      ⇐    振幅大の眼振
```

図 3．後半規管型 BPPV と外側半規管型 BPPV の眼振の違い

位をとらせる。外側半規管型 BPPV では方向交代性の水平性（下向き）眼振が誘発される。左右で観察し、下向き眼振の程度が強い側の病変を示唆する。この場合は疲労現象は起こらない（図 3）。

4 必要な諸検査

❶一般的な検査

鑑別・除外診断上必要な血液生化学検査、血計、血清学的検査（例えば梅毒反応、膠原病のチェック）、心電図など、背景にめまいにつながるような全身疾患や他臓器の疾患がないことの確認は随時行う。起立性低血圧の有無もチェックしておく必要がある。

❷神経学的検査

ルーチンの神経学的所見を取ることも省いてはならない。中でもほかの脳神経の異常の有無、小脳症状や深部感覚障害の有無には特に留意する必要がある。既述したように BPPV 自体では神経学的な異常所見がないことは必須条件である。但し、ほかの神経疾患の既往や合併があったりして惑わされることがあるので注意が必要である。比較的年配者が多いので、脳血管障害ないしは脳虚血に基づく局所神経症状がみられることは稀ではない。また、多発性硬化症患者でめまいが発現したとき、急性増悪か本症の併発かの鑑別に苦慮するような場合に遭遇することがある[9]。

❸画像検査

X 線単純写真では耳管撮影（ステンバース法など）により内耳の器質性病変をチェックする。必要に応じ、頭蓋単純写や頸椎写を撮る。頭蓋内病変の除外などの目的で頭部 CT スキャンまたは MRI 検査をオーダーすることも省けないことが少なくない。

❹ 耳科領域の検査

めまい患者の診療にあたっては耳鼻科医でなくとも、できれば鼓膜を覗いてみることが求められる。耳鏡さえあれば神経内科医、内科医でもたやすく可能であるので、中耳炎などの有無程度はおおよその見当をつけられる。

また対座による注視眼振の有無、鉄道眼振の出現の確認も簡単にできることである。

ENG（electronystagumography）は眼振の性状の分析に、カロリックテストは前庭神経炎や聴神経腫の診断上威力を発する。いずれもBPPVと鑑別を要するケースでは必要なことがある。これら専門的な検査は耳鼻咽喉科に依頼するのはいうまでもないが、自らが一旦担当した症例の診断確定に積極的に参入する姿勢がないと、次の機会にもBPPVを見逃すことになりかねない。

> **ポイント** 典型例は病歴と誘発手技で診断がつくが、鑑別や背景疾患の検索の手順は省けない。

5 鑑別診断

それぞれの疾患の項で詳述されるので、BPPVとの鑑別要点に絞って簡単に触れる。

患者の訴えるめまいの性状が診断上極めて重要であることは既に述べてきた。但し一般的に末梢性めまいは回転性、中枢性めまいは浮動感、不安定感を呈するといわれてきたが、必ずしもそうとは限らない。回転性（vertigo）なら末梢性、非回転性（dizziness）なら中枢性といった固定観念は棄てるべきである。むしろめまいの発現に特定の誘因があるか否か、持続性か一過性・反復性か、純粋にめまいのみかまたはほかにどのような症状や所見を伴うか、などが重要な点である。

1 BPPV 以外の内耳性めまい

ⅰ）メニエール病：特に誘因なく発作性のめまいを反復するが、一般にめまい発作は頭位の変換と連動せず、その持続時間はBPPVより長く、数時間に及ぶこともある。多く耳鳴、難聴を伴い、悪心、嘔吐も強い例が多く、平衡障害による起立時偏奇がみられたりする。

ⅱ）めまいを伴う発作性難聴：高度の感音性難聴をきたすのでBPPVとの鑑別は容易であるが、時に難聴が低音部のみに限局する例があり、これを見落とすと惑わされることがある。

ⅲ）外リンパ瘻：鼻をかむ、重い物を持ち上げようと力むなどの後、難聴、めまい、耳鳴をきたす。耳閉感、耳痛も伴うことが多く、ポップ音や水流音に気づくケースもある。確定診断に苦慮する例も少なくない疾患であるが、難聴を伴う場合はBPPVとの区別は容易である。難聴のない場合、めまい頭位での眼振出現の潜時短く、持続はより長く、疲労現象がないこと、などが鑑別点となる。

ⅳ）前庭神経炎：めまいの発症は急性であるが、発作性でなく持続性である。健側向きの自発性眼振がみられ、当初回転性であるが次第に非回転性となり多く2、3日で消失する。

ⅴ）**薬物中毒**：抗痙攣薬、アミノ配糖体系抗生物質、サルチル酸製剤ほか多数がめまいを起こし得る。就中アミノ配糖体系による第8脳神経障害は有名であるが、特に前庭神経を侵しやすいストレプトマイシン、ゲンタマイシンなどには留意する。一般にめまいは発作性ではなく、動揺視（oscillopsia）を訴え、また前庭障害は両側対称性である。

2 中枢神経疾患

ⅰ）**悪性頭位めまい症**：背景に脳出血や梗塞、腫瘍などを有し、頭位によるめまいが起こる場合、その頭位を維持している間ずっと持続し、その頭位からほかの頭位に変えれば止まる。悪性と呼ぶのは主に原因が重篤な疾患であることによる。中枢性頭位めまいともいう。小脳・脳幹病変では眼振は多く垂直性または方向交代性上向性であり、発現に潜時はなく、疲労現象もみられない。また眼振出現時に必ずめまいを伴うとは限らない。前庭神経核や第4脳室周辺の病変、下部小脳や延髄外側の血管障害など、いずれも小脳失調その他の神経症状を伴いBPPVとの鑑別はつきやすい。

ⅱ）**椎骨脳底動脈循環不全症**：上を仰ぎみたとき、振り返ったとき、床屋で顔を剃るために仰向けに頭を下げたときなどに、回転性めまいあるいは眼前暗黒感や沈むようなめまい感を訴え、数分間位続く。椎骨脳底動脈領域の動脈硬化や椎骨動脈が頸椎の変形で頭位によって圧排、牽引されて血流障害をきたす。ほかの神経症状もあれば鑑別は容易であるが、往々めまいのみであり、また画像検査でも病巣を指摘できないとき、BPPVと区別し難い例がある。

3 頸性めまい

座位で首を回したとき、首を伸展したときに起こりやすく、反復性の頭位めまいという点で区別し難い。頸前庭性めまいとも呼び、頸椎写や頸部MRI、さらに必要に応じ椎骨動脈アンギオグラフィーなどを行い所見があれば本症を疑う。

4 その他

てんかん、特にめまい性てんかん（vertiginous epilepsy）や前庭性てんかん（vestibular epilepsy）は回転性めまいを主とする発作を反復することがある。てんかんに思いがいたれば、頭位と無関係なことや脳波記録で鑑別は困難ではない。

6 治療

良性といっても患者にとって激しいめまい発作は強い苦痛であるとともに、不安・恐怖は決して小さいものではない。このことに十分配慮することが重要であるが、より以上に本症の病態をよく理解させ、安静にするよりむしろ動き回ることの方がよい結果を生み出すことを納得させることに力点をおいて対処する。むろん確定診断がつかない例の急性期には一旦安静にすることが必要なケースもあるが、診断が確定したら運動療法を積極的に行わせる。訓練による

① ② ③ ④

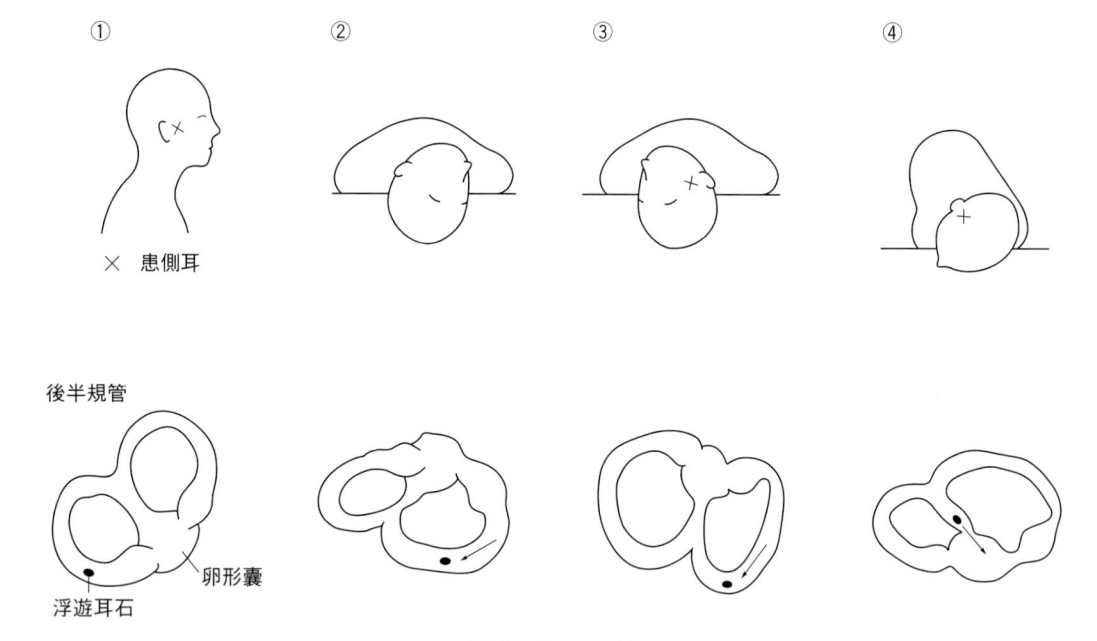

× 患側耳

後半規管

卵形嚢
浮遊耳石

図4. Parnes法

(Parnes LS, Price-Jones RG：Particle repositioning maneuver for benign paroxysmal positional vertigo. Ann Otol Rhinol Laryngol 102, 1993 より転載)

順応がものをいうからである。逆立ちをさせるのが効果てきめんと勧める医家さえある。

1 浮遊耳石置換法

半規管内に浮いている耳石を頭位を変化させて、卵形嚢に追い出す。その手技は医家により、いくつかが推奨されているが[10)-14)]、代表的な2、3を以下に示す。

❶後半規管型BPPVに対して

ⅰ）Parnes法[11)]：①座位から、②懸垂頭位を取らせ、首を45度障害側へ捻転させる。すなわち障害側の耳が下になる。そのまま約1分維持した後、③ゆっくりと頭を反対側へ同じ角度になるまで回し再度1分維持する。次いで、④そのままの姿勢で反対側（すなわちもう一度障害側へ）へ90度回転させ側腹臥位にする。さらに1分後に首を前屈しつつ座位に戻させる（図4）。

ⅱ）Semont法[13)]：ベッドまたは長椅子に腰掛けさせ、①頭部を健側へ45度捻り、②上半身を病巣側へ倒す（右側が患側であれば、左へ頭部を回し右へ倒れる）。2、3分後（めまいが消失後）、③上半身をすばやく180度反対側へ倒す。さらに、④2、3分後座位に戻す（図5）。

❷外側半規管型BPPVに対して

ⅰ）Lempert法[14)]：①仰臥位にし、②健側に頭を素早く（0.5秒くらいで）90度向けさせる。生じためまいが治まって30秒後に、③腹臥位にする。頭は患側を向く。④頭を素早く90度戻して下向きにさせる。次いで、⑤さらに90度頭を回して健側を向かせ、その後、⑥座位に戻す（図6）。

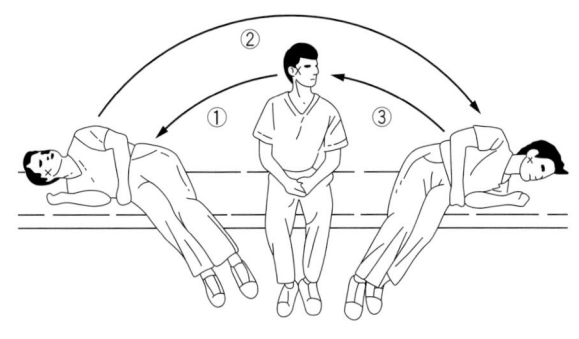

図5. Semont 法
(Semont A, Freyss G, Vitte E, et al：Curing the BPPV with a liberatory maneuver. Adv Otolaryngol 42, 1988 より転載)

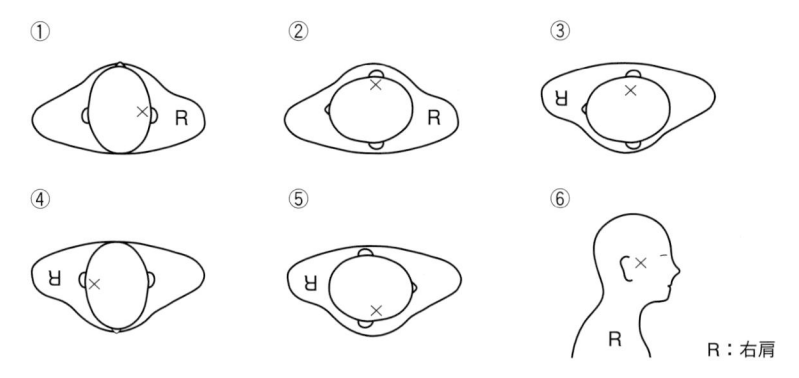

図6. Lempert 法
(Lempert T, Gresty JA, Bronstein AM：Benign positional vertigo；recognition and treatment. Br Med J 311, 1995 より転載)

R：右肩

　施行後数日は頭を低くさげないよう心がけ、就寝時も患側を下にしないようにさせる。これらの方法は施行当日から著効をもたらすものも少なくなく、複数回の施行で90％以上の有効率である。再発は10～20％以内とされている。

2 対症薬物療法

薬物療法はあくまで補助的である。急性期の不安除去などに主眼をおく。

❶抗不安薬

　ジアゼパム（セルシン®）3～6 mg またはエチゾラム（デパス® 0.5 g錠）1～3錠、1～3分服。

　眠気が起こる場合、就眠前のみとする。

　抗うつ薬を用いることもある。

　塩酸アミトリプチリン（トリプタノール®）30 mg、3分服

❷いわゆる鎮暈薬

　7％炭酸水素ナトリウム（メイロン®）20 ml 静注、またはジフェンヒドラミン（トラベル

ミン®）1A筋注。

原則としてこれらは用いてもあまり意味がないが、強いめまい発作が起こっていて浮遊耳石置換法がすぐ奏効しないときなどには応急的に使用してみるにとどめる。

❸制吐薬

メトクロミド（プリンペラン®）1A筋注。

上記同様、嘔気、嘔吐が激しい例の発作に遭遇したときに処方する。

そのほか、抗コリン剤、循環改善薬、ビタミン剤などを投与する医家もある。

3 その他の治療

かつては執拗な症例に対して、鼓索神経切断（Rosenの手術）、後膨大部神経切断、第8脳神経切断などが行われた。現在では上述の浮遊耳石置換でよい成績が得られる良性の疾患であるから観血的な治療を行う必要はない。

またストレプトマイシン正円窓窩への注入なども行うべきではない。

ポイント 安静は不要。むしろ積極的に運動療法を。

（松永宗雄、蒔苗公利）

◆文献

1) Lanska DJ, Remler B：Benign paroxysmal positioning vertigo；Classic descriptions, origins of the provocating positioning technique and conceptual developments. Neurology 48：1167-1177, 1997.
2) Barany R：Diagnose von Krankheitserschernungen im Bereische des Otolithenapparates. Acta Otolaryngol 2：434-437, 1921.
3) Dix MR, Hallpike CS：Pathology, symptomatology and diagnosis of certain disorders of the vestibular system. Proc Royal Soc Med 45：341-354, 1952.
4) 小宮山純：めまいを診る；危険なめまい. 日経メディカル（7月号）p 131-135, 2002.
5) Baloh RW, Jakobson K, Honrubia V：Horizontal semicircular canal variant of benign positional vertigo. Neurology 43：2542-2549, 1993.
6) Baloh RW, Honrubia V, Jakobson K：Benign positional vertigo；Clinical and oculographic features in 240 cases. Neurology 37：371-378, 1987.
7) Schuknecht HF：Cupulolithiasis. Arch Otolaryngol 90：765-778, 1969.
8) Brandt T, Steddin S：Current view of the mechanism of benign paroxysmal positional vertigo；cupulolithiasis or canalolithiasis? J Vest Res 3：373-382, 1993.
9) Frohman EM, Zhang H, Dewey RB, et al：Vertigo in MS；Utility of positional and particle repositioning Maneuvers. Neurology 55：1566-1568, 2000.
10) Brandt T, Steddin S, Daroff RB：Therapy for benign paroxysmal positioning vertigo, revisited. Neurology 44：796-800, 1994.
11) Parnes LS, Price-Jones RG：Particle repositioning maneuver for benign paroxysmal positional vertigo. Ann Otol Rhinol Laryngol 102：325-331, 1993.
12) Epley JM：The canalith repositioning procedure；for treatment of benign paroxysmal positional vertigo. Otolaryngol Head Neck Surg 107：399-404, 1992.
13) Semont A, Freyss G, Vitte E, et al：Curing the BPPV with a liberatory maneuver. Adv Otolaryngol 42：290-293, 1988.
14) Lempert T, Gresty JA, Bronstein AM：Benign positional vertigo；recognition and treatment. Br Med J 311：489-491, 1995.

めまいの原因疾患と治療法

◆脳血管障害

■はじめに

いわゆる「めまい」を主訴として受診する患者の中で真の脳血管障害に伴うものは多くない。しかし、めまいのタイプから脳血管障害によるものか、前庭神経などのほかの末梢性によるものかを区別することは必ずしも容易ではない。脳血管障害は、しばしば critical であるので、早期の正確な診断は重要である。

ここでは、主に脳血管障害時のめまいの特徴、診断とめまいを主訴とする代表的な疾患について述べたい。

1 脳血管障害にみられるめまいの具体的症状

脳血管障害時に患者の訴える「めまい」の具体的症状としては、
① 回転性めまい（vertigo）
② 非回転性めまい
　a）浮動性めまい（dizziness）、あるいはふらつき感（giddiness）
　b）実際に身体が動揺する、あるいは平衡障害（unsteadiness, ataxia）

がある。すなわち、脳血管障害時に生ずるめまいにはすべてのタイプが含まれうる。したがって、めまいのタイプから脳血管障害に伴うものか、そうでないものかの鑑別は一般に困難である。回転性めまいをきたす代表的なものは Wallenberg 症候群であるが、小脳梗塞（出血）でも回転性のめまいをきたす。しかし、脳血管障害に伴うめまいとしては非回転性のめまい（dizziness、giddiness、unsteadiness）を示すことの方が多い。

こうした dizziness、giddness は非特異的な症状の 1 つであり、多様な疾患（状態）でみられ、精神的な原因（心因性めまい）でもよくみられる（**表 1**）[1]。浮遊感、ふらつき感、動揺感は一見とりとめのない自覚症状のように判断されやすく、軽視されることもあるが、この中に真の脳血管障害が含まれうることを強く認識しておく必要がある。また、不安定な歩行（unsteadiness）の発現にも注意すべきである。著者は以前、ヒステリー性ではないかと疑われるような奇妙な不安定歩行で発症した脳幹梗塞を経験した。

めまいを主訴に来院する患者全体に占める脳血管障害の頻度は決して高くないが（10％以下）、脳血管障害は発症早期の正確な診断と治療が要求される疾患ゆえに、診療に際しては常に考慮すべき疾患群の 1 つである。

表1. ふらつき感をきたしうる疾患、状態

1. 器質的疾患に伴うもの
    小脳を中心とする変性疾患（OPCAなど）
    脳血管性障害（特に脳幹、小脳）
    椎骨脳底動脈系のTIA
    脳腫瘍
    パーキンソン症候群
    頸髄症
    末梢神経障害（糖尿病性など）

2. 機能的あるいは全身的要因
    薬剤性（多種の薬剤がふらつきをきたしうる点に注意）
    血圧の低下（起立性低血圧、降圧剤によるものなど）
    貧血
    心因性

(文献1）より引用）

2 発症様式と補助診断

　脳血管障害はタイプ、病変部位によって差はあるものの、一般に症状は突然あるいは急激に出現する。しかし、ことめまいに関してはほかの原因による場合も突然、あるいは急激に発現することが多い。したがって時間的な発症様式は区別にあまり役立たない。但し、何度も繰り返すめまい発作は脳血管障害以外の原因によることが多い。

　嘔気、嘔吐はほかの原因によるときでも伴うことがあるので鑑別には利用できない。

　回転性のめまいで、眼振がみられるときにはかなり参考になる。注視方向性眼振や垂直性眼振あるいは回転性眼振がみられる場合は中枢性の前庭系障害を意味する。脳血管障害で眼振のみられるときの多くはこのタイプを示す（図1）。眼振の方向が自発眼振、注視眼振ともに一方向性のときには末梢性の前庭系障害のことが多い（図1）。但し、前庭神経核を含む脳幹梗塞では一方向性眼振を示すことがある。

　真の脳血管障害では、しばしばめまい以外の症状を伴う。錐体路徴候、構語障害、嚥下障害、片側の感覚障害などがみられることがある。小脳の出血や梗塞のときにいわゆる小脳性失調をきたすと記載されている本があるが、実際には急性期に小脳性失調を示さない（あるいは失調症状の有無が確認できない）ことの方が多い。急性期から失調症状を示すのはむしろ脳幹部で、橋底部の病変（ataxic hemiparesis）、中小脳脚の病変（同側の手足の失調、立位時のバランス障害）によるものが多い。

　MRIの普及によって、急性期における小脳や脳幹部の血管性障害の診断が容易になった。問診や診察上、耳鼻科領域の末梢性の前庭障害によると明らかに診断できる場合以外の急性発症のめまい例に対しては、まず頭部のCT検査を施行した方がよい。CTでは脳の出血性病変が診断される。しかし、CTでは急性期の脳梗塞病変は検出されにくい。脳幹部や小脳の梗

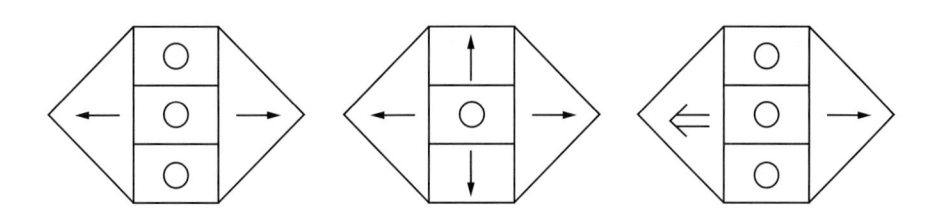

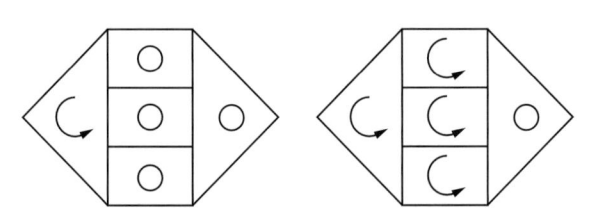

図1. 脳幹、小脳の脳血管障害時に呈しうる眼振のいくつかのタイプ
注視方向性、垂直性あるいは回転性を示す。末梢性の前庭障害では常に一定方向性の眼振を示すことが多い。

塞が少しでも疑われるときには速やかに MRI 検査、特に Diffusion MRI を施行すべきである。Diffusion MRI は超急性期の梗塞性病変の検出に極めて有効である。また MRA (Angiography) は脳底動脈、椎骨動脈の狭窄、閉塞の有無をチェックするのにかなり有用である。

3 めまいを主訴とする主な脳血管障害のタイプ

めまいを主訴とする代表的な脳血管障害は Wallenberg 症候群と小脳病変（出血、梗塞）である。

1 Wallenberg 症候群（延髄外側症候群）

延髄背外側部の梗塞によって生ずる。この部位は後下小脳動脈（PICA：posterior inferior cerebellar artery）の支配領域であるが、PICA の閉塞によって生ずることは少なく、その多くは本幹の椎骨動脈の閉塞によって生ずる。

延髄背外側部には、前庭神経核、蝸牛神経核、孤束核、三叉神経脊髄路、核、迷走神経背側核、疑核があり、蝸牛神経、舌咽神経、迷走神経が走行し、この部位には下小脳脚（corpus restiforme）、外側脊髄視床路などが存在する。

したがって、これらの神経系に関係する症状が発現しうるが、病変の広がりや位置の差によって、症状にはある程度のバライエテーがみられる。

しかし、基本的な症状は共通している。最も典型的な自覚症状はめまいであり、回転性のめまいを示すことが多い。同時に嘔気、嘔吐も高率に伴うし、しばしば頭痛を伴う。頭を動かしたり、体位変換によってめまいは増強し、嘔気、嘔吐しやすいので患者はじっと横になってい

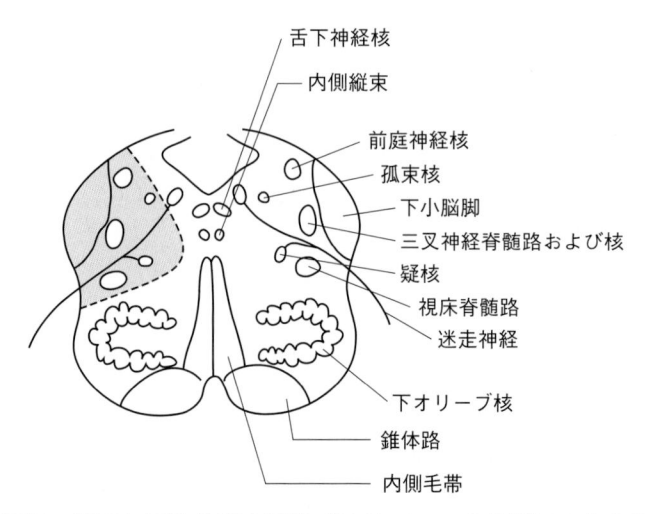

図 2. 延髄の神経核の解剖と延髄外側症候群（Wallenberg 症候群）の病変部位のシェーマ
（注）病変の広がり、位置のずれによって典型的な Wallenberg 症候群の症状を呈さないこともある。

ることが多い。眼振もしばしば伴う。

　もう 1 つの症状は、運動失調、バランス障害である。運動失調の責任病巣は下小脳脚にあり、障害された側の上下肢の運動失調がみられ、協調運動も障害される。さらにバランスも障害され、坐位が保てなかったり、立位時に倒れる、などの体幹の失調も目立つ。これには下小脳脚のみならず、前庭神経核の障害も関与していると考えられる。運動失調、歩行時のバランス障害は長期にわたって持続する。急性期には、上記のようにめまいと嘔吐のため、患者は臥位で動かないことが多いので、これらの運動失調、ことに体幹のバランス障害の有無がわからないことがある。

　感覚系では交叉性の温痛覚障害が有名である。病側の顔面と反対側の体幹・上下肢の温痛覚が低下する。これは三叉神経脊髄路・核と外側脊髄視床路が障害されることによる。但し、病変の広がりやちょっとした位置のずれによって、きれいな交叉性感覚障害が常にみられるとは限らない。病側の顔面の自発痛も時々みられる。神経痛様の痛みで耳介付近に好発する。これも三叉神経脊髄路ならびにその核の障害と関係がある。なお、深部覚や表在覚は正中寄りの内側毛帯を通るので障害されない（図 2）。

　このほか、Horner 徴候（病側の縮瞳、眼瞼下垂、眼球陥凹）、嚥下障害、構音障害、嗄声（舌咽神経、迷走神経、疑核の障害による）などもみられる。

　このように Wallenberg 症候群では、めまいや嘔吐だけでなく、局在病変による特徴的な症状を伴いやすいので、診察だけでほぼ診断が可能である。

　急性期における確定診断には MRI が有用である。MRI 検査の普及以前の CT のみの時代には急性期における病変部位の確認は必ずしも容易ではなかった。MRI によって延髄背外側の小さな病変の確認が容易になった。特に発症数時間以内の超急性期における病変の検出には Diffusion MRI が極めて有用である。

Wallenberg症候群をきたす血管病変として、椎骨動脈の閉塞（血栓あるいは塞栓—これには心由来の塞栓と artery to artery embolism がある）のほかに、最近、椎骨動脈の動脈解離（dissection）によるものが注目されている。これらの動脈病変は MR Angiography (MRA) によってある程度診断可能である。MRA は非侵襲的な検査方法として脳血管障害の血管病変の検査に有用である。

a. 治療と予後

急性期の治療は一般の脳梗塞のそれに準ずる。急性期には球麻痺症状に対する対応が重要となる。

生命予後はかなりよい。機能的予後としては、嚥下障害や構音障害は比較的早く回復するが、感覚障害や運動失調は長い年月にわたって残ることが多い。

2 小脳出血

急激なめまいで発症するもう1つの代表的疾患は小脳出血である。小脳出血はその大きさ、状態によっては早期の外科的な治療が求められるので、早い時期における正確な診断が重要となってくる。

小脳出血の多くは高血圧性脳出血で、脳出血全体の約 10% を占める（小脳重量は全脳の約 1/10）。

小脳出血の臨床症状としては、①めまい（多くは回転性めまい）、②嘔吐、③頭痛、が、3主徴である。高度の回転性めまいとともに頻回に嘔吐する。注視方向性の眼振をしばしば認める。頭痛（時には激しい頭痛）も特徴的である。小脳出血では四肢の運動麻痺はきたさない。

しかし、体幹のバランス障害や四肢の失調のため、立位を保てなかったり、歩行ができなかったりする。Wellenberg 症候群で述べたように患者は、少し頭を動かしても激しいめまい、そして嘔吐をきたすので、じっと横たわっていることが多く、バランス障害の有無のチェックが困難のことがある。このほかに嚥下障害や構音障害（小脳性言語）もきたしうる。

大出血例では当然のことながら発症早期から意識障害を呈する。発症時の出血巣が小さくても、時間とともに血腫が大きくなったり、周囲の脳浮腫が強くなったり、あるいは血腫が脳室内に破れて急性水頭症をきたすと、急速に意識レベルが低下する。急性期における意識レベルの推移のチェックは重要である。最初、血腫が小さくても時間の経過とともに急速に血腫が増大することは稀ではない。

診断には CT が有用である。急性期の小脳出血は CT 上高吸収域として描出され、診断は確定する。出血の場所、血腫の径（長径、短径、厚さ）、脳室内穿破の有無、水頭症の有無をチェックする。これらは血腫除去術を行うべきか保存的治療でよいのかの判断に際して重要な情報である。なお、発症から数時間以内に検査した場合、その後、出血が急速に増大することもあるので再検しておく必要がある。

急性期診断では CT で十分で MRI まで必要とすることは少ない。しかし、MRI は立体的

な血腫の把握に優れているし、少し時期が遅れた場合の血腫の時期の推定には有用である。

小脳出血の大部分は高血圧性である。ほかの原因としては脳動脈瘤、動静脈奇形、脳腫瘍に伴うもの、出血性素因などがある。したがって、若年者の小脳出血、正常血圧者、あるいは出血部位が非典型的な場合（高血圧性脳出血では小脳歯状核部から出血し、これが増大していくものが大部分）などでは MRI、MR Angiography、さらには脳血管撮影を行って高血圧性脳出血かほかの原因によるかを鑑別しておく必要がある。

a. 治療と予後

外科的治療のめやすはおよそ次のようになっている。

出血が小さく意識清明の軽症型は保存的治療でよい（但し、発症時には軽くても後に出血巣が増大することもある。また、脳室内に穿破して急性水頭症が起こることもあるので注意が必要）。

血腫の径が 3 cm 以上で血腫量が 15 ml 以上のものは血腫除去術の対象となりうる。血腫が大きく、早期から意識障害の強いものは外科的治療の絶対適応となる。血腫除去の方法としては、後頭下を開頭して血腫を除去する方法と定位的血腫吸引術がある。

なお、症状が軽く血腫が 3 cm 未満とそう大きくない場合でも水頭症を呈したときには脳室ドレナージの適応となる。

3 小脳の梗塞

めまいを主訴とするものの 1 つに小脳の梗塞がある。vertigo も dizziness も起こりうる。頭位や体位を少しかえただけで vertigo が激しくなり嘔吐する例もあるが、単なるふらつき感を訴えるのみのこともある。したがって、めまいのタイプや程度では診断の区別に役立たない。注視方向性の眼振を認めることもある。

病変部位や広がりによって差はあるが、そのほかの症状として四肢や体幹の失調、構語障害、嘔気、嘔吐などを呈しうる。しばしば頭痛を伴うが、一般に小脳出血のように激しくはない。大梗塞では当然ながら意識レベルが低下する。

小脳は、上小脳動脈（superior cerebellar artery；SCA）、前下小脳動脈（anterior inferior cerebellar artery；AICA）、後下小脳動脈（posterior cerebellar artery；PICA）の 3 本によって栄養されている。

上小脳動脈領域の典型的なものとしては、上小脳動脈症候群（Mills 症候群）がある。めまい、嘔吐、構音障害のほかに病側の小脳失調と反対側の顔面を含む温痛覚障害（脊髄視床路の障害による）が特徴的である。

AICA 領域のみの梗塞は稀で、また一般に定形的な症状は示さない。

PICA 領域梗塞の代表は前記の Wallenberg 症候群である。

a. 治療

脳梗塞一般の急性期治療に準ずる。小脳梗塞では心由来の脳塞栓（多くは心房細動に伴うも

の）が少なくない。再発予防の治療としては血栓型なら抗血小板剤（アスピリン、チクロピジン）が用いられるが、心由来の塞栓では抗凝固療法（ワーファリン®）が適応となる。

梗塞に伴う脳浮腫に対してはグリセロールなどの抗浮腫薬が用いられる。広範な浮腫では脳幹を圧迫したり、閉塞性水頭症をきたし、急速に意識レベルが低下することがある。こうした危険のある場合には早目に外科的な減圧術を考慮すべきである。

4 椎骨動脈系のTIA

TIA（transient ischemic attack、一過性脳虚血発作）は、脳の虚血により局所症状が短い時間発現するもので最長24時間以内に消失するものをいう。典型的なものは突然症状が発現して、数十分以内に消失する。

内頸動脈系のTIAは定形的なものが多いが、椎骨動脈系のTIAは、血管分布が延髄、脳幹、小脳、後頭葉にあるため、障害された部位により多彩な症状を呈し、診断が難しいことが少なくない。

椎骨動脈系TIAで起こりうる神経症状は以下のようにまとめられている[2]。

①上肢、下肢、顔面にさまざまな組み合わせで起こる運動障害（脱力、筋力低下、巧緻運動障害）、②一側性あるいは両側性の感覚障害（感覚低下、しびれ感、異常感覚）、③同名半盲（一側性、あるいは両側性）、④めまい、平衡障害、複視、嚥下障害、構語障害。

これらの症状のうち、めまいはしばしばみられる症状で、vertigoもdizziness、giddinessも起こりうる。vertigoは前庭神経核の障害によると考えられる。しかし、めまいはほかの多くの原因でも発作的に起こるので、診断を確実にするために「めまい」のみではTIAと診断しないことになっている（表2）[2]。椎骨・脳底動脈の血管支配から考えて、めまいのみを呈するとは考えにくく、ほかの症状も伴うと想定されるからである。但し、時にはめまいのみと訴える中に臨床的に椎骨動脈系のTIAの可能性が高いと思われる場合もある。診察時には多くの場合、症状が消失しているので患者自身がめまい以外の症状に気づかなければめまいのみとなってしまう。

病歴を注意深く聞く必要があるが、椎骨動脈系のTIAが疑われる場合は、CT、MRI、MRAなどでよく調べた方がよい。

椎骨動脈系の場合、内頸動脈系のTIAに比べ、近い将来に真の脳梗塞を発症する率は低いと一般に考えられているが、発症すれば重篤な症状を示すことが少なくない。椎骨動脈系のTIAと診断されたときには、その原因別に血栓形成の予防など適切な処置をとるべきと考える。

基本的には内頸動脈系のTIAと同様に抗血小板剤（アスピリン、チクロピジン）が用いられる。

最近では外科的な血行再建術（吻合術）や経皮的血管形成術、ステント留置術なども試みられるようになった。

なお、本邦では椎骨脳底動脈循環不全（vertebrobasilar insufficiency；VBI）という診断名がしばしば用いられているが、その定義は曖昧である。ことに、繰り返すめまい感、ふら

表2. 非定型TIAならびにTIAとは考えられない症状

1. TIAの症状として特徴的でないもの
   a. ほかに椎骨脳底動脈系の症状を伴わない意識消失
   b. 強直性または間代性痙攣
   c. 身体のいくつかの部位にわたって遷延性にマーチする神経症状
   d. 閃輝暗点

2. TIAとは考えられない症状
   a. 感覚障害のマーチ
   b. めまいのみ
   c. めまい感のみ
   d. 嚥下障害のみ
   e. 構音障害のみ
   f. 複視のみ
   g. 尿失禁または便失禁
   h. 意識障害に伴う視力障害
   i. 片頭痛に伴う局所神経症状
   j. 意識不鮮明のみ
   k. 健忘のみ
   l. 転倒発作のみ

(文献2)より引用)

つき感などを訴える例にしばしばこの診断名が用いられているようであるが、私は安易にVBIと診断することには反対である。

症状的にはTIAの概念に近いと思われる。患者のいうめまいのみで判断せず、きちんと診察して局所神経症状がないかどうか、全身的な問題がないかどうか、疑われるならMRIで病変がないかどうか、MRAで血管系の病変がないかどうか、チェックする必要がある。

5 脳幹部の梗塞

脳幹部の梗塞時にもめまいは起こりうる。この場合、vertigoよりもむしろdizzinessを呈することの方が多い。

脳幹部には多くの脳神経核、錐体路、感覚系の経路、小脳との連絡路がある。病変の部位や広がりによって症状は多彩であるが、失調症、不全片麻痺、不全四肢麻痺、感覚系の障害、構語障害、嚥下障害、さまざまな脳神経麻痺などが起こりうる。ふらつき感を主訴とする患者では脳幹部の梗塞の可能性を考えて丁寧に神経学的診察をし、必要ならばMRI、MRAを施行する(脳幹部梗塞の急性期にはCTでは一般に病巣を検出できない)。

治療は脳梗塞急性期の治療一般に準ずる。

(山之内　博)

◆文献

1) 山之内博：ふらつき感・頭重感を訴える高齢患者がきたら. 診断と治療 89 (Suppl)：360, 2001.
2) Whisnant JP, et al：Special report from the National Institute of Neurological Disorders and Stroke；Classification of cerebrovascular diseases III. Stroke 21：637, 1990.

V めまいの原因疾患と治療法

◆脳腫瘍

■はじめに

　めまいは日常診療でよく経験する訴えであり、多くは良性で自然治癒する場合も少なくない。事実、めまいの原因についてMedlineをデータベースとした調査によれば、脳腫瘍が原因と特定されたのはわずか1％程度に過ぎない[3]。しかしながら、脳腫瘍では良性・悪性にかかわらず、多くの場合、放置すると重篤な後遺症を残したり、死に至らしむ危険性が潜んでいる。また、頭蓋内圧亢進によってめまいが起こっている場合など、緊急の処置を要する場合も決して少なくない。したがって、めまいの訴えをもつ患者を診察する際には、常に脳腫瘍の可能性を念頭におき、詳細な病歴の聴取と神経学的診察・神経放射線学的検査によって的確に診断し、適切な治療を行うことが重要である。

　一般にめまいをきたす脳腫瘍は前庭系を中心とする平衡機能障害に起因する場合が多いと考えられる。その一方で、頭蓋内圧亢進や視床下部–下垂体機能障害など、平衡機能障害以外の原因によってもめまいが起こることがある。また、回転性めまい（vertigo）は平衡機能障害に起因する場合が多く、平衡機能障害以外の原因で起こるめまいは浮動性めまい（dizziness）が多い傾向がみられるものの、例外も少なからず認められ、多様な様相を呈している。

　そこで本稿では、脳腫瘍によるめまいをそのメカニズムによって大別し、各々の代表的な脳腫瘍の病態と治療について概説する。

●脳腫瘍によるめまい発生のメカニズム

　脳腫瘍によるめまいを理解するうえでは、①前庭系を中心とする平衡機能障害に起因する脳局所症状としてのめまい、②頭蓋内圧亢進によるめまい、③視床下部–下垂体障害に起因するめまい、の3つに分けて考えると理解しやすい。

1 平衡機能障害に起因するめまい

　めまいは、「静止時の重力見当識における違和感、あるいは自己または周囲の運動に対する誤った認知」と定義される。言い換えれば「自己と周囲の位置感覚上のずれから生ずる異常感覚」である。周囲に対する自己の位置感覚をうまく保つためには3つのシステムが必要である。すなわち、①前庭系、②固有知覚系、③視覚眼球運動系、の3つのシステムである（図1）。

　ⅰ）前庭系：前庭系は迷路と中枢への連絡路から形成される。迷路内の受容器からのインパルスは内耳道の前庭神経節から前庭神経となって小脳橋角部から脳幹に入り、延髄と橋の移行

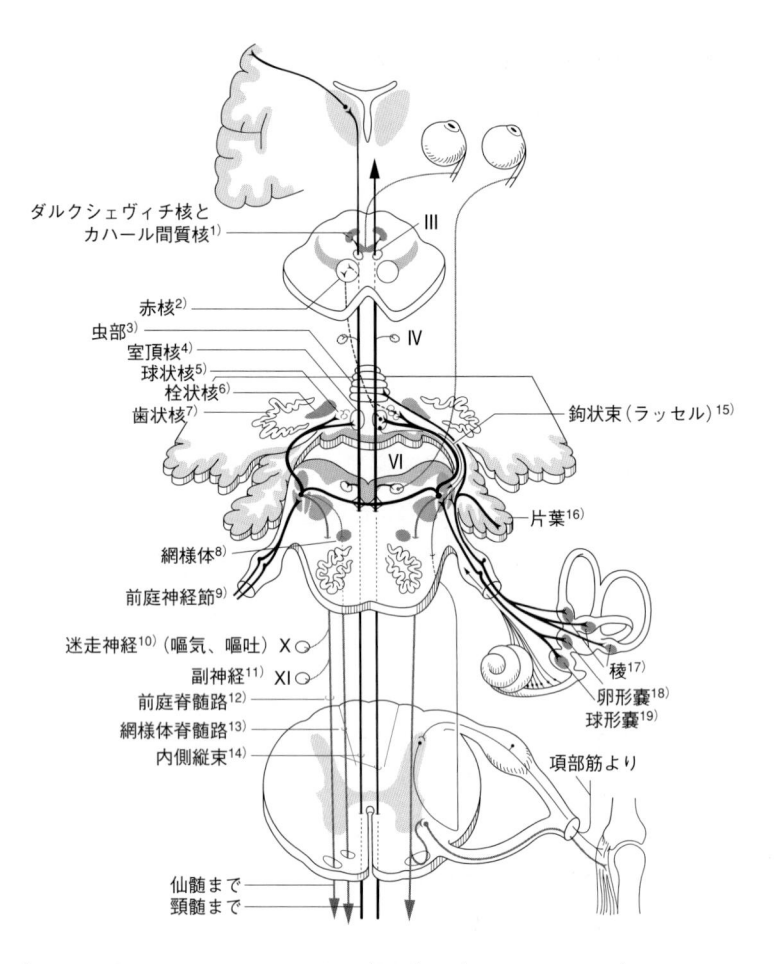

1) Nucleus Darkschewitsch et interstitialis (Cajal)　2) Nucleus ruber　3) vermis, Wurm　4) Nucleus fastigii　5) Nucleus globosus　6) Nucleus emboliformis　7) Nucleus dentatus　8) Formatio reticularis　9) Ganglion vestibulare　10) N. vagus　11) N. accessorius　12) Tractus vestibulosrinalis　13) Tractus reticulospinalis　14) Fasciculus longitudinalis medialis　15) Fasciculus uncinatus (Russel)　16) Flocculus　17) Cristae　18) Utriculus　19) Sacculus

図1．前庭と中枢神経連絡の模式図
(Duus：神経局在診断，第3版より転載)

部で第四脳室底にある前庭神経核に入る。前庭神経核からの線維は下小脳脚を通って小脳片葉・室頂核に至る。一方、前庭神経核から視床を中継核として大脳皮質中枢への線維連絡があり、前庭皮質投射路と呼ばれている。めまいに関連している大脳皮質部位としては前庭感覚領野（Brodmann area 2）が考えられているが、いまだ明確にはされていない。

　ⅱ）固有知覚系：前庭神経核からの線維が内側縦束・外側前庭脊髄路を通って脊髄前角に至り筋肉の収縮をコントロールする。

　ⅲ）視覚・眼球運動系：前庭神経核からの線維が脳幹に存在する動眼・滑車・外転の各神経核と直接線維連絡を有し、眼球運動に関与する。また、前庭神経核から脳幹網様体を介しての線維連絡があることも知られている。

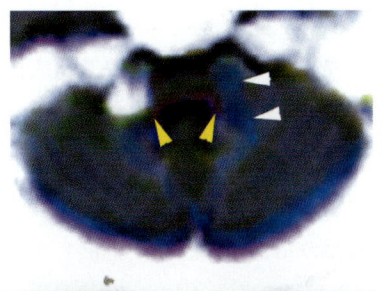

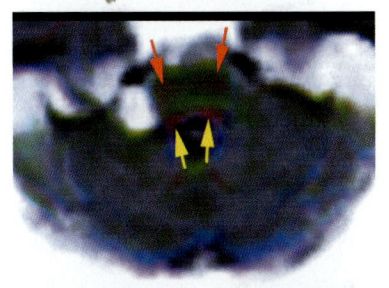

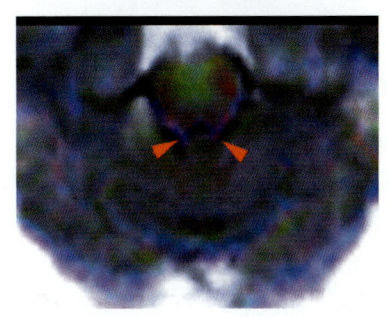

図2．三次元コントラストMRI法による後頭蓋窩神経線維の描出
上下に走行する神経線維を赤、左右に走行する神経線維を緑、前後に走行する神経線維を青で着色した。錐体路（赤矢印）、内側毛帯（黄矢印）、下小脳脚（黄矢頭）、中小脳脚（白矢頭）、上小脳脚（赤矢頭）などの神経線維の走行を明瞭に描出することができる。

　これらのシステムのいずれかが障害されれば理論的にはめまいを生ずる可能性がある。一般に、平衡機能障害に起因するめまいは急性・中等度以上のものでは回転性めまいのことが多く、慢性・軽症のものでは浮動感のことが多いとされる。

> **メモ　三次元コントラストMRI法による神経線維走行の描出**
>
> 　通常のMRIでは神経線維の走行を直接描出することはできないが、中枢神経系においては神経軸索の細胞膜やミエリン鞘の存在により神経線維に直交する神経線維の水分子拡散は強く制限を受けており、この性質を利用すると神経線維を直接描出することが可能である。この方法は三次元コントラストMRI法と呼ばれ、上下・前後・左右の神経線維走行をそれぞれ赤・青・緑で着色して、神経線維走行を三次元的に描出する方法である[5]。下小脳脚など前庭系神経線維の腫瘍による圧排・偏位などの変化を把握するのに有用である（図2）。

1 小脳橋角部腫瘍

　前庭神経の直接の障害により、あるいは、腫瘍が進展し小脳脚・脳幹・小脳半球を圧迫することによりめまいを生ずるが、症状がめまいのみの場合はむしろ少なく、随伴するほかの神経症状に注意する。

❶聴神経腫瘍

　内耳道内の第VIII脳神経（前庭神経）に発生する良性腫瘍である。大きくなるにつれ内耳道から小脳橋角部へと進展し、小脳・脳幹部を圧迫し第4脳室を閉塞する。組織学的には良性であっても致命的となりうる腫瘍で、めまいの原因としては最も多い脳腫瘍である。直接、前庭神経を侵すが、良性腫瘍のため発育速度が遅く、前庭代償によりめまいは必発ではなく（14％）、初発症状として多いのは難聴と耳鳴りである。腫瘍が進展し小脳脚・脳幹・小脳半球を圧迫することにより小脳失調やふらつきを訴えるようになる。MRI Gd増強T1強調画像で、内耳道に侵入し増強効果を伴う腫瘍を小脳橋角部に認め、しばしば嚢胞を合併する（図3）。頭部単純X線やCTで内耳道の拡大を認める。治療としては、中～大病変に対しては開頭による外科的摘出が第一選択である[11]。小病変に対しては経耳的摘出術やガンマナイフによる定位放射線治療が行われている。ガンマナイフでは、30～50％の症例で腫瘍の縮小が得られ、腫瘍の成長停止を合わせると90％の症例でコントロール可能と報告されている[4]。

❷小脳橋角部髄膜腫

　錐体骨後縁から発生する髄膜腫で、症状は頭痛、めまい、失調、難聴、三叉神経障害、顔面神経麻痺、四肢運動麻痺などである。MRI Gd増強T1強調画像で、均一な増強効果を伴う腫瘍を小脳橋角部に認め、錐体後縁に広く付着する（図4）。内耳道には侵入せず、内耳道の拡大も認められないことから、聴神経腫瘍と鑑別される。治療は外科的全摘出を目指すのが原則である。亜全摘に終わった場合、組織像に悪性所見があれば術後放射線療法、あるいはガンマナイフによる定位放射線治療も行われている[4]。

　その他の小脳橋角部腫瘍としては、類皮腫[6]、脂肪腫[17]、くも膜嚢胞[16]などが知られている。

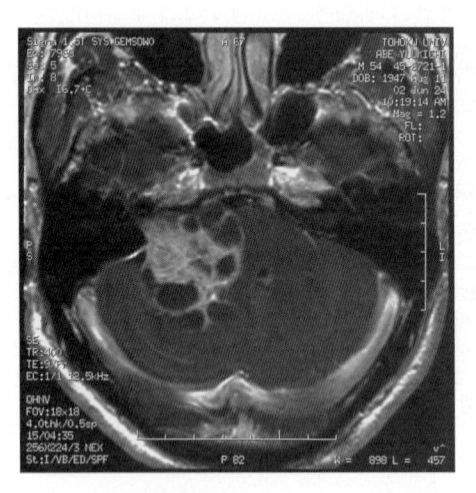

図3．聴神経腫瘍
MRI-Gd増強T1強調画像。内耳道に侵入し増強効果を伴う小脳橋角部腫瘍で周囲に嚢胞を伴っている。

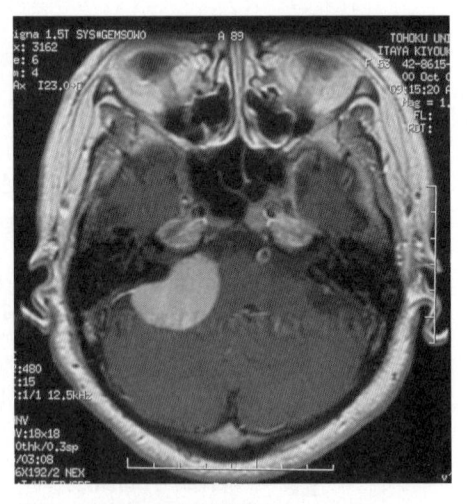

図4．小脳橋角部髄膜腫
MRI-Gd増強T1強調画像。増強効果を伴う小脳橋角部腫瘍で錐体後縁に広く付着している。内耳道には侵入していない点で聴神経腫瘍と鑑別される。

2 脳幹腫瘍

前庭系、固有知覚系、視覚・眼球運動系のシステムが密集する脳幹部では、いずれの系が障害されてもめまいの原因となりうる。

❶脳幹神経膠腫（図5）

小児に好発するが、15歳以上でも各年代に均等に発生する。脳神経核、錐体路、中小脳脚などが侵され、複視・嘔吐、失調、嚥下障害などの症状を呈する。治療としては、第四脳室に突出する型では亜全摘が可能な場合があるが、多くの場合手術摘出は困難で、放射線治療に頼らざるを得ない。

❷幹部海綿状血管腫（図6）

厳密には腫瘍ではなく血管奇形に分類されている。出血を繰り返して増大することにより、急激なめまい、眼症状、運動障害、感覚障害、意識障害を呈する。また、海綿状血管腫と同様血管奇形に分類されるが、静脈性血管腫でもめまいをきたすことがある。再出血による神経症状の増悪を防止するのが治療の目的であり、脳幹表面に存在し摘出が可能なものでは摘出術が行われる[12]。深部に局在する場合には一部の症例を除いて外科的摘出は不可能なことが多い。

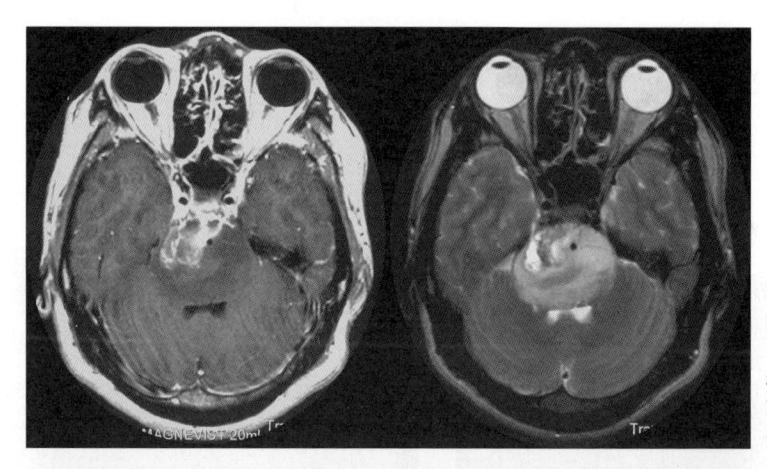

図5. 脳幹神経膠腫
MRI-Gd増強T1強調画像（左）、T2強調画像（右）。橋全体が腫脹してT2強調画像で高信号を呈し、一部は増強効果を伴う。

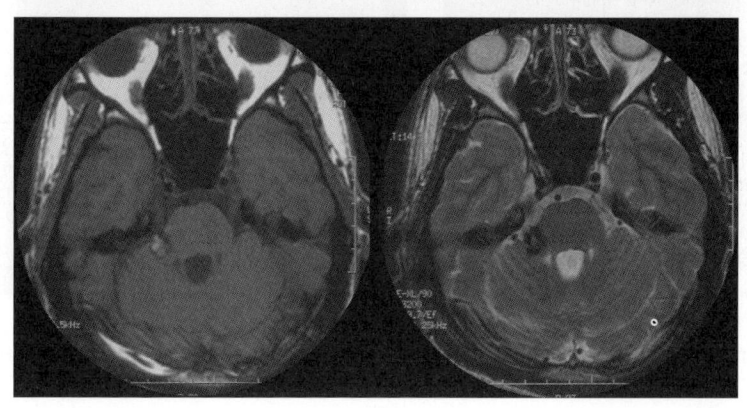

図6. 脳幹部海綿状血管腫
MRI T1強調画像（左）、T2強調画像（右）。図1と同一症例。小脳橋角部に突出する低〜高信号の混在する腫瘤で、辺縁が一層の低信号域（hemosiderin rim）で囲まれている。本例のように脳幹表面に突出するものは摘出が可能である。

ガンマナイフによる定位放射線治療が行われることがある[9]。

3 小脳腫瘍

前庭-小脳系が侵されることにより、めまいを生じる。

❶小脳血管芽腫

成人の小脳半球に好発し、嚢胞形成を伴う良性腫瘍である。頭蓋内圧亢進による頭痛、小脳症状、眼振などがみられる。MRI Gd 増強 T1強調画像で、均一に強く増強される壁在結節を認め嚢胞を伴う。血管造影では壁在結節に一致する腫瘍陰影が認められる（図7）。治療は外科的全摘出である。術後、残存腫瘍や手術不能例に対しては放射線治療が行われることがある。

❷小脳星細胞腫

若年者、成人のいずれにも発生する。神経膠腫の中では最も良性である。小脳半球、時には小脳虫部に好発する。失調や平衡機能低下とともにめまいをきたす[15]。血管芽腫と同様、MRI Gd 増強 T1強調画像で、均一に強く増強される壁在結節を認め嚢胞を伴うが、嚢胞を伴わない実質性腫瘍の場合もある。治療は外科的全摘出である。

4 その他の脳腫瘍

稀ではあるが、脳幹第四脳室底部の前庭神経核から視床・頭頂葉皮質に至る前庭皮質投射路が直接障害されることによってめまいを呈することがある。

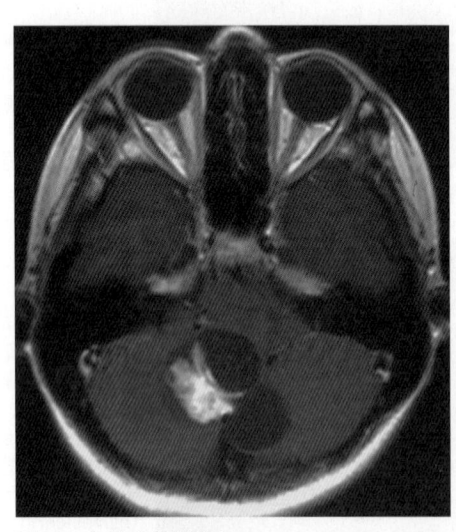

図7．小脳血管芽腫
MRI-Gd 増強 T1強調画像。均一に増強される壁在結節と周囲に嚢胞を伴っている。

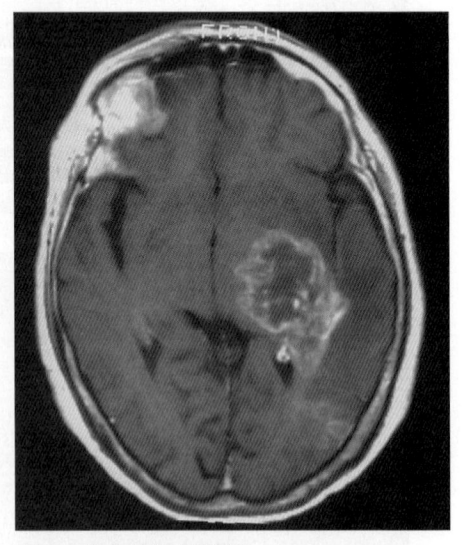

図8．視床神経膠芽腫
MRI-Gd 増強 T1強調画像。辺縁不整なリング状増強効果を呈し、中心部に壊死を伴う。

❶神経膠腫

　神経膠腫は全脳腫瘍中の約 1/3 を占める成人の大脳半球に好発する腫瘍である。星細胞腫 astrocytoma、退形成星細胞腫 anaplastic astrocytoma、神経膠芽腫 glioblastoma などに分類され、前頭葉に多いが、側頭葉、頭頂葉をはじめ、大脳半球のどこにでも発生しうる。症状は頭痛、痙攣発作、片麻痺、感覚障害、性格変化など発生部位により多彩な症状を呈しうる。頭頂葉体性感覚領野、前庭感覚領野、視床、脳梁などにびまん性・浸潤性に発育した場合にはめまいを呈することがあり（図8）、後述する頭蓋内圧亢進に起因するめまいを呈することもある。治療としては摘出可能な部位に発生したものでは、術前・術中の脳機能マッピングを駆使して周囲脳組織の機能温存をはかり、腫瘍摘出術を行う[8]。周囲に浸潤性に発育するため、手術のみで治療が完結する場合は稀で、放射線・化学療法を併用する。視床など深部に発生したものでは手術摘出は不可能なことが多い。

❷悪性リンパ腫

　大脳半球・基底核・脳梁・視床・小脳などにびまん性・浸潤性に発育する悪性腫瘍で、前庭系神経回路網内の小脳、脳幹や第四脳室に発生したものではめまいを呈することが報告されている[2)13]。放射線治療・化学療法の併用が効果があるとされるが、効果は一時的で決定的な治療法はない。

5 腫瘍出血に伴う二次性ヘモジデリン沈着症

　極めて稀であるが、頭蓋内出血の後にヘモジデリンが小脳・脳幹・脳神経に沈着し機能障害を呈することがあり、ヘモジデリン沈着症と呼ばれる。繰り返す腫瘍出血に伴う二次性ヘモジデリン沈着症により前庭神経由来のめまいを呈することがある（図9）。

2 頭蓋内圧亢進に起因するめまい

　頭蓋内占拠性病変である脳腫瘍は、組織型に関係なく頭蓋内圧亢進をきたす可能性がある。頭蓋内圧亢進の初期には、所謂、頭蓋内圧亢進症状（頭痛、嘔吐、視力障害）を自覚していない場合も見受けられるので注意が必要である。頭蓋内圧亢進に起因するめまいは、平衡機能障害を疑わせるような回転性のめまいは少なく、たちくらみ様のめまいや浮動感（dizziness）が多い。

1 髄膜腫

　成人女性に好発する良性の脳腫瘍である。一般的に成長速度が遅く、かなり腫瘍が大きくならないと局所症状を呈さないことも多い。めまいを呈する場合も、小脳橋角部髄膜腫などの例外を除いては、局所神経症状としてのめまいは少なく、慢性の頭蓋内圧亢進による立ちくらみ様のめまいや、動揺感であることが多い[14]。治療としては、手術摘出により治癒が期待できる髄膜腫においては可能であれば全摘出を目指すのが原則である。頭蓋底に発生し、脳神経を巻き

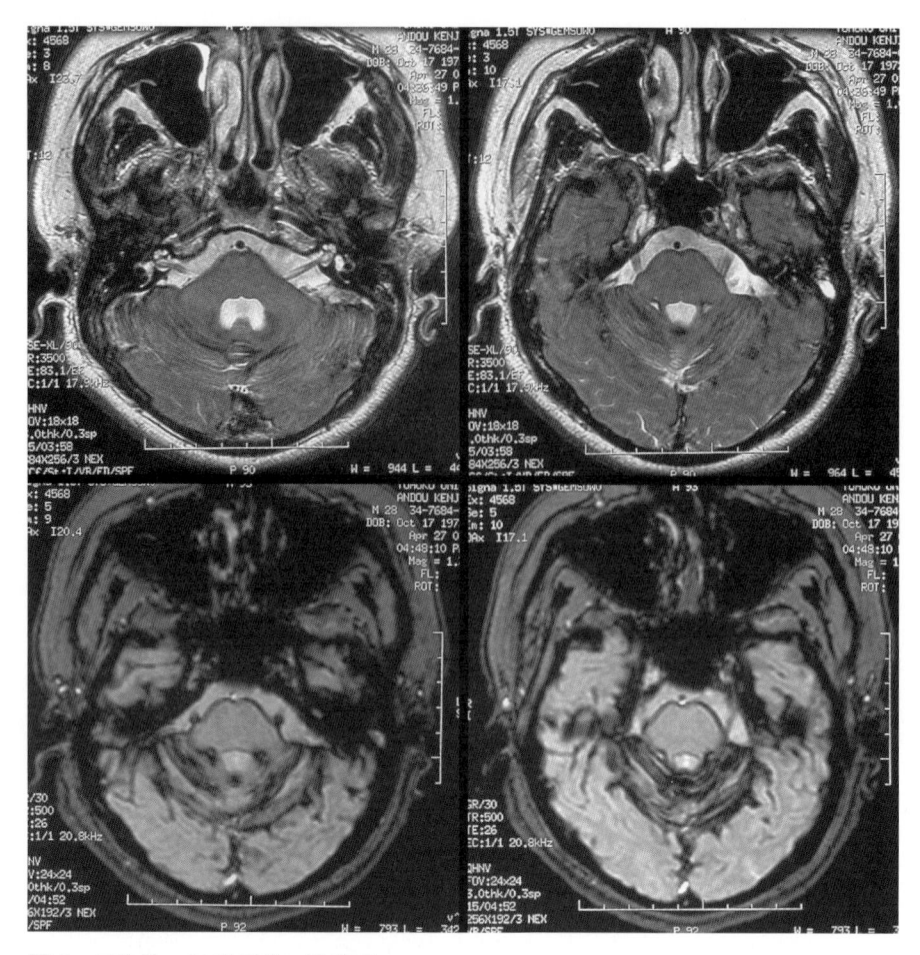

図9. 二次性ヘモジデリン沈着症
MRI T2強調画像（上段）、T2*強調画像（下段）。頭蓋内に浸潤した下垂体腫瘍に繰り返し出血を起こした例。脳幹・脳神経・小脳表面が一層の低信号域で覆われていることが上段のT2強調画像から読みとれるが、下段のT2*強調画像を撮像するとより明瞭となる。

込んでいる腫瘍では morbidity は高く、また、海綿静脈洞に発生した腫瘍では全摘出率は20～70％と必ずしも高くない。壮年ないし高齢者の頭蓋底髄膜腫や残存髄膜腫に対しては、ガンマナイフによる定位放射線治療も行われている[4]。

2 転移性脳腫瘍

原発性脳腫瘍とほぼ同程度の発生頻度とされている。天幕上が75％、天幕下が25％で、中大脳動脈領域皮質下に好発する。原発巣として最も多いのは肺癌であり、次いで乳癌、消化器系の癌、頭頸部癌、腎・膀胱癌、子宮癌などである。ほとんどが血行性に他臓器から転移したものである。前庭系神経回路網内に転移して直接平衡機能を侵すことによりめまいをきたすこともあるが、腫瘍の成長速度が早いため頭蓋内圧亢進に起因するめまいをきたすことも多く、倦怠感とともに起立性のめまいを訴える。また、髄膜播種を起こした場合には癌性髄膜

炎・髄液循環障害により頭蓋内圧亢進を来し、めまいを訴えることもある[14]。治療として最良の予後が得られる方法は、手術による摘出とそれに引き続く放射線療法である。但し、その対象となるのは神経症状を悪化させずに手術摘出の可能な部位に存在する単発転移の場合に限られている。脳の深部など手術摘出が困難な部位や、多発転移、高齢者など手術リスクの高い症例では、ガンマナイフによる定位放射線治療が行われている[4]。

3 脳室内腫瘍

脳室内腫瘍では腫瘍による巣症状の発現は少なく、閉塞性水頭症による頭蓋内圧亢進のため、めまいを生ずることがある。第三脳室コロイド嚢胞[1]や脳梁神経膠腫[7]、第四脳室くも膜嚢胞[10]などの症例報告がみられる。

3 視床下部-下垂体障害に起因するめまい

視床下部-下垂体機能障害によるめまいは全身倦怠、情緒不安定、精神症状などを伴っていることが多く、不定愁訴ととらえられがちで注意が必要である。

1 下垂体腺腫

脳下垂体から発生する良性の腺腫で、腫瘍からのホルモンの過剰分泌の有無により機能性腺腫と非機能性腺腫に大別される。症状はホルモンの過剰分泌に伴う症状と腫瘍の発育に伴う周囲組織の圧迫症状がある。周囲組織の圧迫症状としては下垂体機能低下に伴う甲状腺機能低下、性機能低下、尿崩症などがあり、全身倦怠感や情緒不安定、精神症状、めまいなどを呈する。また、腫瘍の増大により視神経への圧迫や海綿静脈洞への浸潤をきたし、動眼、滑車、外転神経麻痺による複視など視覚異常に起因するめまいが起こることがある。また、下垂体腺腫では突然の腺腫内の出血や梗塞により下垂体卒中をきたし、急激な頭痛やめまいを突然発症することがある（図10）。治療としては非機能性腺腫では視力・視野障害や下垂体前葉機能低下を呈していることが多く、経蝶形骨洞手術による摘出術が一般的である。腫瘍残存例に対しては放射線治療を行う。プロラクチン産生腺腫では、時にブロモクリプチンの併用が行われる。

2 頭蓋咽頭

頭蓋咽頭腫は胎生期の頭蓋咽頭管の遺残から発生する腫瘍で、主として鞍上部に発育する。小児と成人の2峰性の発症のピークがある。第3脳室前半を閉塞することによる水頭症、視力視野障害、視床下部-下垂体障害によるホルモン異常によりめまいをきたすことがある。

3 その他

その他の視床下部-下垂体障害をきたす腫瘍では、鞍上部胚細胞腫、鞍結節髄膜腫などでめまいをきたすことがある。

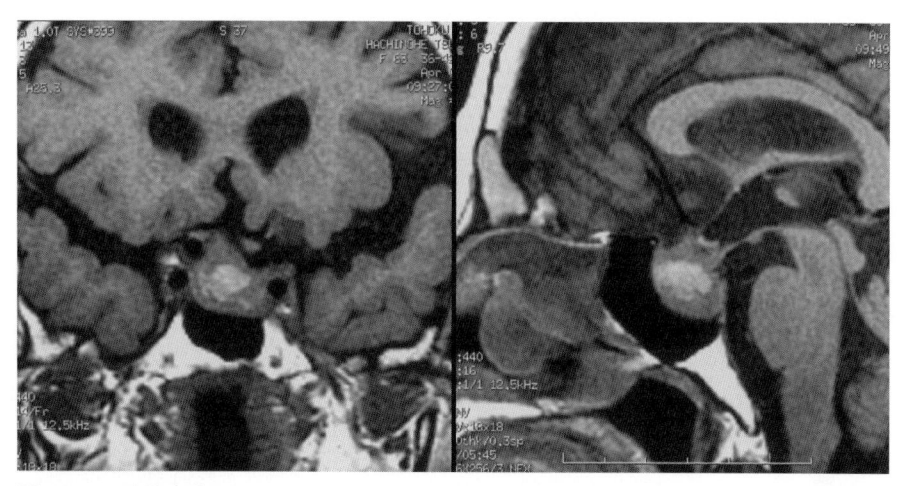

図10. 下垂体卒中
MRI T1強調画像（左）、T2強調画像（右）。下垂体は腫大し、内部に不均一な高信号域を伴う。腫瘍内出血を伴う例である。

■むすび

　以上、めまいをきたす脳腫瘍の病態と治療について述べた。めまいをきたす脳腫瘍の多くは外科的治療を要し、緊急の処置が必要な場合も少なくなく、めまいの診療にあたっては脳腫瘍の可能性を念頭に入れておく必要がある。また、治療に際しては、患者の年齢や状態・腫瘍の種類と進展度により手術のアプローチも目的も異なっている。放射線や化学療法が奏功する場合も少なくない。各症例ごとに詳細な検討を行い、治療を行うことが重要である。

（刈部　博、白根礼造）

◆文献

1) Arunachalam PS, Johnson I : Colloid cyst of third ventricle ; a rare cause of episodic vertigo. Otolaryngol Head Neck Surg 126 : 450-452, 2002.
2) Haegelen C, Riffaud L, Bernard M, et al : Primary isolated lymphoma of the fourth ventricle ; case report. J Neurooncol 51 : 129-131, 2001.
3) Hoffman RM, Einstadter D, Kroenke K : Evaluating dizziness. Am J Med 107 : 468-478, 1999.
4) 城倉英史 : Stereotactic Neuro-radiosurgery. 神経研究の進歩 41 : 936-944, 1997.
5) 刈部　博、隈部俊宏、清水宏明、ほか : 3次元コントラストMRI法を用いた後頭蓋窩病変における錐体路および小脳脚障害の評価. CI研究 23 : 159-163, 2001.
6) Konovalov AN, Spallone A, Pitzkhelauri DI : Pineal epidermoid cysts ; diagnosis and management. J Neurosurg 91 : 370-374, 1999
7) Koshimizu K, Takeyama E, Takeyama E, et al : A case of astrocytoma of corpus callosum presented diagnostic dyspraxia. No To Shinkei 47 : 763-767, 1995.
8) 隈部俊宏、中里信和、刈部　博、ほか : 術前ブレインマッピング. Clinical Neuroscience 19 : 310-312, 2001.
9) Liscak R, Vladyka V, Simonova G, et al : Gamma knife radiosurgery of the brainstem cavernomas. Minim Invasive Neurosurg 43 : 201-207, 2000.
10) Makiuchi T, Kadota K, Asakura T, et al : Arachnoid cyst of the fourth ventricle. Case report. Neurol Med Chir (Tokyo) 30 : 848-852, 1990

11) Matthies C, Samii M：Management of 1000 vestibular schwannomas（acoustic neuromas）; clinical presentation. Neurosurgery 40：1-9, 1997.
12) Samii M, Eghbal R, Carvalho GA, et al：Surgical management of brainstem cavernomas. J Neurosurg 95：825-832, 2001.
13) Sasahara A, Kawamata T, Kubo O, et al：Primary central nervous system malignant lymphoma originating from the cerebellum and extending along the lower cranial nerves. No Shinkei Geka 28：879-883, 2000.
14) 塩原隆造：脳腫瘍とめまい. Clinical Neuroscience 18：822-825, 2000.
15) Sostarich ME, Ferraro JA, Karlsen EA：Prolonged I-III interwave interval in cerebellar astrocytoma. J Am Acad Audiol 4：269-271, 1993.
16) Ucar T, Akyuz M, Kazan S, et al：Bilateral cerebellopontine angle arachnoid cysts; case report. Neurosurgery 47：966-968, 2000.
17) Zimmermann M, Kellermann S, Gerlach R, et al：Cerebellopontine angle lipoma; case report and review of the literature. Acta Neurochir（Wien）141：1347-1351, 1999.

V めまいの原因疾患と治療法

◆神経変性疾患

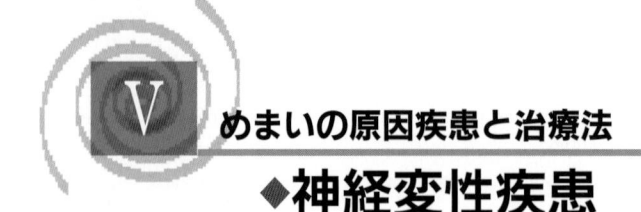

■はじめに

　めまいには回転性と非回転性がある。非回転性のめまいの中には、動揺感、眼前暗黒感などさまざまな症状が含まれている。したがって、めまいと一言でいっても、それを生じる病変部位は非常に多様である。耳鼻科領域の内耳や前庭神経ばかりではなく、脳幹、小脳、大脳といった中枢神経系の疾患であればめまいが生じうるとされている。また、頸椎や外眼筋の疾患や自律神経障害や循環器疾患による起立性低血圧や血圧の著しい変動でもめまいが生じる。

　神経変性疾患とは、未知の原因により、神経細胞が脱落し、種々の神経症状をきたす疾患である。かつて原因不明とされた疾患も、最近原因が明らかとなっているものも少なくない。以前から遺伝性と考えられてきた疾患の多くは、その遺伝子異常が次第に明らかとなってきている。

　ここでは、めまいを生じる疾患として、特に小脳・脳幹病変および自律神経系の病変を主体とする神経系の変性疾患を取りあげる（表1）。

表1．めまいの原因となる神経変性疾患
1．小脳・脳幹を主病変とするもの
　1）脊髄小脳変性症
　　・遺伝性脊髄小脳変性症
　　・孤発性脊髄小脳変性症
2．自律神経系を主病変とするもの
　1）純粋自律神経機能不全症
　2）アミロイドニューロパチー
　3）シャイドレーガー症候群
3．その他
　1）パーキンソン病
　2）びまん性レビー小体病

1 小脳や脳幹病変を主病変とする変性疾患

1 脊髄小脳変性症

　脊髄小脳変性症（SCD）は、小脳性あるいは脊髄性運動失調を主症状とする神経変性疾患の総称である。SCDの頻度は海外では人口10万人あたり1〜7人とされているが、本邦ではやや多く4〜10人とされている。SCDは、遺伝性のものと非遺伝性のものに分類される。

a．遺伝性脊髄小脳変性症

　遺伝性SCDについては、次々と病因遺伝子が明らかとなってきている。遺伝性SCDは常染色体優性遺伝と劣性遺伝に分けられる。

　常染色体優性遺伝（Autosomal dominant；AD）形式の脊髄小脳変性症（以下AD-SCD）は、病因遺伝子の染色体上での位置が明らかにされた順番に、spinocerebellar ataxia（以下 SCA）1、SCA 2、…と SCA の後に番号がつけられて分類され、現在は少なくとも SCA 17 まで報告されている[1)-3)]。AD－SCD の遺伝子異常はその多くは、DNA を構成する 3 つの塩基 CAG［シトシン（C）、アデニン（A）、グアニン（G）］、CAG の繰り返し配列が異常伸長していることが判明している[4)]。CAG に相当するアミノ酸はグルタミンであるため、CAG が異常伸長した DNA を有する疾患はポリグルタミン病と呼ばれている。異常伸長したポリグルタミンが細胞内で形成された結果、神経細胞の障害が生じ、神経細胞の変性脱落が生じると考えられている。

　AD－SCD は世代が進むにつれ発症年齢が低下し（表現促進現象：anticipation）、また発症年齢が早いほど、より重症であることが知られていた。AD－SCD の遺伝子異常の多くが CAG の繰り返し配列の異常伸長であることが判明し、発症年齢が若いほど、また重症なほど CAG の繰り返し配列が長いことが判明した。つまり臨床的な特徴が分子レベルで説明可能となったわけである[1)]。

　遺伝子に基づいて AD－SCD を分類した際の頻度は、地域により大きく異なっている。欧州では SCA 3 が多いとする報告が多く、本邦でも新潟県や富山県など北陸地方や奈良県では SCA 3 が 39～42％ と最も多い。一方、同じ日本国内であっても広島県では SCA 6 が 30％ と最も多く、宮城県や山形県では SCA 1 が 34～48％ と最も多く、著しい地域差が認められている[5)]。

　AD－SCD の臨床症状は、病因となる遺伝子異常により異なるが、中核となる小脳性運動失調に加え、腱反射の亢進といった錐体路症状、眼球運動障害、錐体外路症状、末梢神経障害などを伴うことがある。

　AD－SCD の MRI 所見は、小脳と脳幹の萎縮を特徴とするが、遺伝子異常の違いにより MRI 所見も異なる場合がある（図 1）。小脳性運動失調と舞踏運動、痴呆を特徴とする歯状核・赤核・淡蒼球・ルイ体萎縮症では、大脳白質に T 2 強調画像で高信号が認められる傾向がある（図 2）。

　一方、常染色体劣性遺伝形式の SCD としてはフリードライッヒ失調症（Friedreich ataxia；FRDA）が知られている。欧米では最も多い遺伝性 SCD である。1996 年に FRDA は第 9 染色体上に存在する frataxin と名づけられた遺伝子の異常により発症することが判明した[6)]。遺伝子異常としては frataxin の第 1 イントロンにおける異常伸長した GAA 繰り返し配列のホモ接合体が殆どを占める。

　病理学的には、脊髄後索の変性・萎縮を特徴とし、特に下肢からの入力線維の集まりである Goll 束に病変が著しい。そのほか、脊髄小脳路にも変性が認められる。

　FRDA は、臨床症状としては、25 歳以前に発症する失調性歩行障害、下肢の腱反射消失、Babinski 反射陽性、小脳性構語障害を特徴とする。身体的な特徴として、足の変形（凹足）、脊柱の異常（後彎、側彎）が認められることが多い。

　その他の常染色体劣性遺伝形式の SCD として、最近、眼球運動失行と低アルブミン血症を伴う早発型脊髄小脳失調症（early-onset ataxia with ocular motor apraxia and hypoal-

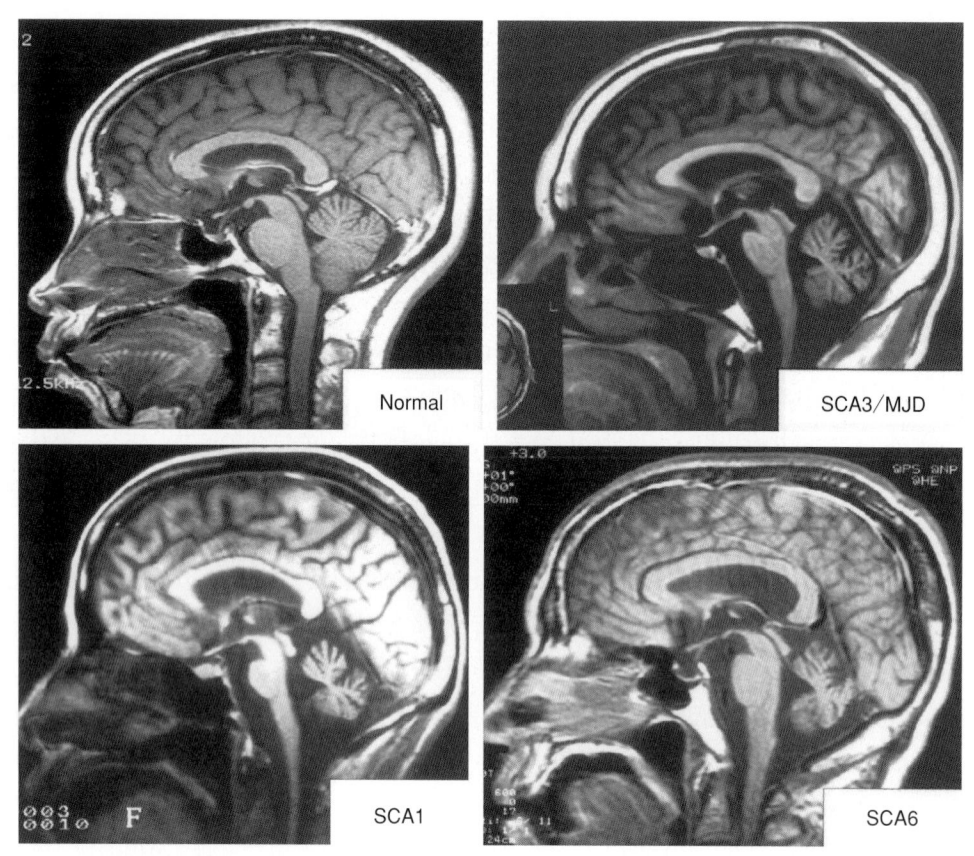

図1. AD-SCD の脳 MRI
正常に比べ、SCA1と3では小脳・脳幹の萎縮が認められる。SCA6でも小脳の萎縮は認められるが、脳幹の萎縮はSCA1やSCA3に比べ軽微である。

buminemia；EAOH）と呼ばれる疾患の遺伝子異常が判明した。病因遺伝子は第9染色体短腕に存在するアプラタキシン（aprataxin）である[7]。

b. 非遺伝性脊髄小脳変性症

非遺伝性のSCDは、オリーブ橋小脳萎縮症（OPCA）と晩発性小脳皮質萎縮症（LCCA）の2つに分けられる。

OPCAは、小脳求心系の下オリーブ核から小脳に向かう線維、および橋から小脳に向かう線維に主病変が認められる。しかし、病状の進行に伴い、これらの病変に加え線条体・黒質の病変、自律神経系の病変が認められる。一方、レボドーパに反応しないパーキンソン症状を呈する線条体黒質変性症（SND）や、進行性の自律神経症状を呈するShy-Drager症候群（SDS）においても、剖検時には黒質・線条体系や自律神経系の病変に加え、上記の小脳求心系の病変が認められる。OPCA、SND、SDSの臨床症状の主体は、それぞれ小脳性運動失調、パーキンソン症状、自律神経症状と異なっているが、病理学的には同一の病変が認められることから、これらをまとめて多系統萎縮症（multiple system atrophy；MSA）と呼

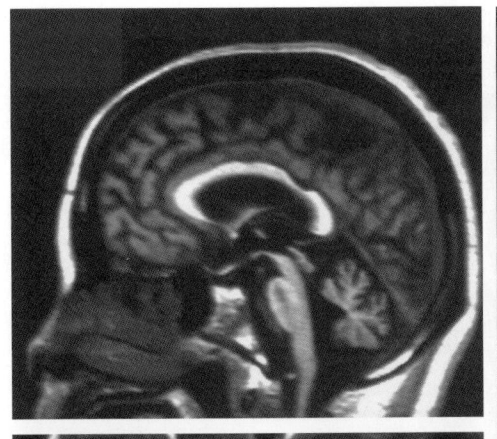

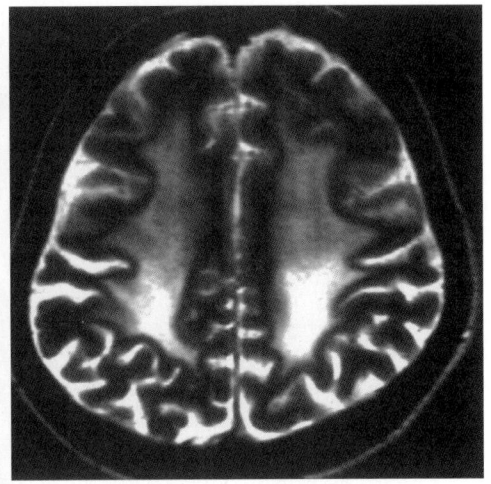

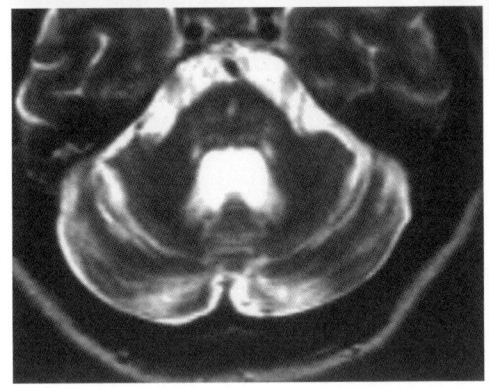

図2. 歯状核・赤核・淡蒼球・ルイ体萎縮症の脳MRI
小脳・脳幹の萎縮に加え、大脳白質にＴ２強調画像で高信号が認められる。

ばれている。

　OPCAは、50歳台に下肢の運動失調で発症する。その後、上肢や言語にも運動失調が出現してくる。進行に伴い、上記のSNDやSDSに認められるパーキンソン症状（動作緩慢、筋固縮）や自律神経症状（起立性低血圧、排尿困難、便秘など）が認められるようになる。MRIでは小脳や脳幹の萎縮が認められる（図3）。またＴ２強調画像では、橋の横走線維の変性による十字状の高信号域が認められる（図3）。病理学的には、乏突起膠細胞の細胞質内にグリア細胞内封入体（glial cytoplasmic inclusion：GCI）（図4）が認められる[8]。この封入体は症状の責任病変と考えられる小脳や脳幹ばかりではなく、大脳白質や基底核など広範な部位に認められる。ほかの神経変性疾患には、GCIは観察されず、OPCA（MSA）に特異的な封入体と考えられている。

　LCCAは、小脳皮質に主病変が存在するSCDである。小脳皮質プルキンエ細胞の変性脱落が認められる。特に、小脳虫部前背側面において高度である。臨床症状は小脳性運動失調であるが、四肢の運動失調に比べ体幹の運動失調が著しい。そのほか、構語障害、眼振も認められる。MRIでは、小脳の萎縮が認められるが、その他の中枢神経系には一般的に異常は認められない。脳幹の萎縮は認められないか、認められても軽微である。LCCAと同様の臨床症状および画像所見を呈するものに、悪性腫瘍に伴う小脳変性症、アルコール性小脳変性症が知

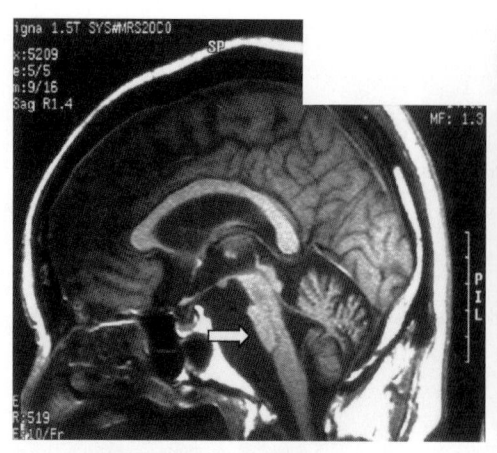

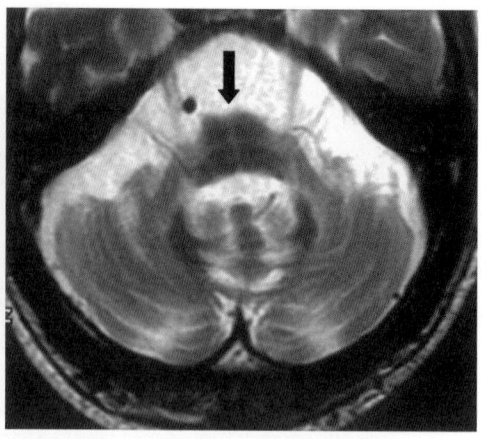

図3. 多系統萎縮症の脳MRI
小脳・脳幹の著しい萎縮と橋にT2強調画像で十字状の高信号域が認められる（矢印）。

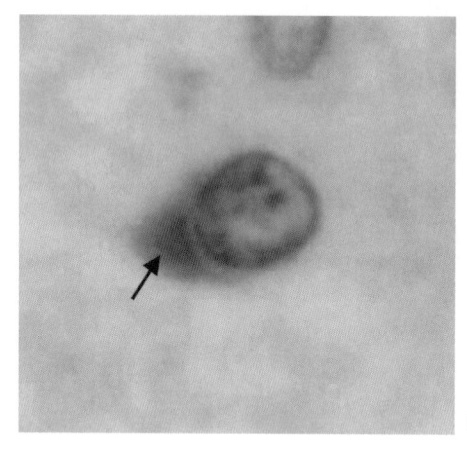

図4. グリア細胞内封入体
多系統萎縮症の橋の乏突起膠細胞の胞体内に封入体（矢印）が認められる（抗ユビキチン抗体による免疫組織化学染色）。

られており、LCCAが疑われる場合には、悪性腫瘍の検索や飲酒歴について確認する必要がある。

　SCDの根本的な治療法はない。以前よりSCDの治療として、thyrotropin-releasing hormone（TRH）が使用されている。これは、運動失調を呈するrolling mouse nagoya（RMN）へTRHを腹腔内投与するとRMNの運動失調が改善したことから、SCDの運動失調の治療に用いられるようになった。TRHは注射薬で、10〜14日程度、筋肉内あるいは静脈内に連日投与する。2000年からTRHに類似した構造をもつ経口のSCD治療薬タルチレリン（セレジスト®）が使用可能となっている。この薬剤はSCDの進行を抑制する効果があるとされている。

　SCDに認められるめまいは小脳・脳幹障害によるものと、自律神経障害による起立性低血圧によるものに大別される。小脳・脳幹障害によるめまいに対する治療は対症療法が行われ、メシル酸ベタヒスチンや塩酸ジフェニドールが投与されている。起立性低血圧は、起立時に末梢血管の収縮や心拍出量の増加が不十分であるために生じる。血漿ノルアドレナリン（NA）

の低値と起立時の反応性の低下が認められる。したがって、治療薬として、NAの前駆物質で脱炭酸酵素によりNAに変換される3,4-dihydroxyphenylserine（droxydopa）が用いられている。また、交感神経での内因性NAの分解酵素MAO-Aを阻害するamezinium、選択的末梢性αレセプター刺激薬midodorineも用いられている。一方、心拍出量を増加させる薬剤としては、循環血漿量を増加させるfluorohydrocortisoneが用いられている。

2 自律神経系を主病変とする変性疾患

正常では、臥位から立位への体位の変換による血圧の変動はほとんど認められない。これは交感神経系の緊張により末梢血管の収縮が生じ、血圧が維持されるためである。この起立時に血圧を維持する機構が自律神経の疾患により破綻すると、起立時の血圧低下により一時的な脳の虚血が生じ、著しい場合には失神を生じる。軽い場合には意識障害を伴わず、めまいとして自覚する。起立性低血圧は、起立後3分間以内に収縮期血圧で20 mmHg以上、または拡張期血圧で10 mmHg以上低下する場合と定義されている[9]。立位が不可能な場合には、傾斜台（tilt table）を用い臥位から60度起こして3分以内に同様の血圧変動が認められる場合も起立性低血圧と診断される。この自律神経系を侵す変性疾患として、進行性自律神経機能不全症（progressive autonomic failure；PAF）、家族性アミロイド多発ニューロパチー（familial amyloid poly-neuropathy；AP）が知られている。

1 進行性自律神経機能不全症

進行性自律神経機能不全症（PAF）は、慢性進行性の汎自律神経障害を主徴とする変性疾患で、起立性低血圧を中核として、排尿困難、陰萎、発汗減少、便秘、瞳孔異常など多彩な自律神経症状を呈する。病理学的には、節前線維の病変が中心で、脊髄中間外側核、迷走神経背側核に変性が認められる。そのほか節後線維の交感神経節、脳幹の自律神経核にも変性が認められる。さらに、自律神経系以外にも病変の広がりが認められる場合があり、臨床病理学的に多系統萎縮症型、およびパーキンソン病型、純粋型に分類されている[9]。純粋型PAFは、小脳症状や錐体外路症状を伴わず、汎自律神経障害のみを呈する疾患である[10]。病理学的には、パーキンソン病型PAFと同様に自律神経系の変性所見とレビー小体の存在が特徴であるが、黒質の色素含有細胞の変性はないかあっても極めて軽度にとどまるとされている。

治療としては対症療法が中心で、起立性低血圧に対してはdroxydopa、amezineiumやmidodorineが用いられている。

2 家族性アミロイド多発ニューロパチー（FAP）

家族性アミロイド多発ニューロパチー（FAP）は、末梢神経をはじめ全身の諸臓器にアミロイドが沈着し、さまざまな全身症候を呈する常染色体優性遺伝性疾患である[11]。FAPは、臨床症状に基づいてⅠ型Ⅱ型Ⅲ型Ⅳ型に分けられ、その遺伝子異常が判明している。Ⅰ型

およびⅡ型では異型トランスサイレチン、Ⅲ型では異型アポリポ蛋白A1、Ⅳ型ではゲルソリンである[11]。わが国ではⅠ型が多い。臨床症状としては末梢神経障害と一般臓器症状が認められる。末梢神経障害の一部として自律神経障害が認められるが、自律神経障害はFAPの特徴で、顕著である。起立性低血圧を始め、下痢と便秘の交代、陰萎、排尿障害、発汗減少などが認められる。

自律神経障害による起立性低血圧には他の疾患と同様droxydopa、ameziniumやmidodorineが用いられている。また、FAPの根本的な治療としてアミロイドの産生臓器である肝臓の移植が行われている[12]。

3 その他

1 パーキンソン病

パーキンソン病はドパミン含有ニューロンがほぼ選択的に変性脱落する疾患で、臨床的には安静時振戦、固縮、無動、姿勢反射障害を特徴とする[13]。

パーキンソン病は、神経系の変性疾患の中ではアルツハイマー型痴呆に次いで多い疾患であり、本邦では人口10万人あたり100人前後とされている[14]。

パーキンソン病の病理学的特徴は、ドパミン含有神経細胞の変性脱落と残存する神経細胞に存在するレビー小体である（図5）。しかし、ドパミン含有細胞が変性脱落する原因については依然として不明である。パーキンソン病の約5％は遺伝性で、常染色体性劣性遺伝形式をとる若年性パーキンソン症候群については遺伝子異常が解明され、その遺伝子が「パーキン」と名づけられ[15]、その遺伝子がどのようにしてドパミン神経細胞の変性脱落をもたらすのかについて精力的に研究されている。

パーキンソン病は一側の上肢や下肢の振戦や動きの悪さで発症することが多い。パーキンソン病の主要症状は、安静時振戦、固縮、無動、姿勢反射障害である。パーキンソン病に認められる振戦は、安静時に出現し、周波数は4-6Hzである。典型的な場合には錠剤をこねるような動き（pill-rolling）が認められる。固縮は筋緊張亢進の1つで、関節を他動的に動かしたときに一様に抵抗を感じる現象である。典型的な場合には、歯車を回すような抵抗感が観察される。無動は、正常者と比べ、動作が少ない、あるいは遅いといった症状である。具体的には表情の乏しさ（仮面様顔貌）、瞬目の減少、小声で単調な喋り方、歩行時に腕の振りが減少するといった症状として観察される。姿勢反射とは、立位の際に外力を加えられても転倒しないように体のバランスを保持する反射で、これが障害されると転倒してしまう。この現象はパーキンソン病がある程度進行した際に観察される。姿勢反射障害が著しくなると立位保持は困難となる。

これらの中核症状に加え、パーキンソン病では、便秘、起立性低血圧といった自律神経障害がしばしば認められる。

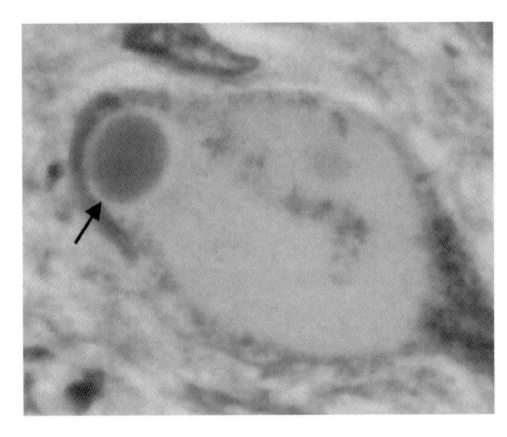

図5. レビー小体
パーキンソン病の黒質のメラニン含有神経細胞の胞体内にレビー小体（矢印）が認められる（HE染色）

　一般的に、パーキンソン病では脳MRIで異常所見は認められない。

　パーキンソン病の治療は、黒質線条体系にて不足しているドパミンを補うことである。ドパミンそのものは血液脳関門を通過しないため、その前駆体であるレボドーパが治療として用いられる。そのほかに線条体のドパミン受容体を刺激するドパミン受容体作動薬（ブロモクリプチン、パーゴライド、カベルゴリンなど）、抗コリン薬やアマンタジンが治療薬として用いられている。

　パーキンソン病に認められるめまいは、そのほとんどが起立性低血圧によるものである。パーキンソン病においては、中脳黒質のドパミン神経細胞ばかりでなく、消化管に存在する副交感神経節細胞にもレビー小体が観察され、自律神経系に病理学的に異常が認められる。このような自律神経系の異常により起立性低血圧が生じるものと考えられている。起立低血圧の治療としては、ほかの疾患と同様、droxydopa、ameziniumやmidodorineが用いられている。

2 びまん性レビー小体病

　びまん性レビー小体病（diffuse Lewy body disease；DLBD）はパーキンソン症状と痴呆を主症状とし、大脳皮質神経細胞の細胞質に広範にレビー小体が認められる原因不明の神経変性疾患である[16]。パーキンソン病では、レビー小体は、黒質や青斑核といったメラニン含有細胞が存在する神経核に好発するが、DLBDではこのような神経核ばかりでなく、大脳皮質神経細胞に広範にレビー小体が出現する（図6）。痴呆患者の連続剖検による検討では、アルツハイマー型痴呆（DAT）が43.6％、次いでDLBDが15.4％であったと報告され、痴呆をきたす神経変性疾患の中では、DATに次いで多い疾患であるとされている[17]。

　DLBDの主な症状は痴呆とパーキンソン症状である。しかし、約30％では、パーキンソン症状が認められない。一般的にはパーキンソン症状に先行して痴呆が出現するとされているが、病理学的に老人性変化を伴う通常型と呼ばれるタイプの一部、および老人性変化を伴わない純粋型と呼ばれるタイプの多くが痴呆の出現に先行してパーキンソン症状が認められる。DLBDに認められる痴呆には、記憶障害に加え、幻覚・妄想といった精神症状が出現しやす

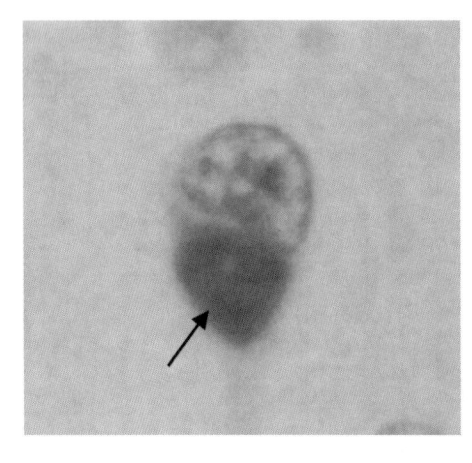

図6. 皮質型レビー小体
びまん性レビー小体病の側頭葉の神経細胞の胞体内にレビー小体が認められる（抗ユビキチン抗体による免疫組織化学染色）。

い特徴がある。パーキンソン症状としては、固縮と無動が中心で振戦が認められる例は少ないとされている。

　DLBDにはしばしば起立性低血圧によると考えられる立ちくらみやめまいが認められる。脊髄の中間外側核にレビー小体が認められるとする報告があり、自律神経障害による症状と考えられている。

　DLBDは原因不明の疾患であり、根本的な治療法はない。したがって治療は対症療法が中心となる。中核症状の1つである痴呆については、DATの治療薬として用いられるドネペジルがDLBDの痴呆にも有効であるとされている。パーキンソン症状については、レボドーパを始めとする抗パーキンソン病薬を用いるが、幻覚が出やすいため少量より試み、幻覚の悪化が認められる時には中止する。幻覚・妄想が著しいときには、ドパミン拮抗薬であるハロペリドールやチアプリドを用いる。しかし、逆にこれらの薬剤によりパーキンソン症状が悪化する可能性があり、パーキンソン症状と幻覚・妄想の両症状を注意深く観察しながら薬物療法を考える必要がある。めまいの原因となる起立性低血圧に対しては、ほかの疾患に伴う起立性低血圧と同様、droxydopa、ameziniumやmidodorineが用いられている。

（栗田啓司、加藤丈夫）

◆文献

1) Klockgether, T. Evert B：Genes involved in hereditary ataxias. Trends Neurosci 21：413, 1998.
2) Tsuji S：Dentatorubral-pallidoluysian atrophy (DRPLA)：clinical features and molecular genetics. Adv Neurol 79：399, 1999.
3) Nakamura K, Jeong SY, Uchihara T, et al：SCA 17, a novel autosomal dominant cerebellar ataxia caused by an expanded polyglutamine in TATA-binding protein. Human Molecular Genetics 10：1441, 2001.
4) Orr HT, Chung MY, Banfi S, et al：Expansion of an unstable trinucleotide CAG repeat in spinocerebellar ataxia type 1. Nat Genet 4：221, 1993.
5) Nagaoka U, Suzuki Y, Kawanami T, et al：Regional differences in genetic subgroup frequency in hereditary cerebellar ataxia, and a morphometrical study of brain MR images in SCA 1, MJD and SCA 6. J Neurol Sci 164：187, 1999.

6) Campuzano V, Montermini L. Molto MD, et al : Friedreich's ataxia : autosomal recessive disease caused by an intronic GAA triplet repeat expansion. Science 271 : 1423, 1996.
7) Date H, Onodera O, Tanaka H, et al : Early-onset ataxia with ocular motor apraxia and hypoalbuminemia is caused by mutations in a new HIT superfamily gene. Nature Genetics. 29 : 184-188, 2001.
8) Papp MI, Kahn JE, Lantos PL : Glial cytoplasmic inclusions in the CNS of patients with multiple system atrophy (striatonigral degeneration, olivopontocerebellar atrophy and Shy-Drager syndrome). J Neurol Sci 94 : 79, 1989.
9) The consensus committee of the American Autonomic Society and the American Academy of Neurology. Consensus statement on the definition of orthostatic hypotension, pure autonomic failure, and multiple system atrophy. Neurology 46 : 1470, 1996.
10) 長谷川康博：Pure Autonomic failure（PAF）の疾患概念と臨床診断基準.神経内科 57：1, 2002.
11) Reilly MM, King RH : Familial amyloid polyneuropathy. Brain Pathol 3 : 165, 1993.
12) Ikeda S, Takei Y, Yanagisawa N, et al : Peripheral nerves regenerated in familial amyloid polyneuropathy after liver transplantation. Ann Int Med 127 : 618, 1997.
13) Adams RD, Victor M, Ropper AH : Princples of neurology. 6 th ed, p 1067, McGraw-Hill, New York, 1997.
14) Kimura H, Kurimura M, Wada M,et. al : Female preponderance of Parkinson's disease in Japan. Neuroepidemiol 21 : 292-296, 2002.
15) Kitada T, Asakawa S, Hattori N, et al : Mutations in the parkin gene cause autosomal recessive juvenile parkinsonism. Nature. 392 : 605, 1998.
16) Kosaka K : Diffuse Lewy body disease in Japan. J Neurol 237 : 197, 1990.
17) Kosaka K : Diffuse Lewy body disease. Neuropathol 20 : S 73, 2000.

VI 最近の知見

◆遺伝学的知見

■はじめに

　良性発作性頭位めまい症（BPPV：benign paroxysmal positional vertigo）は、めまい患者の17%を占めるとされる代表的な内耳疾患である。BPPVでは、BPPVとは異なるめまい疾患と比較して、家族内のBPPVの発症数が5倍に及ぶことが報告されている[1]。また、メニエール病は難聴、耳鳴などの蝸牛症状を伴う発作性めまい疾患であるが、約10%が家族性であり、60%の浸透率を有する常染色体優性の遺伝疾患であるとする報告がある[2]。これらの所見は、末梢性めまい疾患においてなんらかの遺伝的素因が関与する可能性を示唆するものであるが、いまだ遺伝子の同定には至っていない。

　一方、難聴に関しては、多くの遺伝性難聴の報告があり、1/1000の確率で出現する先天性高度難聴の約半数は遺伝性とされている。遺伝性難聴[3]は、症候群性遺伝性難聴と非症候群性遺伝性難聴に分類される。症候群性遺伝性難聴とは、難聴のほかに眼、心、腎などの障害を合併するもので、代表的な症候群としてはAlport症候群、Waardenburg症候群などがある。400以上の症候群性遺伝性難聴が知られており、遺伝性難聴の約30%を占めるとされている。残りの約70%を占める非症候群性遺伝性難聴では、77%は常染色体劣性遺伝、22%は常染色体優性遺伝によるものとされ、残りの1%はX連鎖性もしくはミトコンドリア遺伝によるものとされている。さらに、後天性に難聴が発症し、緩徐に進行する特発性両側性感音難聴においても、遺伝子変異が関与するものが存在することが知られている。

1　非症候群性遺伝性難聴

　非症候群性遺伝性難聴では、ヒトゲノム機構により遺伝子座が登録された順番に番号がつけられている。常染色体優性遺伝形式をとるものはDFNAと略され、現在までに41個（DFNA 1-41）報告されている。同様に常染色体劣性遺伝形式をとるものはDFNBと略され33個（DFNB 1-33）が、X連鎖性のものはDFNと略され8個（DFN 1-8）報告されている。この中には、重複するものや後に却下されたものも含まれるため、非症候群性遺伝性難聴の遺伝子座は70以上とされている。この中で現在までに同定されている難聴遺伝子は27個であり（図1）、1995年にX連鎖性遺伝性難聴の原因遺伝子として、POU3F4が最初に報告された。このほかに、ミトコンドリア性のものが2個［12 S rRNA、tRNA Ser (UCN)］同定されており、ある難聴遺伝子（DFNB 26）の発現を抑制するような修飾遺伝子（DFNM 1）も報告されている。将来的には50から100個の難聴遺伝子が同定されるものと

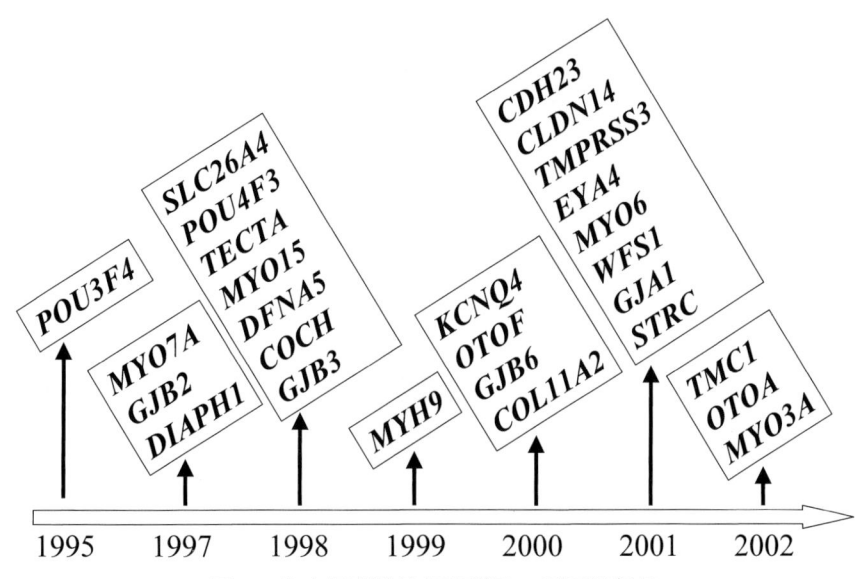

図1. 非症候群性遺伝性難聴の原因遺伝子
現時点で27の難聴遺伝子が同定されている。
(Resendes BL, Williamson RE, Morton CC : At the speed of sound ; gene discovery in the auditory system. Am J Hum Genet 69, 2001 より改編)

考えられているが、難聴の遺伝子座、遺伝子に関するアップデートの情報は遺伝性難聴ホームページ (http://www.uia.ac.be/dnalab/hhh/) を参照にされたい。

2 前庭障害を呈する難聴遺伝子

遺伝性難聴の中には、末梢性前庭障害によりめまいを呈するものがある。以下にその代表的な遺伝子を述べる。

1 *COCH* 遺伝子 (DFNA9 の原因遺伝子)

COCH は、1998年にヒト内耳から得られた cDNA ライブラリーより同定された遺伝子である[4]。DFNA9の原因遺伝子であり、第14番染色体長腕に存在する。*COCH* 遺伝子変異としては、現在までにアメリカ、ベルギー、オランダ、オーストラリアの家系より5つのミスセンス変異 (Val 66 Gly、Gly 88 Glu、Trp 117 Arg、Pro 51 Ser、Ile 109 Asn) が報告されており、進行性の両感音難聴に前庭症状を合併することが特徴である。また、メニエール病類似の症状を呈する例が存在する点で注目されている[5]。

DFNA9は、ヒト病理所見、原因遺伝子、臨床所見が解明されている数少ない遺伝性聴平衡覚疾患の1つである。*COCH* 遺伝子は550個のアミノ酸から構成される蛋白をコードし、そのアミノ酸配列はヒト、マウス、トリで高度に保存されている。また *COCH* 蛋白は、ヒト内耳に特異的に発現し、脳、眼、筋での発現は極めて少ない。さらにウシでは内耳構成蛋白の

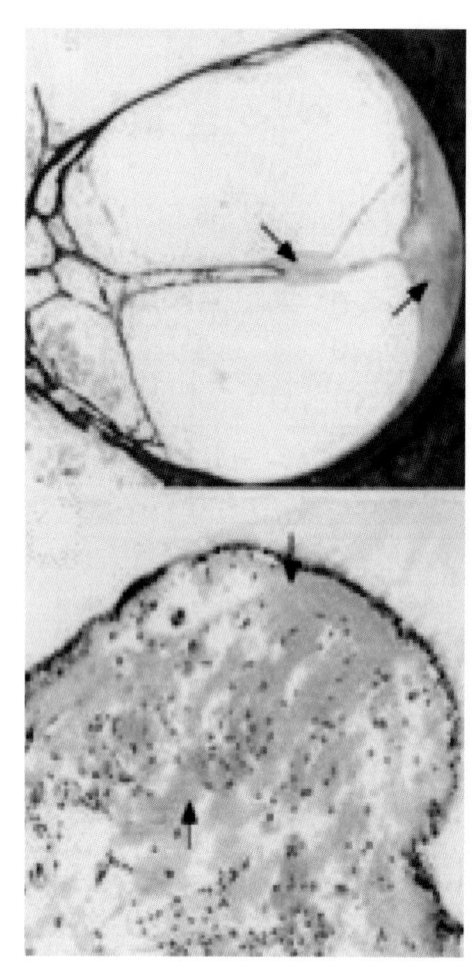

図2. DNFA9の側頭骨病理
上図：蝸牛基底回転のラセン靱帯、ラセン板縁、骨ラセン板の細胞消失と均一な好酸性物質（矢印）の沈着が認められる。
下図：後半規管膨大部稜においても蝸牛と同様の好酸性物質（矢印）の沈着が認められる。
(Robertson NG, Lu L, Heller S, et al : Mutations in a novel cochlear gene cause DFNA 9, a human nonsyndromic deafness with vestibular dysfunction. Nature Genet 20, 1998 より転載)

70%を占めるとされている。COCH蛋白は、トリの蝸牛および前庭の支持組織内に発現しており、DFNA 9の側頭骨病理ではこれに一致した部位に好酸性物質の沈着が認められる。すなわち、蝸牛のラセン靱帯、ラセン板縁、骨ラセン板と平衡斑、半規管膨大部稜における基質の細胞消失とムコ多糖で構成される均一な好酸性物質への置換が認められる（図2）。同時に感覚毛や蝸牛神経、前庭神経の萎縮や変性がさまざまな程度にみられるが、これらは二次的な変化もしくはムコ多糖の毒性によるものと考えられている。蝸牛血管条の萎縮やメニエール病の本態とされる内リンパ水腫を示す例もある。

難聴は、35～55歳の間に発症するとされているが、20代から発症する例もある。初期には、高音障害型の感音難聴を示し、その後低音、中音域を中心に聴力が低下し、20年程度の経過で高度難聴となる。聴力レベルは年間2-7 dBずつ悪化し、多くは左右非対称のオージオグラムを示す。前庭症状も難聴とほぼ同時期に起こり、進行すると両側の温度眼振反応が消失する。したがって高齢者では、暗所での不安定感、歩行中の側方偏倚、酒酔い状態、motion sicknessなどの平衡障害を呈する。ベルギーとオランダの家系から報告されたPro 51 Ser

のミスセンス変異例では、回転性めまい発作を示す例は 20％であり、メニエール病の診断基準に合致する例は 15〜25％とされているが、そのほかの変異例では必ずしもメニエール病様の症状を呈することはないとされている。

> **メモ１　cDNA ライブラリー**
> 　細胞質に存在するメッセンジャー RNA（mRNA）集団を逆転写酵素を用いて、mRNA に相補的な（complimentary）DNA の集団を作製したもの。cDNA ライブラリーは、イントロンの情報を含まない点でゲノム DNA ライブラリーと異なる。
>
> **メモ２　ミスセンス変異**
> 　遺伝子上３つの塩基配列（コドン）はある１つのアミノ酸に対応している。あるアミノ酸に対応するコドンを別のアミノ酸に対応するコドンに変換させる塩基配列の変化をミスセンス変異と呼ぶ。

2 *MYO7A* 遺伝子（DFNB2、DFNA11、USH1B の原因遺伝子）

　蝸牛および前庭の感覚細胞である有毛細胞の先端には多くの毛（不動毛）が存在する。この不動毛が屈曲することにより、有毛細胞内の脱分極が起こり、蝸牛神経や前庭神経に活動電位が生じる。ミオシンはアクチンとともに、不動毛を構成する重要な蛋白であり、モータードメインと尾部ドメインの比較により複数のサブクラスに分類される。現時点で 7 型ミオシン、15 型ミオシン、6 型ミオシン、3 型ミオシンをコードする 4 つの遺伝子（*MYO7A*、*MYO15*、*MYO6*、*MYO3A*）が非症候群性遺伝性難聴の原因として同定されている。

　MYO7A は第 11 番染色体長腕に存在する。難聴に網膜色素変性症を合併する症候群性遺伝性難聴 Usher 症候群の一部（USH1B）の原因遺伝子であると同時に、DFNB2、DFNA11 の原因遺伝子である。この中で DFNA11 は、日本人家系から最初に同定された非症候群性遺伝性難聴である[6)-8)]。本家系でみられる遺伝子変異は、3 つのアミノ酸をコードする塩基配列の欠失（2658 del-Δ9）であり、100％の浸透率を示す。難聴は 10 代に発症し、緩徐に進行する。純音聴力検査では左右対称的な高音漸傾型の中等度感音難聴を示す。自記オージオメトリー、耳音響放射、聴性脳幹反応などの聴覚機能検査から、聴覚障害部位は蝸牛とされている。平衡機能検査では、自発眼振や温度眼振反応の低下もしくは廃絶を示す例があるが、明らかな回転性めまいや平衡障害は示さない。一方、DFNB2 は、チュニジア、中国の家系から同定されている。チュニジアの家系では、難聴の発症は生下時から 16 歳までとばらつきがあり、高度難聴から聾を示す。前庭症状と温度眼振反応低下を示す例がみられる。

3 *KCNQ4* 遺伝子（DFNA2 の原因遺伝子）

　KCNQ4 遺伝子は、第 1 番染色体短腕に存在し、DFNA2 の原因遺伝子の 1 つであり、カリウムチャネルをコードする。内耳では、蝸牛外有毛細胞に特異的に発現することから、内リンパ電位の発生に重要なカリウムイオンの再利用に関与すると考えられている[9)]。*KCNQ4* の発現に関しては、その後のマウスモデルによる検討から、蝸牛外有毛細胞のみならず、聴覚

中枢や前庭系ではⅠ型有毛細胞や前庭神経にも認められており、難聴のみならず前庭症状をきたすことがある。

　KCNQ4遺伝子変異は、現在までに7つの報告があるが、そのうち5つはPループ領域に存在する。この中でTry 276 Serというミスセンス変異は、オランダと日本の家系から報告されている。難聴は、既に生下時に高音障害型の聴覚障害が存在するとされているが、実際に明らかとなるのは10〜20歳代である。その後、年間1dBの割合で聴力レベルは低下する。オージオグラムは、左右対称性であり、高音障害型もしくは水平型の感音難聴を示す。前庭機能検査所見としては、回転検査にて25〜35％の症例は前庭機能亢進を示し、そのような例ではmotion sicknessが生じるとされる。温度眼振反応の低下を示す例は少ない。

4　SLC26A4 遺伝子（DFNB4、Pendred 症候群の原因遺伝子）

　SLC26A4遺伝子（PDS遺伝子）は、第7番染色体長腕に存在し、膜貫通型の疎水性蛋白であるpendrinをコードしている。pendrinは、甲状腺、内耳、腎臓に発現し、塩基配列の類似性から硫酸基トランスポーターとしての役割が推定されていた。しかし、pendrinの障害により、塩素とヨードの膜輸送が障害されることが報告され、クロールイオンとヨードイオンの輸送に関与していると考えられている。ノックアウトマウスにおける内耳形態の検討では、胎生期に内リンパ管の拡大が認められ、出生後は有毛細胞の変性と耳石の異常が報告されている。

　本遺伝子変異は、難聴を呈する2つの疾患の原因となる。すなわち、甲状腺腫大と高度感音難聴を主要症候とするPendred症候群と劣性遺伝形式の非症候群性遺伝性難聴であるDFNB4である。しかし、両疾患群の間には多くの移行型がある可能性も考えられている。さらにPendred症候群とDFNB4に共通する所見として、前庭水管拡大症を合併することが挙げられており、CTやMRIにて確認することができる（図3）。前庭水管拡大症は、

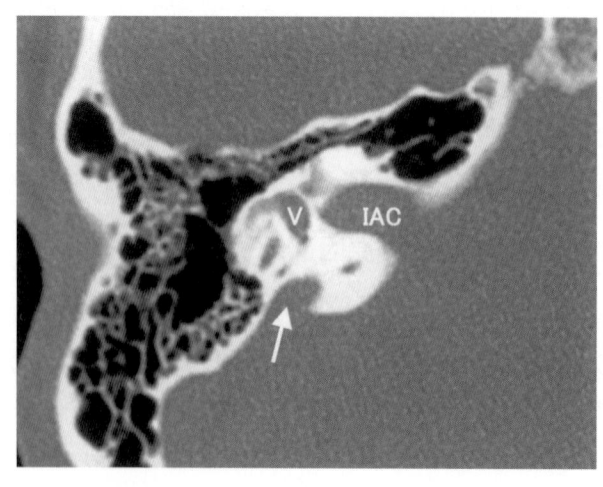

図3．前庭水管拡大症
軸位断CTにて前庭水管（矢印）の拡大を認める。
V：前庭、IAC：内耳道

1978年にValvassoriとClemisにより報告された最も頻度が高いと考えられる内耳奇形である。DFNB4は、中等度から高度の変動する感音難聴を示すことが特徴である。低音域に気骨導差を伴う場合があり、これは、外リンパ圧もしくは内リンパ圧の上昇により、アブミ骨の可動性が妨げられた結果とされている。聴力低下は、変動しながら進行していくが、頭部打撲はこれらの誘因となりうる。これは前庭水管拡大症を伴う場合には、頭蓋内圧の急な変化が直接内耳に影響を及ぼすためとされている。半数以上は反復するめまい発作を伴うが、性質は回転性のものから浮動性のものまでさまざまである[10]。

5 *DIAPH1* 遺伝子（DFNA1の原因遺伝子）

DIAPH1（human diaphanous-1）は、DFNA1の原因遺伝子であり、第5番染色体長腕に存在する[11]。常染色体優性遺伝形式を示すコスタリカの難聴家系から、ポジショナルクローニングの過程で同定された。この遺伝子は、formin遺伝子ファミリーに属しており、細胞分裂や細胞極性に関係する。また、内耳では、有毛細胞におけるアクチンの重合を制御する役割を担っているとされている。

DFNA1では、初期に低音障害型感音難聴を示すことが特徴的であるが、難聴の発症時期は一定していない。緩徐に難聴は進行し、成人では水平型の高度難聴となる。平衡障害は認められず、注視眼振、頭位眼振、自発眼振はなく、温度眼振反応も正常である。しかし、蝸電図で-SP/AP比が高値を示し、メニエール病の本態とされる内リンパ水腫の存在が推定されている。

6 *COL11A2* 遺伝子（DNFA13の原因遺伝子）

いくつかのコラーゲン線維をコードする遺伝子は内耳に発現しており、症候群性遺伝性難聴の原因遺伝子として同定されている。例えば、Alport症候群は4型コラーゲン（*COL4A3*、*COL4A4*、*COL4A5*遺伝子）の異常により生じる。11型コラーゲンアルファ2ドメイン（*COL11A2*遺伝子）は、現時点で唯一非症候群性遺伝性難聴（DNFA13）の原因遺伝子として同定されている。この遺伝子はStickler症候群の一部の原因ともなる。*COL11A2*トランスジェニックマウスの内耳組織所見では、蓋膜のみに異常が認められており、有毛細胞や血管条などその他の部位は正常である。蓋膜は、コラーゲン線維の配列に乱れとコラーゲン線維間の拡大により、全体として拡張した形をとる。

*COL11A2*遺伝子は、アメリカとオランダの難聴家系（DNFA13）から同定され、第6番染色体短腕に存在する[12]。純音聴力検査では、軽度から中等度の左右対称性の感音難聴を示すが、特徴的なのは中音域を中心とした聴力低下を示すことである。そのため、アメリカ家系のオージオグラムは、'cookie-bite' pattern（クッキーをかじった形）と称される。オランダの家系でも同様に中音域の聴力低下を示す例が多いが、高音域では4kHzの聴力は保たれるものの、6、8kHzではむしろ低下する。難聴は20〜30代で自覚することが多いが、実際は生下時もしくは幼小早期に聴力低下があると考えられている。難聴の進行は認められない。

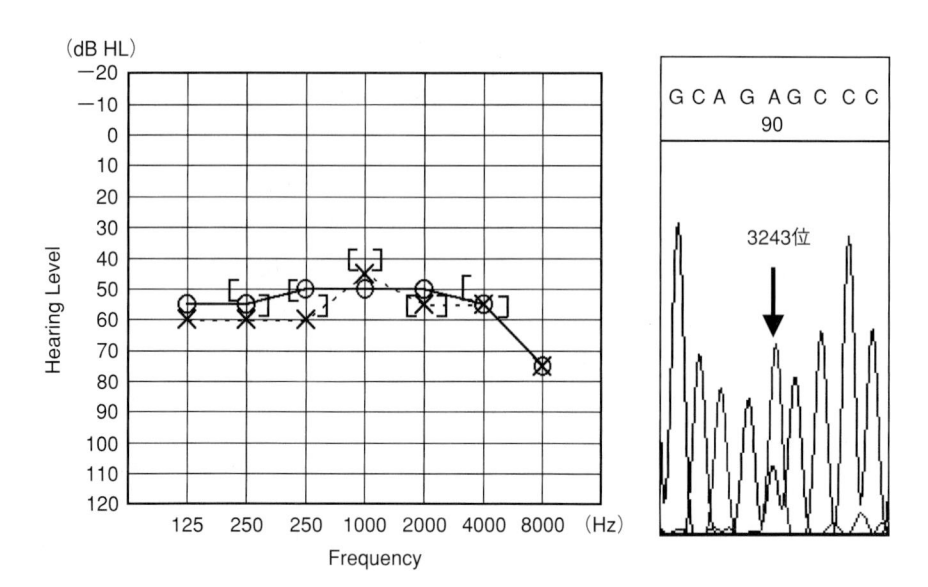

図4．ミトコンドリア DNA 3243 点変異

25歳頃より両難聴が出現し、糖尿病を合併した30歳、男性例。母とその兄弟に難聴を認める。
左図：オージオグラムでは左右対称な中等度感音難聴を認める。
右図：直接シーケンス法による遺伝子解析結果では、3243位でアデニン（A）からグアニン（G）への置換（ヘテロプラスミー）が認められる。

一方、明らかな平衡障害はないが、半数は温度眼振検査にて異常が認められる。

7 ミトコンドリア DNA *tRNA Leu*(*UUR*) 遺伝子（MIDD、MELAS の原因遺伝子）

ミトコンドリア DNA の *tRNA Leu*(*UUR*)遺伝子にある塩基番号 3243 位におけるアデニンからグアニンへの点変異（A 3243 G）は、MELAS（mitochondrial encephalopathy, lactic acidosis and stroke-like episodes）の原因の 1 つであると同時に、母系遺伝の糖尿病と難聴を示す MIDD（maternally inherited diabetes and deafness）や進行性腎疾患の原因となる。また MELAS の約 30％ は、難聴を合併する。

3243 点変異による難聴（図4）は、水平型もしくは高音漸傾型の感音難聴であり、進行性である。ほとんどの例で左右対称性のオージオグラムを示すが、中には難聴に左右差を認める例もある。難聴の発症は、10 代のものから中年で発症するものまでさまざまであり、これはミトコンドリア DNA 変異のヘテロプラスミーの程度によるものと考えられている。また、難聴の障害部位としては、内耳性難聴を示すものと内耳性難聴に後迷路性難聴を合併する例が存在する。一方、温度眼振検査では、前庭機能低下を示す例が認められる[13]。側頭骨病理における主要な病理所見としては、高度の血管条萎縮とラセン神経節細胞の消失であり、有毛細胞は比較的保たれているとする報告[14]があるが、症例により異なる病理所見を呈する。

メモ3　ヘテロプラスミー
正常なミトコンドリア DNA と変異のあるミトコンドリア DNA が混在した状態。

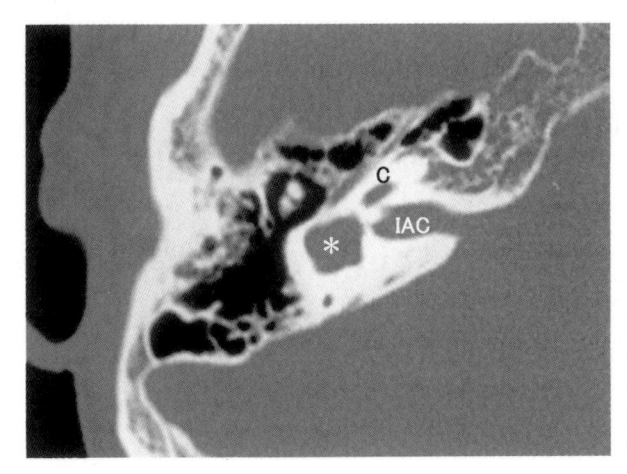

図5. Mondini 奇形
BOR症候群家系にみられたMondini奇形で囊胞状の前庭（*）を認める。蝸牛の低形成は軽度である。
C：蝸牛基底回転、IAC：内耳道。

8 *EYA1* 遺伝子（BOR 症候群の原因遺伝子）

　BOR症候群（branchio-oto-renal syndrome）は、常染色体優性遺伝形式を示す症候群性遺伝性難聴の1つであり、4万人に1人の割合で生じるとされている[15]。鰓原性奇形（耳瘻孔、側頸瘻、外耳奇形）、難聴、腎形成不全を主症状とするが、症状には大きなバリエーションが認められる。例えば、従来は腎の異常を認めないものをBO症候群（branchio-oto syndrome）として区別していたが、これは表現型の差に過ぎないとされており、BOR症候群と同一の疾患群とみなされている。

　表現型の中で20％以上の割合で認められる症候としては、難聴（90％）、耳瘻孔（80％）、腎形成不全（65％）、側頸瘻（50％）、耳介奇形（35％）、外耳道狭窄（30％）が挙げられる。本症候群では、耳小骨奇形、内耳奇形、内耳道奇形が認められることが多く、そのバリエーションにより、難聴は伝音難聴、感音難聴、混合難聴のすべてをきたしうる。また、難聴の進行の有無はさまざまであり、軽度難聴から高度難聴までばらつきがある。内耳奇形としては、前庭水管拡大やMondini奇形（図5）が認められ、めまい発作を反復する例がある。

　BOR症候群の原因遺伝子の1つが*EYA1*（human homologue of the Drosophila 'eyes absent'）遺伝子であり、第8番染色体長腕に存在する。*EYA1*遺伝子は、中耳、内耳の発生の初期をコントロールしていると推測されている。興味深いことに、BOR症候群の70％は*EYA1*遺伝子変異が認められない。この点に関しては、最近になって第1番染色体長腕に別

メモ4　Mondini 奇形

　内耳奇形は、前庭水管拡大を除くと、Michel型、Mondini型、Scheibe型、Bing-Siebenmann型、Alexander型の5つに分類できるが、大部分はMondini奇形である。Mondini奇形は、骨迷路と膜迷路の低形成があるもので、元来のMondiniの報告例は1.5回転の蝸牛管をもつものであるが、一般的にはごく軽度の奇形からひどい低形成の蝸牛までを含めることが多い。蝸牛では、aplasia、common cavity、hypoplasiaなどを示し、前庭ではaplasia、small buds、半規管のdysplasia、aplasiaなどを呈する。

の遺伝子座が同定されている。

3 めまいに関する遺伝学的知見

　遺伝性難聴の前庭障害についてまとめたが、このような遺伝学的研究は日進月歩で進んでおり、これら以外の難聴遺伝子においても、今後新たに前庭症状や前庭機能に関する新知見が得られる可能性がある。聴平衡覚疾患に対する分子遺伝学的アプローチは、疾患の質的診断につながり、遺伝子治療への可能性を期待させるものである。

（野口佳裕、喜多村　健）

◆文　献

1) Gizzi M, Ayyagari S, Khattar V : The familial incidence of benign paroxysmal positional vertigo. Acta Otolaryngol (Stockh) 118 : 774-777, 1998.
2) Morrison AW : Anticipation in Meniére's disease. J Laryngol Otol 109 : 499-502, 1995.
3) Resendes BL, Williamson RE, Morton CC : At the speed of sound ; gene discovery in the auditory system. Am J Hum Genet 69 : 923-935, 2001.
4) Robertson NG, Lu L, Heller S, et al : Mutations in a novel cochlear gene cause DFNA 9, a human nonsyndromic deafness with vestibular dysfunction. Nature Genet 20 : 299-303, 1998.
5) Fransen E, Verstreken M, Verhagen WIM, et al : High prevalence of symptoms of Meniére's disease in three families with a mutation in the *COCH* gene. Hum Mol Genet 8 : 1425-1429, 1999
6) Tamagawa Y, Kitamura K, Ishida T, et al : A gene for a dominant form of non-syndromic sensorineural deafness (DFNA 11) maps within the region containing the DFNB 2 recessive deafness gene. Hum mol Genet 5 : 849-852, 1996.
7) Liu XZ, Walsh J, Tamagawa Y, et al : Autosomal dominant non-syndromic deafness caused by a mutation in the myosin VIIA gene. Nature Genet 17 : 268-269, 1997.
8) Tamagawa Y, Ishikawa K, Ishikawa K, et al : Phenotype of DFNA 11 : A nonsyndromic hearing loss caused by a myosin VIIA mutation. Laryngoscope 112 : 292-297, 2002.
9) Kubisch C, Schroeder BJ, Friedrich T, et al : *KCNQ4*, novel potassium channel expressed in sensory outer hair cells, is mutated in dominant deafness. Cell 96 : 437-446, 1999.
10) Kitamura K, Takahashi K, Noguchi Y, et al : Mutations of the Pendred syndrome gene (*PDS*) in patients with large vestibular aqueduct. Acta Otolaryngol (Stockh) 120 : 137-141, 2000.
11) Lalwani AK, Jackler RK, Sweetow RW, et al : Further characterization of the DFAN 1 audiovestibular phenotype. Arch Otolaryngol Head Neck Surg 124 : 699-702, 1998.
12) McGuirt WT, Prasad SD, Griffith AJ, et al : Mutations in *COL11A2* cause non-syndromic hearing loss (DFNA 13). Nature Genet 23 : 413-419, 1999.
13) Tamagawa Y, Kitamura K, Hagiwara H, et al : Audiologic findings in patients with a point mutation at nucleotide 3,243 of mitochondrial DNA. Ann Otol Rhinol Laryngol 106 : 338-342, 1997.
14) Takahashi K, Merchant SN, Miyazawa T, et al : Temporal bone histopathology and quantitative analysis of mitochondrial DNA in MELAS (Submitted).
15) Smith RJH, Schwartz C : Branchio-oto-renal syndrome. J Commun Disord 31 : 411-421, 1998.

VI 最近の知見

◆免疫学的知見

■はじめに

　メニエール病の発症原因には遺伝説、自律神経失調説、ウイルス説、ストレス説、アレルギー説、自己免疫説などの諸説があるが、いずれの説もメニエール病全体を説明するに十分な根拠をもっていない。そのためにいまだメニエール病は原因不明の特発性内リンパ水腫疾患として扱われている。

　アレルギー説や自己免疫説も同様にメニエール病全体を説明するには十分な根拠をもっていないが、メニエール病症例の中には免疫が関連していると考えられる臨床症状を有した症例が存在することも確かであり、これらに関する継続した研究報告がみられる。

　アレルギー説の歴史は古く、Duke[1] (1923) のメニエール病と食物アレルギーについての報告を挙げることができる。本邦においては朴沢 (1979) により、小麦、ビール、うどんがそれぞれ原因と思われるメニエール病の報告がある。統計的にはメニエール病の14%にアレルギーが原因と考えられる症例があると Pulec[2] (1973) は報告しているが、一方 Stahle[3] (1976) は IgE を測定しても正常者群とメニエール病群に差がなかったとアレルギー説に否定的な報告をしている。

　一方、片耳の疾患や手術を契機として、そのあとで反対耳にも変化が起こったと考えられる症例を Lehnhardt[4] (1958) や菊池[5] (1959) が報告し、眼科で考えられている交感性眼炎と同じ機序で発生した交感性耳炎ではないかと考察しているが、内耳における自己免疫的発症機序の考えを伺うことができる。その後、内耳における自己免疫説が注目されるようになったのは、McCabe[6] (1979) による自己免疫性感音性難聴の報告以後である。本邦では Kanzaki[7] (1983) によりステロイド反応性感音性難聴の免疫複合体の報告がある。これらを契機に内耳に対する自己免疫の概念が導入され、1980年代前半からはメニエール病に関しても自己免疫性と考えられる報告が Yoo[8] (1982)、Houghes[9] (1983)、Shea[10] (1983) によりされるようになった。

　めまいを主症状とする内耳疾患の中で、その病因として免疫学的機序が多少なりとも関与している可能性が推察されている疾患には、メニエール病、遅発性内リンパ水腫および内耳梅毒がある。これらの疾患に共通する病態は「内リンパ水腫」であり、その主たる原因として内リンパ嚢の吸収機能障害が考えられている。したがって、めまいの免疫学的背景を考えるときには、内リンパ嚢が重要な部位となる。めまい疾患の中でも免疫学的研究が比較的進んでいるメニエール病を主として取りあげ、免疫的機序を示唆するいくつかの状況証拠を検討する。

1 動物実験

1 免疫アレルギー手法による実験的内リンパ水腫作成（表1）

　免疫アレルギー反応による実験的内リンパ水腫の作製は1950年代から試みられている。抗原として馬血清（内藤：1952）、結核死菌（牟田：1954）、ヒト血清（隈上：1974）、HRP（朴沢：1979、石田：1983）、DNP（Miyamura：1987）などで動物を感作後に同一の抗原を中耳腔（内藤：1952、牟田：1954）あるいは茎乳突孔（隈上：1974、朴沢：1979、石田：1983、Miyamura：1987）にチャレンジする方法で実験がなされた。側頭骨標本には前庭階に炎症所見を伴う内リンパ水腫がしばしば観察されたことから内耳炎と区別しにくい点があった。

　またHRP（Sawada：1987）やKLH（富山：1991）で全身感作後に同一の抗原を内リンパ嚢にチャレンジする方法で実験的内リンパ水腫をつくる実験も行われている。内耳免疫担当部位であると考えられる内リンパ嚢に免疫的手法で刺激あるいは障害を与え機能障害を誘引したと考えられる実験であるが、比較的高率に内リンパ水腫を観察することができる。

　一方、内耳成分と考えられる特定の抗原としてII型コラーゲン（Yoo：1983）、家兎血管条（Harada：1984）、モルモット内耳成分（Soliman：1989））で全身感作し続けることにより、内リンパ水腫を作製する実験は、「自己免疫性内リンパ水腫」のモデルと考えることができるが、しかし水腫の程度は軽度であり、また内リンパ水腫発生率は低い。

　このようにメニエール病の実験モデルとしてさまざまな実験的内リンパ水腫の作製が試みられているがメニエール病の臨床症状と合致しない所見もあり、さらなる発展が俟たれる。

表1. 免疫アレルギー手法で作成した実験的内リンパ水腫（使用動物はモルモットが多い）

報告者	年	感作に用いた抗原	二次免疫部位と方法
内藤	1952	馬血清	中耳腔注入
牟田	1954	結核死菌	中耳腔注入
隈上	1974	ヒト血清	茎乳突孔注入
朴沢	1979	HRP	茎乳突孔注入
石田	1983	HRP	茎乳突孔注入
Yoo	1983	II型コラーゲン	全身感作のみ
Harada	1984	家兎血管条	全身感作のみ
Sawada	1987	HRP	内リンパ嚢注入
Miyamura	1987	DNP	茎乳突孔注入
Soliman	1989	モルモット内耳成分	全身感作のみ
富山	1991	KLH	内リンパ嚢注入

HRP：horseradish peroxidase　DNP：2,4-dinitrophenyl　KLH：keyhole limpet hemocyanin

2 臨床的研究

1 メニエール病の疫学（表2）

メニエール病の疫学的特徴をまとめると次のようになる。
1. 女性の罹患率が男性よりやや多い。
2. 発症は40歳代をピークとする中年発症が多い。
3. 症状は発作性・反復性・進行性である。
4. 全メニエール病の約30％を両側メニエール病が占めている。

表2には今までに報告されたメニエール病の性別罹患率を示すが、男性対女性比は1：1.3-1.4を示し、女性にやや多い疾患である。以上のようなメニエール病の疫学的臨床像には、自己免疫疾患に見られる一般臨床像と類似した点が観察される。

2 他の自己免疫疾患との合併（表3）

自己免疫疾患の特徴の1つとして他の自己免疫疾患を重複することである。表3にはほかの自己免疫疾患合併率の報告をまとめた。自験例の両側メニエール病36例[11]では、Sjögren病（5.6％）、大動脈炎（2.7％）の合併を認めた。合併症の種類には一定の傾向は認められないが、メニエール病と自己免疫疾患との合併率の報告は10～15％程度である。

3 一般免疫検査所見（表4）

自己免疫疾患の一般免疫検査でしばしば認められる所見は、①免疫グロブリンの上昇（IgG・IgM・IgA）、②補体系の上昇（Clq・C3・CH50）、③炎症反応系（赤沈・CRP）の上昇、④自己抗体の陽性（抗DNA抗体・抗核抗体）、などにまとめることができる。報告さ

表2．メニエール病患者数の性別比

年代	報告者	男性：女性	備考
1968～1977	渡辺	1：1.47	
1976～1980	厚生省疫学調査班	1：1.97	
1978	Stahle	1：1.50	スウェーデン
1980	水越	1：1.36	メニエール病（富山）
		1：1.53	両側メニエール病（富山）
1981	北原	1：1.38	
1983	渡辺	1：1.36	
1984	Wladislavosky	1：1.23	ミネソタ州
1988	厚生省前庭機能調査班	1：1.45	一側メニエール病
		1：1.30	両側メニエール病
1997	水越	1：1.35	
	平均	1：1.45	

表3．他の自己免疫疾患の合併率

報告者	年	対象疾患名と患者数	全陽性率	Cogan病	RA	RP	SLE	橋本病	大動脈炎	Sjögren病
Hughes et al.	1987	MD(n=27)+SNHL(n=25)	29.0%	13.5%	7.7%		1.9%	1.9%	3.8%	
Drebery et al.	1991	MD(n=30)	10.0%					6.7%	3.3%	
Tomoda et al.	1993	MD(n=30)	13.3%	3.3%	6.6%	3.3%				
矢沢、鈴木	1996	両-MD(n=36)	8.3%						2.7%	5.6%

MD：メニエール病、両-MD：両側メニエール病、SNHL：感音性難聴
RA：慢性関節リウマチ、RP：再発性多発性軟骨炎、SLE：全身性エリテマトーシス

表4．メニエール病の一般免疫検査所見

陽性率（%）

報告者	年	疾患と患者数	IgG	IgA	IgM	C1q	C3	CH50	抗DNA抗体 抗核抗体
Xenellis et al.	1986	MD(n=52)	21%	2%	38%	54%	17%		
Brookes	1986	MD(n=36)	44.4%	2.8%	86.1%				
Williams et al.	1987	MD(n=25)	12%	24%	48%				
Evans et al.	1988	MD(n=110)	11%	23%	17%	↑			
Fattori et al.	1991	MD(n=40)	15%	10%	2.5%				
Tomoda et al.	1993	MD(n=26)	35%	4%	27%				
吉野	1994	MD(n=29)	38%				24%		3.4%
Gutierrez et al.	1994	MD(n=40)	↑		↑			↓	
矢沢、鈴木	1996	両-MD(n=36)	14%	11%	11%		0%	61%	17%

MD：メニエール病、両-MD：両側メニエール病
C1q、C3：補体、CH50：血清補体価
↑：増加　↓：減少

表5．メニエール病の免疫複合体（circulating immune complex）

報告者	年	疾患と患者数	陽性率
Brookes	1986	MD (n=66)	55%
Evans et al.	1988	MD (n=110)	↑ (p<0.001)
Hsu et al.	1990	MD (n=59)	32%
Drebery et al.	1991	MD (n=30)	96%
Tomoda et al.	1993	MD (n=10)	40%
吉野	1994	MD (n=29)	21%
Gutierrez et al.	1994	MD (n=40)	↑ (p<0.001)

MD：メニエール病
↑：コントロール群に比較して有意に上昇

れているメニエール病におけるこれらの検査結果の陽性率を表4に示す。免疫グロブリンの上昇がメニエール病の10〜40％でみられるが、特にIgM上昇が目立っている。

4 免疫複合体 circulating immune complex（表5）

　生体内で抗原と抗体が反応して免疫複合体が形成される。この免疫複合体は補体系・凝固一線溶系・サイトカイン系を活性化し、免疫学的炎症を惹起させる。メニエール病で報告された免疫複合体の陽性率は20〜50％程度の報告が多い（表5）。

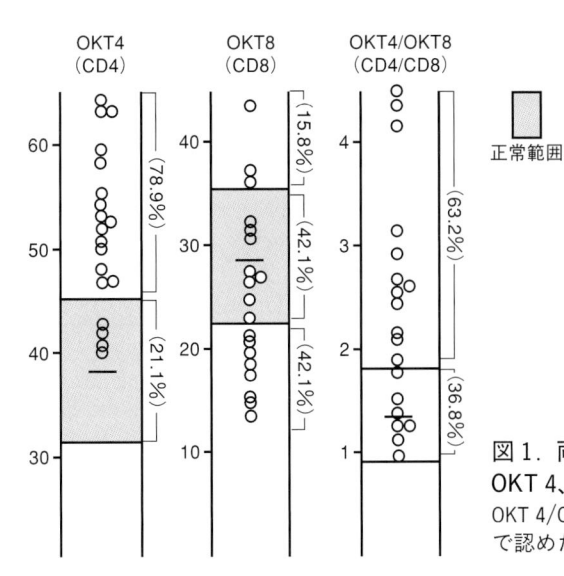

図1. 両側メニエール病19例における OKT 4、OKT 8 および OKT 4/OKT 8 比
OKT 4/OKT 8 比の上昇を19例中12例（63.2%）で認めた。

表6. メニエール病患者血清の各種コラーゲンに対する抗体の陽性率
血清の陽性率

報告者	年	疾患と患者数	抗II型	抗V型	抗IX型	抗ラミニン
Yoo et al.	1982	MD(n=50)	41.7%			
Klein et al.	1989	MD(n=12)				14%
Helfgott et al	1991	MD(n=12)	41.7%			
Joliat et al.	1992	MD(n=6)+IED(n=15)	57%		62%	
Tomoda et al.	1993	MD(n=18)	28%			
Herdman et al.	1993	MD(n=37)	5.4〜8.1%			
Fattori et al.	1994	MD(n=45)	15.5%	6.6%		11.1%
吉野	1994	MD(n=29)	38%			
Muno et al.	1999	MD(n=27)	82%			

MD：メニエール病、IED：内耳疾患

5 T細胞サブセット（図1）

ヘルパーT細胞（CD 4 または OKT 4）に対するサプレッサーT細胞（CD 8 または OKT 8）の比を指標とすると、一般に自己免疫疾患やアレルギー疾患では OKT 4/OKT 8 比が上昇し、感染症・AIDS・腫瘍では比が減少する。この検査は両側メニエール病19例で行われ、OKT 4/OKT 8 比は63.2%において上昇を示した[11]。ほかのメニエール病の報告をみても、Tomoda（1993）の38%、Bumm（1991）の50%、布施（2000）の26%で OKT 4/OKT 8 比の有意な上昇を認め、メニエール病の自己免疫性を示唆している。

6 各種コラーゲンに対する抗体価（表6）

内耳の骨や軟骨組織にはコラーゲンが含まれているが、メニエール病や耳硬化症例血清の抗II型コラーゲン抗体価の上昇の報告は Yoo[8]（1982）によりされた。Tomoda（1993）や吉野（1994）の追試でも確認され、これらの報告のメニエール病における抗II型コラーゲン陽

表 7. 血清ウイルス抗体価の陽性率

報告者	年	疾患と患者数	陽性率
Williams et al.	1987	MD(n=25)	HSV-1(60%)、VZV：(68%)、CMV(56%)、mumps(24%)、rubella(48%)、rubeola(32%)
Bergstrom et al.	1992	MD(n=21)	HSV-1(95%)
Tomoda et al.	1993	MD(n=18)	HSV(22%)、CMV(11%)
Calenoff et al.	1995	MD(n=10)	HSV-1(70%)、HSV-2(70%)、CMV(80%)、EBV(60%)
Arnold et al.	1997	MD(n=7)	外リンパ液のHSV(↑)
Takahasi et al.	2001	MD(n=28)	HSV-1(3.6%)、VZV：(7.1%)（ウイルスの再活性化？）

MD：メニエール病　HSV：単純ヘルペスウイルス　CMV：サイトメガロウイルス
VZV：帯状疱疹ウイルス　EBV：EBウイルス
↑：上昇

性率の平均は33%である（表6）。一方でコントロール群と比較しても有意差がないというHerdman（1993）の報告もある。また以前の手術既往やウイルス傷害の結果、二次的にII型コラーゲン抗体価が上昇しているのではないかというHarris（1984）の意見もある。

7 メニエール病内リンパ嚢の免疫染色

内リンパ嚢手術時に採取できたメニエール病患者の内リンパ嚢組織切片を作成して免疫グロブリン、補体などの免疫染色を観察したFutaki（1988）、Yazawa（1989）、Tomoda（1993）、Dornhoffer（1993）などの報告をみると、陽性所見はIgGで19〜50%、IgMで10〜25%、IgAで19〜30%、C3で33〜39%を示している。内リンパ嚢に免疫反応があることを示唆する所見であるが、正常コントロールが少ないために、この陽性所見がメニエール病特異的な病的所見であるかは検討の余地がある。

8 ウイルス抗体価（表7）

メニエール病症例の血清ウイルス抗体価の陽性率（表7）はI型単純ヘルペスは22%（Tomoda）、60%（Williams）、70%（Calenoff）、95%（Bergstrom）のように報告者により数値には大きな隔たりがある。サイトメガロウイルス陽性率は11%（Tomoda）、56%（Williams）、80%（Calenoff）であり、帯状疱疹ウイルス抗体価陽性率は68%（Williams）、EBウイルス抗体価陽性率は60%（Calenoff）などの報告がある。一方、外リンパ液中の単純ヘルペス抗体価の上昇を認めたとするArnold（1997）もある。ウイルス感染が直接的にまたは間接的に内耳組織を傷害して、内耳組織が変性または修飾された結果として自己抗原として認識されて、一連の内耳免疫反応を惹起するという考えがあるが、血清や外リンパ液中のウイルス抗体価の上昇との関連性は今後の研究が俟たれる。

9 リンパ球幼若化テスト
lymphocyte transformation test

リンパ球は抗原刺激を受けると核酸合成・蛋白合成が活発になり、分裂、増殖して免疫担当

表8. 各種内耳組織に対するメニエール病患者血清の免疫反応（間接免疫蛍光法）

報告者	年	疾患と患者数	内耳組織由来	陽性率	反応部位
Elies et al.	1987	MD(n=13)	ラットとハムスターの内耳	46%	血管条＞ラセン靱帯＞基底板
Lejeune et al.	1991	MD(n=12)+SNHL(n=11)	ヒト内耳	30%	血管条
Gong	1992	MD(n=30)	モルモット内耳	60%	血管条
Salomon et al.	1993	MD(n=6)+SNHL(n=20)	ハムスター内耳	19%	血管条
Soliman et al.	1996	MD(n=50)	モルモット内リンパ嚢	40%	内リンパ嚢上皮下組織＞同上皮
Allenan et al.	1997	MD(n=30)	ヒト内リンパ嚢	10%	内リンパ嚢上皮
Soliman et al	1997	MD(n=18)	モルモット内耳	33%	基底板＞神経成分

MD：メニエール病、SNHL：感音性難聴
ES：内リンパ嚢

細胞へ分化する（芽球化現象）。IV型アレルギーや細胞性免疫を検出する検査法であるが、偽陽性・偽陰性が多い検査でもあり、その陽性率にはばらつきが多い。Hughesの報告でも1983年はメニエール病で10%の陽性であるが、1985年は86%の陽性を報告し、大きく変化している。ほかの報告でも陽性率はLejenne（1992）の0%とSalomon（1993）の21%のようにばらつきが多い。

10 内耳組織に対するメニエール病患者血清の反応（間接免疫蛍光法）（表8）

患者血清と内耳組織切片とを反応させ、特異的反応部位を抗ヒト免疫グロブリン蛍光標識抗体で発色して観察する。内耳組織切片材料としてはモルモット、ラットあるいはヒトの内耳を用いた報告が多い。患者血清中に内耳組織と反応する内耳特異抗体が存在していることを示唆しているが、その陽性率は10～40%である（表8）。陽性所見が観察される部位としては、血管条や内リンパ嚢上皮などが多い。

11 メニエール病血清のウエスタンブロット（表9）

各種動物内耳あるいはヒト内耳手術組織を材料として、内耳組織精製抽出液を作成し、これを抗原蛋白として電気泳動（SDS-PAGE）で分離する。分離された蛋白バンドをニトロセルロース膜に転写し、この膜上でメニエール病患者血清を一次抗体として反応させて陽性バンドを検討する方法である。68 kDのバンド陽性を認める報告もあるが、Billingsら[12]（1995）は68 kDは熱ショック蛋白70（hsp 70）に相当するのではないか報告し、内耳特異的抗原からは除外される傾向がある。一方 Joliat（1992）、Cao（1995）は30 kD蛋白を、Suzuki[13]（1997）は内耳膜迷路と反応する28 kD蛋白をメニエール病で認めたと報告している。30 kD蛋白はCao（1996）の研究でミエリンPO蛋白であることが判明し、28 kD蛋白はシークェンスの結果Raf-1蛋白であることが判明した（Suzuki、1999）が、これらの蛋白は内耳のみに限局する特異蛋白とはいえない。また58 kD蛋白はCOCH 5 B 2蛋白であるという

表9. メニエール病患者血清のウェスタンブロット結果

報告者	年	疾患と患者数	抗原蛋白の動物と組織	蛋白質の分子重量（kD）と陽性率
Joliat et al.	1992	MD(n=6)	ヒト内耳（手術組織）	30-kD(50%)
Gottschlich et al.	1995	MD(n=50)	ウシ内耳	33-35-kD(18%)、68-kD(30%)
Rauch et al.	1995	MD(n=30)	ウシ腎臓	hsp 70(47%)
Cao et al.	1996	MD(n=24)	モルモット内耳	30-kD(46%)
Shin et al.	1997	MD(n=60)	ウシ内耳	68-kD、hsp 70：(22%)
Suzuki et al.	1997	MD(n=25)	モルモット内耳	28-kD(28%)、67-kD(16%)
Atlas et al.	1998	MD(n=36)	ウシ側頭骨	42-45-kD(22%)、68-kD(56%)
Rauch et al.	2000	MD(n=134)	ウシ腎臓	hsp 70(38%)
Derebery	2002	MD(n=54)	ウシ腎臓	hsp 70(29.1%)
Berrocal et al.	2002	MD(n=10)	ウシ腎臓	hsp 70(10%)

MD：メニエール病

Boulassel（2001）の報告がある。

12 内耳自己抗体の検出

メニエール病血清中の自己抗体が検索されつつあるが、Ikeda ら[14]（2000）の報告によるとメニエール病11例中5例（45.5%）で聴神経腫瘍由来のS-i gangliosideと反応している。Yoo ら[15]（2001）のメニエール病108例の報告によると反応の陽性率が高いのはII型コラーゲン（41～44%）、IX型コラーゲン（42%）、XI型コラーゲン（38%）、CB 11（38～41%）、Raf-1（55%）、tubulin（61%）であると報告し、いずれか1つでも陽性である症例を合計すると91%の高率で陽性になることを報告している。

13 HLA タイピング

メニエール病のHLA検査でHLA-CW 7の陽性率が高い（75%）というXenellis（1986）の報告と、本邦ではHLA-DRB 1*1602が有意に高頻度であったというKoyama（1993）の報告などがあるが、HLAタイピングの報告からは明確な傾向は不明である。

3 治療

1 ステロイド剤・免疫抑制剤・代謝拮抗剤（図2）

自己免疫疾患は一般にステロイド剤に反応性を示し、時には投与量の増減に連動するように症状も変化することがしばしばみられる。図2には、ウエスタンブロット法で内耳膜迷路で28-kDにバンドを認めたメニエール病症例でステロイド剤の投与に連動しながら右聴力変動とめまい発作を呈した右メニエール病例を示した。一般に、ステロイド剤を含む免疫抑制剤に対する反応は初期の方がよく反応し、経過が長くなると反応性は悪くなる傾向がある。低用量のメトトレキセートの内服がメニエール病に有効であるとするKilpatrick（2000）や

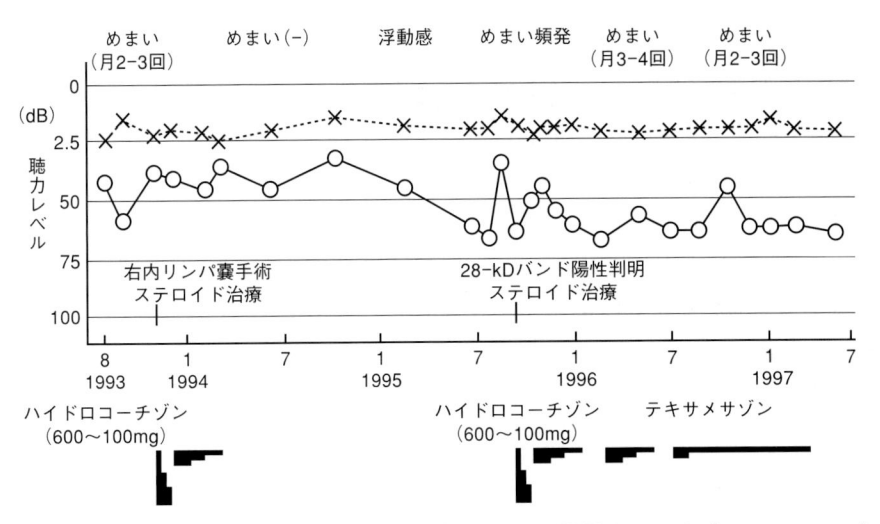

図2. ウエスタンブロット法で内耳膜迷路で28-kD陽性を示した右メニエール病症例の臨床経過
ステロイド剤の投与に連動しながら右聴力とめまい発作が変動している。

Matteson（2000）の報告もある。

2 血漿交換

血中の増加した免疫複合体を除去する目的で、メニエール病症例に対して血漿交換が有効であったというBrookes（1986）やHughes（1988）の報告がみられるが、本邦での報告はない。

4 むすび

内耳特異抗体が証明されていない現時点においては、めまい疾患と免疫との関連性は、種々の状況証拠から判断されていることが多い。従って、非特異的な一般免疫スクリーニング検査（**表4**）を経て「自己免疫性疑い」の第一段階の判定は行われている。またステロイド剤に対する臨床的反応状態からも、自己免疫性を推察している場合もある。これらの結果から総合的に判断すると、全メニエール病の10～15％程度に免疫的機序が関与していると思われる疾患群があると予想される。一方では内耳特異抗体を検索する方法として、内耳組織切片と患者血清を反応させる間接蛍光免疫法（**表8**）や、内耳細胞抽出液と患者血清を反応させるウエスタンブロット法（**表9**）が行われ、さらには陽性バンドのシークェンスから蛋白を同定しようとする方向に進んでいる。68 kDがhsp 70蛋白であること、30 kDがＰ０蛋白、28 kDがRaf-1蛋白、58 kDがCOCH 5 B 2蛋白であることなどが報告されている。しかし、現時点ではまだ内耳特異抗体や特異抗原は確定していない。

内耳の中でも内リンパ嚢は、その解剖学的特徴から免疫に関与している可能性が最も高い器

官である。内リンパ嚢は内耳の一部でありながら骨迷路から突出している器官で、ほかの内耳の脈管構造は non-fenestration で血液—内耳関門を形成しているのに対して内リンパ嚢 fenestration を認め（Lundquist[16]）、物質や細胞の透過が可能な構造を示している。また他の内耳と異なって内リンパ嚢にはリンパ球・形質細胞・マクロファージなどの免疫担当細胞を認めている（Rask-Andersen ら[17]）。自己免疫疾患が発症する機序についてはいろいろな因子が考えられているが、内耳特異的自己免疫現象に限定すると、①内耳隔絶抗原、②分子相同性、③ MHC クラス II 分子の異所性発現などの可能性が考えられる。

❶内耳隔絶抗原

内耳は骨迷路に取り囲まれているので、外傷・手術侵襲・ウイルス感染などの外的刺激を契機にして免疫系に提示され自己免疫反応を起こす可能性がある。

❷分子相同性（molecularmimicry）

外来微生物や寄生体と内耳の成分との抗原エピトープの一致により、内耳自己免疫が発症する可能性がある。

❸ MHC クラス II 分子の異所性発現

本来発現しないはずの MHC クラス II 分子が内耳で異所性に発現し、内耳抗原とともに T 細胞に提示されることで自己免疫反応を引き起こす可能性がある。特にウイルス感染ではインターフェロンが産生され、これによってクラス II 分子が発現されることがある。

メニエール病では内リンパ嚢を含む内耳組織が特異的に障害され、内リンパ水腫の病態が引き起こされると考えられるが、これらの障害を引き起こすメカニズムとしては、種々の免疫アレルギー反応の中でも特に III 型アレルギーの免疫複合体による障害や、IV 型アレルギー反応である遅延型アレルギーや細胞傷害性細胞による標的細胞破壊が、中心的役割を担っていることが予想される。

（矢沢代四郎）

◆文献

1) Duke WW : Meniere's syndrome caused by allergy. JAMA 81 : 2179-2181, 1923.
2) Pulec L, House WF : Meniere's disease study ; Three-year progress report. Int J Equilibrium Res 3 : 156-165, 1973.
3) Stahle J : Allergy, immunollogy, psychosomatic hypo and hypertonus. Arch Oto-rhino-Laryngol 212 : 287-292, 1976.
4) Lehnhardt E : Plötzliche Hörstbrungen auf beiden Seiten gleich-zeitig order nach einander aufgetreten. Z Laryng Rhinol Otol-37 : 1, 1958.
5) 菊池三通男：交感性耳炎ありや. 耳鼻臨床 52 : 600, 1959.
6) McCabe BF : Autoimmune sensorineural hearing loss. Ann Otol 88 : 585-589, 1979.
7) Kanzaki J, T O-Uchi : Circulating immune complexes in streroid-responsive sensorineural hearing loss and the long-term observation. Acta Otolaryngol, Suppl 393 : 77-84, 1983.
8) Yoo TJ, Stuart JM, Kang AH, et al : Type II collagen autoimmunity in otosclerosis and Meniere's diseas. Science 217 : 1153-1155, 1982.
9) Hughes GB, Kinney SE et al : Autoimmune reactivity in Meniere's disease ; a preliminary report. Laryngoscope 93 : 410-417, 1983.
10) Shea JJ : Autoimmune sensorineural hearing loss as an aggravating factor in Meniere's disease. Adv

Oto-Rhino-Laryng 30：254-257, 1983.
11) 矢沢代四郎, 鈴木幹男：両側メニエール病に見られる免疫現象. Otol Jpn 6：157, 1996.
12) Billings PB, Keithley EM, Harris JP：Evidence linking the 68 kilodalton antigen identified in progressive sensorineural hearing loss patient sera with heat shock protein 70. Ann Otol Rhinol Laryngol 104：181, 1995.
13) Suzuki M, Krug MS, Yazawa Y, et al：Antibodies against inner-ear proteins in the sera of patients with inner-ear diseases. ORL 59：10, 1997.
14) Ikeda A, Komatuzaki A, Kasama T, et al：Detection of antibody to sialy-l, a possible antigen in patients with Meniere's disease. Biochim Biophys Acta 150：81-90, 2000.
15) Yoo TJ, Shea J Jr, Xianxi Ge, et al：Presence of autoantibodies in the sera of Meniere's disease. Ann Otol Rhinol Laryngol 110：425-429, 2001.
16) Lundquist PG：Aspects on endolymphatic sac morphology and function. Arch Oto-Rhino-Laryngol 212：231, 1976.
17) Rask-Andersen H, Stahle J：Immunodefence of the inner ear? Lymphocyte-macrophage interaction in the endolymphatic sac. Acta Otolaryngol (Stockh) 89：283, 1980.

C. しびれ

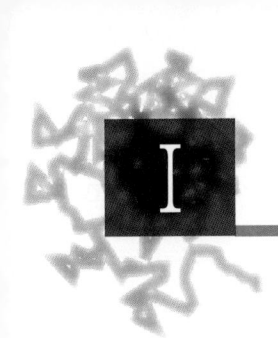

I しびれの発生機序・鑑別診断

1 「しびれ」とは

外来診療の場において「しびれ」numbness は最も多い訴えの 1 つである。

但し、この「しびれ」という訴えの意味するところは非常に曖昧であり、まずは「しびれ」の性状・内容を正しく把握することが診断・治療の第一歩である。

a. 感覚障害

感覚障害を意味する「しびれ」にも 2 種類ある。すなわち、感覚低下・感覚鈍麻 hypesthesia と異常感覚・錯感覚 dysesthesia/paresthesia である。前者は文字通りに触覚や痛覚が落ちて、触わったり刺激を加えたりしてもそれを感じないという量的な異常である。異常感覚・錯感覚は与えられた刺激を異なる感覚入力として知覚する質的な変化と考えられる。さらに感覚過敏 hypersthesia を「しびれ」と訴えることもある。

b. 運動障害

筋力の低下を「しびれ」と認識する場合もある。この際、現実に感覚障害を伴うことが少なくない点にも注意を要する。

ほかにも Parkinson 症状としての無動/寡動やすくみ足、小脳失調、意識消失発作などを「しびれ」として訴えることがあるが、注意深く問診・診察を行えば正しい評価・鑑別はさほど困難ではない。

なお、同じ感覚障害でも深部覚 deep sensation の問題は「しびれ」というよりは歩行障害や筋力低下として訴えることが多い。

以下、本稿では感覚障害としてのしびれ、特に表在覚 superficial sensation について述べる。

2 しびれの診察と評価

しびれの診察は、まず第一に、正しく感覚障害の性状と分布を評価することに始まる。その

ためには、「しびれ」を訴えている部位のみならず、対側はもちろんのこと、全身にわたって正しく感覚障害の有無を評価することが不可欠である。

例えば右前腕（のみ）の感覚異常のある場合、以下のような状況が考えられる。

①左側（対側）やほかの部位（両下肢・体幹・頭頸部）が正常、右前腕部のみ感覚が低下／亢進している→右前腕部の感覚鈍麻／感覚過敏
②対側やほかの部位の感覚が落ちている（ようにみえる）→右前腕部の異常感覚・錯感覚

すなわち、②の場合には病変部以外の「しびれ」を自覚症状として訴えることがあり得る。正しい問診に加えて正確な診察が病態の評価の第一歩である。

触覚 touch/tactile sensation の検査には筆を使うのが一般的であるが、軽い触覚を刺激するものであれば脱脂綿でもティッシュペーパーでもかまわないであろう。

いわゆる羽根車は痛覚 pain の検査のための道具であり、一定の刺激を加えるには最適である。これは顔面の刺激の場合など、必要以上の刺激によって患者に不快感をもたらすこともあり、力の加減には十分な注意が望まれる。ほかにも過度に鋭利な道具の使用は患者に警戒心・恐怖心を与える恐れがあり、また不要な痛みを惹起する危険もあり、厳に慎みたい。筆者は細い虫ピンや楊子を使用することが多いが、これは1回の検査ごとに廃棄することも可能であり、感染への配慮という点でも有用と考えている。

もう1つの表在覚は温度覚 temperature であり、ガラス瓶に40℃程度の温水あるいは4℃ぐらいの冷水を入れてそれをどう感じるかをみるのが正確な検査法である。臨床の現場では音叉などの金属を皮膚に当ててそれをどう感じるか尋ねることでスクリーニングにしている。

しびれの性状の分析には、患者自らにその不快感を言葉で表現させることから始まる。「ピリピリ」「チクチク」「ビリビリ」「ジンジン」などさまざまないい方があるが、何もしなくてもしびれを感じている場合・外から刺激や運動によって誘発される場合等症状を適格に把握することが大切である。さらにしびれにほかの神経症状が随伴するかも病変部位を決定するうえで重要である。

3 しびれの発生機序

末梢神経線維は軸索を覆う髄鞘の有無によって有髄線維と無髄線維に分類される。このうち有髄線維は体性感覚や随意運動に関係するA線維（体性有髄線維）と自律神経機能に関係するB線維（自律有髄線維）からなる。無髄線維はすべてC線維と呼ばれる。

A線維は直径の太い順に $\alpha \cdot \beta \cdot \gamma \cdot \delta$ の4種類に大別され、特にAβが触覚・深部覚を司る体性感覚線維、Aδが速い痛み（チクッとする痛み）と温度覚を伝える求心性感覚線維である。さらに遅い痛み（ジーンとする痛み）を伝える求心性感覚線維であるC線維と合わせて

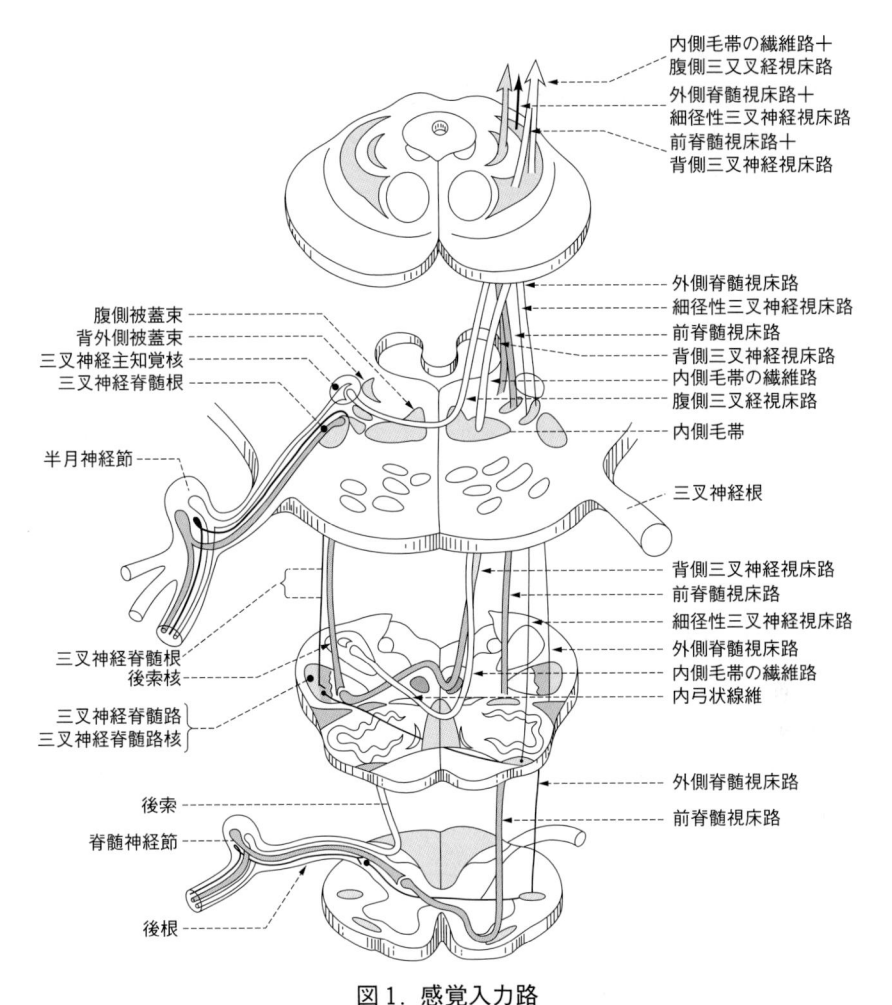

図1. 感覚入力路
黒線は温痛覚、白線は深部覚、網点線は触覚の入力を示す。
（岩田　誠：神経症候学を学ぶ人のために．より転載）

この3種類の末梢神経線維がしびれの発生に関与している。
　これらの末梢神経線維は脊髄神経節から後根を経由して脊髄レヴェルに入る。このうち深部覚はそのまま同側の後索を上行するが、残りは脊髄を横断する形で対側に入り、温痛覚は外側脊髄視床路・触覚は前脊髄視床路を上行する。脳幹部から中枢にかけての感覚伝導路は図1に示す通りであり、さらに視床後外側腹側核（ventral posterolateral nucleus；VPL）経由して大脳皮質体性感覚野に終止する。
　以上の感覚入力路のどのレヴェルに障害が起こっても感覚障害が生じ得るが、その病態機序は異なる。さらに速い痛みと遅い痛みの発生メカニズムも異なっている。

❶速い痛み；ピリピリ・チクチク
　遅い痛みを伝えるC線維の障害が病態の主座である。無髄線維は髄鞘がないため有髄線維よりも脆弱であり、麻酔や中毒など化学物質の作用ではまっ先に障害される。障害の程度によ

っては無髄線維のみが障害され、有髄線維の刺激症状が生じ、この結果、Aδ線維刺激症状としての速い痛みが現れ、それを「ピリピリ」「チクチク」と感じることになる。

❷遅い痛み；ビリビリ・ジンジン

末梢神経障害の場合、例えば血行障害などによって、まず有髄線維が影響を受ける。Aβ線維の障害に基づく触覚の低下が起こるとこれに伴って脊髄レヴェルでのAδ線維・C線維の抑制が外れるが、この時点では無髄線維は障害の程度は軽度ないし皆無であるため、C線維の入力が中枢に伝達されることにより遅い痛みすなわち「ビリビリ」「ジンジン」が感じられることになる。さらに有髄線維の運動線維の障害が現れると運動機能低下・麻痺が生じ、障害が無髄線維に進むとむしろ「ビリビリ」「ジンジン」も消失し、まったく無感覚になってしまう。

中枢において感覚入力は視床VPL核を経由して大脳へ投射するため、中枢由来のしびれは大脳皮質感覚野自体の障害以外にはVPL核の刺激症状の反映と考えられてきた。ところがVPL核に隣接する髄板内諸核 intralaminar nuclear complex において遅い痛みの入力が連絡することが判明し、脊髄レベルと同様にVPL核による髄板内諸核の抑制が外れ、頑固なしびれ・疼痛が持続するものと考えられている。

4 しびれの検査

感覚障害の検査としては画像的な感覚入力路の障害の証明と電気生理学的な感覚神経の障害の証明がある。

画像的な検査ではMRIやCTによって直接的に病変を描出する。すなわち、大脳皮質感覚野から脳幹に至る頭部MRIによって感覚入力路を障害し得る病変の有無を確認できる。直に感覚入力路のどこかに梗塞・出血や腫瘍などが認められる場合もあれば、近傍の病変に伴う浮腫によって間接的な障害が確認されることもある。脊髄病変に関しても、髄内の変化を認める場合や神経根の圧迫を評価する場合、ともにMRIの有用性は高い。

しかしながら画像的な検査は脊髄後根までの病変に有効であって、それより末梢では占拠性病変などごく一部を除いてほとんど異常が指摘されないものが多い。やはり末梢神経障害の検出には電気生理検査に優るものはなく、感覚障害の検査としての神経伝導検査・感覚入力路の評価としての体性感覚誘発電位について概説する。

1 感覚神経伝導検査(sensory nerve conduction study)
(図2)

感覚神経の走行に沿って電極を配置し、電気刺激に対する反応を波形（SNAP：sensory nerve action potential）として記録する。刺激から記録までの距離を計ればその間の伝導速度（SCV：sensory conduction verosity）が求められる。基本的に感覚入力から末梢から中枢に向かっているので、末梢を刺激し中枢で記録する方法（順行性；orthodromic）をと

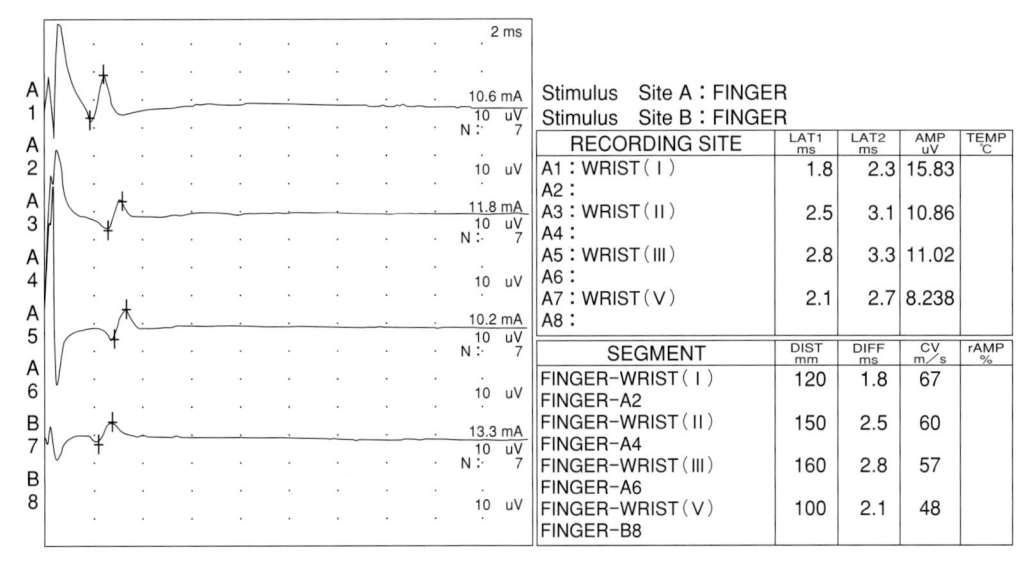

図2．感覚神経伝導検査（右正中神経、右尺骨神経）：正常

順に第1指・第2指・第3指・第5指のPIP関節・DIP関節にring電極をおいて刺激、手関節部の正中神経走行部・尺骨神経走行部に微少針電極を刺入して記録電極とする。SNAPが発生するまでの時間と刺激部から記録部までの距離からSCVが求められる。
感覚神経に障害が起こるとSNAPやSCVの低下が起こる。

るが、逆行性antidromicといって中枢を刺激して末梢から記録する方法もある。感覚神経の障害があるとSNAPは低振幅となり、SCVは低下する。障害が進むとSNAPが誘発されなくなる。

2 体性感覚誘発電位 somatosensory evoked potential；SEP（図3）

　末梢神経に軽微な刺激を加え、その刺激が中枢に入力されるまでの経路をみる検査である。したがって記録は頭皮上大脳皮質感覚野に相当する部位を終点として、必要に応じ、頸椎・胸椎・腰椎などに設置する。刺激に続いて一定の潜時を経て反応が出現するため、その反応が正しく出現するか、出現までの遅れがないかなどを評価のメルクマールとする。脳幹部より中枢の障害で異常がみられることはいうまでもないが、特に脊髄レヴェルでは深部覚の刺激への反応・入力をみるために後索への圧迫を的確に評価することができる。このように具体的に数値として表されるため、画像所見よりもより鋭敏な評価につながることも多く、また治療前後のfollowにも有用である。

　画像検査と電気生理検査はいわば車輪の両輪のようなものであり、相補的に利用されて威力を発揮するといえる。特に電気生理検査は今なお臨床の現場で適切に行われているとはいえず、今後の発展に期待したい。

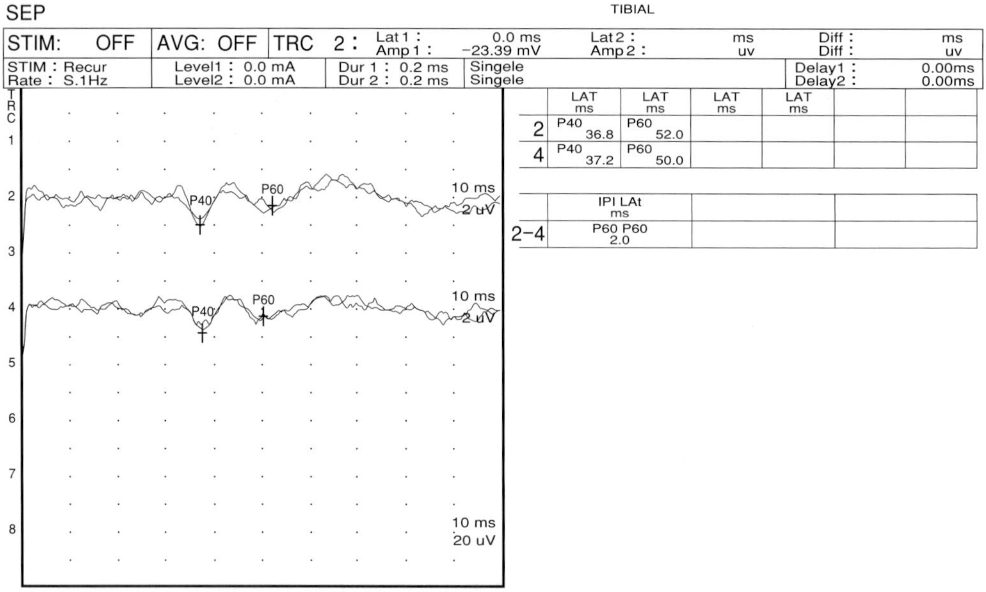

図3．体性感覚誘発電位（下肢SEP）：正常

左右の脛骨神経を運動神経の反応が得られる最小の強さで刺激し、それに反応して得られる脳波を記録する。
記録電極は頭皮上頭蓋の中心であるCzよりも2cm後方のCz'に置き、およそ200回程度の平均加算を行う。
正常では40msと60msのところに下向きの波が出現するが、頸椎病変や視床病変で入力が妨げられると波の振幅が低下したり、反応までの時間が遅くなる。

5 しびれの鑑別診断-感覚障害のパターンと原疾患（図4、5）

しびれ・感覚障害の分布がどのようになっているかは原因部位によってだいたい決まったパターンがある。これらの典型例から若干外れるものや複数組み合わされたものがあり得ることは注意したい。

1 末梢神経病変

❶単ニューロパチー型

単一の末梢神経支配領域に一致する感覚障害がみられる。実際にはやや狭めの領域になることが多い。この場合、障害は表在覚に限られる。

単ニューロパチーの原因として一番多いのは外傷や物理的な圧迫であり、正中神経が圧迫される手根管症候群や尺骨神経が圧迫される肘部管症候群がその例である。

ほかにも単に就寝時や不自然な姿勢による長時間の圧迫によって生じるものが挙げられる（いわゆる saturday night palsy ないしは honey moon palsy）。

しびれの発生機序・鑑別診断

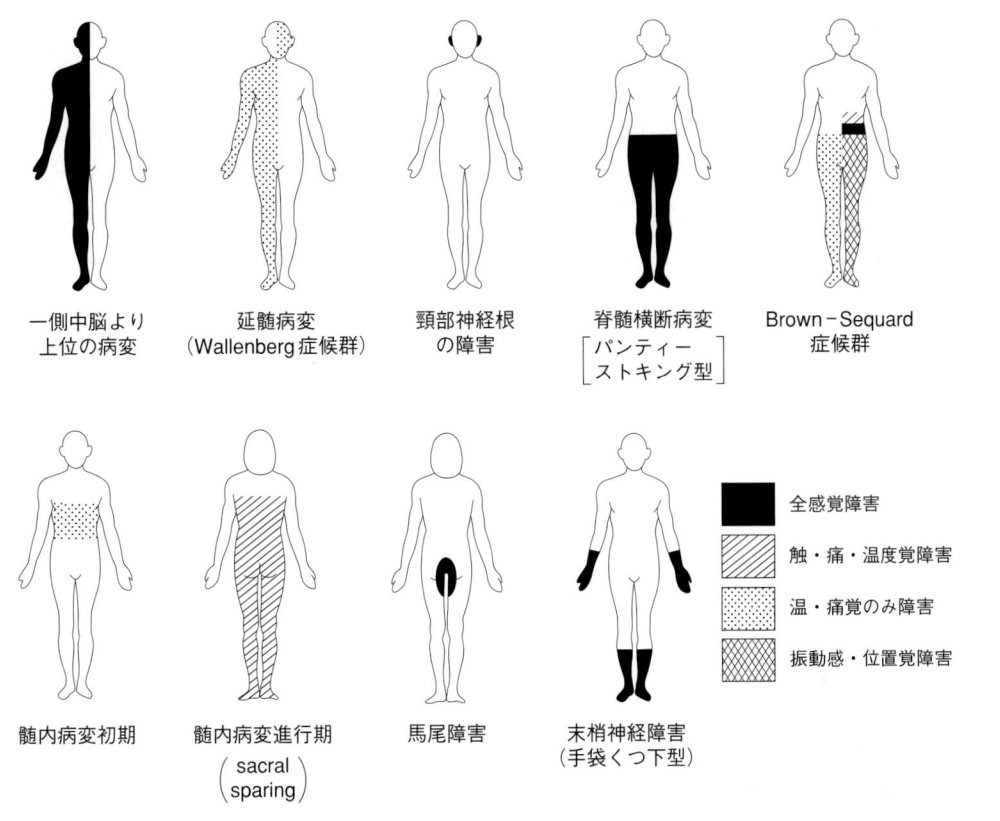

図4. 感覚障害のパターン
(「脳神経のみかた ABC」より転載)

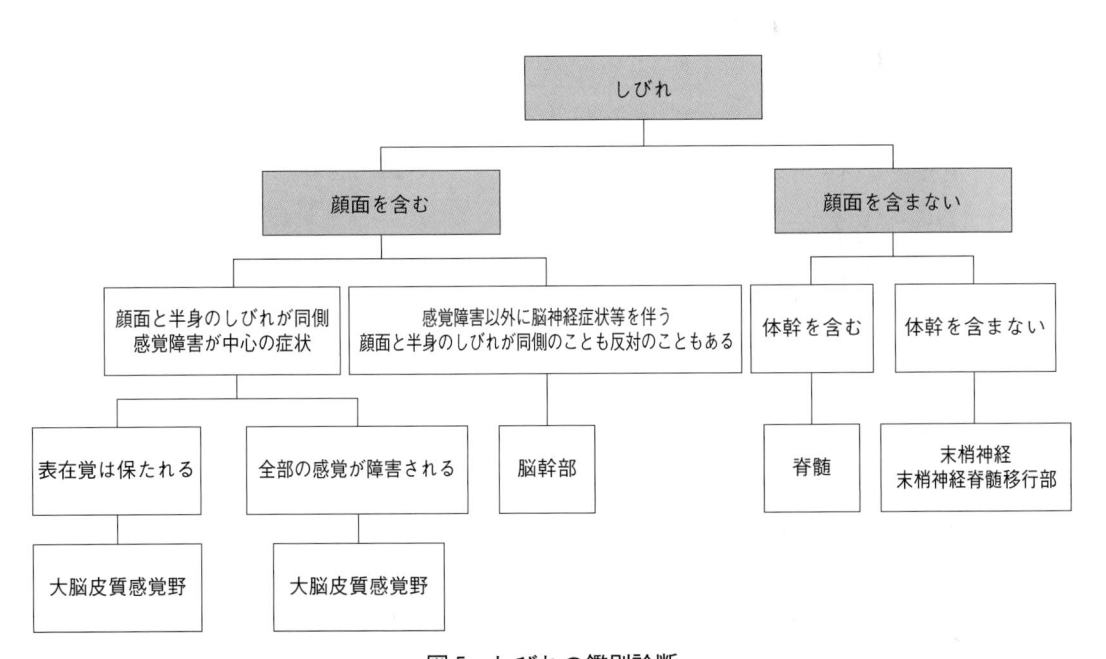

上段左から:
- 一側中脳より上位の病変
- 延髄病変（Wallenberg症候群）
- 頸部神経根の障害
- 脊髄横断病変［パンティーストキング型］
- Brown-Sequard症候群

下段左から:
- 髄内病変初期
- 髄内病変進行期（sacral sparing）
- 馬尾障害
- 末梢神経障害（手袋くつ下型）

凡例:
- ■ 全感覚障害
- ▨ 触・痛・温度覚障害
- ▒ 温・痛覚のみ障害
- ▩ 振動感・位置覚障害

図5. しびれの鑑別診断

しびれ
- 顔面を含む
  - 顔面と半身のしびれが同側 感覚障害が中心の症状
    - 表在覚は保たれる → 大脳皮質感覚野
    - 全部の感覚が障害される → 大脳皮質感覚野
  - 感覚障害以外に脳神経症状等を伴う 顔面と半身のしびれが同側のことも反対のこともある → 脳幹部
- 顔面を含まない
  - 体幹を含む → 脊髄
  - 体幹を含まない → 末梢神経 末梢神経脊髄移行部

表1．末梢神経障害の原因

糖尿病
アルコール過剰摂取
ビタミン欠乏；ビタミンB_1、ビタミンB_{12}、ビタミンB_6（過剰の場合もある）、ビタミンE
免疫／炎症；Guillain-Barre症候群、Fisher症候群、慢性炎症性脱髄性多発神経炎（CIDP）、多巣性運動ニューロパチー、旁腫瘍症候群
膠原病／血管炎；結節性多発動脈炎、Sjogren症候群、Wegener肉芽種、慢性関節リウマチ
パラプロテイン血症；骨髄腫、POEMS/Crow-Fukase症候群、アミロイドーシス、クリオグロブリン血症、
感染；サイトメガロ、HIV-I、ジフテリア、ライム病、癩
代謝／内分泌；腎不全、肝不全、甲状腺機能低下症
中毒；重金属（鉛、水銀など）、工業薬品（ノルマルヘキサン、トルエンなど）
薬剤性；麦角アルカロイド、メトロニダゾール、クロロキンなど
遺伝性；遺伝性運動感覚ニューロパチー（Charcot-Marie-Tooth病）、家族性アミロイドポリニューロパチー、ポルフィリン

❷多発性単ニューロパチー型

単ニューロパチー型の感覚障害が複数組み合わされてくる。単なるそれぞれの領域の総和ではなく、むしろ感覚障害の分布は広くなる。

多発性単ニューロパチーの場合、patchyな血管の炎症によって複数の神経が障害される結果生じるもので、膠原病特に結節性多発動脈炎や悪性関節リウマチがその代表である。

❸手袋靴下型

四肢末梢遠位優位に左右対称性の感覚障害がみられる。これは末梢神経がsystematicに障害されるポリニューロパチーに特徴的な所見で、長いものから障害が進むことを示している。多発性単ニューロパチー型と違い、感覚障害のある部位とない部位の境界が不明瞭であることが多い。

ポリニューロパチーを来す疾患は多彩であり、表1にまとめるとおりである。特に多いのは糖尿病・アルコールに基づく末梢神経障害で、このことを念頭において診察をすすめる必要がある。

2 末梢神経-脊髄移行部

❶後根神経節障害

末梢神経が脊髄後根に入る段階でまとまって神経節を形成する。この後根神経節の障害で支配領域の感覚障害が生じる。

後根神経節障害の代表はSjögren症候群である。ほかに悪性腫瘍の転移も考慮に入れる必要がある。

❷神経根障害

脊髄神経根に支配される皮膚分節dermatomeに沿った感覚障害を示す。神経根痛radicular painを伴いやすいことが特徴であるが、これは対応する皮膚分節の慢性持続性の痛み・しびれとは別に神経根の刺激症状として放散痛が生じるものをいう。

神経根障害は脊椎の変形に続くものが大半を占める。ほかにも悪性腫瘍の転移があるが、この場合には局所の激しい痛みを伴うことが多い。

3 脊髄病変

❶脊髄横断症候群
あるレヴェルで完全に障害されるとそのレヴェル以下の体性感覚はすべて障害されて全感覚消失をきたす。

❷ Brown-Sequard 症候群
脊髄の半分が障害されるため、障害と同じ側の運動麻痺、反対側で温痛覚の障害がみられる。但し深部覚は後索を通るため病変側で障害される。実際の感覚障害と病変のレヴェルには数節の差があり、病変部に相当にする皮膚分節では病変側の全感覚脱失あるいは感覚過敏がみられることがある。

❸脊髄中心症候群
脊髄の中心部灰白質が障害されるとここで交差する温痛覚の障害が起こる。後索を通る深部覚は障害されず、解離性感覚障害と呼ばれるパターンを示す。温痛覚の交差は数分節にわたるため温痛覚の障害も数分節にわたり、その上下は障害されないという宙吊り型の特異な分布となる。

脊髄中心部の病変では最も外側に位置する仙髄由来の温痛覚上行路は障害されにくい。これは仙部回避 sacral sparing と呼ばれ、脊髄髄内病変の存在を示唆する所見となる。

❹前脊髄動脈症候群
前脊髄動脈 anterior spinal arery は脊髄の前3分の2の領域を灌流する。その結果、前索と側索が障害され後索は保たれるので、この場合も解離性感覚障害をきたす。

❺サドル状感覚消失
脊髄円錐部 conus medullaris・馬尾 cauda equina の病変で肛門周囲の仙髄領域に限局した表在覚脱失が生じる。

脊髄病変の原因は多岐に渉るが、頻度としては血管障害・腫瘍が多い。特に前脊髄動脈症候群の場合には同動脈の梗塞・出血が原因となる（さらにいえばそうした前脊髄動脈症候群の血管障害のベースには動静脈奇形（Arteriovenous Malformation；AVM）の存在することが多い）。さらに多発性硬化症（Multiple Sclerosis；MS）や急性散在性脳脊髄炎（Acute Disseminated Encephalomyelopathy；ADEM）による炎症性脱髄性の脊髄病変の頻度も高い。そして先天性の疾患として脊髄空洞症（Syringomyelia）・二分脊髄（Divina Bifida）などによる脊髄障害も認められる。

表2．脳幹障害の一覧（感覚障害を伴わないものも含めてある）

症候群名	障害部位	障害側の症候	反対側の症候	主な原因疾患
ウェーバー症候群 Weber syndrome （上交代性片麻痺）	中脳腹内側 （大脳脚、動眼神経根）	III（動眼）の麻痺	片麻痺（顔面、舌を含む）	梗塞、動脈瘤、腫瘍
クロード症候群 Claude syndrome	中脳内側 （被蓋）	III（動眼）の麻痺	小脳性運動失調（赤核下部の障害による。下赤核症候群）	同上
ベネディクト症候群 Benedikt syndrome	中脳背側 （被蓋）	III（動眼）の麻痺	不随意運動、振戦（赤核障害）、時に不全片麻痺	梗塞、出血、腫瘍
ノートナーゲル症候群 Nothangel syndrome	中脳背外側 （四丘体、被蓋）	III（動眼）の麻痺	小脳性運動失調（上小脳脚の障害）、注視麻痺（上方または反対側）	腫瘍
パリノー症候群 Parinaud syndrome	中脳背外側 （上丘）	両側の垂直性注視障害、輻輳麻痺		松果体腫瘍
レーモン・セスタン症候群 Raymond-Cestan syndrome	橋上部背側	小脳性運動失調、障害側への注視麻痺	感覚障害（顔を含む）、時に不全片麻痺	梗塞、腫瘍
ミヤール・ギュブレール症候群 Millard-Gubler syndrome （中交代性片麻痺）	橋下部腹側	VII（顔面）の麻痺（時にVIの麻痺を含む）	片麻痺（顔面を除く、舌は含む）	同上
フォヴィル症候群 Foville syndrome	橋下部腹側	障害側への注視麻痺、VIIの麻痺	片麻痺（〃）	同上
ブリソー症候群 Brissaud syndrome	橋下部腹側	VIIの刺激 （顔面筋の痙攣）	片麻痺（〃）	同上
ガスペリニ症候群 Gasperini syndrome	橋下部背側	V、VI、VII、VIIIの麻痺	半身感覚解離（顔面を除く）	同上
デジュリン症候群 Dejerine syndrome （下交代性片麻痺）	延髄傍正中側	XIIの麻痺	片麻痺、半身深部感覚障害	同上
ワレンベルク症候群 Wallenberg syndrome	延髄外側	V（感覚解離） IX、Xの麻痺、ホルネル症候群、小脳性運動失調、眼振	半身感覚解離（顔面を除く）	椎骨動脈血栓、後下小脳動脈血栓
バビンスキー・ナジョット症候群 Babinski-Nageotte syndrome	延髄半側	同上 （しかしIX、Xは著明でない）	半身感覚解離＋片麻痺	梗塞、腫瘍、炎症
セスタン・シュネ症候群 Cestan-Chenais syndrome （Babinski-Nageotteとの区別は困難）	延髄半側	同上 （IX、Xの麻痺あり）	半身感覚解離＋片麻痺	梗塞
アヴェリス症候群 Avellis syndrome	延髄背外側	IX、Xの麻痺	半身感覚解離（顔面を除く）	同上
シュミット症候群 Schmidt syndrome	同上	X、XIの麻痺		同上
ジャクソン症候群 Jackson syndrome	同上	X、XI、XIIの麻痺		同上

（秋口一郎：臨床神経学の手引きより引用）

4 脳幹病変

❶交叉性温痛覚消失
延髄の病変により病変側の顔面部と頸部以下対側の温痛覚のみの障害を示す。片側の三叉神経脊髄路と外側脊髄視床路の障害を示唆する。

❷分節性温痛覚障害
延髄から橋下部の病変で対側の顔面から上肢・体幹にかけて分節性の温痛覚障害が生じる。これは三叉神経視床路と外側脊髄視床路が障害されることによる。

❸片側温痛覚消失
上部脳幹網様体病変で反対側顔面を含む全身性の温痛覚脱失を呈する。

5 視床病変

視床VPL核には半身の体性感覚が集まってくる。このため、視床病変の特徴として小さな病変でも広範な障害が生じ得るという点が挙げられる。加えて身体局在が集中しているので、手と口にしびれが生じる（chiero-oral）という具合にかなり離れた部位の症状が同時に出現することも視床病変を示唆する所見である。また、障害部位へのわずかな刺激で強い疼痛が惹起・持続するという性質がある（hyperpathia）。さらにもともとのしびれ・感覚障害自体もかなり強い疼痛であることが多く、視床痛 thalamic pain と呼ばれる。

6 大脳皮質体性感覚野病変

大脳皮質体性感覚野の障害は視床の場合と違ってむしろ広範な病変でも症状は限局することが多い。特に上肢の純粋感覚障害を呈する場合がよくみられる。

脳幹−視床−大脳病変は脳血管障害が大半を占め、ほかに MS・ADEM といった炎症・脱髄病変や脳腫瘍が原因たり得る。特に脳幹病変については各々の部位によって多彩な症状を呈するが、逆に正しく神経学的に評価できれば、病変部位・症候群の診断が可能である（表2）。

（坂本　崇、梶　龍兒）

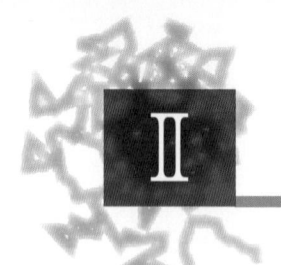

II しびれをきたす疾患の診断と治療

◆末梢神経疾患

1 しびれがニューロパチー由来であることの診断

❶しびれの訴えの本態は何か？

患者がしびれという場合、

①異常感覚（ジセステジア；dysesthesia）：何もしなくても自発的に感じるジンジン感やビリビリ感。

②錯感覚（パレステジア；paresthesia）：ある感覚刺激（触覚刺激や温度刺激）で刺激されていながら、その感覚以外の感覚を生じること。

③感覚過敏（ハイパーエステジア；hyperesthesia）：与えられた感覚が過敏に感じられること（例えば痛覚過敏）。

④感覚低下（ヒペステジア；hypesthesia）、感覚脱失（アネステジア；anesthesia）：感覚の低下や消失。訴えとしては少ない。

⑤運動麻痺：患者によっては運動麻痺のことをしびれという場合がある。

⑥不随意運動：振戦、ミオクローヌス、コレアといった不随意運動をしびれという場合がある。

これほど多くの内容が隠されている。特に運動麻痺や不随意運動のことをしびれと称している患者がいることは注意を要する。また感覚障害はあくまで自覚的なものであり、患者の訴える内容と検者の推測する内容が真に一致しているかどうかは完全にはわからない。できるだけ例えをもって説明させることがよい（異常感覚であれば正座してしびれたときのようなものか、感覚過敏であれば針で押したときにズキンと異常に痛く感じるものかといった例えを聞くことが大切）。

❷しびれの範囲あるいは分布はどうか？

ニューロパチーを示唆する代表的な分布パターンは手袋靴下型である（図1）。これは感覚神経の細胞体に異常が生じた場合、それが存在する後根神経節からの軸索が長いものほどその機能維持が困難となり四肢末梢ほど症状が出やすいことに依る。したがってしびれや感覚低下は四肢末端に出やすく、さらに下肢の症状は上肢よりも強くまた時間的に先に出現することが多い。このような症状の出現様式は多発ニューロパチー（polyneuropathy）タイプといわれ、基本的には後根神経節細胞に生じる病態である。

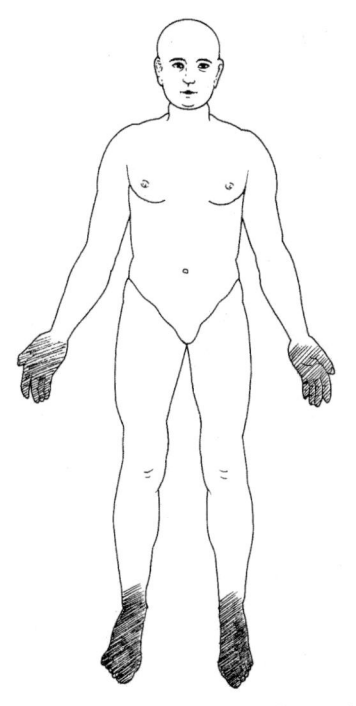

図1．手袋靴下型の知覚障害の分布 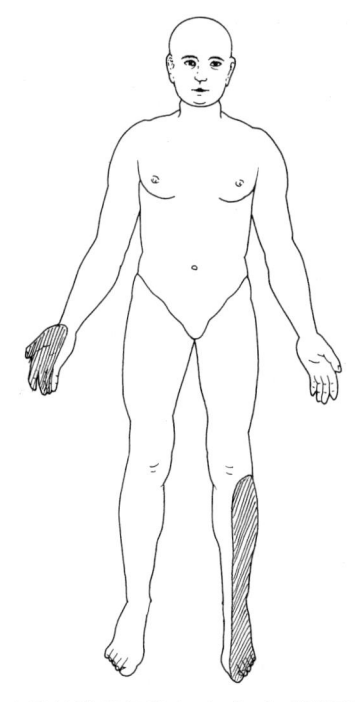　　　図2．多発性単神経炎タイプの知覚障害の分布
　　　　　　　　　　　　　　　　　　　　右正中神経と左総腓骨神経の障害を示す。

　もう1つの代表的な感覚障害パターンに単神経炎タイプがある（図2）。これは正中神経あるいは尺骨神経等の単一の神経が障害されてその支配域にしびれや感覚障害を生じるものであり、近接の神経には障害がない。この原因としてはその1本の末梢神経に機械的な圧迫が加わる場合やその末梢神経を栄養している血管が閉塞する場合などがある。このような病態を単神経炎（mononeuritis）タイプと呼び、基本的には髄鞘を含む軸索を取り巻く環境の障害による疾患である。

　したがって感覚障害を診ていく場合に、その末梢神経の感覚支配に関する解剖学的知識は必須である（図3-a、b）。また単一神経の障害を神経根障害と見分ける必要もある。根障害そのものは次項に譲るが、根障害の基本は体節に沿う感覚障害と神経根痛である。より複雑になるのは、神経根に沿う障害が多数の節に及んだり、単神経炎が複数の神経に及んだりして、一見手袋状や靴下状にみえることである。臨床的に鑑別の難しい場合は、根障害では画像的手段を、ニューロパチーの場合には電気生理学的診断法を用いることである。

> **コツ**　脊髄障害でも手袋靴下型の感覚障害を呈することがある。最も注意すべき疾患としては、頭蓋頸椎移行部の大孔周辺の腫瘍性病変である。このときはmarching signと称し、一側下肢の感覚障害から同側の上肢へ、そこから他側の上肢さらに下肢と進行にともない感覚障害が四肢を回るように出現する経過がある。さらに四肢腱反射が亢進している点からもニューロパチーとは区別がつく。

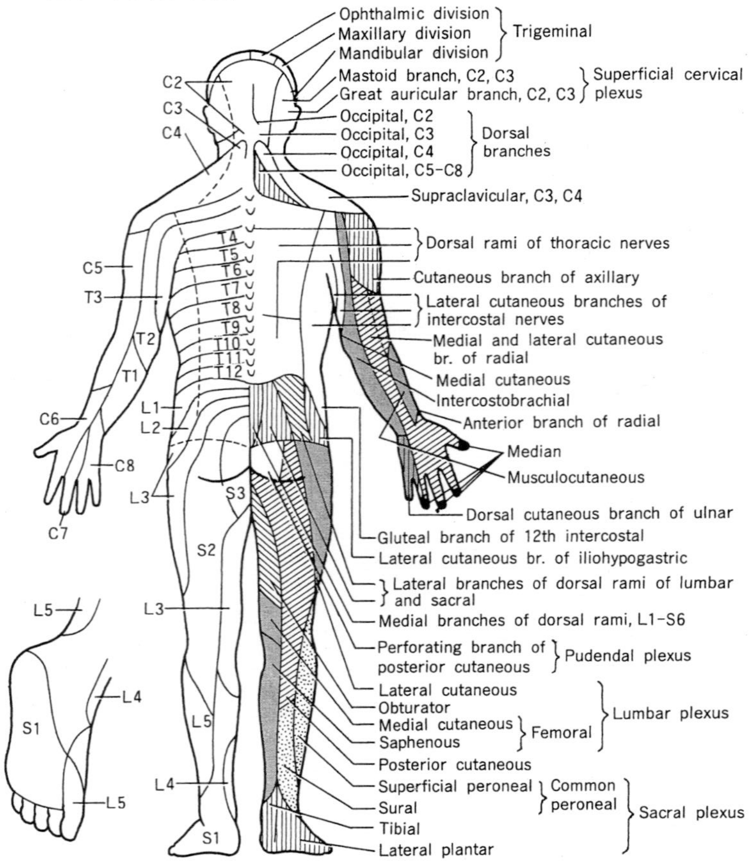

図 3. 皮膚分節（その末梢神経支配と脊髄節および神経根支配，右側は末梢性分布）
(Brain, Clinical Neurology, 1964 より転載)

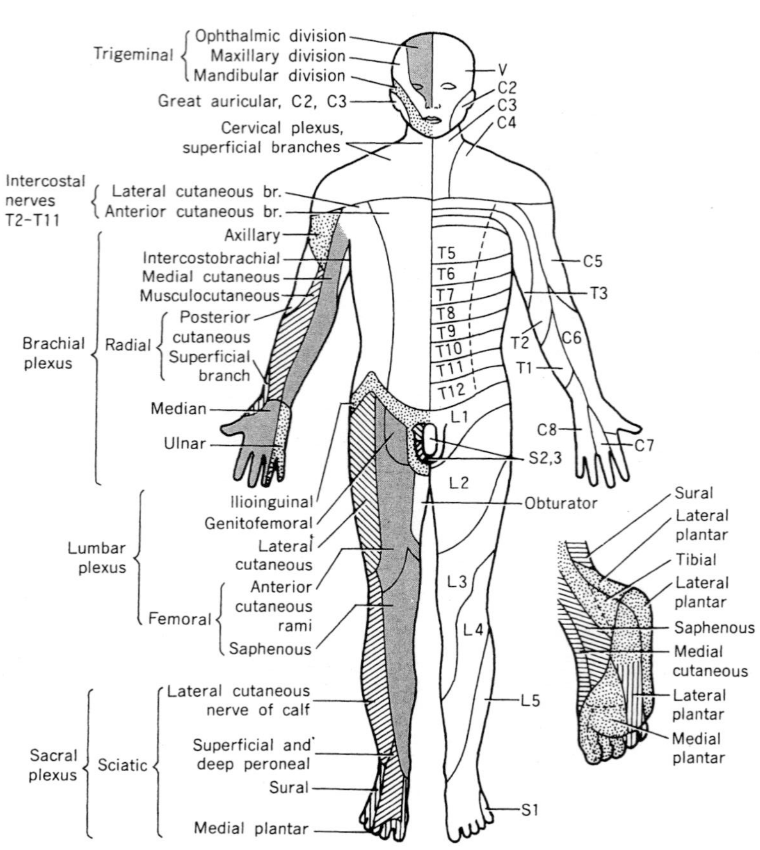

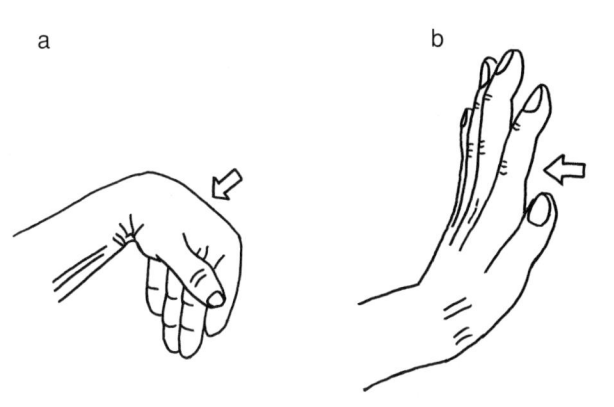

図4. 手根管症候群において症状を再現させる手技
a. Phalen test. 手関節を強く屈曲させると正中神経領域のしびれが強まる。
b. 手関節を強く背屈させる場合もしびれが増強する。

> **コツ** 神経根障害では上肢下肢を牽引するとそれにより神経根部で神経が引っ張られ、いわゆる根痛を呈する。Lasègue 徴候はその代表的なものである。一方単神経炎タイプではその感覚低下の境界が明瞭な場合が多い。感覚低下の領域から感覚が正常の部分へ向かって痛覚や触覚の刺激をしていくと、再現性をもって明瞭な境界線が引ける際は単神経炎のことが多い。

❸ しびれの時間的経過はどうか？

発症の経過は非常に重要である。いつとはなしに生じてきたしびれは糖尿病等の代謝性要因であることが多い。血管炎によるニューロパチーでは突然発症する。咽頭炎や下痢の後から生じてくるしびれはギラン・バレー症候群のような炎症性ニューロパチーを示唆する。手根管症候群では夜間や明け方の痛みを繰り返しつつ次第に症状が強くなってくる。

> **コツ** 手根管症候群の場合、罹患した手首をハンマーで叩くと痛みが末梢へ放散する。これを Tinel 徴候という。Tinel 徴候は手根管に限局した現象ではなく、末梢神経が再生していくその先端では被刺激性の亢進（発火閾値の低下）があり、叩打により痛みが放散することを意味する。また手首を強く屈曲させるとしびれが末梢に放散し、これは Phalen test といい、手根管での虚血を増大させるためと考えられる。逆に強く背屈させてもしびれが強くなることもある（図4-a、b）。

❹ 他覚的感覚低下の診察

いわゆる感覚の検査を行う。これには触覚・圧覚、痛覚、温冷覚、関節覚、振動覚が代表的なものである。診察の順番としてはまず筆でしびれの領域を触れてみる。絶対的な感覚の低下あるいは消失以外は感覚が明らかに正常と考えられる部位と比較する必要がある。次にピン先などによる痛覚の検査を行う。触覚や圧覚が大径有髄線維による伝導であるのに対し、痛覚は小径有髄あるいは無髄線維による。この伝導する神経線維の太さを意識しながら検査するとよい。触覚が低下しているような例ではさらに大径有髄線維による関節覚を調べてみる。これは患者に閉眼してもらい指趾の末端でごくわずか指を動かしてその方向を答えさせるようにする。振動覚は糖尿病では早期から低下する傾向があるが、これは人工的な感覚で脊髄内上行路も後索と側索の両方の関与がある。

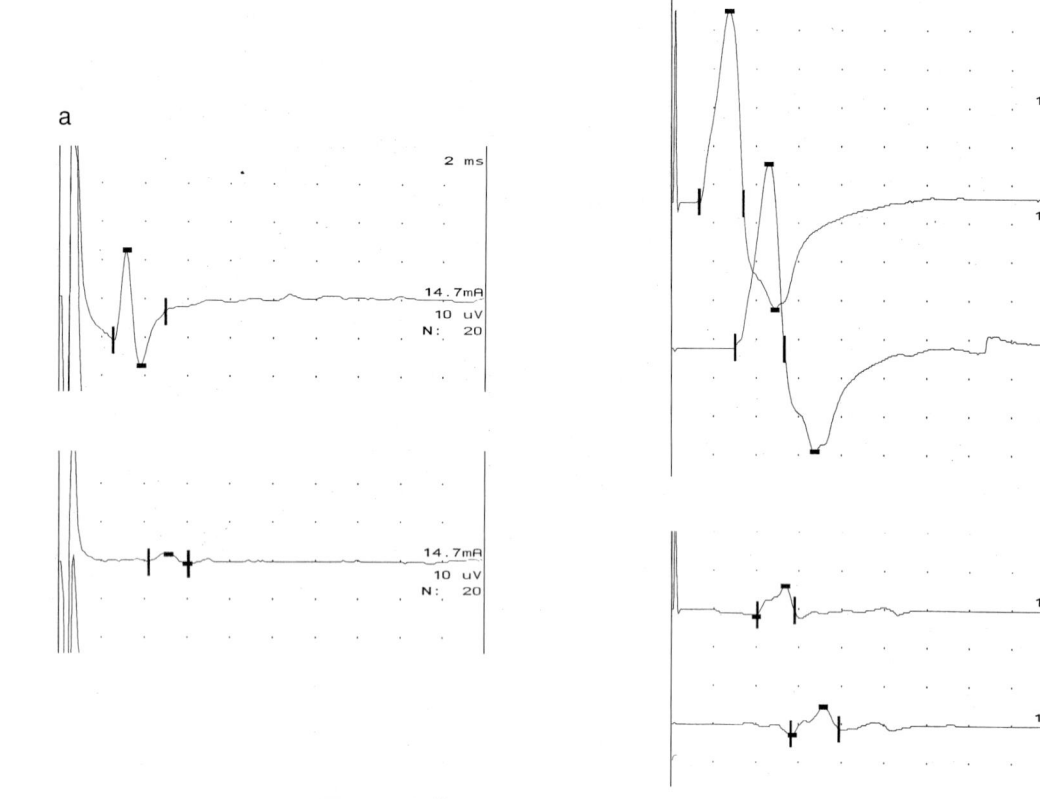

図5. 手根管症候群における神経伝導検査の所見
a. 手根管症候群の症例の末梢神経伝導検査。知覚神経誘発電位。上段は正常。下段は潜時の延長と振幅の低下。
b. 同じく運動神経誘発電位。上段2つは正常例。下段2つは潜時の延長と振幅の低下(各々上段は手根部、下段は肘部での刺激によるもの)。

メモ1

神経線維の径および伝導速度とその機能の関係。

種類		機能	線維の直径 (μm)	伝導速度 (m/sec)
有髄 A	α	運動、筋紡錘求心性線維	13〜22	70〜120
	β	触覚、圧覚、運動感覚	8〜13	40〜70
	γ	触覚、筋紡錘遠心性線維	4〜8	15〜40
	δ	痛覚、温度覚	1〜4	5〜15
B		交感神経節前線維	1〜3	3〜14
無髄 C		交感神経節後線維	0.2〜1.0	0.2〜2

(Guyton, 1976)

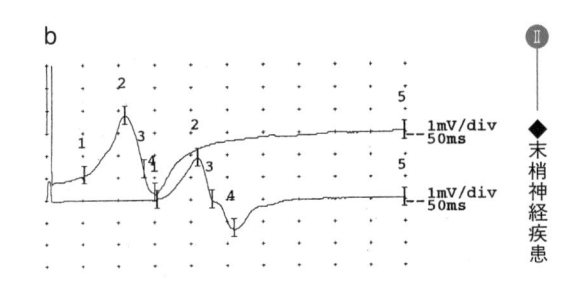

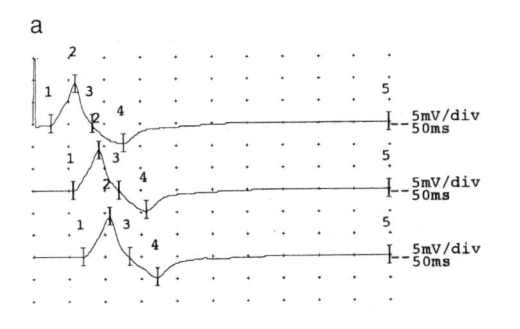

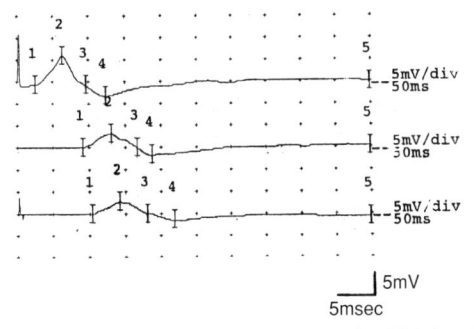

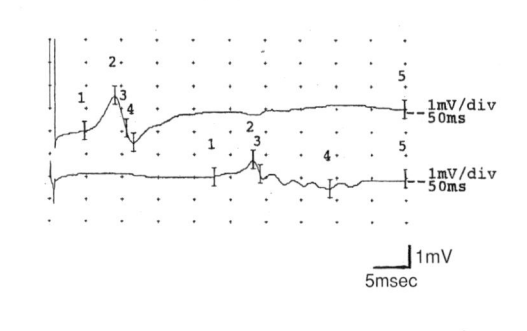

図6. 伝導障害の所見を呈する神経伝導検査

a. 尺骨神経の運動神経伝導速度検査。上段は正常。下段はCIDP症例の部分的伝導ブロックを示す（校正は時間軸5 msec, 振幅5 mV。各々一番上が手根部、二番目が肘下、三番目が肘上での刺激）

b. 各々同じ症例の脛骨神経の運動神経伝導速度検査。上段は正常。下段はtemporal dispersionを示す（校正は5 msec, 1 mV。各々上段が足根部、下段が膝窩部での刺激）。

❺ 運動系の症状

　四肢腱反射の低下、筋力低下と筋萎縮もその分布が重要である。多発ニューロパチーでは遠位部優位のパターンをとるが、単神経炎ではその障害された神経領域だけに筋力低下と筋萎縮が生じる。

❻ 末梢神経伝導検査および筋電図（神経内科の専門医へ依頼）

　筋電計を用いて末梢神経の伝導速度を測る。感覚神経においては感覚神経誘発電位（sensory nerve action potential；SNAP）の振幅低下とその伝導速度の低下がみられる（図5-a, b）。留意すべきことは伝導速度検査の対象となるのは大径有髄神経のみということである。またその速度は最高伝導速度をみていることである。したがって小径線維ニューロパチーではしびれの訴えが強い場合でも、SNAPの異常が出現しないことがある。運動神経伝導検査においてその原則は近位部と遠位部での刺激により同じ神経が刺激され、したがって得られる複合筋活動電位（compound muscle action potential；CMAP）は近位部と遠位部で同じ形でなければならない。これが一致しない場合は、伝導ブロック（図6-a）や伝導の遅れやばらつきによる時間的分散（temporal dispersion）を考える必要がある（図6-b）。

　針筋電図は障害された筋肉が神経原性か筋原性かを決める重要な検査であるとともに、神経

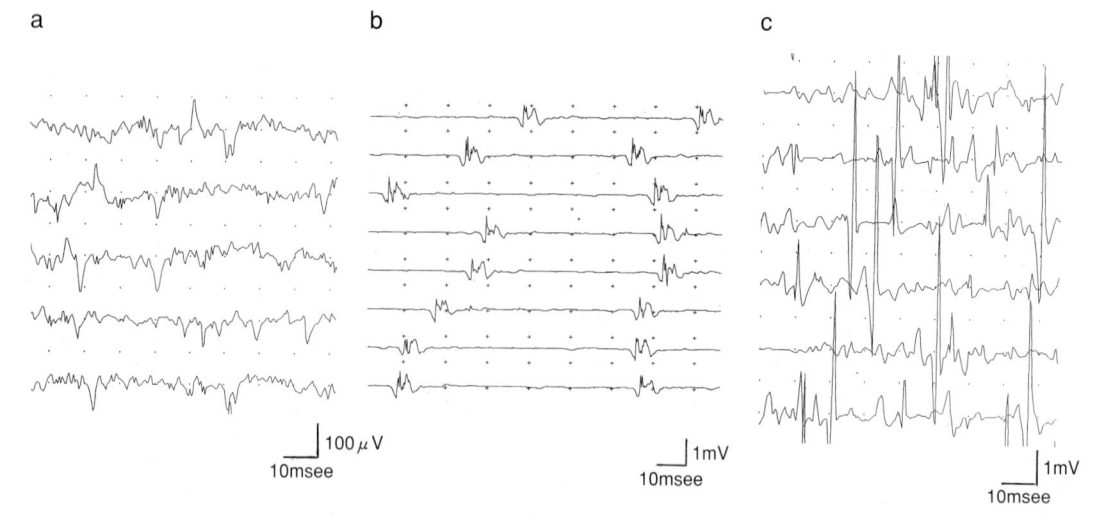

図7. 神経原性変化の針筋電図所見
a. 安静状態において刺入後生じる fibrillation と positive sharp wave（校正は時間軸 10 msec, 振幅 100 μV.）
b. 随意運動時に生じる polyphasic motor unit potential（校正は 10 msec, 1 mV）
c. 慢性期の随意運動時に生じる high amplitude, long duration の motor unit potential（校正は 10 msec, 1 mV）

原性変化においてはその時間的経過をある程度推測することができる。すなわち急性の脱神経の所見は安静時の fibrillation や positive sharp wave が目立ち（図7-a）、やがて再生の所見が出てくると polyphasic muscle unit potential（MUP）が目立ち始める（図7-b）。さらに時間が経過して神経による再支配が完成すると giant MUP がみられるようになる（図7-c）。

❼神経筋生検

上記の診察や検査を行った後さらに鑑別や病態を精査する必要が生じたときに生検を行う。神経としては腓腹神経生検が一般的であるが、そこに病変がない場合、上肢の浅橈骨神経などの感覚枝が用いられることもある。得られた標本はエポン包埋トルイジンブルー染色の処理を行って検鏡する。無髄神経に関しては電顕により観察する。筋肉も病変部位が特定の場所である場合はその筋肉を取る必要がある。しかしあまり深部の筋は採取しにくいので、上腕二頭筋、大腿四頭筋（特に大腿直筋）がよく選ばれる。またとにかく筋肉の情報がほしい場合は、腓腹神経を取る際に、そのやや上方にある短腓骨筋の採取を同時に行う。

個々の所見の詳細については別記に譲る[1)2)]。

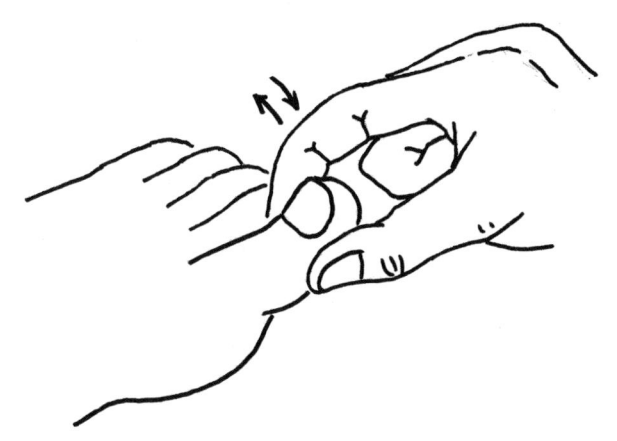

図 8. 足趾の関節位置覚の調べ方
母趾末節の両側を摑んで軽く上下に振り、最後に振れた方向を申告させる。

2 個々の末梢神経疾患の診断と治療

1 しびれの訴えからみた末梢神経疾患の診断

❶両下肢末梢に強い対称性のしびれ

　いわゆる手袋靴下型の分布であるが、下肢により強いのが特徴。末梢神経障害と診断するには腱反射低下、下肢の触覚、振動覚、位置覚、温痛覚の低下を確認する。これらが揃えば末梢神経障害と考えられる。位置覚障害の確認は足趾を被動的に動かしてそれを当てさせるのもよいし、立位で Romberg 徴候をみるのもよい。

　このようなタイプのニューロパチーとして考えるべきものは、まず糖尿病ニューロパチー、薬剤性ニューロパチー、中毒性ニューロパチー、代謝性（栄養障害性）ニューロパチーが挙げられる。糖尿病ニューロパチーでは振動覚が低下しやすい。その他血糖値や HbA_{1c} をみれば診断がつく。ここで問題なのはそのとき必ずしも血糖値が高くない場合でも、急激にコントロールをよくし始めたことで却ってしびれが強く出てくる症例が存在することである。また、ほかの薬剤や化学物質によるものでは病歴が重要である。代謝性のものでは食生活をよく問診する必要がある。

> **コツ** 足趾の位置覚を診るのに、触らないわけにはいかないが、あまり強く爪の部分を押すとその圧迫でどちらを押しているかがわかる。また屈曲の程度もあまり強く行うと腱の伸展でわかってしまう。そこで指趾の両側からそっと摘むようにもってわずかな屈曲や伸展で上下どちらに曲げたかどうかを調べるとよい（図8）。

❷両下肢末梢に痛みを伴うしびれ

　糖尿病ニューロパチーにはしびれとともに強い痛みを伴う例がある。またしびれよりも痛み

をより強く訴える例にアルコールニューロパチーがある。これはアルコールそのものによる障害と、酒ばかり飲んで十分な食事をしていないための低栄養を伴った障害とがある。前者では小径線維ニューロパチーといい、温痛覚など小径有髄神経線維や無髄神経線維が特異的に障害されるパターンをとる。したがってかならずしも腱反射は低下せず、むしろ亢進していることもある。足底は発汗過多のため湿潤しており、さらに火照るような熱感がある。それが長期に及ぶと逆に下肢末端は冷たくなっている。後者では代謝性ニューロパチーとしての大径有髄神経線維の障害が重なってくる。

❸局所の痛みを伴うしびれ

突然に起こってくるものとしては、血管炎によるニューロパチーがある。これは末梢神経を栄養している血管（vasa nervosum）が閉塞を起こし、虚血による痛みが生じるからである。その痛みは障害された部位に限局し、その部位の皮膚温は上昇する。これは皮膚血管を収縮性に制御している交感神経活動が遮断されるからである。訴えとしては突然のジンジンとしたしびれと痛みでしばしば耐え難いものとなる。

繰り返す痛みとしびれで特に夜間から明け方にかけて出現する症状は手根管症候群に特徴的である。この理由は不明であるが、夜間から明け方にかけて手根部から第1、2、3指にかけて痛みやしびれが繰り返す。そのために睡眠がしばしば妨げられ、横になると痛いということで半座位で寝ていた患者もある。しびれは第1、2、3指の先端に強く、またそこで触覚も低下しているが、温痛覚は低下していない。これは大径の有髄神経線維の方が小径のものよりも圧迫による虚血に弱いからである。手首の部分を叩いて痛みの出る Tinel 徴候も診断の補助となる。

❹深部知覚障害を有するしびれ

これはいわゆる脚気に代表される栄養障害性のものである。ビタミン欠乏により後根神経節細胞が障害され、このとき大きな細胞ほど栄養障害の影響が出現しやすいので、大径有髄神経線維から障害され、しかもその影響は長い軸索を有する神経に出やすい。したがって下肢の深部知覚から障害され、暗闇での歩行不安定といった症状を伴う。抗がん剤による薬物中毒性ニューロパチーや、n-ヘキサンなどの化学物質によるニューロパチー、また腫瘍の転移により神経周囲ががん細胞により取り囲まれているときもこのようなタイプとなる。腫瘍の転移に伴うものは神経周囲炎（perineuritis）の形をとり、その神経の分布域に強い痛みを伴う。

2 個々の末梢神経疾患についての診断と治療

❶糖尿病ニューロパチー

糖尿病の代謝障害により後根神経節細胞が障害される多発ニューロパチーのタイプと、末梢神経へ栄養を送る血管（vasa nervosum）の内皮肥厚により血管が閉塞して局所の血流障害を起こす単神経炎のタイプがある。前者は主に感覚神経の細胞体障害でその枝である軸索にも障害が及ぶため、その走行の途中で受ける圧迫の要因に対しても脆弱性が出現する。手根管、Guyon管、肘部管、足根管（これらを common compression site という）において末梢神

経伝導検査の異常が出現しやすい。しかしデータとしては手根管症候群に似た所見であってもしびれや痛みを生じることは少ない。後者のタイプは血管炎のような太い血管ではなく、神経束内に入り込んだ微小血管レベルで多発性の血管内皮肥厚性病変が生じるため、1つの神経の障害としては摑み難く、臨床的な診察では多発ニューロパチーの型に似て、いわゆる手袋靴下型を呈してくることが多い。末梢神経伝導検査では SNAP の振幅低下が特に下肢で強く認められる。治療としてはビタミン B_{12} やアルドース還元酵素阻害剤の投与がある。最も重要なことは、糖尿病のコントロールをよくすることである。

❷圧迫性ニューロパチー

　糖尿病ニューロパチーのところでも述べたが、末梢神経にはその走行の解剖学的な特徴から神経が圧迫を受けやすい部分がある。上肢では正中神経の手根管、尺骨神経では手首の Guyon 管や肘の肘部管、そして腓骨神経の腓骨頭の部分、脛骨神経の足根管である。これらは職業的な労作の負荷により、また妊娠、アミロイドーシス、甲状腺機能低下症などに伴い神経への圧迫を強め、症状が発現する。手根管症候群におけるその臨床症状の特徴は夜間のしびれと痛みで、時にこのために目が覚めるほどである。しびれはそれぞれの神経の支配領域に強く、圧迫性の要因は神経に対する阻血のファクターが大きいので大径有髄神経線維の機能から障害されてくる。したがって触覚が先に低下し、痛覚や温冷覚はさほど障害されないという特徴がある。したがって触覚低下をみるには掌側指尖部を細い筆で調べる。末梢神経伝導検査ではまず手根部で運動・感覚神経の伝導の遅延が生じ、やがてそれぞれの振幅が低下する。治療は筋萎縮や耐え難い痛みがある場合には手術による除圧を考慮する。内科的に治療する場合は、局所の圧迫を避け、運動負荷を軽減し、局所の安静を保つことである。ビタミン B_{12} とともに痛みの強い場合は NSAIDs とジアゼパムを眠前に服用する。

❸血管性炎ニューロパチー

　血管炎により vasa nervosum が閉塞してその灌流域の神経組織の壊死を生じたもの。末梢神経の血管障害（neurite apoplectiforme）とも呼ばれる。運動感覚の区別はなく、支配領域の運動感覚の低下ないし消失が生じる。しびれに関する特徴は、突然発症の痛みとしびれがその神経支配領域に生じる。感覚の低下ないし消失は触覚も痛覚も同様に生じる。発症時に皮膚交感神経が遮断されて皮膚血管が拡張するので、その部分の皮膚温が上昇する。感覚低下ないし消失の領域の境界は明瞭で、末梢神経の支配領域に沿う。原因としては結節性多発動脈炎（polyarteritis nodosa；PN）や Churg-Strauss 症候群が挙げられる。確定診断には神経生検を要する。病理所見は直径が 200～300 μm の動脈壁への炎症細胞浸潤が認められる。治療はステロイド剤の内服である。通常プレドニンで 60 mg から開始し、3～4 週使用し漸減していく。神経の再生は不良のことが多く、麻痺や感覚低下の回復は遅れることが多く、しびれも長く続く。対処としては、メキシレチン、カルバマゼピン、抗うつ剤を用いる。

❹薬物性ニューロパチー

　薬物により起こるニューロパチーとしては、抗結核剤のイソニアジド、エタンブトール、抗癌剤のビンクリスチン、アドリアマイシン、抗けいれん薬のフェニトインなどがある。後根神

経節には神経血管関門がなく、神経細胞内の代謝に直接障害を与えて軸索流を阻害し、代謝産物が末端まで運ばれなくなるので遠位からの軸索変性の形をとる。したがって典型的な手袋靴下型の感覚低下やしびれを生じることが多い。また感覚神経優位であり、筋力低下は稀である。末梢神経伝導検査では、SNAPの振幅低下をみる。運動神経に関しては相対的に保たれることが多い。治療としては原因薬剤の中止と、ビタミン B_{12} の内服を続ける。

❺中毒性ニューロパチー

重金属としては無機水銀、鉛、ヒ素、タリウムが末梢神経障害を起こす。シンナーやボンド中毒として発生するニューロパチーの元になっている化学物質は、n-ヘキサン、トルエンであり、このうち感覚障害型のニューロパチーを呈するのは主にn-ヘキサンである。またアクリルアミドによる中毒もある。これらは後根神経節細胞を冒す軸索障害型のニューロパチーで、四肢遠位部の感覚低下や異常感覚をきたす。同時に中枢神経症状もきたすことがある。治療は曝露からの隔離。

❻炎症性ニューロパチー

急性の疾患としてはギラン・バレー症候群、慢性の疾患としては慢性炎症性脱髄性多発根神経炎（chronic inflammatory demyelinating polyradiculoneuropathy；CIDP）がある。共に運動障害が主体であり、特にギラン・バレー症候群はそうである。CIDPでは再発と寛解を繰り返すが、その際四肢末梢からしびれを生じ、次第に近位部へ広がってくる経過を示す。治療としては、ギラン・バレー症候群は急性期に血漿交換あるいは免疫吸着療法、またはγグロブリンの大量静注療法を行う。CIDPはステロイド療法が主体であるが、最近γグロブリン大量静注法も保険適応となり、これを行うことで寛解状態に入る症例も知られている。

❼膠原病に伴うニューロパチー

最も代表的なものに、既に血管炎に伴うニューロパチーのところで取りあげたPNとアレルギー性肉芽腫性血管炎（allergic granulomatous angitis；Churg-Strauss症候群）が起こす多発単神経炎がある。同じく血管炎によるものとして全身性エリテマトーデス（SLE）、Wegener肉芽腫症がある。Schögren症候群には四肢や体感に痛みや耐え難いしびれを呈する一群がある。感覚性ニューロパチーと考えられるが、その本態はまだ不明である。治療はステロイドによる原病の治療が基本。

❽傍腫瘍性ニューロパチー

先に腫瘍の直接浸潤によるsensory perineuritisをあげたが、直接的な浸潤ではなく、腫瘍に対して産成される自己抗体が正常の末梢神経に交叉反応を起こして、そのために障害が生じるものである。多くは肺癌に伴って出現するが、その発見前にニューロパチーが先行することもある。ほかにリンパ腫、胃癌、乳癌、大腸癌、卵巣癌などがある。後根神経節細胞に作用して特に深部知覚障害が強い亜急性感覚ニューロン障害のタイプと亜急性〜慢性に経過する感覚運動ニューロパチーがある。原疾患の治療が重要だが予後不良のことが多い。

❾異常蛋白血症に伴うニューロパチー

有名なものはmyelin associated glycoprotein（MAG）に対する抗体が証明されたニュ

ーロパチーで脱髄性病変に始まり二次的に軸索障害も生じる。そのほかにはマクログロブリン血症やクリオグロブリン血症に伴うものもある。M蛋白血症に伴う特殊なニューロパチーとして Crow-Fukase 症候群がある。これは色素沈着、剛毛、浮腫、免疫グロブリン異常を伴い約半数に骨髄腫を合併している。Polyneuropathy, organomegaly, endocrinopathy, M protein, skin changes の頭文字を取って POEMS 症候群とも呼ばれる。軸索障害型のニューロパチーでしびれは四肢末端に強い。治療は骨髄腫の摘出やステロイド、骨髄腫に準じた抗腫瘍療法である。

(國本雅也)

◆文　献

1) 川井充：筋生検法, 神経・筋の病理と臨床. 病理と臨床 11：1262-1269, 1993.
2) 村山繁雄：神経生検法, 神経・筋の病理と臨床. 病理と臨床 11：1290-1295, 1993.
3) Brain, Clinical Neurology, 1964.

II しびれをきたす疾患の診断と治療
◆脊髄・根疾患

■ はじめに

　しびれが、曖昧な言葉であるとは、よくいわれるところである。日常会話では運動麻痺の意味もあり、麻痺した筋にも異常感覚を自覚するため、感覚障害なのか運動障害なのか患者の訴えだけでは判断が困難なことも少なくない。医学的しびれは、生理学的には小径感覚線維であるC線維とA-δ線維の障害と考えられている。後根神経節（DRG：dorsal root ganglion）に存在する一次体性感覚神経細胞は中枢と末梢の2方向に軸索を延ばし、中枢枝は後根を通して脊髄内で薄束、楔状束を上行する[1]。したがって、これらの、どこに病変があっても同様のしびれを感じることになり、しびれの臨床には困難さがつきまとう。その点を少しでも、わかりやすく解説することを本稿では心がけた。また、脊髄・根疾患は多岐にわたるが、臨床経過と障害部位を明らかにすることが診断にとって重要である点は共通である。よって、各論的疾患紹介は必要最低限に止め、この点に重きをおくこととした。さらに、しびれの臨床では、患者の訴えに対して「何か病気がある」という姿勢で接することが大切である点を強調しておく。すべての感覚障害には中枢性調節の関与があるため、安易に心因性疼痛との判断を下すべきではない。結果が精神科領域であっても、器質疾患を見落とさない方がはるかに賢明である。

1 病歴をとるコツ

　「しびれ」の臨床では病歴聴取が極めて重要である。患者の訴えが運動麻痺としての「しびれ」にしろ、感覚障害としての訴えにしろ、病歴上最も大切なのは、その症状の出現様式である。突然なのか、徐々に増悪したのか、間欠性に出現するのかを明らかにする必要がある。また、脊髄・根疾患では脊柱に由来した疾病も多く、外傷はもちろん、何かの作業中だったのか、起床時だったのかといった姿勢をはじめとした種々の状況が、病態を考えるうえで重要である。外傷については既往も大切である。疼痛の有無も聴取すべきで、疼痛性のニューロパチーを除けば、多くの場合、疼痛の存在は神経根か神経叢の障害を示唆する。但し、脊髄由来の疼痛、求心路遮断痛（deafferentation pain）、反射性交感神経性異栄養症（RSD：reflex sympathetic dystrophy）など[2]も考慮に入れなければならない。もちろん、障害受容性疼痛か、神経原性疼痛かの鑑別がはじめに必要である。病歴上のポイントと疾病の関係を表1に示した。

表1. 病歴と疾患

病　歴	疾　患
急激発症	脊髄梗塞（前脊椎動脈症候群） 急性散在性脳脊髄炎（ADEM） 環軸脱臼 多発性硬化症
急性・亜急性発症で緩徐進行性 あるいは緩徐進行性	多発性硬化症 脊髄ヘルニア 血管奇形 くも膜炎（脊髄炎の既往） 脊髄空洞症 亜急性連合性脊髄変性症 脊髄腫瘍
間欠性の症状	脊椎・靱帯疾患 多発性硬化症
間欠性跛行（表12. 参照）	脊髄性 馬尾性
起床時に強く自覚	脊椎・靱帯疾患
姿勢による影響	脊椎・靱帯疾患
運動時発症	小児の脊髄梗塞
美容院で洗髪中に発症	環軸関節脱臼など、上位頸髄症
入浴による増悪	多発性硬化症 脊髄血管奇形
放射線療法の既往	放射線脊髄症
アルコール多飲	亜急性連合性脊髄変性症
疼痛がある	神経根 神経叢 脊髄梗塞（前脊椎動脈症候群） 多発性硬化症 硬膜動静脈瘻 脊髄空洞症
アトピー素因	アトピー性脊髄炎 平山病？
痒みがある	多発性硬化症
ポリオ罹患歴	ポリオ後症候群

2　脊髄・根疾患でのしびれを理解するための症候学

　脊髄には体節構造があり、髄節に対応して神経根が存在し、後角・後根には感覚神経が、前角・前根には運動神経があり（図1）、断面では感覚系、運動系、自律神経系が図2のように分布している基本解剖を常にイメージする必要があり、同時に深部腱反射の反射弓を髄節（反射中枢）とともに記憶する必要がある。頸椎・頸髄疾患では Hoffmann reflex（手指屈筋反射）も確認した方が高位診断に有用である（表2）。反射弓のいずれかに障害があれば深部腱

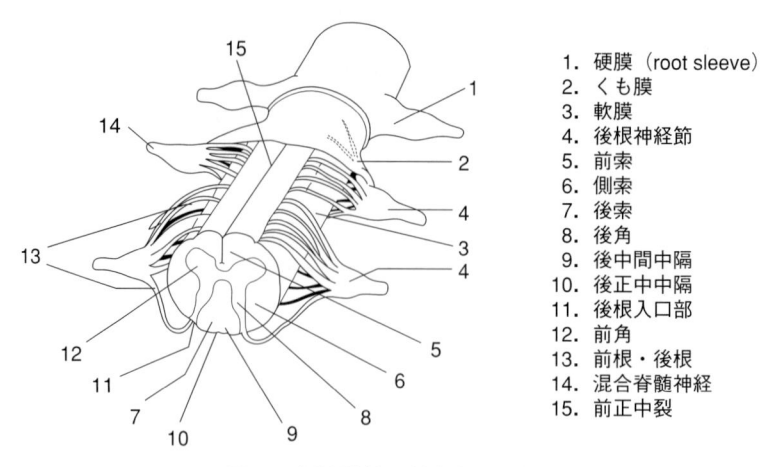

図1. 脊髄髄節と神経根、髄膜

1. 硬膜（root sleeve）
2. くも膜
3. 軟膜
4. 後根神経節
5. 前索
6. 側索
7. 後索
8. 後角
9. 後中間中隔
10. 後正中中隔
11. 後根入口部
12. 前角
13. 前根・後根
14. 混合脊髄神経
15. 前正中裂

(Koroshetz AM, Taveras JM：101 Anatomy of the vertbrae and spinal cord. Radiology diagnosis -imaging-intervention Vo13, Taveras JM, J.B.Lippincott Company, Philadelphia, 1986 より改変)

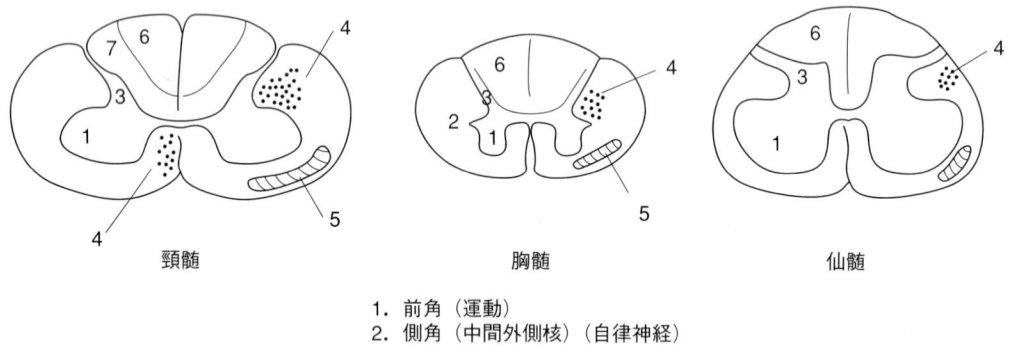

頸髄　　胸髄　　仙髄

1. 前角（運動）
2. 側角（中間外側核）（自律神経）
3. 後角（知覚）
4. 皮質脊髄路（運動）
5. 脊髄視床路（表在感覚）
6. 薄束 ┐
7. 楔状束 ┘（深部感覚）

図2. 脊髄の基本解剖

表2. 深部腱反射反射中枢

上肢		下肢	
深部腱反射	反射中枢	深部腱反射	反射中枢
上腕二頭筋反射	C5	膝蓋腱反射	L3,4
腕橈骨筋反射	C6	アキレス腱反射	S1,2
上腕三頭筋反射	C7		
ホフマン反射（手指屈筋反射）	C8		

表3. 高位診断（髄節障害）のまとめ

高　位	症候および重要事項
延髄頸髄移行部	項部痛、頸部運動制限、下位脳神経徴候 Ondine の呪い（延髄呼吸中枢の障害による睡眠時無呼吸）
上位頸髄（C1〜C4）	C4：横隔膜支配 numb and clumsy hand ⎫ useless hand ⎬ 表9参照 手指筋萎縮
下位頸髄（C5〜C8）	上肢の深部腱反射低下 上肢の myotome に対応した筋力低下、筋萎縮
胸髄	Beevor 徴候 　　（仰臥位にて頸部を前屈したときに臍が上方に変位すれば陽性） T4：乳頭線 T10：臍
腰髄	L3、4：膝蓋腱反射 下肢の myotome
仙髄	S1、2：アキレス腱反射 S1〜3：射精障害 S2〜4：膀胱直腸障害、勃起障害

表4. 脊髄横断診断のまとめ

病巣分布	特徴	主要疾患
横断型	全脊髄障害	脊髄炎 脊髄疾患進行期
Brown-Séquard Syndrome	表9参照	圧迫性疾患 多発性硬化症 脊髄梗塞、脊髄ヘルニア
脊髄中心型	髄節症候	脊髄空洞症、髄内腫瘍 頸椎症（服部Ⅰ型）
服部Ⅱ型 （服部Ⅰ型＋後側索）	髄節・索路症候	頸椎過伸展 頸椎症 圧迫性疾患
服部Ⅲ型 （服部Ⅱ型＋前側索）	髄節・索路症候	頸椎症 圧迫性疾患
前角・前根型	筋力低下・筋萎縮	Keegan 型 脊髄性進行性筋萎縮症？
前脊椎動脈症候群	表参照	脊髄梗塞
後索・後根型	深部感覚障害 （運動失調）	脊髄癆
後索・後側索型 （背側脊髄小脳路・錐体路）	深部感覚障害 錐体路徴候	Friedreich 病 亜急性連合性脊髄変性症
前角・前根・錐体路型		筋萎縮性側索硬化症

反射は低下し、反射弓より上位の髄節に障害があれば亢進するのが原則である。

　脊髄・根疾患は両者を合併することも多いが、症候学的には区別できるものであり、合併例であっても、それぞれの要素を分離して解釈することが大切である。脊髄障害は灰白質障害としての髄節徴候と白質障害による索路徴候を分けて判断する必要がある。さらにどのレベルに

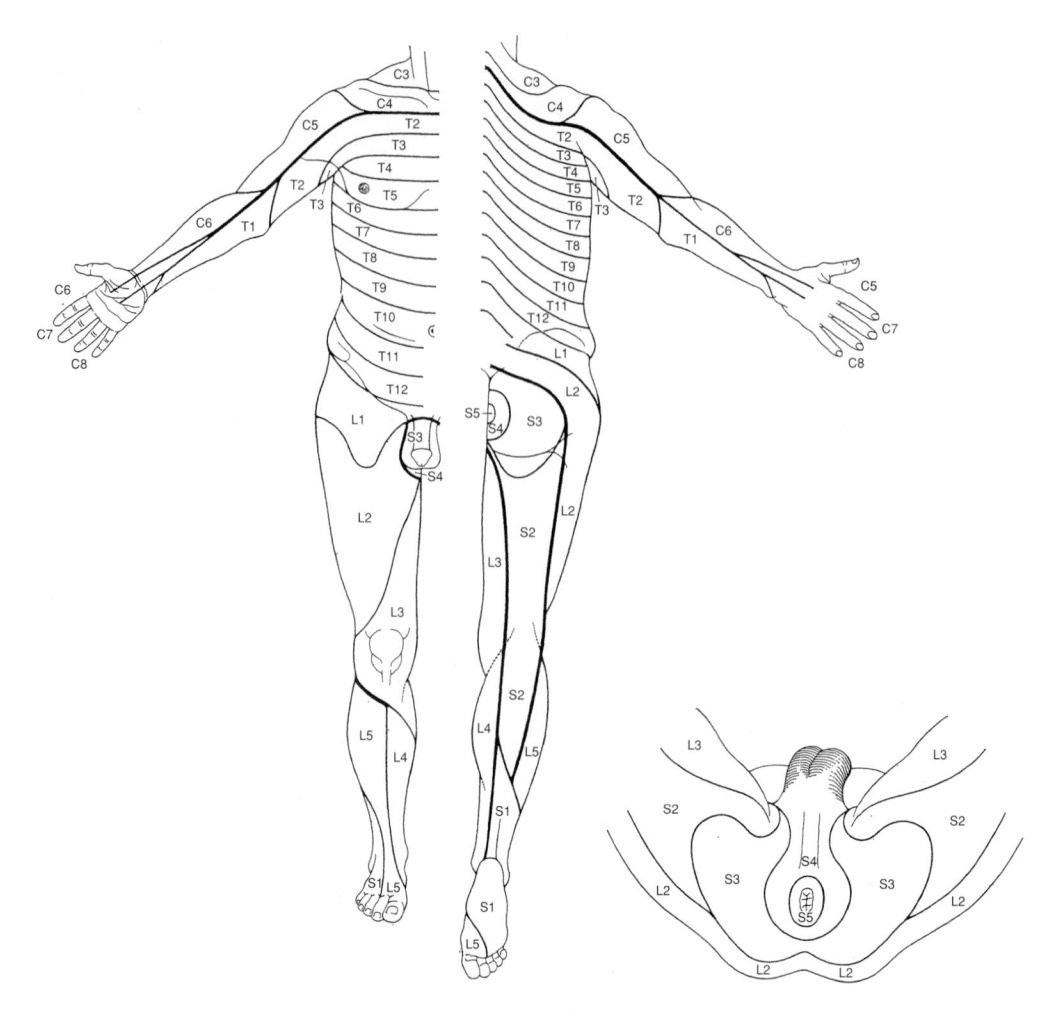

図 3．Dermatome
(Aids to the examination of the peripheral nervous system. Walton J, Gilliat RW, Hutchinson M, et al, W. B. Saunders, London, 1996 より改変)

　病変が存在するかという高位診断（表 3）、および脊髄横断面で病変がどのような広がりをもっているかの横断診断（表 4）も大切である。横断性、中心性、半側性（Brown-Séquard syndrome）（表 9）、腹側あるいは背側の障害と疾病によって、ある程度の傾向がある。
　髄節徴候は根症状に近似し、実際には診察上の鑑別は困難であるが、前角では根よりも筋萎縮が明確に出現する。髄節としてのC4は横隔膜を支配しており、生命予後に直接関与するため、記憶すべきである（表 3）。感覚障害としての根症状は、一般的には疼痛を伴う。根痛（radicular pain）といわれるものだが、これは、dermatome（図 3）に従った領域の疼痛と感覚障害を呈する。両側に障害が生じれば帯状痛（girdle pain）となる。姿勢によって根がstretch する、あるいはくしゃみや咳のように髄内圧が上昇するようなときに痛みが増強する[3]。しかし、こうした根障害に関連痛（referred pain）を伴った場合は、dermatome に

表5. 主な運動と支配神経（髄節・神経根）

上肢				下肢			
関節	運動	髄節・神経根	関与する筋肉	関節	運動	髄節・神経根	関与する筋肉
肩	前方90度挙上（屈曲）	C5 C6 C6 C7	三角筋 烏口腕筋	股	屈曲 内転	L1、L2、(L3) L2、L3、(L4)	腸腰筋 内転筋群
	側方90度挙上（外旋）	C5 C6 C5	三角筋 棘上筋	膝	伸展	(L2)、L3、L4	大腿四頭筋
肘	屈曲	C5 C6 C5 C6	上腕二頭筋 腕橈骨筋	股	外転 伸展	L4、L5、(S1) L5、S1、(S2)	中殿筋 大殿筋
前腕	回外	C5 C6 C5	上腕二頭筋 回外筋	足	背屈	L4、(L5)	前脛骨筋
				母趾	背屈	L5、(S1)	長母趾屈筋
	回内	C6 C7 C8 T1	円回内筋 方形回内筋	膝	屈曲	(L5)、S1、(S2)	Humstring*
肘	伸展	C7 C8	上腕三頭筋	足	底屈	S1、S2	腓腹筋、ヒラメ筋
手首	伸展	C6 C7 C6 C7 C6 C7 C8	長橈側手根伸筋 短橈側手根伸筋 尺側手根伸筋			* 半腱様筋、大腿二頭筋、半膜様筋		
	屈曲	C6 C7 C8 T1	橈側手根屈筋 尺側手根屈筋				
母指	対立	C8(T1)	母指対立筋				
小指	外転	C8 T1	小指外転筋				

（Myotome には諸説あるが、代表的なものを掲載した）

□ 種々の組み合わせの障害
▨ 温・痛覚のみの障害
■ 振動覚、位置覚のみの障害

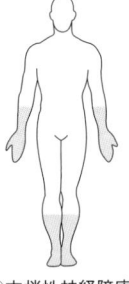

①末梢性神経障害（多発神経炎）高位頸髄障害（手袋靴下型）　②頸部神経根障害（C〜6）（分節型）　③胸髄髄内腫瘍初期（T4〜T9）（宙づり型）　④胸髄髄内腫瘍進行期（背面）（T4〜T9）Sacral Sparing

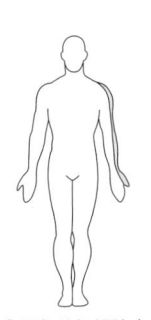

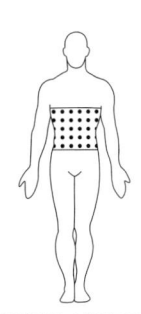

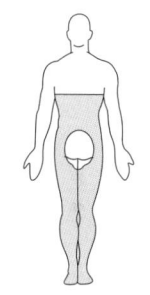

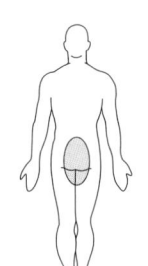

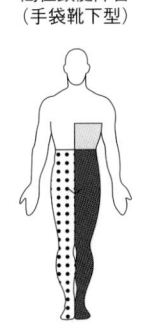

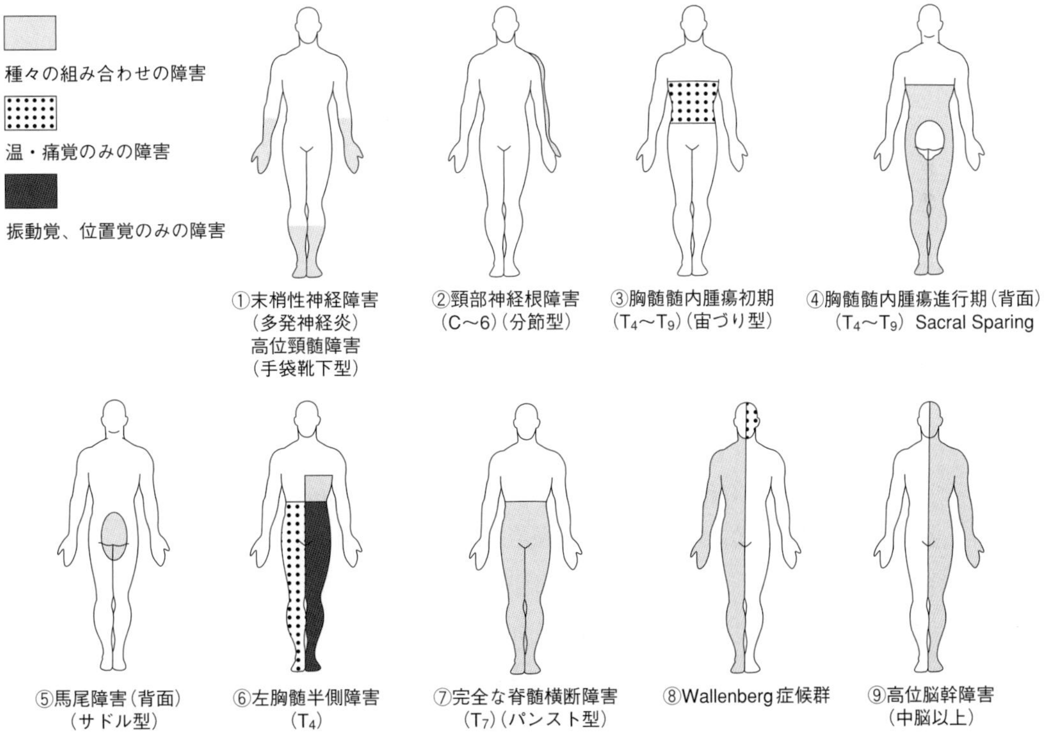

⑤馬尾障害（背面）（サドル型）　⑥左胸髄半側障害（T4）　⑦完全な脊髄横断障害（T7）（パンスト型）　⑧Wallenberg症候群　⑨高位脳幹障害（中脳以上）

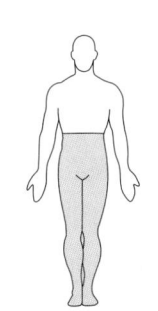

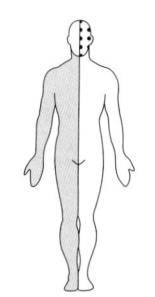

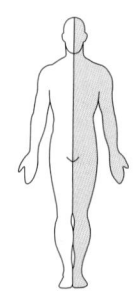

図4. 障害部位別による感覚障害の分布　（本田英比古：神経内科から診た知覚障害. 眼科 35, 1993 より改変）

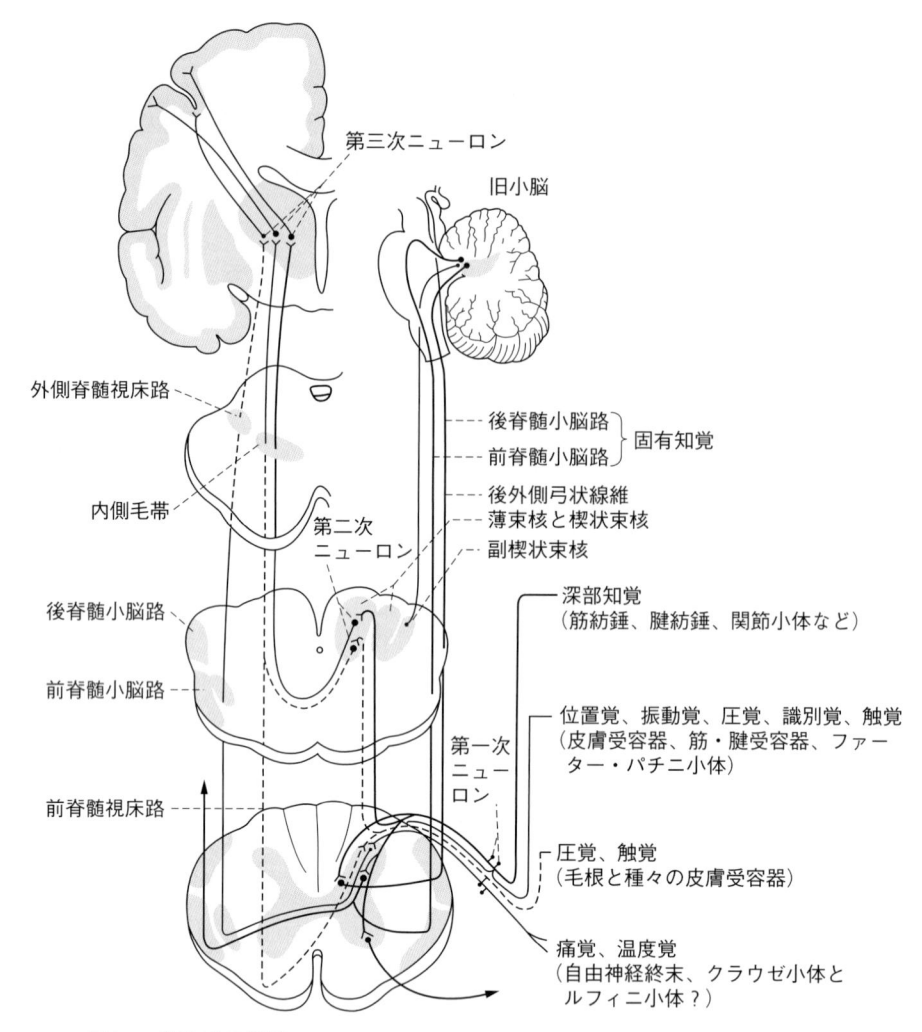

図5. 感覚系伝導路(本田英比古：神経内科から診た知覚障害. 眼科 35, 1993 より改変)

従った分布をとるとは限らない。単独の根障害では myotome（表5）による支配筋の脱力は目立たない。なぜなら、通常骨格筋は複数の前根の支配を受けているからである。

また、radicular pain では myofascial pain syndrome との鑑別も重要となる。本症は、筋肉の障害受容器である A-δ 線維と C 線維が histamine, kinin, prostaglandin によって刺激され、生じるとされており、索状硬結（tight band あるいは taut band）を触知し、trigger point の圧迫により、関連痛と自律神経系反応を伴う[4]。なお、根性の感覚障害の分布に類似したものとして、頭蓋内疾患による偽性根症があるが、通常疼痛をきたすことはない。

索路徴候は脊髄白質神経路が遮断されることによる症状で、long tract sign とも称す。Babinski sign は錐体路徴候として、あまりに有名だが、索路徴候の代表で、障害髄節以下の深部腱反射亢進、筋力低下を伴う。脊髄視床路（表在感覚）および後索（深部感覚）の障害は

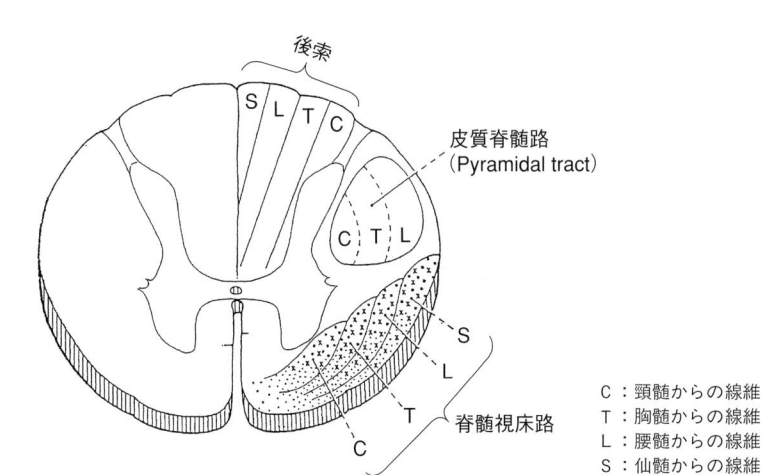

図6．脊髄での lamination（本田英比古：神経内科から診た知覚障害. 眼科 35, 1993 より改変）

C：頸髄からの線維
T：胸髄からの線維
L：腰髄からの線維
S：仙髄からの線維

表6．自律神経系のまとめ

髄節障害	症状・所見
C8, T1	Horner Syndrome
L1〜3	射精障害
S2〜S4	膀胱直腸障害

索路障害	症状・所見
C1〜C8	Horner Syndrome
T1〜L3	レベル以下の交感神経障害
全域	膀胱直腸障害、勃起障害

脊髄横断性障害時の交感神経機能

	血管	発汗	皮膚温	立毛筋
急性期	拡張	低下	上昇	機能不全
慢性期	収縮	亢進	下降	機能亢進

Barré-Liéou syndrome
後頭部痛、角膜潰瘍、めまい、耳鳴、顔面痙攣、血管拡張（顔面）、椎骨動脈交感神経叢刺激症状
リウマチ様関節炎、外傷などによる
autonomic hyperreflexia syndrome（Head-Riddoch syndrome）
発作的な発汗、顔面紅潮、立毛、鼻閉、霧視、頭痛
上位胸髄以上の完全脊髄損傷時

　病変髄節より下方の感覚障害として、図4の②⑧⑨を除いた分布を取りうる[5]。表在感覚（体性感覚）と深部感覚が異なる索路を通る（図5）ことによる知覚解離も索路徴候、横断診断として重要である。なお、深部感覚のうち振動覚は位置覚と解離することが多く、後索を通らないとの考えがある。また、自律神経障害としての排尿障害（神経因性膀胱）も索路徴候として出現する。索路に認める lamination の理解は髄外病変、髄内病変の鑑別上有用である。下肢からの線維ほど外側に位置する（図6）ため、髄外病変では知覚障害は下肢より上行し、髄内

表7．神経叢

神経叢		神経根	主な末梢神経
頸神経叢		C1～C4	大耳介神経
			小後頭神経
			鎖骨上神経
			横隔神経
腕神経叢	上部	C5, C6	腋窩神経
			筋皮神経
			橈骨神経
	中部	C7	橈骨神経
	下部	C8, T1	尺骨神経
			正中神経
腰神経叢		T12, L1～L3, (L4)	大腿神経
			外側大腿皮神経
腰仙骨神経叢		L4～S4	坐骨神経

病変では「宙づり型」となる。後者では外方への進展では知覚障害は下行し、循環障害が加わった際には上行する[5]。

　麻痺に関しては、一般的には片麻痺を除いた麻痺が、すなわち単麻痺、対麻痺、四肢麻痺が脊髄・根疾患では生じる。

　なお、自律神経系としては、Horner syndrome、および前述した神経因性膀胱が脊髄・根疾患としては重要である。その他皮膚温など含め**表6**にまとめた[6]。

　やや主題から外れるが、神経叢の障害は、診断に困難を伴うが、多くは疼痛性で、**表7**のように神経根症の組合せ、あるいは末梢神経障害の組み合わせとして判断する。ちなみに腕神経叢では、上部障害は Erb's palsy（Erb-Duchenne paralysis）、下部障害は Dejerine-Klumpke syndrome（Klumpke's paralysis）の名称があり、頻度も多い[7]。

3 診察のコツ

　上記の症候学を踏まえたうえで診察するわけだが、「しびれ」の診察では、いきなり筆やピン、あるいは音叉で感覚障害の評価を行っても、検者、被検者とも混乱し、無駄な時間を費やすだけで、時には誤診のもととなる。感覚障害の診断では、その分布が大切であり、患者の自覚を患者自身にまず人体図などを利用して描かせることも一法である。その分布から末梢性か、根性か、あるいは脊髄性かの、おおまかな部位診断を行う。その際使用する人体図は dermatome や末梢神経支配分布が描かれたものではバイアスがかかり、むしろ不正確になりやく、用いない方が好ましい。また、純粋に感覚障害のみを呈す疾患は少数であり、より判断が容易である運動系の診察を行った方が適切な診断ができる。そのためには、myotome（**表5**）を知っておく必要があるが、**図7**に簡便な運動の髄節・神経根支配を示した。但し、痙性麻痺がある場合は、上肢では屈筋群の、下肢では伸筋群の筋力が比較的保たれやすい点には注

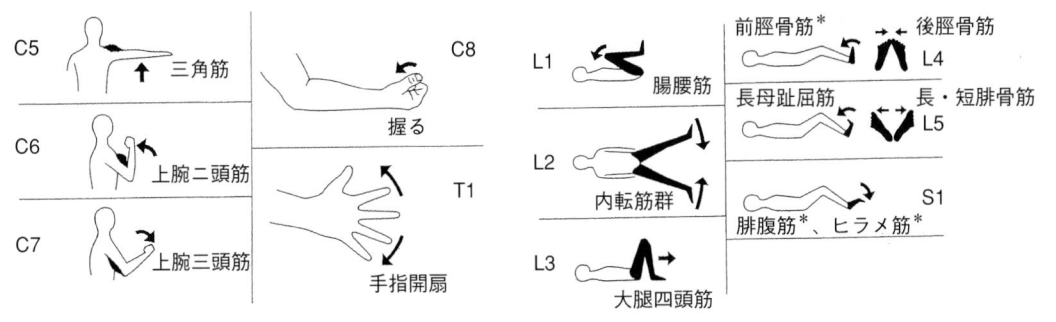

図7．簡便な myotome の記憶法
*徒手筋力テストの際は立体で行う（3以上の筋力の場合）
(Diagnosis in color Neulology, 1st, Parsons M, Johnson M, Mobt, Edinburgh, 2001 より改変)

表8．診断のポイント1

どういうときに脊髄疾患を疑うか	どういうときに根（髄節）障害を疑うか
レベルをもった感覚障害	疼痛
対麻痺・四肢麻痺	髄節性分布の感覚障害
膀胱直腸障害	単麻痺
Romberg Sign	局所的な筋萎縮、筋線維束攣縮
両側 Babinski 陽性かつ球症状を認めない	深部腱反射の部分的低下・消失

意を要する。

　頸椎・頸髄疾患では頸部の後屈で上肢に放散痛、根痛を自覚し、診断の助けになる。また、頸部前屈にて Lhermitte sign（表9）が出現することもある。Jackson 圧迫テスト、Spurling テストなど疼痛誘発テストもあるが、病態が不明確なときは危険も伴い安易に施行しない方がよい。

　深部腱反射を、ある程度病変の見当がついた段階で行うことも、微妙な左右差等を所見としてとるか迷うことがなく、有用である。同様に、障害髄節の見当がついた段階で、myotome に応じた筋力の状態を確認することもある。このように、診察の順序を症例に応じて変えることも診察のコツといえる。

　障害レベルの確認のためには痛覚、温度覚が優れる。また、病歴上、最初に出現した根性疼痛部位は障害レベルに一致していることが多い。

　上肢の深部感覚障害では、閉眼で上肢を挙上させ、pseudoathetosis あるいは piano playing phenomena といわれる手指がばらばらに動く現象を確認する。上位頸髄障害時には索路症状として、一側上肢の深部感覚障害が出現し、useless hand[8]、あるいは numb and clumsy hands[9]（表9）と称し、患者はポケットやバックの中の物を手探りで取り出すことができない。立位での深部感覚障害の確認としては Romberg sign（表9）がある。そのほか、下肢においては、Lasègue sign（表9）を確認することも重要である。一側下肢の感覚障害では、対側の深部感覚障害を確認することを忘れてはならない。Brown-Séquard syn-

表9. 診断のポイント2. 脊髄疾患に特有の徴候・症候群

徴候・症候群	内　　容	疾患・病態・病巣部位
Lhermitte sign	頸部前屈により背部に下降する電撃痛がはしる	多発性硬化症 頸髄病変
useless hand numb and clumsy hand	深部感覚障害による手の巧緻運動障害	多発性硬化症 頸椎症性脊髄症
Burning hunds syndrome	Central code syndrome の際の上肢の激痛	外傷性頸椎過伸展
Brown-Séquad syndrome	障害側髄節の全知覚脱失 障害側レベル以下の錐体路徴候および深部感覚の脱失 反対側レベル以下の表在感覚脱失	脊髄圧迫性病変 脊髄ヘルニア 多発性硬化症
Beevor sign	仰臥位にて頸部を前屈したときに臍が上方に変位すれば陽性	胸髄病変
前脊髄動脈症候群	急速発症の対麻痺、四肢麻痺 障害部位以下の解離性知覚障害 （温痛覚脱失、触覚・振動覚・位置覚は保たれる） 膀胱直腸障害（索路障害） 発症時に病巣部に一致した疼痛 筋萎縮（前角障害による）	脊髄梗塞
後脊髄動脈症候群	病変レベル以下の深部感覚障害（後索） 病変レベルの全知覚脱失（後角） 索路障害としての錐体路障害、膀胱直腸障害 （上記の種々の組み合わせ）	脊髄梗塞
脊髄性自動運動 spinal automatism	錐体路障害時に下肢に認める屈曲性の不随意運動	脊髄、脳幹（橋）
根障害に特有の徴候		
逆転反射	上腕三頭筋反射の手技で上腕二頭筋、腕橈骨筋に収縮を認める。	C 7 病変
Laségue sign	下肢進展のまま股関節を他動的に屈曲させると、坐骨神経領域に放散痛を認める。	馬尾、腰仙部神経根、坐骨神経叢、坐骨神経障害
脊髄・根疾患に関連した症状		
Horner syndrome	眼瞼下垂（眼球陥凹）、縮瞳、発汗減少	頸椎頸髄病変（表6参照）
Romberg sign	深部感覚障害により閉眼での立位が困難となる。	深部感覚障害
下肢の過伸展性 （hyperextensibility）	下肢の一次感覚ニューロン障害で認める筋の伸ばされやすさ	脊髄瘻、脊髄空洞症、脊柱管狭窄症
一側の翼状肩甲	前鋸筋の筋力低下にて肩甲骨の前方への固定不良となり肩甲骨が浮き上がる。筋ジストロフィー症では通常両側	頸部副神経障害
delayed opening	握った手指を開くことが遅くなる。（grip myotonia とは異なる）	錐体路障害（上肢では屈筋優位となるため）

表10. 診断のポイント3

一側上肢のしびれ
1　絞扼性ニューロパチーの否定 　　　　正中、尺骨、橈骨神経麻痺 2　根障害の確認 　　　　深部腱反射 　　　　dermatome に一致するか？ 　　　　myotome に応じた筋力低下があるか？ 3　索路障害の確認 　　　　Babinski Sign、神経因性膀胱 4　piano playing phenomena はあるか？ 5　皮質梗塞は否定できるか？
両側上肢のしびれ
1　胸郭出口症候群の否定 2　髄内病変の確認 　　　　感覚障害は宙吊り型か？ 　　　　索路障害はあるか？ 　　　　知覚解離はあるか？ 3　両側根障害の確認 　　　　深部腱反射 　　　　dermatome に一致するか？ 　　　　myotome に応じた筋力低下があるか？ 4　索路障害の確認 　　　　Babinski Sign、神経因性膀胱

表11. 診断のポイント4

一側下肢のしびれ
1　絞扼性ニューロパチーの否定 　　　　総腓骨神経、伏在神経、外側大腿皮神経 　　　　梨状筋症候群、足根管症候群、Morton 病 2　根障害の確認 　　　　深部腱反射 　　　　dermatome に一致するか？ 　　　　myotome に応じた筋力低下があるか？ 　　　　Laségué Sign の確認 4　索路障害の確認 　　　　Babinski Sign、神経因性膀胱 　　　　Brown-Séquard syndrome の確認 5　皮質梗塞は否定できるか？
両側下肢のしびれ
1　索路障害の確認 　　　　Babinski Sign、神経因性膀胱 　　　　Brown Séquard syndrome の確認 　　　　しびれの初発部位と上限（レベル）は？ 　　　　Romberg sign の確認 2　根障害の確認 　　　　深部腱反射 　　　　dermatome に一致するか？ 　　　　myotome に応じた筋力低下があるか？ 　　　　Lasègue Sign の確認

drome の存在を見落とさないためである。表8〜11に診断のポイントを挙げた。

4　画像所見診断に必要な脊髄・脊椎の高位差

近年 MRI の普及により、脊髄病変は比較的簡単に画像化される。しかし、得られた画像所見は必ずしも臨床所見の原因とは限らない。特に椎間板ヘルニアでは無症候性のことが少なくない。したがって、神経学的所見から得られる高位診断との対比が必要となる。椎体と髄節のずれ（高位差）、および神経根の高位差を知ることが大切である。頸胸髄では図8のように、ほぼ1.5椎体の高位差があるが、第8頸神経の存在により神経根と椎間孔の関係は同名椎体の上か下かの相違が生じる[10]。腰髄以下では T11〜T12椎体後方から始まって L1〜L2椎体後方までの、非常に狭い範囲に各髄節が存在し、椎体と髄節の高位差は大きくなる。また、下部胸髄から腰仙髄神経根は脊髄から椎間孔までの距離が極めて長いことにも留意しなければならない（図9）[11]。こうした下部腰髄、仙髄は円錐上部 epiconus、円錐 conus として症候学的にも特殊である（表12）。表13に MRI での基本事項[12]、表14に主な画像診断の選択を示した[13]。

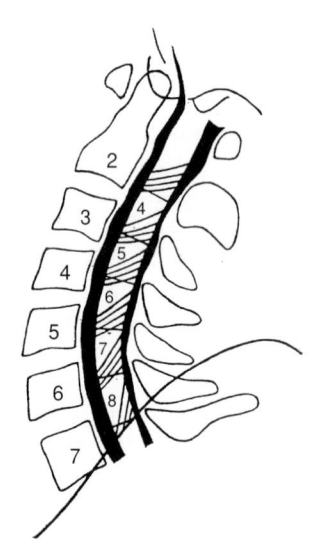

図8. 頸椎部における脊椎・脊髄髄節間の高位差
(国分正一：頸椎症性脊髄症における責任椎間板高位の神経学的診断. 臨床整形外科 19 1984 より改変)

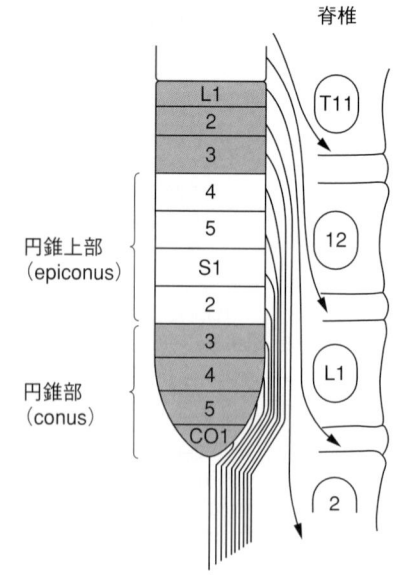

図9. 脊髄とその髄節
(白戸 修, 吉本 尚：脊髄円錐高位の脊椎外傷. 脊椎脊髄ジャーナル 15, 2002 より改変)

表12. 円錐上部、円錐、馬尾の症候

症状・症候	円錐上部（L4〜S2）	円錐（S3以下）	馬　尾
自発痛	低頻度	低頻度	高頻度
知覚鈍麻	下肢	サドル型*	サドル型（非対称性）下肢
運動麻痺	下腿以下 高度（筋萎縮を伴う） 両側性	なし	軽度 片側性
膝蓋腱反射	低下〜亢進	正常	消失〜低下
アキレス腱反射	消失〜亢進	正常	消失〜低下
膀胱直腸障害	低頻度	高頻度	低頻度
間欠性跛行	低頻度	呈さない	高頻度
疾患	黄色靱帯骨化症 血管障害 腫瘍		脊柱管狭窄症 椎間板ヘルニア 変形性腰椎症 腫瘍

* 図4⑤参照

表13. 脊椎・脊髄 MRI の基本

撮像法	骨髄	椎間板	髄液	靱帯
スピンエコー法T1強調像	高信号	低信号	低信号	低信号
高速スピンエコー法T2強調像（脂肪抑制）	低信号	髄核：高信号（加齢により低信号化） 線維輪：低信号	高信号	低信号

表14. 画像検査の選択

検査法	疾患、利点
造影 MRI（T1強調画像）	髄内脱髄、炎症 硬膜内小病変
MRI 磁化移動法（MTC） （magnetization transfer contrast）	脱髄病変、椎間板ヘルニア
プロトン密度 MRI	灰白質と白質の識別 浮腫、嚢腫、空洞、出血
シネ MRI	脊髄空洞症
MRI 高速スピンエコー（脂肪抑制）	脊椎転移性腫瘍、骨髄腫、骨病変全般
多列検出器型ヘリカルスキャン CT	骨、靱帯病変
MR ミエログラフィー	動静脈奇形、神経根嚢腫、引き抜き損傷
CT アンギオグラフィー（CTA） MR アンギオグラフィー（MRA）	動静脈奇形

5 神経内科での診断の流れ

病歴から脊髄、神経根疾患であることの予想、圧迫性、炎症性、血管障害性等の大雑把な予測を立て、診察、検査にて確認する。部位を定めたうえで、脊椎 XP、脊髄 MRI、電気生理学的検査を施行し、必要に応じて、髄液検査、脊椎 CT、CT ミエログラフィー、ミエログラフィー、脊髄血管造影を追加する。根・髄節障害では針筋電図が有用である。末梢神経伝導検査では DRG より中枢側では異常が出にくく、髄内病変では体性感覚誘発電位（SEP：somatosensory evoked potential）が有用である[14]。髄液検査は**表 15**にまとめた[15]。

6 変形性脊椎症

狭義には骨棘形成による関節症が変形性脊椎症であるが、広義には椎間板ヘルニア、後縦靱帯および黄色靱帯骨化症、脊柱管狭窄症を含める。根症のみの場合もあれば、脊髄症のみを呈することもある。変形性脊椎症は、ありふれた疾患であるが、その神経所見は多彩であり、脊髄・根障害を示す疾患のみならず、頭蓋内疾患、末梢神経疾患、神経叢疾患と神経内科で扱う広範な領域が鑑別となる。脊椎症では脊椎の静的因子と、動的因子が重要である。このことは、画像検査のみならず、病歴聴取、診察上も考慮すべきである。姿勢、歩行による影響を受けやすく、安静により病的所見が消失することもある。頸椎 XP は通常、正面、側面、前後屈側面、左右45度斜位の6方向で撮像するが、静的因子として脊柱管前後径（正常15 mm 以上）（図10）、alignment を評価する。動的因子としては可動域、不安定性、椎体椎弓間距離（jaw diameter）（正常13 mm 以上）, 椎体のすべりを評価する（図11）。そのほか、椎管腔の狭小化は椎間板の退行変性を示唆する[16]。腰椎 XP も基本は同様であるが、pedicle sign は頸胸椎より重要で、斜位にて脊椎分離（スコッチテリアの首輪）、後縦靱帯骨化症（烏の嘴

表15. 脳脊髄液検査

検査項目	正常値	異常値	異常を示す代表的疾患
外観	水様透明	血性	くも膜下出血、髄液採取時の出血
		キサントクロミー	出血、黄疸、蛋白増加、くも膜下腔閉塞
		混濁	細菌増加、脂肪混入、蛋白混入、蛋白増加、血液混入
髄液圧	60〜180 mmH₂O	上昇(200以上)	頭蓋内圧亢進を呈する各種疾患(脳腫瘍、脳血管障害、脳炎、髄膜炎)
		低下(60以下)	脱水、髄液瘻、くも膜下腔のブロック
細胞数、細胞所見	5以下/μl	リンパ球増多	ウイルス性・真菌性・結核性・梅毒性髄膜炎、ベーチェット症候群、脳炎
		多核球増多	化膿性髄膜炎、脳膿瘍、硬膜下膿瘍
		単核球増多	サルコイド髄膜炎、各種髄膜炎のリンパ球増多に伴って増加
		異型細胞	癌性髄膜炎、リンパ腫、白血病、HAM
蛋白	15〜45 mg/dl	増加	各種髄膜炎、脳炎、梅毒、Guillain-Barré症候群、多発性硬化症、くも膜下出血、慢性炎症性多発神経根炎、糖尿病性末梢神経炎、脳腫瘍
		低下	良性頭蓋内圧亢進症、甲状腺機能亢進症、小児のメニンギスムス
糖	50〜75 mg/dl	増加	糖尿病
		低下	化膿性・結核性・真菌性・癌性髄膜炎、サルコイドーシス、単純ヘルペス脳炎、ムンプス髄膜炎、低血糖時
MBP	陰性	陽性	多発性硬化症、亜急性硬化性全脳炎、神経梅毒、各種の脳炎、脊髄炎、ベーチェット症候群、Guillain-Barré症候群、慢性脱髄性多発根神経炎、HAM、頭部挫傷、てんかん、脳梗塞急性期、AIDS脳症
OCB	陰性	陽性	多発性硬化症、亜急性硬化性全脳炎、神経梅毒、ウイルス性髄膜炎、HAM

HAM：HTLV I associated myelopathy, MBP：Myelin basic protein, OCB：Oligoclonal band, AIDS：後天性免疫不全症候群

を評価する[11]。しかし、腰椎の場合はMRI検査を必要とすることが多い。脊柱の運動による脊髄障害には、屈曲時のover-stretch mechanismと伸展時のpincers mechanismが想定されている（図12）[17]。診察にて障害根ないしは髄節を決定するが、最も留意すべきは画像と神経学的所見が一致するかということである。この際に高位差が重要であることは前述した。また、電気生理学検査、特に針筋電図は他疾患との鑑別のためにも有用である[14]。腰椎症として重要な、円錐上部、円錐、馬尾症候群については表12を参照されたい。しびれという主題からは外れるが、運動優位に障害される場合は、筋萎縮性側索硬化症との鑑別が必要となる。特に頸椎症性頸髄症、Keegan type amyotorphy、平山病では注意が必要である。下肢ではポリオ後症候群が鑑別となることがある。治療としては、保存的には日常生活での動的因子による障害を防ぐこと、中でも頸椎の過伸展を防ぐことを目的とした生活指導が重要である。具

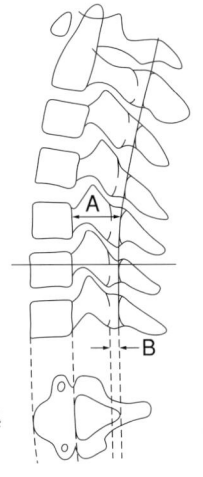

図10. 脊柱管前後径の計測
A：脊柱前管後径
B：脊柱管後方要系
(森下益多朗,神崎浩二,大屋祐志,ほか：頸椎症性脊髄症のX線像,脊椎脊髄ジャーナル 15, 2002 より改変)

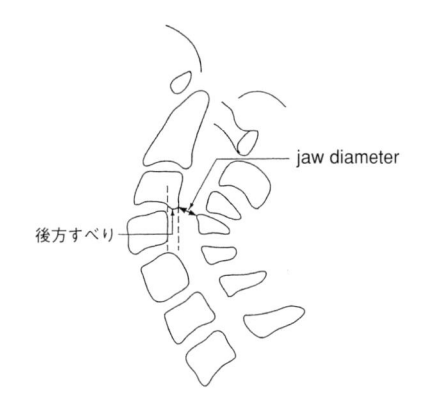

図11. 頸椎後方すべりと jaw diameter
(森下益多朗,神崎浩二,大屋祐志,ほか：頸椎症性脊髄症のX線像,脊椎脊髄ジャーナル 15, 2002 より改変)

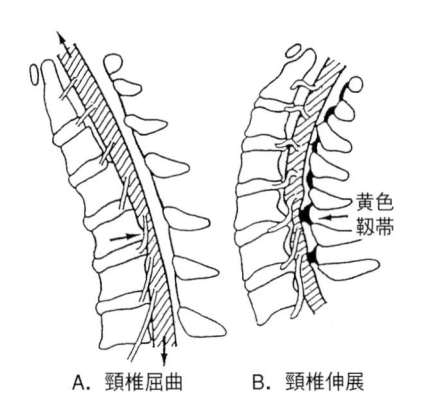

図12. 頸椎屈曲・伸長による脊髄の動的圧迫
A. 頸椎屈曲時：脊髄は上方移動し神経根が牽引され、同時に脊髄が前方に移動し、脊髄前面が骨や隆起した椎間板に密着する（over-stretch mechanism）。
B. 頸椎伸展時：椎間板隆起の増強と黄色靱帯のゆるみ陥入により、脊髄は前後から挟みうちされるように圧迫される（pincers mechanism）。
(亀山 隆,橋詰良夫：変形性脊椎症の病理,神経内科 55, 2001 より改変)

体的には、顎を突き出す姿勢を避ける、高所を見上げるような姿勢を極力避ける、美容院などでの頭部を後ろに反らせた洗髪を避けるなどである。疼痛性の場合は自ら疼痛の和らぐ姿勢を見い出すことも大切である[18]。夜間カラー療法も推奨される。

7 脊髄障害をきたす疾患

a. 多発性硬化症

中枢神経系の免疫性脱髄疾患の代表である。髄鞘構成成分に対する細胞性免疫主体の自己免疫機序が想定されている。中枢神経系のあらゆる部位で髄鞘が、すなわち白質が障害されるが、東洋人では脊髄型が多いとされ、頭蓋内脱髄巣優位の西洋型に対し、東洋型の分類も提唱されている。HLA（ヒトリンパ球抗原）分類からも白人では、従来 DRB 1*1501,DQA 1*

0102, DQB 1*0602 との相関がいわれているが、本邦の西洋型例では DRB 1*1501 と東洋型では DPB 1*0501 が関与するとの報告がある[19]。自己免疫疾患では抗原提示細胞であるマクロファージの抗原をヘルパー T 細胞が認識することから免疫機序が開始するが、近年、ヘルパー T 細胞は、その分泌するサイトカインの相違から、Th 1 細胞と Th 2 細胞に分類されている。本症は Th 1 優位の病態とされ、寛解期には Th 2 優位に変化するといわれている[20]。なお、アトピー性皮膚炎患者に認める、頸髄を主体としたアトピー性脊髄炎では Th 2 細胞が主体と言われている。しびれの訴えは初発、再発を問わず本症では一般的で、手指の深部障害では useless hand (Oppenheim) と称し、運動障害がないにもかかわらず、手指の使いにくさを訴える[8]。特に視補正のできない手探りでの動作が拙劣となる。頸椎症でも同様の所見を呈するが、歴史的に numb and clumsy hands[9]と称することが多い（表 3）（表 9）。視神経炎は本症に特徴的で、初発症状として単独で出現することもある。潜在的な視神経炎の診断として、relative afferent pupillary defect（RAPD）[21]（図 13）の確認は重要である。気温が高くなると視神経炎は増悪し、Uhthoff 現象として知られているが[22]、一般に本症は高温にて諸症状が増悪する傾向がある。また、痒みが主訴となる数少ない神経疾患である[23]。寛解と再燃を繰り返すことも本症の特徴だが、脊髄病変では寛解期に発作症状として、有痛性強直性痙攣（painful tonic spasm）、Brown-Séquard Syndrome[23]、痒み発作[24]などを呈することがある。治療は表 16 にまとめた。

b. HTLV-I associated myelopathy (HAM)[25]

成人 T 細胞性白血病の原因ウィルスである human T lymphotropic virus type I (HTLV-I) のキャリアに、免疫学的機序による髄鞘、軸索の変性破壊を基盤として発症する脊髄症である。by-stander 機序が想定されている。鹿児島大学を中心に本邦で確立した疾患であり、地域集簇性がある。感染経路としては、母子間垂直感染、輸血・性交渉による水平感染がある。緩徐進行性の痙性対麻痺であるが、下肢のしびれ感、膀胱直腸障害で発症する場合がある。膀胱直腸障害は本症の中核的症状でもある。障害は脊髄にとどまらず、筋、末梢神経、小脳、大脳に及ぶこともあり、肺胞炎、ぶどう膜炎、関節炎等が自己免疫機序で併発することも稀ではない。

検査所見では血清、髄液の抗 HTLV-I 抗体が陽性となる。髄液では軽度の蛋白、細胞数の増加がみられ、核が分葉化したリンパ球を認めることもある。また、髄液ネオプテリンが高値となり、病勢と相関することが近年注目されている。脊髄 MRI では MS と異なり、病変が描出されることは少ない。治療としてはステロイドを初めとした各種免疫調節ないしは抑制療法が試みられている。

c. 脊髄空洞症[26]

髄液様の内容を有する脊髄内の空洞（syrinx）を脊髄空洞症 syringomyelia と称している。種々の分類があるが、最近は治療的見地より、頭蓋頸椎移行部異常を伴うものと、外傷・

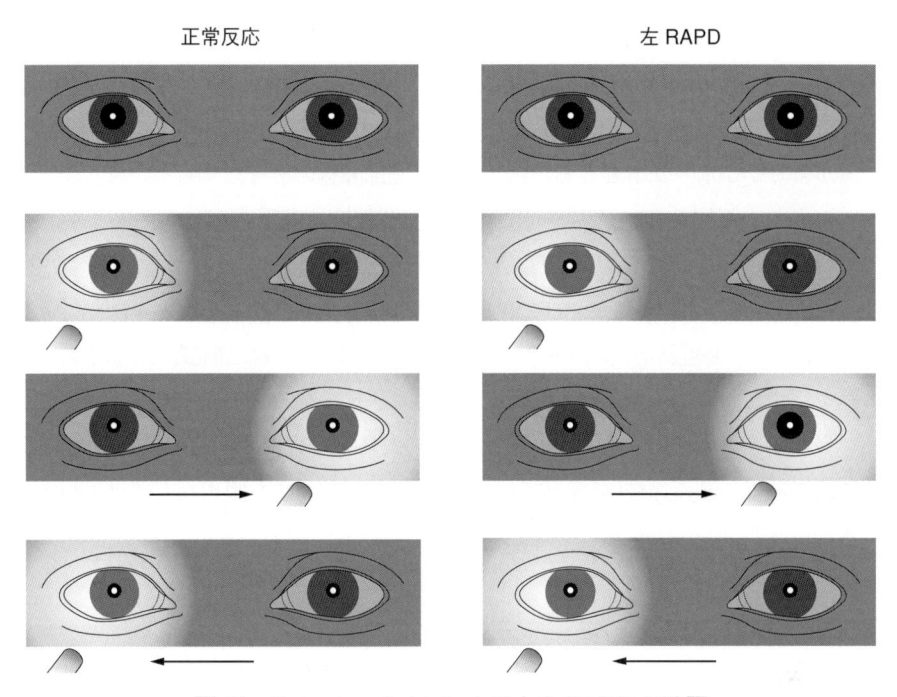

図13. Swinging-light test による RAPD の確認

正常では暗順応、対光反射ともに対側眼に間接瞳孔反応が出現するが、視神経炎が一側に存在すると、患側眼は、直射対光反射を診た際に、健側眼の暗順応による間接瞳孔反応が優位となり、ライトを当てたにもかかわらず、瞳孔が散大する。

(Trobe JD：Pupillary reactions. The Neurology of Vision, 1st ed, Trobe JD, p 140-146, Oxford University Press, New York, 2001 より改変)

表16. 多発性硬化症の治療

	分類	薬品	商品名	用法用量	副作用
再燃予防	免疫強化薬	インターフェロンβ1b	ベタフェロン	800万IU皮下注隔日投与	自殺企図、間質性肺炎、骨髄抑制、痙縮の増悪
初回、再発時	副腎皮質ホルモン	コハク酸メチルプレドニゾロンナトリウム	ソル・メドロール	1回1g静注3日連続投与適宜繰り返す	一般的ステロイドに準じる
発作症状	抗てんかん薬	カルバマゼピン	テグレトール	1日100mgより増量 1200mgまで	骨髄抑制、アナフィラキシー反応、中毒性表皮壊死症、SLE様症状、悪性症候群、間質性肺炎、その他
	Naチャンネル遮断薬	塩酸メキシレチン	メキシチール	1日300mg 3分服	中毒性表皮壊死症

癒着性くも膜炎・多発性硬化症等、脊髄1次性病変に伴うものに分けるようになった。Chiari malformation（小脳扁桃の下行）、中でもⅠ型によるものが最も多い。MRIの普及により、脊髄内 syrinx の診断は容易となったが、本疾患を診察して脊髄障害をイメージできるかどうかがポイントとなる。臨床的には髄節障害のみを呈する場合は、鑑別に挙がらないこともあるかも知れない。古典的に宙づり型解離性知覚障害が有名であるが、しびれ（numbness）は初発症状として高頻度である。肩甲部を主体とした筋萎縮の場合も本症を念頭におくべきである。空洞の広がりにより臨床症候はさまざまであるが、下部脳幹症状を伴うことも稀ではない。眼振が最も多いとされているが、副神経支配の胸鎖乳突筋や舌下神経支配の舌萎縮を示すこともある。また、脊髄の疼痛処理機構の障害により求心路遮断痛として種々の疼痛を呈することも少なくない。一方、知覚脱失による火傷、Charcot 関節も古典的な本疾患の特徴である。頭蓋頸椎移行部異常がある場合および、くも膜炎などでは外科的治療の対象となる。

d. 脊髄梗塞

脊髄動脈にはアテローム硬化病変が少なく、脳梗塞に比べ、脊髄梗塞は稀である。その病因は、動脈瘤、変形性頸椎症、外傷性血管損傷、心原性、脊髄血管奇形、脊椎捻挫等と多岐に渡る[27]。根・髄節でT9～T12を灌流する場合が75%、T5～T8が15%、およびL1～L2、10%といわれている Adamkiewicz 動脈が前脊髄動脈への根動脈として有名であり、脊髄の長軸方向での watershed zone はT4, C4といわれている[28]が、実際の梗塞部位はさまざまである[27]。神経症候では、前脊髄動脈症候群、後脊髄動脈症候群（表9）があり、Brown-Séquard Syndrome、横断性[27]あるいは円錐症候群[29]（表12）となることもある。好発部位はT10からT12の髄節である。初発症状は当該髄節由来の疼痛で、卒中様の急速発症である。脳梗塞とは異なり、中高年に特有な疾患ではなく、発症年齢も多岐にわたる点は留意を要する。小児では転倒等の外力を受けた際に発症することがある。

特異的な治療はないが、浮腫に対してステロイドを使用することが多い。一般に索路症候は比較的予後良好とされている。脊髄空洞症と同様の機序による求心路遮断痛が後遺症として生じることがある[29]。後遺症の管理の問題があり、神経内科あるいは脊髄損傷を専門とした施設への紹介が望ましい。

e. 脊髄血管奇形[30]

脊髄動静脈奇形（AVM：arteriovenous malformations）と海綿状血管腫がある。AVMは表17のように分類されている。臨床的にはくも膜下出血、脊髄髄内出血（hematomyelia）として急性発症する場合と、静脈うっ滞、steal により虚血病巣を形成し、あるいは nidus（動静脈奇形の血管腫瘤部）の圧迫により慢性の経過をとる場合がある。種々の脊髄障害まれに根（髄節）障害を呈するが、入浴により血流量が増加し、症状が増悪することが特徴ある。MRIでは流入動脈、流出静脈あるいは nidus が flow void を呈し、慢性例で

表17. 脊髄動静脈奇形の分類（Djindjian, Heros）

dural AVF : type Ⅰ	硬膜動静脈瘻	神経根硬膜鞘中に動静脈短絡がある
glomus AVM : type Ⅱ	実質内脊髄動静脈奇形	nidus が髄内に存在
juvenile AVM : type Ⅲ	若年性動静脈奇形	nidus が髄外（時に硬膜外）まで進展
perimedullary AVM : type Ⅳ	脊髄周囲動静脈奇形	動静脈短絡が脊髄表面にある

静脈性の虚血病変があればＴ２強調画像にて髄内に高信号域を認める。いずれにしろ診断には困難を伴い、外科的治療を含め早期に専門医への紹介が望ましい。

8 根障害を単独できたす疾患

椎間板ヘルニア、脊柱管狭窄症、髄外腫瘍、膿瘍、硬膜内髄外転移性腫瘍、外傷、くも膜炎等々があるが、いずれも確実な高位診断のもとに、画像診断を組むことが重要である。以下に圧迫性疾患以外の疾患について概説する。

a. 糖尿病

一般に糖尿病性ニューロパチーは感覚神経優位に障害され、虚血が関与するため疼痛を伴いやすいが、明らかな帯状痛を呈することもある[31]。血糖コントロールとは必ずしも相関せず、mexiletine hydrochloride（メキシチール®）などの対症療法にて対応する。画像検査にて当該神経根に異常を見い出せないときは本症も考慮されるが、ほかの疾患の十分な否定が必要である。また、同じく疼痛性で腰仙部神経根症障害を主体とした lumbosacral radiculo-plexus neuropathies という概念も提唱され、虚血、免疫機序の関与が想定されている[32]。

b. 帯状疱疹[33]

後根神経節の感染症として帯状疱疹ヘルペスはよく知られているが、dermatome 上は胸髄レベルが最も頻度が高い。皮疹に数日先行して各神経支配域に知覚過敏、ないしは疼痛が生じる。前額部の知覚過敏、疼痛は三叉神経、Ｃ２後根神経節のどちらの場合も出現しうる。早期より aciclovir（ゾビラックス®）、valaciclovir hydrochloride（バルトレックス®）による治療を開始しなければならない。本剤の使用によりその頻度は減少したが、疼痛としては急性期よりも帯状疱疹後神経痛の方が臨床上問題となる。持続的な灼熱痛であるが、trigger zone を有しわずかな触覚刺激がもとで電撃痛となる。およそ半数では治療なしでは治癒が期待できない。治療は単独療法では奏効せず、局麻クリーム、ドライアイス、カプサイシンクリーム、アスピリンの併用が推奨されている。麻薬系薬剤の効果がほとんどないのも特徴である。その他、amitriptyline hydrochlorid（アナフラニール®）、fluphenazine（フルメジン®）、抗けいれん剤も効果的である。あらゆる治療に反応しない場合は観血的治療も行われている（表18）。

表 18. 帯状疱疹の治療

	分類	薬品	商品名	用法用量	副作用
皮疹	抗ヘルペスウイルス薬	aciclovir	ゾビラックス	内服：1日1000 mg 5分服	アナフィラキシー、骨髄抑制、DIC、間質性肺炎、急性腎不全、中毒性表皮壊死症、その他
		valaciclovir hydrochloride	バルトレックス	1日3000 mg 3分服	
神経痛	三環系抗うつ薬	amitriptyline hydrochlorid	アナフラニール	1日50～100 gm、1～3回分服、最大225 mg	悪性症候群、てんかん発作、無顆粒球症、イレウス、間質性肺炎、QT延長、心室頻脈、SIADH、その他
	フェノチアジン系	fluphenazine	フルメジン、アナテンゾール、フルデカシン	1日1～10 mg 分服	悪性症候群、突然死、再生不良性貧血、溶血性貧血、イレウス、遅発性ジスキネジー、SIADH、その他

c. Guillain-Barré Syndrome（GBS）

本症をここで論ずることは違和感を覚えるかも知れないが、病変の主座は神経根である。また、初発症状として、四肢の「しびれ」を自覚する症例は決して少なくない。多発神経炎類似の病像として記載されていることも少なくないが、本症は多発神経炎の臨床像とは異なる。自発痛を呈することは稀だが、nerve stretch sign は、高頻度に認める。また、筋脱力も近位筋、特に腸腰筋に目立つ例も少なくない[34]。さらに、深部腱反射が急性期に活発なこともあり、軸索型では明らかに亢進し、Babinski Signが陽性となる例が報告されている[35]。そのほか、自律神経障害、うっ血乳頭など、多彩な臨床症状を呈する[34]。診断は伝導速度検査にて temporal dispersion を呈する伝導速度の遅延、すなわち脱髄所見が重要である。髄液検査では一般に蛋白細胞解離現象を認める。治療に関しては結城らの指針[36]を表19に抜粋した。ちなみに、慢性炎症性脱髄性多発根ニューロパチー（CIDP）も根に障害をきたす疾患である。

d. 感染性根障害

サイトメガロウイルス、Epstein-Barr ウィルス、あるいは Lyme病（Borrelia burgdorferi 感染）などで、神経根が障害される[37]。性器ヘルペスに伴って生じる、排尿障害、会陰部、下肢の感覚異常（paresthesia）は Elsberg 症候群と称され[38]、両側仙髄神経根障害が想定されている。いずれも原疾患の治療が優先される。結核性髄膜炎では脊髄髄膜の炎症に起因して多発根障害を呈することがあり、ロシア春夏脳炎[39]のように、一部のウィルス性脳炎でも経過中に根障害をきたすことがある。

表19. GBS の治療

基本的な治療の実際

発症後1週間以内に治療を受けた患者群の転帰がより良好である。したがって、本疾患が強く疑われた時点で、治療1、治療2のうちいずれかを可及的速やかに実施する。

治療1：免疫グロブリン大量静注療法
①乾燥スルホン化ヒト免疫グロブリン：0.4 g/kg 体重/日、5日間、点滴静注。
②初回の投与開始から30分間は 0.01 ml/kg 体重/分で投与し、副作用が生じなければ 0.06 ml/分までじょじょに投与速度を上げる。

治療2：単純血漿交換療法
① 60〜100 ml/分程度の安定した血液流量を得るために、ダブルルーメンカテーテルを大腿静脈に留置する。血漿分離膜としてプラズマフロー OP-50®（旭メディカル）などを用いる。体外循環開始に先立ち、生理食塩液 500 ml に heparin aodium 200 単位を溶解した液で血液回路内の洗浄・充填を行う。体外循環開始後は、nafamostat mesilate（50 mg）2バイアルを 5% glucose 20 ml に溶解し、抗凝固剤注入ラインをより毎時 40 mg を持続注入する。1回の血漿交換につき 40 ml/kg 体重の血漿を処理し、同量の 5% human serum albumin 溶解（25% human serum serum albumin 製剤を生理食塩液で希釈して使用）で置換する。
② 5 m 以上歩ける軽症例では隔日で2回（血漿処理量 40 ml/kg/回）の単純血漿交換療法が、自分で立てない中等度例や人工呼吸器が装着されている重症例では隔日で4回の単純血漿交換療法が適当である。

単純血漿交換療法時の血圧低下に対する治療

血漿浄化療法の副作用として、もっとも多いのが血圧低下である。①自律神経障害による場合、②循環体液量の減少に伴う場合、③(血漿分離膜や)免疫吸着膜を通過する際のケミカルメディエーターの産生に伴う場合、とその組み合せが考えられる。血液浄化療法後 30 分以内に血圧が低下した場合には②によることが、1時間以降に低下した場合には③によることが多い。免疫吸着療法下で血圧が低下したため、以降の治療を単純血漿交換療法に切り替えて血圧低下がみられなかった症例をときどき経験する。治療前に atropine sulfate を使用したり、血圧低下時には、下肢を挙上、生理食塩水の補液、etilefrine hydrochioride（10 mg）静注の順に昇圧処置をとる。以上の処置で昇圧が図れなかった場合のみ、ドパミン製剤を用いる。但し、この場合には不整脈が誘発されることがあるので、心電図でモニターする。

薬 品	商品名	分類	用法用量	副作用	禁忌
乾燥スルホ化ヒト免疫グロブリン	献血ベニロン-I	ヒト免疫グロブリン	400 mg/kg/日 5日間	ショック、肝障害、血小板減少、髄膜刺激症状、肺水腫	本剤でショックの既往のあるとき
heparin sodium	ヘパリン、ノボ・ヘパリン、ヘパリンZ	ヘパリン	上記参照	ショック、出血、血小板減少	出血傾向あるとき
nafamostat mesilate	フサン、コアヒビター、ストリーム	蛋白分解酵素阻害薬	上記参照	ショック、高K血症、低Na血症	過敏のあるとき
atropine sulfate	硫酸アトロピン、アトクイック	ベラドンナアルカロイド	注射：1回0.5 mg、皮下、筋注、静注	口渇、嚥下障害、瞳孔散大、その他	緑内障、前立腺肥大、イレウス
etilefrine hydrochloride	エホチール	非カテコルアミン系昇圧薬	注射：1回2〜10 mg、皮下、筋注、静注	肺水腫、呼吸困難、心停止	内服では甲状腺機能亢進症、高血圧症

(文献 36) より抜粋)

表20. 主な筋弛緩薬

一般名	商品名	主作用		副作用	相互作用	用法	禁忌	使用上の注意	適応症
dantrolene sodium	ダントリウム	筋小胞体からのCa²⁺遊離抑制	内服	眠気、めまい、頭痛、言語障害、疲労感、不眠、抑うつ、精神錯乱、多幸感、てんかん発作、消化器症状（特にイレウス）、肝障害、呼吸障害、勃起障害、排尿障害、骨髄抑制、過敏症	エストロゲンとの併用で肝障害の頻度が増加する可能性。他の筋弛緩薬との併用で作用増強	1日量25 mgから始め、1週後ごとに25 mg増量。1日2～3分服。1日最高量150 mg	著しい心肺機能の低下例、筋無力症、肝疾患	1日量200 mgを超えると肝障害発生頻度が高くなる	痙性麻痺、全身こむら返り病
			注射	肝障害、過敏症	Ca拮抗剤との併用で心室細動（動物）	初回量1 mg/kgを静注。1 mg/kgずつ増減。投与総量は7 mg/kgまで。	特になし	溶解時pH9.5と高い。溶解後は直射日光を避ける。混注を避ける	麻酔時における悪性高熱症
baclofen	ギャバロン、リオレサール	substance Pの抑制、伸長反射・疼痛反射・γ-運動ニューロンの抑制	内服	眠気、頭痛、知覚異常、抑うつ、不眠、けいれん発作、意識障害、幻覚、情緒不安定、視調節障害、嚥下困難、耳鳴り、依存性、血圧低下、消化器症状、脱力感、筋力低下、排尿動起障害、過敏症、肝障害、呼吸困難、味覚異常、めまい、肝障害、呼吸障害、過敏症	血圧降下剤、中枢神経抑制剤、アルコールの作用を強する。	初回量1日5～15 mg、1～3回食後分服。標準容量1日30 mgまで漸増	本剤に対する過敏症	長期使用時に中止して幻覚、錯乱、興奮、けいれん発作、眠気	痙性麻痺
diazepam	セルシン	脊髄反射抑制	内服	依存性、刺激興奮、錯乱（神経障害）、眠気、嗄視、失禁、多幸症、呼吸抑制、肝障害、骨髄抑制、頻脈、徐脈、血圧低下、消化器症状、過敏症	フェノチアジン誘導体、ブチロフェノール酸誘導体、モノアミン酸化酵素阻害剤、シメチジン、飲酒により作用増強	1回2～5 mg、1日2～4回	急性狭隅角緑内障、重症筋無力症、ショック、昏睡、急性アルコール中毒（バイタルに問題ある場合）	自動車運転等危険を伴う作業には従事させない	脳脊髄疾患に伴う筋緊張、疼痛、けいれん
			注射			1回10 mg筋注			不安・興奮・抑うつの軽減
tizanidine hydrochloride	テルネリン	疼痛反射、侵害受容作用の抑制	内服	眠気、頭痛、めまい、肝障害、発疹、皮膚掻痒感、脱力、倦怠感、血圧低下。	降圧利尿剤との併用で低血圧、徐脈	筋緊張状態：1日3 mg分3。痙性麻痺：1日3 mgより開始、9 mgまで増量可能	特になし	自動車運転等危険を伴う作業には従事させない	筋緊張状態、痙性麻痺
eperisone hydrochloride	ミオナール	伸長反射・疼痛反射・Ia線維・γ運動ニューロンの抑制、substance Pの抑制、Ca拮抗作用（血流改善）	内服	ショック、肝障害、腎障害、黄疸、過敏症、不眠、頭痛、脱力、しびれ、四肢のふるえ、ふらつき、消化器症状、脱力感、全身倦怠感、ほてり、発汗、浮腫		1日150 mg食後3回	特になし	自動車運転等危険を伴う作業には従事させない	筋緊張状態、痙性麻痺
afloqualone	アロフト	伸長反射・疼痛反射・γ-運動ニューロンの抑制、中枢抑制	内服	ふらつき、眠気、めまい、頭痛、消化器症状、皮膚光線過敏症、脱力感、倦怠感、浮腫、耳鳴、頻尿、口内炎	特になし	1日150 mg食後3回	特になし	自動車運転等危険を伴う作業には従事させない	筋緊張状態、痙性麻痺

(文献41）より引用)

e. Sjögren 症候群

　本症は唾液腺をはじめ、腺組織が自己免疫機序により障害され、sicca syndrome を呈することで有名だが、腺外症状として脊髄障害や DRG 障害を呈する場合がある[40]。特に DRG 障害による多発単神経炎は sensory neuronopathy の形をとり、誤診されていることも多く、神経根疾患の特殊型として、ここに紹介する。高齢者に多く認め、訴えは四肢の疼痛である。一側上肢ないしは下肢より始まり、次第に多発性ニューロパチー様の分布となる。障害としては all modality で、深部感覚障害も認める。深部腱反射は低下するが、早期には保たれる部位もある。末梢神経伝導検査は異常となる。抗 SS-A, SS-B 抗体、唾液分泌検査等も重要ではあるが、陰性例もあり、口唇生検による唾液腺へのリンパ球浸潤を確認することが肝要である。治療はステロイド、免疫グロブリン大量静注療法（**表 19**）があるが、治療抵抗性で疼痛のコントロールは難渋する。　なお、DRG が免疫学的標的となる傍腫瘍症候群の感覚性ニューロパチーは本症同様高齢者に多く、鑑別として重要である。

f. その他

　脊髄・根疾患では、痙性・痙縮あるいは疼痛のコントロールとして、中枢性筋弛緩薬を使用することが多く、**表 20** に主な薬剤をまとめた。

（本田英比古）

◆文献

1) Broda IP：The somatosensory system. The central nervous system, 2 nd ed, Broda IP, p 185-244, Oxford University Press, New York, 1998.
2) Loeser JD：Pain in spinal cord injury patients. Bonica's management of pain, 3 rd ed, Loeser JD, p 613-620, Lippincott Williams & Wilkins, Philadelphia, 2001.
3) DeJong RN：Disorders of the nerve roots. The neurologic examination, 4 th ed, DeJong RN, 566-568, Harper and Row, Hagerstown, 1979.
4) Sola AE, Bonica JJ：Myofascial pain syndromes. Bonica's management of pain, 3 rd ed, Loeser JD, p 530-542, Lippincott Williams & Wilkins, Philadelphia, 2001.
5) 本田英比古：神経内科から診た知覚障害. 眼科 35：1203-1210, 1993.
6) DeJong RN：Disorders of the spinal cord. The neurologic examination, 4 th ed, DeJong RN, 576-591, Harper and Row,Hagerstown, 1979.
7) DeJong RN：Disorders of the nerve plexuses. The neurologic examination, 4 th ed, DeJong RN, p 569-575, Harper and Row, Hagerstown, 1979.
8) Oppenheim H：discussion of the different tyapes of multiple sclerosis. Br Med J 2：729-733, 1911.
9) Good DC, Couch JM, Wacaser L："Numb and clumsy hands" and highcervical spondylosis. Surg Neurol 22：285-291, 1984.
10) 国分正一：頸椎症性脊髄症における責任椎間板高位の神経学的診断. 臨床整形外科 19：417-424, 1984.
11) 白戸 修, 吉本 尚：脊髄円錐高位の脊椎外傷. 脊椎脊髄ジャーナル 15：283-291, 2002.
12) Benson JE, Han JS：102 Examination of the spine. Radiology diagnosis-imaging-intervention Vo l3, Taveras JM, p 1-18, J. B. Lippincott Company, Philadelphia, 1986.
13) 宮坂和男：画像検査. Clinical Neuroscience 19：777-780, 2001.
14) 園生雅弘：変形性頸椎症の電気生理. 神経内科 55：328-334, 2001.
15) 松井和隆, 井上聖啓：IV. 神経・筋検査　髄液検査. 総合臨床 47（増）：1169-1171, 1998.
16) 森下益多朗, 神崎浩二, 大屋祐志, ほか：頸椎症性脊髄症のX線像. 脊椎脊髄ジャーナル 15：

466-472, 2002.
17) 亀山　隆, 橋詰良夫：変形性脊椎症の病理. 神経内科　55：335-345, 2001.
18) 井上聖啓：Spine neurology；頸堆症の治療とその病理. 神経内科治療 8：607-610, 1991.
19) Yamasaki K, Horiuchi I, Minohara M, et al：HLA-DPBl*0501-associated opticospinal multiple sclerosis ; Clinical,neuroimaging and immunogenetic studies. Brain 122：1689-1696, 1999.
20) Dhib-Jalbut S：Mechanisms of action of interferons and glatiramer acetate in multiple sclerosis. Neurology 58：S 3-9, 2002.
21) Trobe JD：Pupillary reactions. The Neurology of Vision, l st ed, Trobe JD, p 140-146, Oxford University Press, New York, 2001.
22) Behrens MM：Impaired vision. Meritt's Neurology, 6 th ed, Rowland LP, p 31-35, Lippincott Williams & Wilkins, Philadelphia, 2000.
23) Matthews B：Symptoms and signgs of multiple sclerosis. MaAlpine's Multiple sclerosis, 3 rd ed, Compston A, Ebers G, Lassmann H, et al, p 145-190, Churchill Livingtone, London, 1998.
24) Osterman PO：Paroxismal itching in multiples clerosis. British J Dermatol 95：555-558, 1976.
25) 出雲周二：HTLV-Ⅰ-associated myelopathy(HAM). Clinical Neuroscience 19：795-798, 2001.
26) Oakes WJ：Chiari Malformation, Hydromyelia, Syringomyelia. Neurosurgery, 2 nd ed, Wiikins RH, Renganchary SS, p 3593-3616, McGraw-Hill Professional Publishing, New York, 1995.
27) Cheshire WP, Santos CC, Massey EW, et al：Spinal cord infarction：etiology and outcome. Neurol 47；321-330, 1996.
28) Koroshetz AM, Taveras JM：101 Anatomy of the vertbrae and spinal cord. Radiology diagnosis-imaging-intervention Vo l3, Taveras JM, p 1-14, J.B.Lippincott Company, Philadelphia, 1986.
29) 安藤哲朗, 柳　務：脊髄梗塞. Clinical Neuroscience 19：818-820, 2001.
30) 川本俊樹, 金　彪：脊髄の血管奇形. Clinical Neuroscience 19：823-826, 2001.
31) Kikta DG, Breuer AC, Wilbourn AJ：Thoracic root pain in diabetes：The spectrum of Clinical and electromyographic findings. Ann Neurol 11：80-85, 1982.
32) Dyck PJB, Windebank A：Diabetic and nondiabetic lumbosacral radiculoplexus neuropathies ; new insights into pathology and treatment. Muscle Nerve 25：477-491, 2002.
33) 本田英比古：頭痛の診断と治療　頭頸部疾患の頭痛. 診断と治療 86：911-915, 1998.
34) Parry GJ：Clinical features of Guillain-Barré syndrome. Guillain-Barré syndrome, l st ed, Parry GJ, p 10-32, Thieme Medical Publishers, New York, 1993.
35) Oshima Y, Mitsui T, Endo I, et al：Corticospinal tract involvement in a variant of Gullain-Barré syndrome . European Neurology 46：39-42, 2001.
36) 小鷹昌明, 結城伸泰：Guillain-Barré症候群と慢性炎症性脱髄性多発ニューロパチーの治療指針. 神経進歩 45：597-607, 2001.
37) Jubelt B, Miller JR：Viral infections. Meritt's Neurology, 6 th ed, Rowland LP, p 134-162, Lippincott Williams & Wilkins, Philadelphia, 2000.
38) Elsberg CA：Experiences in spinal surgery. Observations upon 60 laminectomies in spinal disease. Gynecol obstet 16：117, 1931.
39) 竹澤周子, 佐藤達朗, 永谷保幸, ほか：ロシア春夏脳炎の1例. 神経内科 43：251-255, 1995.
40) Biglan KM：Neurological manifestations of systemic disease：diturbances of the kidney, electrolytes, water balance, rheumatology, hematolotgy/oncology, alcohol, and iatrogenic conditions. Clinical neurology of the older adults, l st ed, Sirven JI, Malamut BL, p 405-435, Lippincott Williams & Wilkins, Philadelphia, 2001.
41) 本田英比古：筋弛緩薬. 外科治療 83：367-370, 2000.

II しびれをきたす疾患の診断と治療

◆脳疾患

■はじめに

　正座の習慣がある私たち日本人は、ほとんどが"しびれ"を体験している。この圧迫性末梢神経障害によるしびれは、疼痛、異常感覚、錯感覚、感覚過敏、感覚鈍麻といった種々の感覚障害だけでなく、脱力という運動障害さえ同時に含みうる。すなわち、"しびれ"は共通体験に基づくために了解を得られやすく容易に用いられる反面、示される症状は曖昧になりがちである。診断や治療のためには"しびれ"という訴えがどの症状を意味しているかを明確にすることが必要である。

　本稿では"しびれ"を主に異常感覚、錯感覚や感覚過敏、時に感覚鈍麻・脱失の意味で用い、自験症例を呈示しながら、脳疾患で生じるしびれの診断と治療について概説する。

1 感覚の中枢伝導路

　脊髄・脳幹に達した感覚信号は、主に2つの伝導路（脊髄視床路と後索−内側毛帯）を通り、視床を経て、大脳皮質に運ばれる（図1）。

　脊髄に達した温度覚と痛覚（温痛覚）は、横断して反対側の脊髄視床路を上行し、視床まで運ばれる（図1-右）。顔面の温痛覚刺激は三叉神経から橋に達した後、三叉神経脊髄路を下行して脊髄路核に運ばれる。脊髄路核は橋から上部頸髄まで縦長に分布しており、鼻先部や上口唇からの線維は橋で終わるが、顔面周辺部からの線維は第2・第3頸髄まで下降する。脊髄路核から出た線維は反対側に交差した後、脊髄視床路の内側を上行する。

　一方、位置覚や振動覚などの深部覚および触覚の一部は、脊髄で同側の後索を上行し、延髄の薄束核または楔状束核に達する。これらの核からの線維は反対側に交差して内側毛帯となり、脳幹を視床まで上行する（図1-左）。顔面の深部覚と触覚は、橋において三叉神経主知覚核で線維を乗り換えた後、交差して、反対側の内側毛帯の最内側を上行し、視床に終わる。

　これらの感覚信号はすべて視床の後腹側核（四肢・軀幹の感覚は後外側腹側核、顔面の感覚は後内側腹側核）に達し、そこで漠然とではあるが知覚されるようになる。後腹側核内には、対側の顔面、上肢、軀幹、下肢からの刺激が、内側から外側へ順に配列する体性機能局在がある。

　視床に達した感覚信号は、内包後脚を通り、扇状に広がって（視床皮質路）、頭頂葉の中心後回にある感覚野に運ばれ、そこで個々の感覚として識別される。感覚野では体性機能局在があり、内側から外側に向かって下肢、軀幹、上肢、顔面の順に配列している。

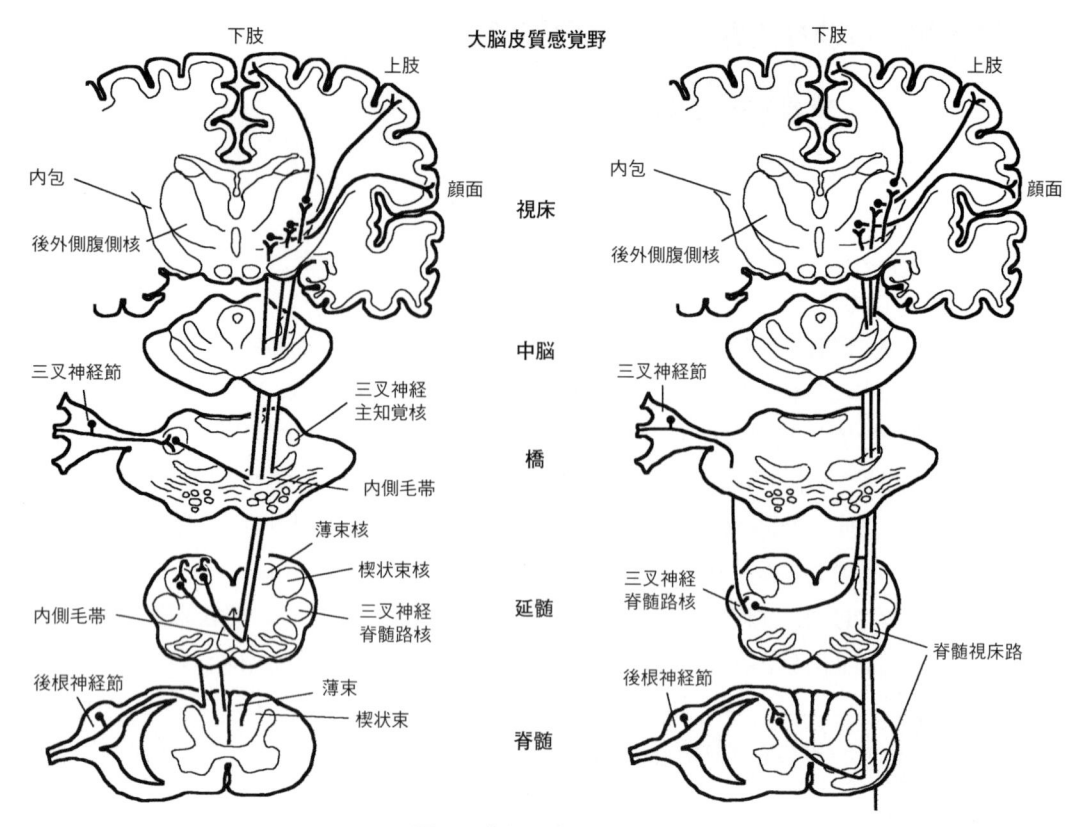

図1. 感覚の中枢伝導路
右：脊髄視床路を中心とした温度覚と痛覚の伝導路を示す。
左：後索－内側毛帯系を中心とした深部感覚と触覚（の一部）の伝導路を示す。
(P. Brodal, *The central nervous system*, Oxford Unversity Press, 1992 を一部改変して引用)

2 脳疾患によるしびれ

　原因疾患にかかわらず、前述した脳内の感覚伝導路のどこかが障害されればしびれが起こりうる。原因には血管障害が多いが、腫瘍、外傷、脱髄疾患などでも生じる。稀に SLE や神経ベーチェットなどでしびれが生じることがある。クロイツフェルト・ヤコブ病で四肢のしびれが初発症状になることもある。

　しびれの発症様式や経過は主として原因疾患によって異なってくる。血管障害や外傷では突然生じ、急性炎症や脱髄性疾患では急性に起こる。腫瘍では緩徐に発症し進行性であるが、感覚伝導路を含む病変であってもしびれは軽微のことが多い。

　障害部位によりしびれの分布や性質に特徴がみられる。以下、部位別の特徴を述べる。

1 延髄から橋下部での障害

　延髄から橋下部では脊髄視床路と内側毛帯が離れているので、限局性病変では両者が同時に

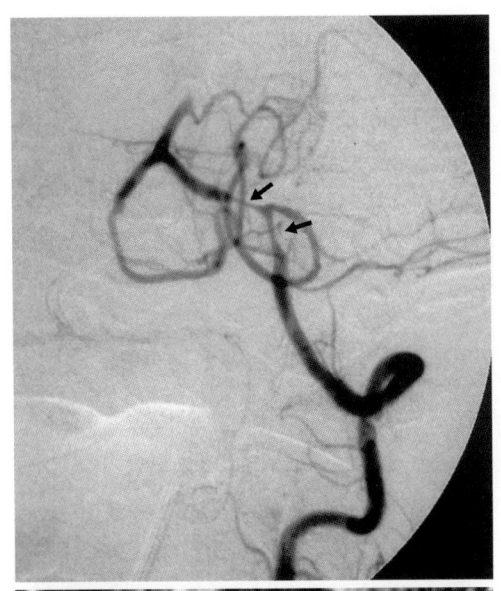

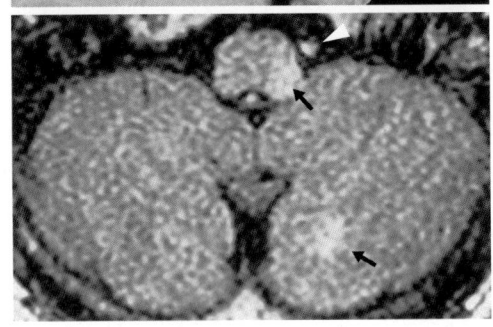

図2. ワレンベルク症候群
上：左椎骨動脈造影の左斜位像。左椎骨動脈の後下小脳動脈分岐部の前後に、壁不整を伴わない高度の狭窄を認める（矢印）。
下：MRI、FLAIR画像、横断面。橋の左外側部と小脳の左半球下面に梗塞巣があり（矢印）、左椎骨動脈には強い硬化性変化を認める（矢頭）。

障害されず**感覚解離**を示す。また、脊髄視床路の障害に加えて三叉神経脊髄路やその核の障害が起こると、温痛覚障害は、障害側の顔面と反対側の軀幹・上下肢に交叉性に分布する（**交叉性感覚障害**）。

　ワレンベルク症候群（延髄外側症候群）では、脊髄視床路と三叉神経脊髄路またはその核が障害されて、障害側の顔面と反対側の軀幹・上下肢に、交叉性の温痛覚の低下（感覚解離）が生じる。自覚的感覚障害は通常みられない。そのほかに、障害側の小脳失調、眼振、ホルネル症候群、嚥下障害、嗄声、味覚障害などを示す。後下小脳動脈や椎骨動脈の血栓症、または椎骨動脈の解離性動脈瘤によることが多い。

　延髄内側または橋下部内側の病変では、内側毛帯が障害され反対側の触覚と深部感覚の障害が起こるが、脊髄視床路は障害されないので温痛覚は保たれる（感覚解離）。同時に錐体路が障害されて反対側の片麻痺が起こる。さらに、延髄内側障害（デジェリン症候群）では障害と同側の舌下神経障害が加わると、橋下部内側障害（橋下部内側症候群）では同側の外転神経や側方注視中枢の障害が加わると、それぞれ交叉性運動麻痺を示すことになる。

　顔面の温痛覚は、鼻先部や上口唇からのものは橋まで、顔面周辺のものは上部頸髄まで下行

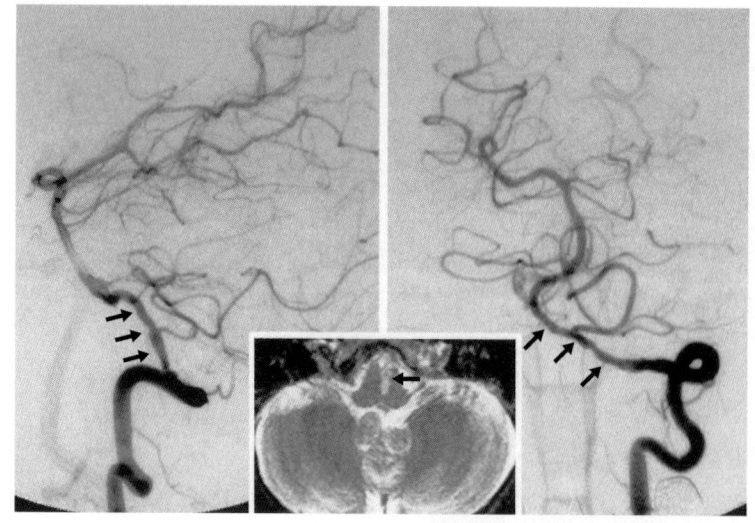

図3. 橋下部内側症候群
中央：MRI（T2強調画像、横断面）。橋下部の左内側部に楔状の梗塞がある（矢印）。
左：左椎骨動脈造影の側面像。
右：正面像。左椎骨動脈の末梢部に壁不整を認める（矢印）。

する。したがって、延髄の中心部に発生する腫瘍や延髄空洞症では、同部位で交差する線維のみが障害されるので、顔面に温痛覚のみの障害が認められる。病変が延髄下部から上方へ増大するに従って、温痛覚障害は顔面の周辺部から鼻先・上唇に向かってタマネギ様に進行する **（玉ねぎ様感覚解離）**

● 症例1：ワレンベルク症候群。39歳、男性

　自家用車で帰宅途中、急に左後頭部痛と回転性めまいが生じ、左頬部にしびれを感じた。2時間後の診察では、眼振、左ホルネル症候群、構音障害、左上下肢の運動失調、および左顔面と右上下肢の交叉性温痛覚鈍麻が認められた。MRIでは橋の左外側部と小脳の左半球下面に急性期の梗塞巣が認められ、左椎骨動脈に強い硬化性変化があった。脳血管写では、左椎骨動脈の後下小脳動脈分岐部の前後に高度の狭窄を認めた（図2）。延髄梗塞によるワレンベルク症候群と診断した。直接所見を欠くが、椎骨動脈の解離性動脈瘤が原因と考えられた。保存的治療により、2カ月後には感覚障害と運動失調がかなりの程度改善した。脳血管写の再検で左椎骨動脈狭窄の改善を認めた。

● 症例2：橋下部内側症候群。高血圧と糖尿病を有する58歳、女性

　入院の5週前に嘔吐が生じ、翌朝、めまい感と右上下肢の遠位部にしびれが出現した。しびれは4週前に右上下肢全体に拡大し、3週前より改善し始めた。入院時、右上下肢に触覚と深部覚の減弱、脱力、腱反射亢進が認められ、右バビンスキー徴候が陽性だった。MRIで橋下部左内側部に楔状の梗塞巣がみられ、脳血管写では左椎骨動脈末梢部の内壁が不整であった（図3）。橋下部内側の血栓性梗塞と診断した。血小板抑制剤投与と糖尿病治療強化を行い、症状はさらに改善した。

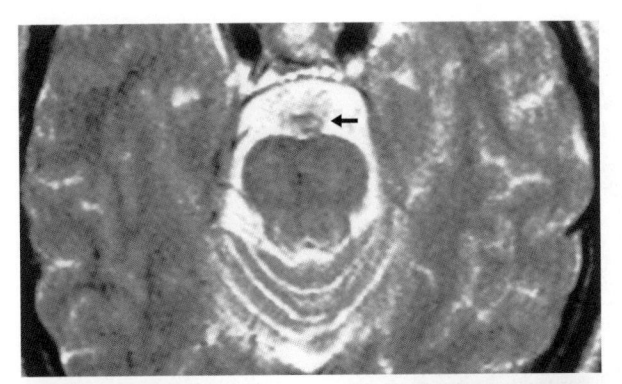

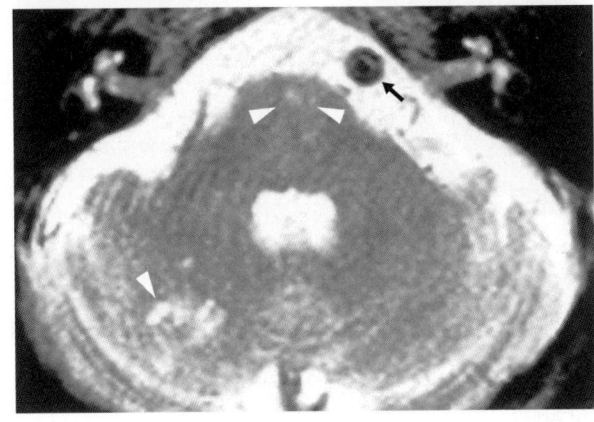

図 4. 脳底動脈血栓症 MRI
上：T2強調画像。中脳下部。脳底動脈上端の flow void は消失している（矢印）。
下：横断面。橋底部と小脳右半球に不規則な高信号域がある（矢頭）。脳底動脈には狭窄があるが、flow void は残存している（矢印）。

2 中脳での障害

　中脳から視床までの病変では、脊髄視床路と内側毛帯が接近して上行するので、両者が同時に障害されることが多い。したがって、反対側の全感覚障害を示す。感覚障害が単独で起こることはほとんどない。

●症例 3：脳底動脈血栓症。高血圧と高脂血症を有する 65 歳、男性
　急に眩暈が生じ呂律が回らなくなり、10 分で消失した。その後、数分間持続する呂律障害や右半身または左半身のしびれ・脱力などが、交互に反復して出現した。10 日後には、眼振、失調性構音障害、軀幹の運動失調が認められた。T2強調 MRI で、橋-中脳下部の底部と右小脳半球に不規則な高信号域を認め、脳底動脈上端の flow void は失われていた（**図 4**）。脳血管写により脳底動脈上端部の閉塞が示された。副側血行路が発達していたので、抗血小板剤の点滴や高気圧酸素治療により保存的に治療したところ、しびれや脱力の一過性発作は生じなくなった。

3 視床での障害

　視床障害では反対側の全感覚障害が起こるが、表在覚より深部覚が強く障害される傾向があ

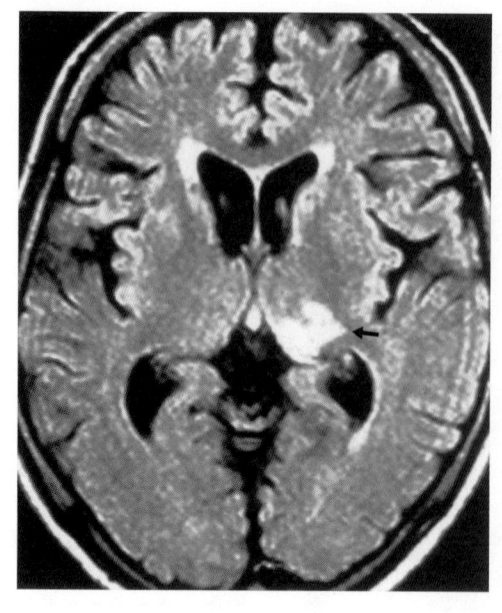

図5. MRI 視床検査
FLAIR 画像、横断面。左視床の後半部で、視床枕と後腹側核を含む領域に高信号域を認める（矢印）。

る。視床には体性機能局在があるので、小病変により限局した感覚障害が起こる。例えば、後内側腹側核の小病変で反対側の手掌と口周辺に限局した感覚障害（手掌－口症候群）が生じたり、後外側腹側核の小病変で反対側の上肢に限局した感覚障害（偽性根ニューロパチー型）が生じることがある。

　視床後部を含む比較的大きな梗塞や出血では、慢性期に感覚障害がある程度改善してから、激しい自発痛や不快なしびれが反対側の特に上下肢に起こることがあり、視床痛と呼ばれる。感覚鈍麻があるので感覚の閾値は亢進しているが、その閾値を超えると軽い刺激でも激しい痛みとして感じること（ヒペルパチー）も特徴的ある。なお、視床痛に似た痛みが、頭頂葉白質や内側毛帯の病変で起こることがある。

●症例4：視床梗塞。糖尿病で治療を受けていた60歳、女性
　朝起床時に右半身のしびれ（重苦しい感じ）に気づいた。2日後の入院時には、右半身の感覚、特に振動覚の減弱が認められ、MRIでは左視床後半部に梗塞巣がみられた（図5）。抗血小板剤、高気圧酸素療法、およびインスリンによる糖尿病治療を行った。自覚的しびれは消失し、振動覚障害も軽減して、2週間で退院した。視床痛は起こらなかった。

4 大脳での障害

　内包で障害されると反対側の全感覚障害が生じる。通常、片麻痺を合併するが、小病変では感覚障害だけが起こることもある。病変の大きさが同じであれば、大脳皮質に近いほど感覚障害の広がりは狭くなり、足や手に限局した感覚障害をみることもある。
　感覚野の皮質・皮質下の病変では、運動覚、位置覚、複合感覚（立体覚、重量覚、皮膚書字

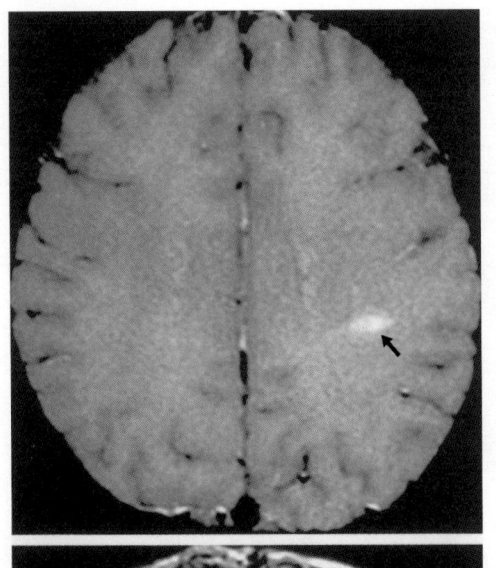

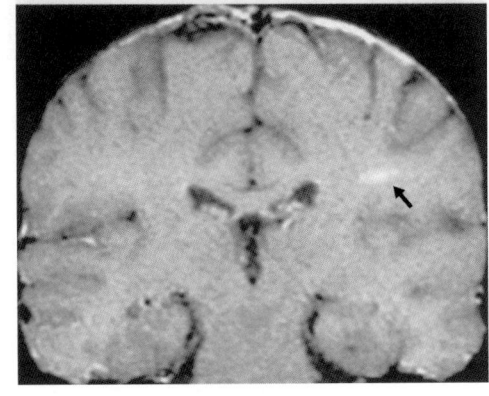

図 6. 多発性硬化症
MRI（T1強調画像、ガドリニウム静注後）上：横断像。下：冠状断像。
左頭頂葉皮質下白質にガドリニウム造影効果陽性の病変を認める。

覚、二点識別覚など）といった識別覚の障害が病変と反対側に起こる。皮質に限局した病変では識別覚が障害されるが、表在覚と振動覚はあまり障害されない（皮質性感覚障害）。

感覚野の近傍に刺激性病変があると、てんかん性のしびれ発作が起こる。同時に痙攣を合併することもある。

●症例5：多発性硬化症。19歳、女性

交通事故で頭部を打撲しMRI検査を受けたところ、側脳室周囲に白質病変が散在性に認められた。その2カ月後、右上肢にしびれが起こったので受診した。右上肢に異常感覚があったが、他覚的異常は認めなかった。MRIで左頭頂葉皮質下に白質病変があり、ガドリニウム造影効果が陽性だった（図6）。多発性硬化症と診断し、ステロイドパルス療法を行った。右上肢のしびれは消失した。

●症例6：大脳皮質梗塞。高血圧と高脂血症のある72歳、男性

2カ月前に左半身のしびれ（鈍い感じ）が生じ、改善しないため受診した。顔面を除く左半

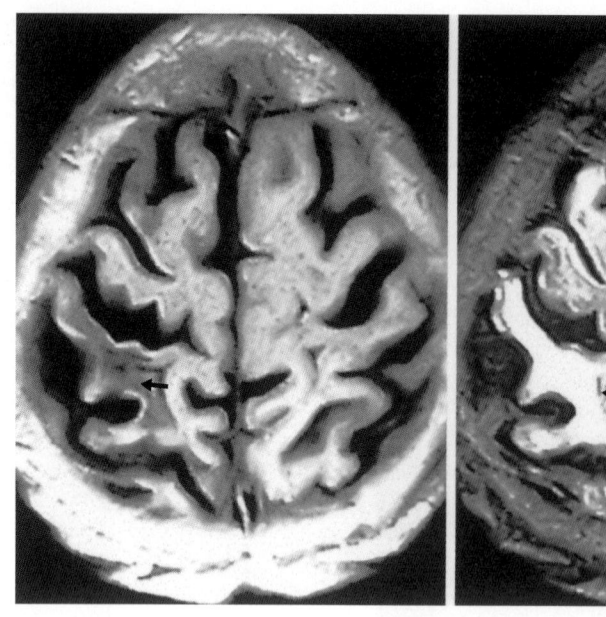

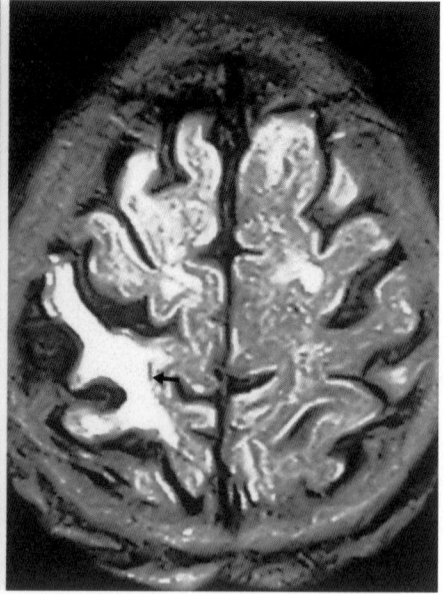

図7. 大脳皮質梗塞
MRI（横断像）左：T1強調画像。右：FLAIR画像。右大脳半球の中心後回に皮質を含む病変がある。

身に皮質性感覚障害が認められ、関節位置覚や二点識別覚などの識別覚の障害が高度であったが、表在覚と振動覚の障害は軽度であった。MRIで右中心後回（感覚野）に皮質病変が認められ（図7）、脳梗塞と診断した。既に慢性期で、不快感が乏しかったので、脳梗塞の危険因子である合併症の治療を強化した。

●症例7：症候性てんかん。30歳代より高血圧がある43歳、男性
　右被殻出血が生じ、急性期に血腫除去術を受けたが、左半身の痙性麻痺と全感覚鈍麻が残った。10カ月後より痙攣発作が繰り返し起こった。発作は部分発作で、左手にしびれが生じた後、間代性痙攣が左手から左上肢全体に広がり、約5分間持続し消失した。左手のしびれだけで頓坐することもあった。頭部CT（図8）では陳旧性脳出血の所見であり、新しい病変を認めなかった。脳波で右半球性に不規則徐波がみられた。脳出血による遅発性てんかんで、手のしびれを前兆とする部分発作と診断した。バルプロン酸の内服を開始し、発作は起こらなくなった。

5 ヒステリーによるしびれ

　脳疾患ではないが、鑑別が必要なのでここで述べる。ヒステリーによる感覚障害は、多くの場合、感覚脱失であって、その広がりが解剖学的な感覚領域に一致しない。ほかに、障害部位と正常部位との間に中間帯がなく境界が極めて鮮明である、消失したり部位が変動する、特殊感覚の障害を合併するなどの場合には、ヒステリーが示唆される。

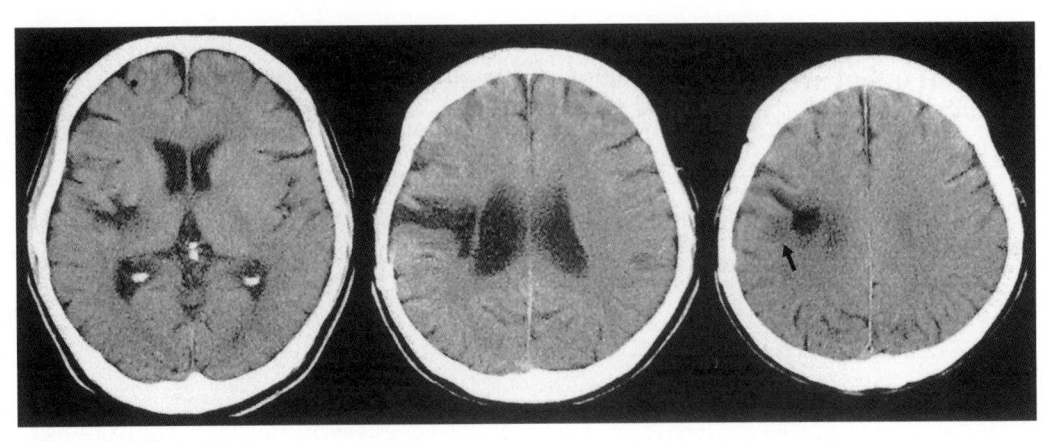

図8. 症候性てんかん
CT 右大脳半球の被殻から前頭葉に及ぶ陳旧性病変は、中心後回の手に対応する部位に隣接している（矢印）。

●症例8：ヒステリー性感覚障害。60歳、女性
　5年前より徐々に歩行障害が起こり、半年前に家族性脊髄小脳変性症と診断された。病名を告げられた直後より顔面を含む全身の感覚がなくなったと訴えるようになった。感覚検査では、全身の表在覚、深部覚、立体覚、重量覚、嗅覚、味覚がすべて"脱失"していた。脳MRIでは小脳・脳幹部の萎縮以外に異常なく、末梢神経伝導検査、体性感覚誘発電位、脳波や髄液検査は正常であった。解剖学的に矛盾した感覚障害でありヒステリーと診断した。心理療法により症状は軽減した。

3 診断

　病歴、神経学的診察および補助検査により、病変部位と原因疾患の診断を進める。
　脳疾患では、感覚の種類によって障害度が異なることがあるので、痛覚のみならず、触覚、振動覚、位置覚、識別覚など多くの種類を検査する。前項で述べた感覚障害の分布、障害された感覚の種類、合併する脳神経や運動系の障害などが、病変部位の診断の手がかりになる。画像検査は病変部位の診断に重要であり、原因診断にも役立つ。特にMRIが有用で、脳幹部病変の診断には必須といえる。

4 治療

　末梢神経や脊髄の病変に比べると、脳疾患でしびれ自体が単独に治療の対象になることは少ない。まず原因疾患を治療する。
　視床痛など、耐え難いしびれや痛みを訴える場合には、症状の軽減を目的に治療する必要がある。薬物療法では、カルバマゼピン（テグレトール®、1日200～300 mgを1～3分服で

開始し、600〜800 mg まで増量、肝障害や眠気に注意)やクロナゼパム（リボトリール®、1日 0.5〜1 mg を 1〜3 分服で開始し、2〜6 mg まで増量、眠気に注意)などの抗てんかん薬、メキシレチン（メキシチール®、1日 300〜450 mg を 3 分服)などの抗不整脈薬、あるいはアミトリプチリン（トリプタノール®、1日 30 mg 3 分服で開始し、75〜150 mg まで増量)などの抗うつ薬が有効のことがある。難治性の視床痛には定位脳手術、運動野や運動前野の電気刺激または経頭蓋磁気刺激治療などが試みられており、有効のことがある。

（千田圭二、糸山泰人）

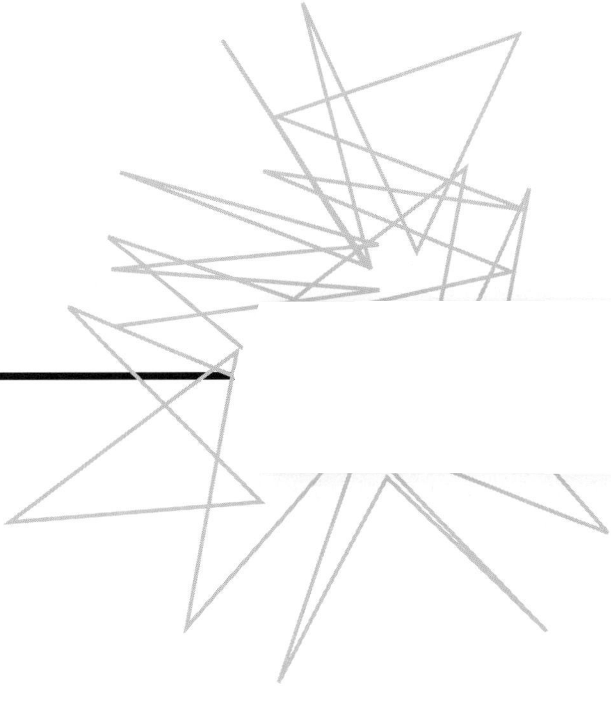

1 頭痛・めまい・しびれの治療と東洋医学

　現在のような診断機器も、知識や技術もなかった昔でも、臨床でしっかり患者を診ておれば、多様な頭痛、多様なめまいがあることは、当然観察できたに違いない。また、その治療に携わる中で、それぞれの頭痛やめまい、しびれに適した生薬や漢方方剤があることは、順次、見い出されてくる。

　頭痛、めまい、しびれは、それぞれ独立した症状としても出現するが、例えば高血圧に随伴する症状として、関連をもって出現することが多い。多様な頭痛やめまい、しびれの背景にどういう病理があるのかは、当時の理論でも当然説明がなされていた。

　漢方では、体内を気と血、水（津液）が巡っており、その巡りの異常が多様な疾患や症状を生むと考えてきた。そのそれぞれの背景に対して有効な生薬を基本にし、その他の症状に合わせて別な生薬を配合して、方剤をつくり上げてきた。その方剤は、長い歴史の中で、臨床経験すなわち人体実験を繰り返し、危険なものは捨てたり改良したりし、有用なものを残してきたのである。その意味では、EBM（evidence-based medicine）のうえに成り立っている医療である。最近になって治験を組んでみても、その有用性は次々と明らかにされてきている。

　したがって、その活用、適正使用にあたっては、気血水のどの流れの乱れから生じた頭痛やめまいなのかを見分け、どの薬を使うべきなのかを決めるところから始める必要があることになる。そこで、簡単に気血水の異常と頭痛やめまいの関連に触れ、また、そこで使われる漢方薬について解説したい。東洋医学的アプローチには、鍼灸や按摩などの非薬物療法も存在し、有効性が明らかになってきているが、ここでは触れない。

2 気虚による頭痛・めまい・しびれ

　生命の根本的なエネルギーである気は、両親から受け継いで腎に保持され、腎から発して全身にみなぎり、活力を与える。また、食物として取り入れた後天の気は、脾胃から発して、同様に全身をめぐる。ちなみに、ここでいう腎や脾、胃の概念は、今の同名の臓器には対応してはいない。東洋医学の中の、理論的臓腑概念である。たまたま現代的な解剖学が伝わり、日本語に翻訳したときに、従来の漢方医学的臓器名の中から似たものを転用したために混乱が起こっているが、その責任は、決して漢方側にはない。腎は、水などの調節を司るのみならず、生殖を含む内分泌機能にも関与している。加齢に伴う腎機能の低下すなわち腎虚は、親からの生命力や生殖能力の低下なども意味する。脾と胃は主として消化管機能を司るので、今の脾臓の概念とは大きく異なっている。

　腎と脾胃によって発せられる気が足りなくなると、気虚という状態になり、気力がない、だるい、疲れやすいといった症状を呈する。気虚の代表的症状とはどのようなものか、気虚かどうかをどう診断するかは、表1に示した寺澤らのスコアを参照されたい。

表1. 気虚の診断基準

気虚スコア			
身体がだるい	10	眼光・音声に力がない	6
気力がない	10	舌が淡白紅・腫大	8
疲れやすい	10	脈が弱い	8
日中の睡気	6	腹力が軟弱	8
食欲不振	4	内臓のアトニー症状注1)	10
風邪をひきやすい	8	小腹不仁注2)	6
物事に驚きやすい	4	下痢傾向	4

(文献1)より引用)

判定基準：総計30点以上を気虚とする。いずれも顕著に認められるものに該当するスコアを全点与え、程度の軽いものには各々の1/2を与える。
注1) 内臓のアトニー症状とは、胃下垂、腎下垂、子宮脱、脱肛などをいう。
注2) 小腹不仁とは、臍下部の腹壁トーヌスの低下をいう。

　気が十分に巡らないために中枢の機能が低下し、頭痛やめまいを生じた場合には、人参（食用野菜の人参ではなく、薬用の朝鮮人参である）を配合した人参湯(32)類で気を高めようとし、半夏白朮天麻湯(37)や呉茱萸湯(31)が用いられる。（　）内の番号は、医療用漢方エキス製剤のカタログ番号である(以下同じ)。漢方薬の名前は、読み方が複雑であったり、画数の多い漢字が並んで書きにくかったりするため、医療現場では方剤名の代わりにこの数字が使われることも少なくないので、併記することとした。

a. 呉茱萸湯

　比較的体力の低下した、漢方的にいえば虚証で、冷え性の方の、反復する激しい頭痛に用いられてきた。特に、嘔吐を伴う偏頭痛には、もっぱら呉茱萸湯が用いられており、驚くような効果を出すことがある。
　大棗、呉茱萸、人参、生姜より成る。吐き気を止めるには、大量の生姜が有用である。生姜や、生姜を蒸して乾したものである乾姜は、少量では消化管機能を亢進させ、食欲を高めるが、多量に与えると、嘔気を抑える効果をもつ。梅核気などの咽喉の痞え感や悪心・嘔吐があるような場合には、生姜を含んだ方剤が用いられることが多いが、それでもなお効果が不十分な場合には、食用の生姜を摩り下ろして加えるといいとされる。われわれは、抗がん剤による強い吐き気を、生姜や生姜を含んだ漢方薬を冷服させることによりコントロールする試みをしているところである。

b. 半夏白朮天麻湯

　比較的体力の低下した、漢方的にいえば虚証で、冷え性で、胃腸虚弱な方の、持続性の頭痛や頭重、めまいなどに使われている。悪心、嘔吐、食欲不振、全身倦怠などを伴う場合に使う。呉茱萸湯の頭痛や吐き気が激しいのに対して、半夏白朮天麻湯は比較的軽いが持続する頭痛やめまいに用いられている。

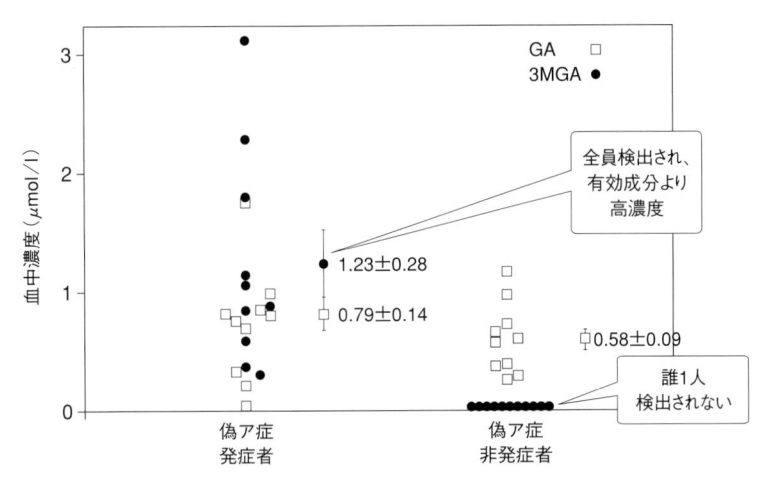

図1. 偽アルドステロン症(偽ア症)の発症には3-モノグルクロニルグリチルレチン酸が関与
(加藤らを改変)

陳皮、半夏、白朮、茯苓、天麻、麦芽、黄耆、沢瀉、人参、黄柏、乾姜、生姜より成る。朮、沢瀉、茯苓といった、後述する水の異常に奏効する五苓散(17)との共通生薬が含まれている。

C. 桂枝人参湯

桂枝人参湯(82)は、比較的体力の低下した人で、胃腸が弱くて、食欲不振、悪心・嘔吐、下痢などの症状があり、同時に、頭痛や頭重、心悸亢進などを伴う場合に用いる。

桂皮、甘草、蒼朮、人参、乾姜から成る。先述のように、生姜を蒸して乾した乾姜は、多量に与えると、嘔気を抑える効果をもつ。

甘草を1日量として3g含むため、偽アルドステロン症やミオパシー、低カリウム血症のある患者には禁忌とされている。但し、甘草量が多ければ誰にでも偽アルドステロン症などを起こすかという点については、疑問視されている。富山医科薬科大学の加藤らは、甘草含有方剤やグリチルリチン(glycyrrhizin)製剤を投与された患者の中で、偽アルドステロン症を発症した人と発症しなかった人を比較した結果、発症した人ではグリチルレチン酸-3-モノグルクロニド(3-monoglucuronyl glycyrrhetic acid；3-MGA)が、真の有効成分であるグリチルレチン酸(glycyrrhetic acid)より高濃度に血中にみつかるのに対して、発症しなかった人では、誰一人検出されなかったと報告した(図1)。3-MGAは、投与したグリチルリチンについていた2分子のグルクロン酸が外れたアグリコン(aglycon)であるグリチルレチン酸が、肝臓でグルクロン酸抱合を受けた化合物である(図2)。東京薬科大学の本間らによれば、甘草含有方剤である柴朴湯(96：小柴胡湯合半夏厚朴湯)を経口投与した健常人の尿中には、甘草由来のリクイリチゲニン(liquiritigenin)などが検出されるのに、グリチルリチン由来の成分はまったく見い出せなかったという。このことは、通常、グリチルレチン酸は

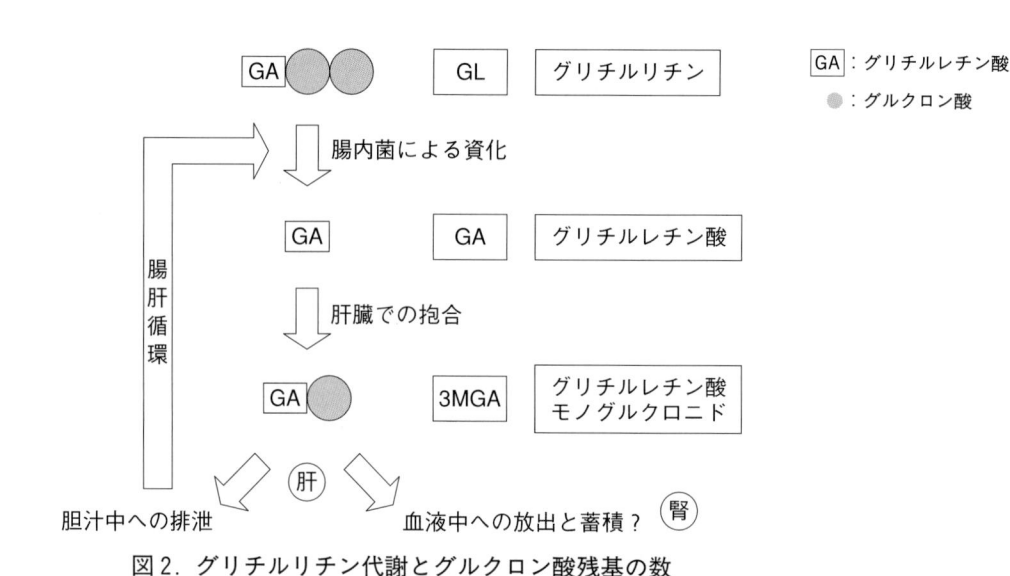

```
    GA ●●      GL      グリチルリチン        GA：グリチルレチン酸
                                              ●：グルクロン酸
     ↑
     │    ⇓ 腸内菌による資化
   腸
   肝     GA      GA      グリチルレチン酸
   循
   環         ⇓ 肝臓での抱合

        GA ●    3MGA    グリチルレチン酸
                        モノグルクロニド
         ⇓ 肝   ⇘
      胆汁中への排泄   血液中への放出と蓄積？ 腎
```

図2. グリチルリチン代謝とグルクロン酸残基の数

血中を経て腎臓から尿中に排出する薬物ではなく、甘草で抱合後、胆汁中に排出する薬物だと認識されていることを教えている。これは、グリチルレチン酸が腸肝循環しているとのわれわれのデータともよく一致している。したがって、偽アルドステロン症の患者で3-MGAが血中に見い出されるということは、肝臓がグリチルレチン酸の処理と排出の方向を誤った可能性が考えられる。そのため、偽アルドステロン症の既往をもつ患者では、少量の投与でも発症する可能性をもつが、そういうグリチルレチン酸処理の異常がない人では、多少投与量が多いとしても問題を起こさない可能性が高い。今後のさらなる研究が必要だが、多少甘草含有量が多いからといって、怖がることはないと思われる。ただ、安全に注意することは常に大切で、甘草を多く含む方剤を投与する場合には、浮腫の有無や血圧、血清カリウム値などに注意することが望ましい。

d. 八味地黄丸

腎虚の代表的な処方に、八味地黄丸(7)がある。痩せて体力のない、虚証の患者に用いる。小腹不仁といって、下腹部が軟弱で力のない状態を目標とする。漢方では、さらに、目がかすむ、口渇や多飲、多尿や頻尿がある、足腰が冷えたり痛んだりする、精力が減退するなどといった症状を伴うものに合うとされてきた。こうした症状は、糖尿病患者の症状によく合致しており、実際に糖尿病患者に用いられ、効果を発揮してきた。したがって、糖尿病性神経障害としてのしびれなどの症状に、次に述べる牛車腎気丸(107)とともに広く使われている。高血圧への適応もある。

八味丸は、地黄を1日あたり6gと多量に含むので、胃にもたれることがあるとされるが、臨床上、あまり気になることはない。その他、山茱萸、山薬、沢瀉、茯苓、牡丹皮、桂皮、附

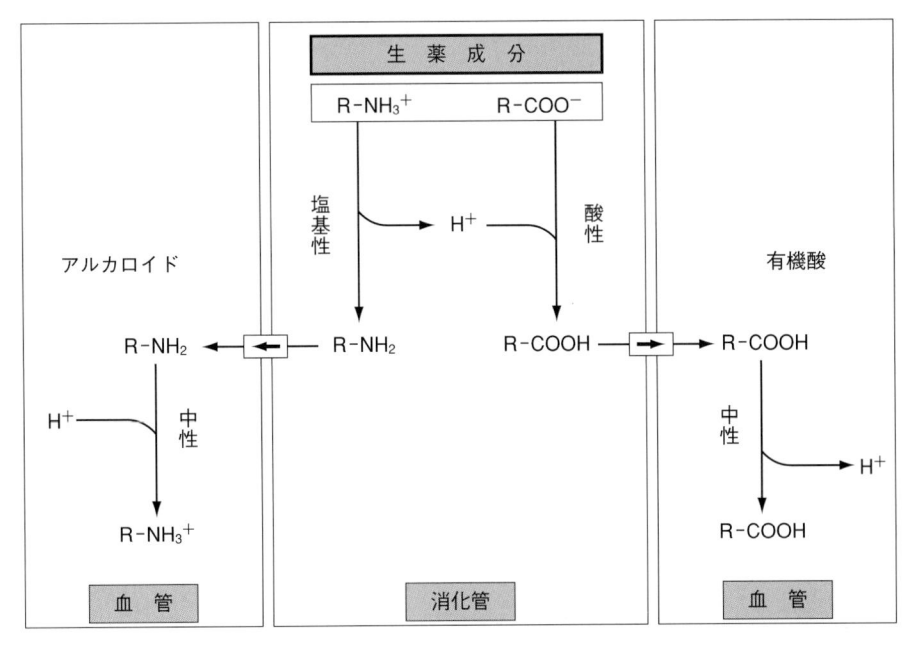

図3. アルカロイドはpHが高いと吸収が速い

子より成る。附子はトリカブトの根で、アコニチン（aconitine）などの強心作用をもつアルカロイドを含み、多量に摂ると死に至る可能性がある。ただ、体を温め、痛みや痺れを取り除くうえで大きな効果を発揮するため、体力がなく、冷えて痛みやすい人には、優れた効果を発揮することがある。エキス製剤などでは、アコニチン類が熱に弱いことを利用し、オートクレーブなどで処理（修治）することによって、安全性を高めている。患者の症状の個人差に応じて、調剤用の加工附子末を加え、安全かつ有効に使えるように工夫されている。附子の過量による中毒の初期症状としては、熱感や動悸といった治療効果の延長上で理解しやすいものに加え、口唇周囲の痺れや嚥下困難などが出現する。「ブス」とか「ぶすっと」とかいう言葉も、こうした附子の中毒症状に由来するという。

　アコニチンのようなアルカロイド（alkaloid）は、生理活性アミンと類似の構造をもっており、アミノ基を有している。そのため、胃のような酸性環境ではプロトン（H^+）が結合して$R-NH_3^+$とイオン化し、水溶性が高まり、結果として、燐脂質でできた細胞膜を通過しにくくなる（図3）。事実、同じくアルカロイドを主成分とする麻黄湯(27)では、溶液のpHを高める（アルカリ性にする）と、麻黄由来のアルカロイドであるエフェドリン（ephedrine）の血中濃度が高まった（図4）。附子でも、塩基性にすると、中毒症状の出現率が高まることを確かめている。八味地黄丸は虚弱な高齢者に投与することが多い。こうした患者では、しばしば胃薬を常用していることがある。ところが、胃薬の中には、例えばSM散などのように、炭酸水素ナトリウム（重曹）をはじめとする中和薬を添加してあるものが少なくない。その結果、胃内pHが上昇し、アルカロイドの吸収が異常に高まり、動悸などの症状を出してしま

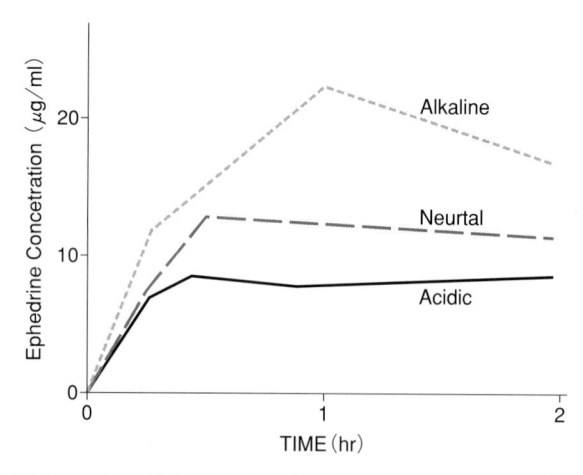

図4. 異なるpHの液に溶かした麻黄湯からのエフェドリンの吸収

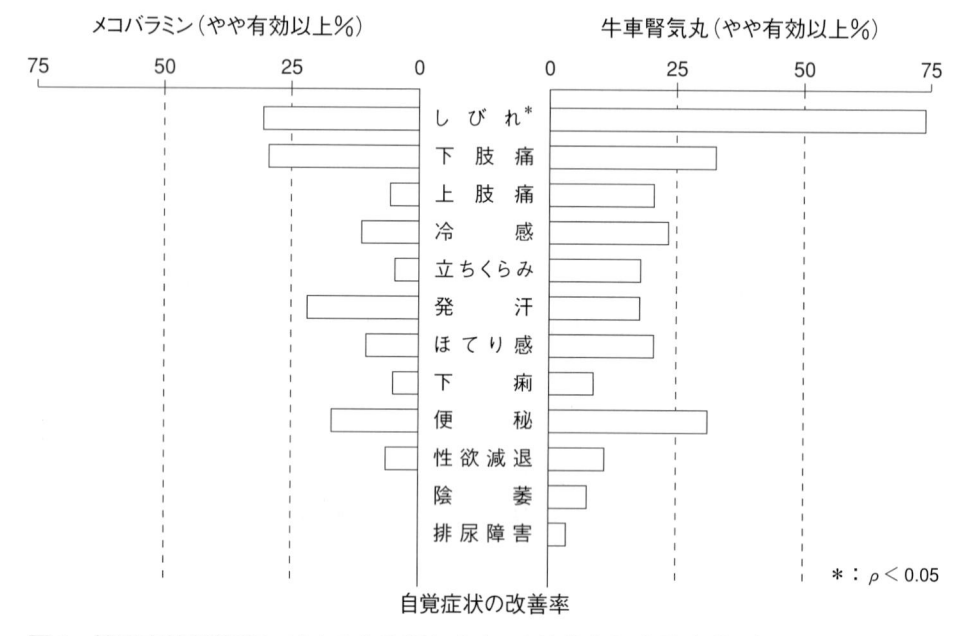

図5. 糖尿病神経障害に対する牛車腎気丸（八味地黄丸加牛膝車前子）とメコバラミンの比較試験
（坂本らより引用）

うことがある。漢方薬は、通常、食間や食前に投与するよう、添付文書に記載されている。その根拠は必ずしも明らかになっているわけではないが、激しい作用を出すアルカロイドを主成分とする薬については、有害作用の発現を抑えるために、胃内pHの低い食間や食前に投与することに意味があるのかも知れない。漢方薬もまじないで効いているわけではなく、正しく服用してもらって、有効成分が作用点に到達させる必要があるのだから、コンプライアンス（compliance、薬の服用率）を考えると、人によっては食前よりは食後の投与の方がいい場

表2. 気鬱の診断基準

気鬱スコア				
抑うつ傾向[注1]	18	時間により症状が動く[注2]	8
頭重・頭冒感	8	朝起きにくく調子が出ない	8
喉のつかえ感	12	排ガスが弱い	6
胸のつまった感じ	8	噯気（げっぷ）	4
季肋部のつかえ感	8	残尿感	4
腹部膨満感	8	腹部の鼓音	8

(文献1)より引用)

判定基準：いずれも顕著に認められるものに当該スコアを与え、程度の軽いものには各々の 1/2 を与える。総計 30 点以上を気鬱とする。
[注1] 抑うつ傾向とは、抑うつ気分、物事に興味がわかない、食欲がない、食物が砂をかむようで美味しくないなどの諸症状からのその程度を判定する。
[注2] 「時間により症状が動く」とは、主訴となる症状が変動すること。

合もあろう。ただ、有害作用が出現した場合には、胃薬を併用していないかを確かめ、服用している場合には漢方薬食前を投与に切り替え、食後に服用される胃薬と切り離すことが必要かもしれない。

e. 牛車腎気丸

この八味地黄丸に、牛膝と車前子を加えたものが、牛車腎気丸(107)である。水や血の流れを改善し、痛みをとる作用を強めた八味丸だと考えればよい。糖尿病が進行し、血栓傾向が強まったり、合併症のために腎症や神経障害が出てきたときに有用で、広く使われている。名古屋大学の坂本らのメチル B_{12} 製剤を対照にした臨床研究で、特にしびれに対して有用性が有意に高かったと報告されている（図5）。

3 気鬱による頭痛・めまい・しびれ

気が鬱滞することによって局所的に不足しているような状態を、気鬱という。気鬱は表2に示したように、梅核気（咽喉に梅の種が詰まったような感じ）や咽中炙肉（咽喉に焼肉が痞えたような感じ）と呼ばれる咽喉の痞え感や、抑欝感などを生じることが多く、心身症的な要素の強い例が多い。滞る部位によって、影響を受ける臓器と症状が左右される。頭に気が滞れば、頭重感や頭冒感を生じるし、四肢に鬱滞すれば、痺れや腫脹感を生む。

気の滞りを解消するには、香りのいい生薬を主体とした気剤を用い、気を巡らすことになる。気剤の代表は香蘇散(70)であるが、体力がなく、消化管にきたしやすい風邪の初期に使うことはあっても、頭痛やめまいが前面に出た症例に使うことは少ない。この仲間では、釣藤散(47)が頻用される。また、女神散(67)を頭重感や足腰の冷え、痛みなどに用いることがある。また、咽喉の痞え感が強い場合には、半夏厚朴湯(16)の仲間が使われる。気虚に用いられるとして先述した半夏白朮天麻湯は、半夏厚朴湯の仲間であり、気鬱の患者にも用いられる。

気は、経絡と呼ばれる、経穴（鍼灸のツボ）を継ぐ経路の中を流れるとされており、鍼灸がその運行を助ける手技として用いられている。

a. 釣藤散

慢性の頭痛で、肩こりやめまいなどを伴う方に使われる。体力は中程度かやや低下した方だが、高血圧を伴い、のぼせや耳鳴り、不眠などを伴う。朝方や目覚めの時に、頭痛や頭重感を伴うことが多い。

石膏、釣藤鈎、陳皮、麦門冬、半夏、茯苓、菊花、人参、防風、甘草、生姜より成る。石膏は、冷やしたいときに使う生薬である。これが入った釣藤散は、のぼせや眼球の充血など、熱や赤みが目標となる。ほかの、頭痛やめまい、しびれなどに用いる薬との使用目標の鑑別に参考となろう。

また、釣藤散には、刺身の皿の上に載っている薬味がいくつも含まれていることに気づく。菊花、防風、生姜などの、芳香や苦味をもった生薬である。こうした植物を薬味として使うのは、芳香健胃薬、苦味健胃薬として、消化管機能を高め、生ものによる食中毒を防ごうとしたものであろう。また、地方によって組成は違うものの、七味に含まれることがある陳皮も、釣藤散に含まれている。こうした芳香をもった生薬は、漢方では気を巡らせると考えている。そのことにより、精神的なストレスなどによる高血圧や頭痛、めまいなどに有用だと考えられている。

b. 川芎茶調散

川芎茶調散(124)は、体力にはかかわりなく、風邪の初期などの頭痛や、特発性の頭痛に用いられる。感冒としては初期で、頭痛以外に、悪寒や発熱、節々の痛みなどがあるときに使う。ちょうど、麻黄湯や葛根湯(1)のような麻黄剤の使い方に似ているが、本剤には麻黄を含まず、動悸や血圧の上昇を気にすることはない。

香附子、川芎、羌活、荊芥、薄荷、白芷、防風、甘草から成る。香附子や荊芥、薄荷といった芳香があり、気を巡らす作用がある。

4 気逆による頭痛・めまい・しびれ

気が逆流し、氾濫したような状態を、気逆という。表3に、気逆のスコアを示す。気が順調に下がらず、腹から胸へ、胸から頭へと逆流すると、動悸や焦燥感、頭痛、意識障害などを生じる。異常なストレスや過度の恐怖の加わったときなどに起こるこうした状態を、漢方では奔豚気という。呉茱萸湯や苓桂朮甘湯(39)、桂枝加竜骨牡蠣湯(26)などの方剤が、こうした気逆による頭痛やめまいなどに使われる。

表3. 気逆の診断基準

気逆スコア			
冷えのぼせ[注1]	14	物事に驚きやすい	6
動悸発作	8	焦燥感に襲われる	8
発作性の頭痛	8	顔面紅潮	10
嘔吐(悪心は少ない)	8	臍上悸[注2]	14
怒責を伴う咳嗽	10	下肢・四肢の冷え	4
腹痛発作	6	手掌足蹠の発汗	4

(文献1)より引用)

判定基準：いずれも顕著に認められるものに当該のスコアを与え、程度の軽いものには各々の1/2を与える。総計30点以上を気逆とする。

[注1] 冷えのぼせとは、上半身に熱感があり、同時に下半身の冷感を覚えるもの。暖房のきいた室内に入ると誘発されるものがあり、これも14点を与えてよい。

[注2] 臍上悸とは、正中部の腹壁に軽く手掌を当てた際に触知する腹大動脈の拍動をいう。

5 血虚による頭痛・めまい・しびれ

血が不足している状態を、血虚(けっきょ)と呼ぶ。現代医学的な貧血症状と同様な症状を指しており、顔色の蒼白化、動悸や不眠、皮膚の荒れ、爪の異常などとともに、めまいや立ちくらみ、手足のしびれなどの症状を呈する(**表4**)。

a. 四物湯と十全大補湯

血虚を改善する薬物の代表は四物湯(71)であるが、これをめまいや立ち眩みを目標にして使うこともときにはある。地黄、芍薬、川芎、当帰の4つの生薬より成る。気がうまく生成しなかったり巡らなかったりすると、血の不足や巡りの異常をきたす。血虚を改善するために、気虚を改善するための基本処方である四君子湯(75)を四物湯に合わせることがあり、これが癌患者などに免疫増強などを期待して頻用されている十全大補湯(48)である。体力の非常に低下した人の立ち眩みやめまい、全身倦怠、手足の冷えなどに使うことがある。黄耆、桂皮、地黄、芍薬、川芎、蒼朮、当帰、人参、茯苓、甘草より成る。

b. 七物降下湯

七物降下湯(46)は、虚弱な人でありながら、血圧が高く、その随伴症状として頭痛やめまい、肩こり、耳鳴りといった症状を出す人に使われる。芍薬、当帰、黄耆、地黄、川芎、釣藤鈎、黄柏の7種の生薬から成るが、当帰、川芎といったセリ科の植物が血管を拡張し、冷えなどを取るとともに、血圧を下げるのにつながる。釣藤鈎は、代表的な降圧作用や頭痛を抑える作用をもつ方剤である釣藤散の、最も代表的な生薬であり、降圧作用がいくつもの系で証明されている。釣藤鈎は、これら2つの高血圧や頭痛、めまいなどに使われる方剤以外に、体力が虚弱で神経質な、夜泣きなどの主に子供に使う抑肝散(54)と抑肝散加陳皮半夏(83)にも入れられている。

表4．血虚の診断基準

血虚スコア			
集中力低下	6	顔色不良	10
不眠、睡眠障害	6	頭髪が抜けやすい[注1]	8
眼精疲労	12	皮膚の乾燥と荒れ、赤ぎれ	14
めまい感	8	爪の異常[注2]	8
こむらがえり	10	知覚障害[注3]	6
過少月経・月経不順	6	腹直筋攣急	6

(文献1)より引用)

判定基準：いずれも顕著に認められるものに当該のスコアを与え、程度の軽いものには各々の1/2を与える。総計30点以上を血虚とする。

[注1] 頭部のフケが多いのも同等とする。
[注2] 爪がもろい、爪がひび割れる、爪床部の皮膚が荒れてササクレるなどの症状。
[注3] ピリピリ、ズーズーなどのしびれ感、ひと皮かぶった感じ、知覚低下など。

c. 当帰四逆加呉茱萸生姜湯

当帰四逆加呉茱萸生姜湯(38)は、平素から冷えて体質虚弱な方で、寒冷に伴って、頭痛や腹痛、腰痛などの痛みが出る場合に使われる。冷えて痛む人を暖めて治すというのが、この薬である。大棗、桂皮、芍薬、当帰、木通、甘草、呉茱萸、細辛、生姜より成る。

6 瘀血による頭痛・めまい・しびれ

血の流れの滞りを瘀血という。「瘀」の字は病的にある部位に留まることを意味している。出血も、血が本来の流れ方をせず、ある部位に留まることを意味するので、瘀血とみなしている。瘀血の所見としては、出血傾向のほかに、血管の怒脹や、チアノーゼや皮膚や粘膜の暗赤色化、腹部の圧痛点の出現などが挙げられる（表5）。

瘀血があり、比較的体力のある実証の人で、高血圧、頭痛やめまい、肩こりなどを呈する人には、通導散(105)を用いることが多い。こういう患者では、心窩部に圧痛があったり、便秘があったりすることが多い。

a. 五積散

五積散(63)は、体力が衰え、胃腸虚弱で、軟便や下痢、胃もたれなどの胃腸障害を訴える方の、各種の痛みや冷えなどに用いる。漢方では瘀血と呼ばれる血の流れの滞り、例えば心筋梗塞や狭心症などの循環器系の異常を伴うような場合に用いることが多い。痛みなどは慢性に経過していて、あまり激しくない場合に用いる。

五積散は、蒼朮、陳皮、当帰、半夏、茯苓、甘草、桔梗、枳実、桂皮、厚朴、芍薬、生姜、川芎、大棗、白芷、麻黄より成る。麻黄が入っており、その有効成分の1つであるエフェドリンなどのアルカロイドがアドレナリン（adrenaline）類似の構造や作用をもっている。そのため、単独でも、また、カテコラミン（catecholamine）類やキサンチン（xanthine）誘導

表5. 瘀血の診断基準

瘀血スコア					
	男	女		男	女
眼瞼部の色素沈着	10	10	臍傍圧痛抵抗　左	5	5
顔面の色素沈着	2	2	臍傍圧痛抵抗　右	10	10
皮膚の甲錯[注1]	2	5	臍傍圧痛抵抗　正中	5	5
口唇の暗赤化	2	2	回盲部圧痛・抵抗	5	2
歯肉の暗赤化	10	5	S状部圧痛・抵抗	5	5
舌の暗赤紫化	10	10	季肋部圧痛・抵抗	5	5
細　絡[注2]	5	5			
皮下溢血	2	10	痔　疾	10	5
手掌紅斑	2	5	月経障害		10

(文献1)より引用)

判定基準：20点以下　非瘀血病態、21点以上　瘀血病態、40点以上　重症の瘀血病態。スコアはいずれも明らかに認められるものに当該のスコアを与え、軽度なものには1/2を与える。
[注1] 皮膚の荒れ、ザラツキ、皸裂。
[注2] 毛細血管の拡張、くも状血管腫など。

体、甲状腺ホルモン薬など、広義の交感神経興奮薬との併用で、動悸や息切れなどの交感神経系の興奮したときのような作用を出すことがある。

　また、先述のように、アルカロイドであるエフェドリンは、生理活性アミンであるアドレナリンと類似の構造をもっており、メチル化されているものの、アミノ基を有している。そのため、アルカリ性にすると、エフェドリンの吸収と血中濃度が高まる。五積散は胃腸虚弱な患者に投与することが多い。こうした患者では、しばしば胃薬を常用していることがある。中和薬を添加してある胃薬を併用すると、エフェドリンの吸収が異常に高まり、動悸などの症状を出すことがある。有害作用が出現した場合には、胃薬を併用していないかを確かめることが必要となろう。

b. 代表的駆瘀血薬

　瘀血の薬の多くは、婦人薬として、更年期障害に伴うような頭痛や頭重、のぼせやめまいなどに広く使われている。もちろん、男性にも適応可能である。冷えやすく体力の低下した人に頻用されるのが当帰芍薬散(23)であり、当帰、川芎という、ともにセリ科で香りがよく、精油成分も豊かで血管拡張作用をもつ生薬に、朮、茯苓、沢瀉といういずれも水を調整する利水性の生薬と、鎮痙作用の強い芍薬が加えられており、頭痛や浮腫み、疝痛などを改善することがわかっている。脳の血流を改善することから、痴呆にも有用であることが既に明らかになっている。

　体力がやや強めの人に用いられるのが桂枝茯苓丸(25)である。桂皮、芍薬、桃仁、茯苓、牡丹皮より成る。

　さらに体力が強く、のぼせや便秘などの症状が強い人には、桃核承気湯(61)が使われる。承気湯は、プルゼニドなど新薬としても使われている刺激性瀉下成分であるセンノシド（sennoside)を含む大黄と、無機の浸透圧性下剤である芒硝（硫酸ナトリウム）の両方を含んだ、瀉下作用の強い方剤であり、便秘を解消し、過剰に蓄積したものを瀉下することによって、のぼせやイライラを除こうとするものである。この2つの生薬以外に、桃仁、桂皮、甘草を含む。

　体力が強くないのに、頭重や頭痛をはじめとして訴えが多い患者には、加味逍遙散(24)を用いることが多い。加味逍遙散とは、訴えがフラフラと移り変わる（逍遙する）人に向けた逍遙散という処方に、別な生薬を加味した方剤であることによる命名である。柴胡、芍薬、蒼朮、当帰、茯苓、山梔子、牡丹皮、甘草、生姜、薄荷より成る。当帰などの血流を改善する生薬に、茯苓や朮などの水を捌く生薬と、薄荷などの香りがよく、気を巡らす生薬が加えられている。

7　水毒による頭痛・めまい・しびれ

　水は、体の半分以上を占める最も重要な構成成分である。生体内のあらゆる反応は水の中で行われており、また、比熱の大きな成分として、安定した環境を提供している。この水の過不足や偏在は異常を引き起こす。特に、漢方では水は留まっているのではなく、体内を巡っていると考えており、その偏在や滞り（水滞）が問題となる。こうした状態を、水毒ともいう。この水の巡りは気や血が促していると考えられており、また、血と水は互いに姿を変えた体液でもあることから、水は気や血の影響を大きく受ける。中国では、水を津液と呼び、広義の血に含めて、気血の二元論として論じられることが多い。水毒の症状を、表6に示した。

　水の偏在を取り除き、うまく巡るようにする薬を、利水剤という。単に水を尿に追い出し、浮腫みを取ったり、行き過ぎれば脱水をも起こすような薬が利尿剤と呼ばれるのに対して、利水剤は水の偏在を取り除き、バランスよく巡らせる薬で、浮腫があるときには利尿へと働くが、脱水状態では尿量は増やさず、却って尿量を減少させて体内に水分を保持するように働くとされる。実際に、五苓散(17)で、そうした相反する作用をもつことを証明し得た。

　利水作用をもった生薬の代表的なものとしては、朮（白朮と蒼朮がある）、猪苓、沢瀉、茯

表6．水滞の診断基準

水滞スコア			
身体の重い感じ	3	悪心・嘔吐	3
拍動性の頭痛	4	グル音の亢進	3
頭重感	3	朝のこわばり	7
車酔いしやすい	5	浮腫傾向・胃部振水音	15
めまい・めまい感	5	胸水・心のう水・腹水	15
立ちくらみ	5	臍上悸[注1]	5
水様の鼻汁	3	水瀉性下痢	5
唾液分泌過多	3	尿量減少	7
泡沫状の喀痰	4	多尿	5

判定基準：総計13点以上を水滞とする。　　　　　　　　　　　　　　　　　　　（文献1）より引用）
[注1] 臍上悸（せいじょうき）：臍部を軽按して触知する腹大動脈の拍動亢進。

苓、半夏などが挙げられる。こうした生薬を組み合わせた代表的な利水剤は、五苓散であり、猪苓湯(40)である。皮膚の色つやが悪く、貧血のあるような人の排尿困難には、猪苓湯合四物湯(112)が使われる。先述の、当帰芍薬散も、牛車腎気丸も、そのほか多くの方剤が水の偏在を取る作用も併せ持っている。

a. 五苓散

頭痛やめまいに頻用される漢方薬の1つの代表が、五苓散である。

五苓散は、口渇、尿量減少があり、浮腫、悪心、嘔吐、めまいなどの症状を伴う者に使う。むくみのある患者に用い、その水を捌こうという目的で頻用されてきた薬の代表である。こうした薬は、生体を巡る水の流れの異常（水毒）に用いることから、水の流れを整えるという意味で、利水剤と呼ばれてきた。診断上は、もちろん眼瞼や下肢の浮腫を確かめるが、漢方特有の診断法としては、仰臥位で、脚を伸ばした状態にして、胃周辺部に指を密着させ、リズミカルに軽く押さえたり緩めたりしたとき、チャプチャプといった音が聴き取ることができれば、利水薬適応の1つの根拠とされてきた。胃部振水音という。糖尿病性の腎症やネフローゼなどによく使われている。二日酔いの水バランスの異常にも有用で、広く使われている。

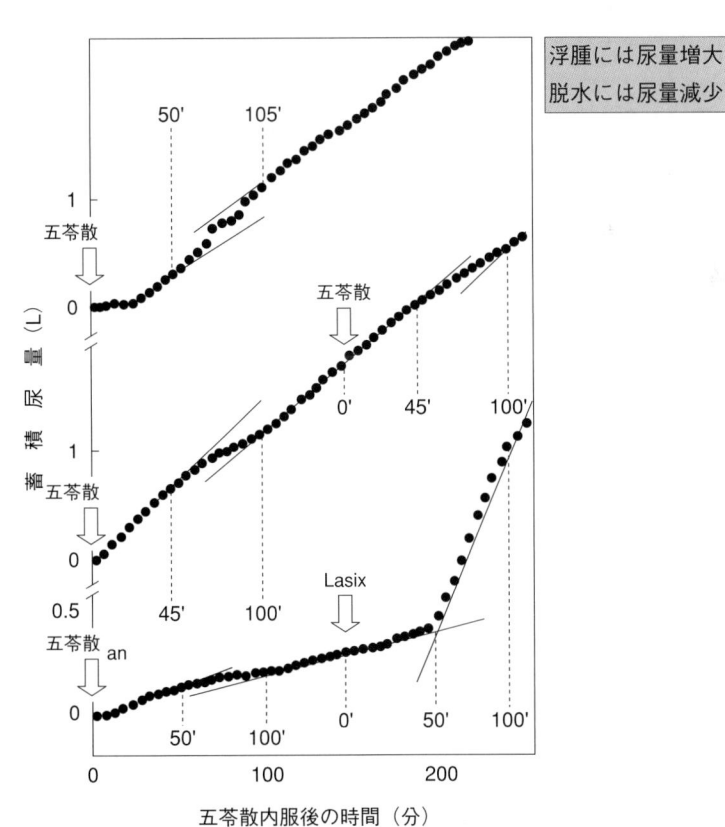

図6．五苓散の利水作用

浮腫傾向のある健常男性に医療用エキス製剤五苓散を3包一気に経口投与したところ、50分後から50分間、尿量が増大した。一方、事前にフロセミド製剤（ラシックス®）を投与して脱水傾向にしておき、同様に五苓散を経口投与したところ、同じ時間帯ではあるが、尿量は減少し、体内に水分を保持するように働いた（図6）。同一成分が調節的に働いたのか、拮抗する2(複数)成分がたまたま同じ時間帯に作用したのかは不明だが、利水剤としての作用が証明し得たわけで、興味深い。

また、新しい用い方として、主として小児科領域で、脱水や嘔吐を起こしてぐったりしている児に、五苓散を直腸内に投与したところ、速やかに、著効を出したと報告されており、興味深い。

構成生薬としては、沢瀉、朮、猪苓、茯苓、桂皮の5種より成る。これらはいずれも水を捌く生薬の代表的なものである。動物実験から、桂皮が重要だとする報告や、茯苓が大切だとする知見がある。

b. 苓桂朮甘湯

苓桂朮甘湯(39)も、利水薬として、頭痛などに用いられる。比較的体力の低下した、漢方的にいえば虚証で、めまいや浮揚感、身体動揺感、立ちくらみなどの症状を訴える場合に用いる。胃部振水音を認める。茯苓、桂皮、蒼朮、甘草より成る。

■まとめ

以上、頭痛やめまい、しびれに使われる漢方薬について概説した。基本は、まず、気血水のどの異常かを大別し、そのうえで、体力（虚実）や、冷えているのか熱いのか（寒熱）といった体質や症状に合わせて方剤を選べば、結構優れた効果を出すことである。

患者のもつ多様な症状に対応して有効な生薬を組み合わせた漢方薬では、単一成分より成る新薬とは異なり、いくつもの症状に効果を発揮する。そのため、現在の医療で広く使われている漢方エキス製剤の適応、効能・効果をみたとき、いろいろな病名や症状が列記されていて、あたかも何にでも効くかのようにみえ、インチキ臭く思えることもある。しかし、実際に頭痛やめまい、しびれに頻用されている漢方薬と、その適応症状、構成生薬などを見比べると、どのような考え方、理由で、使い分けられているのかもよくみえてくる。ぜひ実際に漢方薬の個々をみながら、頭痛、めまい、しびれにどう用いるかを考えて、活用してみたいものである。

（田代眞一）

◆文献

1) 寺澤捷年：症例から学ぶ和漢診療学. 第2版, 医学書院, 東京, 1998.
2) ツムラ：TSUMURA KAMPO MEDICINE FOR ETHICAL USE. ツムラ, 東京, 2003.
3) 山田光胤, 丁 宗鐵：生薬ハンドブック. 第4版, ツムラ, 東京, 1994.
4) 田代眞一：血清薬理学と血清薬化学. Methods in Kampo Pharmacology 1：39-58, 1997.
5) 田代眞一：漢方薬等天然薬物の臨床評価の諸問題. Methods in Kampo Pharmacology 2：4-28, 1997.

和文索引

数字・欧文

- 3243 変異 ……………… 168
- 5-HT ……………… 19, 24
- 5-HT$_{1B/1D}$ 受容体 ……… 40

あ

- アスピリン ……………… 305
- アテローム血栓性脳梗塞 … 90
- アフタ性口内炎 ………… 158
- アルカロイド …………… 415
- アルコールニューロパチー … 370
- 悪性頭位めまい症 ……… 295
- 悪性リンパ腫 …………… 313
- 足踏み検査 ……………… 269
- 圧迫性視神経症 ………… 138
- 安静時振戦 ……………… 324
- 鞍隔膜 …………………… 84
- 鞍上部腫瘍 ……………… 235

い

- インドメタシン ………… 6, 54
- 胃薬 ……………………… 415
- 異常感覚 ………………… 351
- 遺伝子異常 ……………… 172
- 遺伝性発作性小脳失調症 … 161
- 一過性脳虚血発作 … 229, 262, 306
- 一酸化窒素 ………… 22, 24, 25

う

- うつ病の症状 …………… 60
- うつ病性障害 …………… 209
- うっ血乳頭 ……………… 81
- ウイルス性疾患 ………… 157
- 訴えが多い患者 ………… 422
- 運動失調 ………………… 302

え

- エルゴタミン製剤 …… 41, 42
- エレトリプタン ………… 43
- 延髄外側症候群 … 203, 252, 401
- 延髄梗塞 ………………… 252
- 延髄内側症候群 ………… 252

お

- 塩酸プロプラノロール …… 44
- 塩酸ロメリジン ………… 44
- オリーブ橋小脳萎縮症 … 321
- 瘀血 ……………………… 420
- 横断診断 ………………… 378
- 嘔吐 ……………………… 301
- 温度覚 …………………… 352
- 温度眼振 ………………… 248
- ――検査 ………………… 281
- 温度刺激検査 ……… 248, 271

か

- カルシウム拮抗薬 ……… 56
- 下顎神経 ………………… 100
- 下垂体腫瘍 ………… 83, 136
- 下垂体障害 ……………… 315
- 下垂体腺腫 ……………… 315
- 下垂体卒中 ……… 84, 94, 316
- 化学物質過敏症 ………… 135
- 加味逍遙散 ……………… 422
- 仮面うつ病 ……………… 60
- 家族性アミロイド多発ニューロパチー ………… 324
- 家族性片麻痺性片頭痛 … 26, 160
- 蝸電図 …………………… 281
- 回旋性眼振 ……………… 292
- 回転性めまい …… 202, 215, 307
- 回転性眼振 ……………… 300
- 灰白質障害 ……………… 377
- 海綿静脈洞 ……………… 141
- ――症候群 ……………… 145
- ――病変説 ……………… 51
- 開散眼振 ………………… 242
- 解離性動脈瘤 …………… 94
- 外リンパ瘻 ……………… 278
- 外眼筋麻痺 ……………… 170
- 外耳道腫瘍 ……………… 152
- 外側橋下部症候群 ……… 203
- 外側半規管型 BPPV …… 289
- 外転神経麻痺 …………… 137
- 角膜潰瘍 ………………… 129

- 滑車神経麻痺 …………… 137
- 痒み発作 ………………… 390
- 甘草 ……………………… 413
- 完全房室ブロック ……… 204
- 幹部海綿状血管腫 ……… 311
- 感音難聴 ………………… 245
- 感覚過敏 ………………… 351
- 感覚神経伝導検査 ……… 354
- 感覚神経誘発電位 ……… 367
- 感覚性失調型ポリニューロパチー ………………… 224
- 感染症 …………………… 8
- ――根障害 ……………… 394
- 関連痛 …………………… 127
- 緩徐相 …………………… 239
- 眼窩炎性偽腫瘍 ………… 130
- 眼窩筋炎 …………… 130, 136
- 眼窩真菌症 ……………… 138
- 眼窩底吹き抜け骨折 …… 136
- 眼窩蜂窩織炎 …………… 131
- 眼球運動痛 ……………… 138
- 眼球突出 …… 130, 131, 133
- 眼筋麻痺 ………………… 137
- ――型片頭痛 …………… 137
- 眼神経 …………………… 99
- 眼振 ………………… 214, 239
- 眼振計 …………………… 248
- 眼精疲労 …………… 133, 134
- 眼前暗黒感 ……………… 243
- 眼痛
  127, 129, 130, 131, 132, 133, 137
- 眼内炎 …………………… 131
- 眼部帯状疱疹 ……… 130, 135
- 顔面痛 …………………… 98

き

- ギラン・バレー症候群 …… 372
- 気鬱 ……………………… 417
- 気逆 ……………………… 418
- 気虚 ……………………… 411
- 気血水 …………………… 411
- 気剤 ……………………… 417
- 季節の影響 ……………… 10

起立性低血圧 ……207, 215, 323	頸肩腕症候群 ……………116	根痛 …………………365
器質性頭痛 ………………33	頸椎 ……………………66	混合型頭痛 ………………62
器質的頭痛 ………………116	頸椎カラー ………………126	
器質的病変を伴わない各種の頭痛 ………………………6	頸椎後縦靱帯骨化症 ………119	さ
機能的頭痛 ………………116	頸椎症 ……………………119	左右側方注視眼振 …………242
偽アルドステロン症 ………413	頸椎椎間板ヘルニア ………119	鎖骨下動脈盗血症候群 ……262
偽脳腫瘍 …………………136	頸椎椎体炎、椎間板炎 ……119	細動脈壁中膜変性像 ………176
求心路遮断痛 ……………374	頸動脈海綿静脈洞瘻 ………145	索路徴候 …………………377
急性陰窩性扁桃炎 …………158	欠神発作 …………………225	錯感覚 ……………………351
急性限局性外耳道炎 ………151	血管障害 …………………7	三叉神経 ………………16, 127
急性喉頭炎 ………………159	血管性雑音 ………………133	──副交感神経反射 ……51
急性小脳炎 ………………207	血管説 …………………18, 19	──血管説 …………18, 23
急性中耳炎 ………………152	血管迷走神経反応 …………226	──節 …………………99
急性乳様突起炎 ……………153	血虚 ……………………419	──痛 ………………85, 98
急性鼻炎 …………………155	血腫除去術 ………………303	酸素吸入 …………………55
急性副鼻腔炎 ……………155	血性髄液 …………………89	
急速相 ……………………239	血栓溶解療法 ………………95	し
球後視神経炎 …………137, 138	結節性多発動脈炎 …………371	しびれ ……………………351
巨細胞性動脈炎 ……………108	結膜血管 …………………127	シックスクール症候群 ……135
巨細胞性肉芽腫性炎症 ……110	──の拡張 ………………133	シックハウス症候群 ………135
恐怖 ……………………418	結膜充血 ……………127, 130	シックビルディング症候群 135
胸郭出口症候群 ……………119	原因物質 …………………7	ジクロロ酢酸ナトリウム …169
筋緊張型頭痛 …………68, 135		四物湯 ……………………419
筋収縮性頭痛 …………59, 60	こ	視運動性眼振 ……………187
緊張型頭痛	古典型片頭痛 ………………39	──検査 …………………249
………4, 9, 59, 60, 63, 65, 116	固縮 ……………………326	──パターン検査 ………249
──のメカニズム ………64	固有知覚系 ………………308	視運動性後眼振 ……………187
──の頻度 ………………11	牛車腎気丸 ……………414, 417	視覚 ……………………191
──の誘発因子 …………12	五積散 ……………………420	視覚・眼球運動系 …………308
──の分類 ………………6	五苓散 ……………………413, 422	視床下部 …………………315
	呉茱萸湯 ……………412, 418	──機能障害説 …………49
く	後下小脳動脈 ………………301	視床痛 …………………361, 404
くも膜下出血 ………………87	後半規管型 BPPV …………289	視神経炎 …………………137
グリオーマ ………………235	後部強膜炎 ………………130	視性誘発性眼球運動 ………274
グリセロールテスト ………282	交代性眼振 ………………242	視標追跡検査 ……………248
グリチルリチン …………413	好酸性顆粒沈着 ……………172	視力障害 ……………130, 131, 132
グリチルレチン酸-3-モノグルクロニド ……………413	抗エラスチン抗体 …………109	視力低下 …………131, 138, 139
群発頭痛 ………6, 7, 46, 135	更年期障害 ……………226, 421	耳介軟骨膜炎 ……………150
──の頻度 ………………13	香蘇散 ……………………417	耳性帯状疱疹 ……………151
	高位差 ……………………385	耳石 ……………………290
け	高位診断 …………375, 378, 385	耳石器 ……………………183
桂枝加竜骨牡蠣湯 …………418	高血圧 …………………92, 414	耳癤 ……………………151
桂枝茯苓丸 ………………421	高乳酸値 …………………168	耳閉塞感 …………………245
桂枝人参湯 ………………413	硬膜内頸動脈-海綿静脈洞瘻 ………………………137	自発眼振検査 ……………248
	国際頭痛学会 ………3, 33, 71	自律神経系 ………………318
	国際頭痛分類 ………………59	自律神経症状 ……………49

地黄 414	神経内科的検査 251	川芎茶調散 418
七物降下湯 419	神経ブロック 125	先天性眼振 242
実験的内リンパ水腫 338	――療法 105	先天性耳瘻孔化膿症 151
斜位・斜視 133	真菌性眼内炎 131	穿通枝梗塞 90
手根管症候群 365, 370, 371	深部腱反射 375	潜伏眼振 242
手掌－口症候群 404	深部知覚 188, 191	線条体黒質変性症 320
酒石酸エルゴタミン 56	進行性自律神経機能不全症 323	前下小脳動脈症候群 221
腫瘍性病変 265	滲出性中耳炎 153	前兆 48
十全大補湯 419	腎虚 411	――を伴う片頭痛 4, 39
重心動揺検査 269		――を伴わない片頭痛 3, 39
純回旋性眼振 248	す	前庭覚 191
小児自律神経性頭痛 78		前庭眼反射 189, 281
小児視神経炎 138	ステロイド剤 285, 344	前庭感覚器 183
小児の片頭痛 78	ストレス 67, 280, 418	前庭系 307
小脳炎 222, 263	――性頭痛 59	前庭自律神経反射 281
小脳橋角部腫瘍 233, 309	スマトリプタン 42	前庭神経炎 196
小脳橋角部髄膜腫 310	頭痛	前庭神経核 300
小脳血管芽腫 312	61, 127, 128, 130, 131, 132,	前庭神経切断術 287
小脳梗塞 230, 258	136, 137, 139	前庭脊髄反射 281
小脳失調 161	――指数 66	前部虚血性視神経症 111
小脳腫瘍 233, 265, 312	――日記 35	
小脳出血 222, 231, 259, 303	――の分類 3, 4	そ
小脳星細胞腫 312	――ノート 64	
小脳の梗塞 305	――発作の誘因 10	ゾルミトリプタン 43
小腹不仁 412, 414	――問診票 35	速度蓄積機 270
生姜 412	水滞 422	速度蓄積機構 273
承気湯 421	水頭症 82	側頭動脈の腫瘤・硬結・索状
症候群性遺伝性難聴 328	水毒 422	物触知 111
症候性三叉神経痛 102	垂直性眼振 242	側頭動脈炎 108
症状緩解試験 122	髄腔内播種 83	――の分類基準 113
症状誘発試験 120	髄節徴候 377	側頭動脈生検 112
上位頸椎損傷 119	髄膜炎 131, 138	側頭葉てんかん 243
上顎神経 100	髄膜腫 102, 314	
上眼窩神経痛 135		た
上小脳動脈 104	せ	
――症候群 203, 222		多発性硬化症 138, 223, 263, 389
常染色体優性 173	セロトニン 16, 24, 40	多発性単ニューロパチー 358
静脈洞血栓症 96	生活指導 284	多発性皮質下梗塞 174
触覚 352	赤色ぼろ線維 170	代謝障害 8
心因性めまい 209, 238	脊髄空洞症 390	体性感覚誘発電位 355
心因性頭痛 59, 59	脊髄血管奇形 392	体性機能局在 399
心理療法 284	脊髄梗塞 392	帯状痛 393
身体平衡 194	脊髄・根疾患 374	帯状疱疹 393
神経血管減圧術 106	脊髄視床路 399	大後頭－三叉神経症候群 117
神経血管説 24	脊髄小脳変性症 223, 318	大動脈炎症候群 204
神経膠腫 235, 313	脊髄癆 222	第4脳室腫瘍 235, 265
神経説 20	脊柱管拡大術 126	脱髄性疾患 263
神経痛 159	脊柱管前後径 387	単ニューロパチー 356

単眼性眼振 …………………242
炭酸リチウム …………………56

ち

遅発性障害 …………………115
遅発性内リンパ水腫 …283,337
痴呆 …………………173,326
中枢性めまい ………………238
中枢前庭系 …………………198
中大脳動脈梗塞・出血 ……222
中脳の梗塞 …………………255
宙づり型 ……………………382
注視眼振検査 ………………239
注視方向性眼振 ……………300
釣藤散 ………………………417
蝶形骨洞腫瘍 ………………136
蝶形骨洞囊腫 ………………136
調節・輻湊障害 ……………133
聴神経腫瘍 …………268,278,310
聴力検査 ……………238,245

つ

椎弓形成術 …………………126
椎骨動脈 ……………………303
　　──間欠的圧迫症候群 …262
　　──系 ……………………305
椎骨脳底動脈 ………255,262
　　──系 ……………………201
　　──循環不全 …220,262,305
椎体椎弓間距離 ……………387
通導散 ………………………420
痛覚 …………………………352

て

テクノストレス眼症 ………134
低血圧 …………………………67
低髄液圧症候群 ……………117
定方向性眼振 ………………242
天疱瘡、類天疱瘡 …………158
転移性脳腫瘍 ………………314
転換型片頭痛 …………………37
伝音難聴 ……………………245
電気性身体動揺検査 ………269

と

トリプタン系薬剤 …41,42,54
ドパミン ……………………324
当帰四逆加呉茱萸生姜湯 …420
当帰芍薬散 …………………421
桃核承気湯 …………………421
疼痛発作誘発領域 …………102
糖尿病ニューロパチー 369,370
糖尿病性眼筋麻痺 …………137
糖尿病性神経障害 …………414
頭位眼振検査 ………………246
頭位変換眼振検査 …………246
頭蓋咽頭 ……………………315
頭蓋内圧亢進 …81,86,307,313
頭蓋内圧低下症 ……………207
頭重負荷指数 …………………66
頭振り眼振検査 ……………271
頭部外傷 ………………………6
動眼神経麻痺 …………136,137
特発性三叉神経痛 …………101
突発性難聴 …………268,278

な

内リンパ水腫 ………279,337
内リンパ囊 …………………280
　　──開放術 ………………285
内頸動脈内膜解離 …………135
内頸動脈瘤 …………………146
内頸動脈-海綿静脈洞瘻 …133
内頸動脈-後交通動脈分岐部
　　動脈瘤 …………………136
内耳隔絶抗原 ………………346
内耳性めまい ………………237
内耳梅毒 ……………278,337
内側毛帯 ……………………399

に

ニトログリセリン ……………49
肉芽腫性動脈炎 ……………108
女神散 ………………………417

の

脳幹 …………………………259

──梗塞 ………231,251,255
──腫瘍 ……………………235
──出血 ……………………231
──脳炎 ……………………222
脳血管撮影 …………………90
脳血管障害 …………172,251
脳梗塞 ………………………90
脳硬膜 ………………………80
脳室内腫瘍 …………………315
脳腫瘍 …………………80,307
脳出血 ………………………92
脳塞栓 ………………………90
脳卒中様発作 ………………167
脳底動脈型片頭痛 …………225

は

ハローベスト ………………126
バルプロ酸 ……………44,57
パーキンソン病 ……………324
パニック障害 ………………209
パルス療法 …………113,131,138
胚細胞系腫瘍 ………………236
梅核気 ………………412,417
白質障害 ……………………377
白質脳症 ……………………174
橋の梗塞 ……………………255
八味地黄丸 …………………414
原田病 ………………………131
反射弓 ………………………375
反射性交感神経性異栄養症 374
反復性の卒中発作 …………174
反復性多発性軟骨炎 ………150
反復発作性群発頭痛 …………46
半規管 ………………183,185
半夏厚朴湯 …………………417
半夏白朮天麻湯 ………412,417

ひ

びまん性外耳炎 ……………152
皮質拡延性抑制 ………………20
皮質性感覚障害 ……………405
皮膚生検 ……………………174
非ステロイド性消炎鎮痛剤 41
非回転性めまい ……202,216
非症候群性遺伝性難聴 ……328
腓腹神経生検 ………………368

鼻咽頭腫瘍 ……………………136
鼻性視神経症 ………………138
鼻性頭蓋内合併症 …………156
病態生理学 ……………………15
貧血 ……………………………67

ふ

ふらつき感 …………………299
フリードライッヒ失調症 …319
フレンツェル眼鏡 …………292
フロセマイドテスト ………282
プルキンエ細胞 ……………321
浮動性めまい ……………299,307
浮遊耳石 ……………………290
浮遊耳石置換法 ……………296
普通型片頭痛 …………………39
附子 …………………………415
副腎皮質ホルモン ……………56
副鼻腔悪性腫瘍 ……………157
副鼻腔嚢腫 …………………138
副鼻腔嚢胞 …………………156
複合筋活動電位 ……………367
複視 ……………130,131,137,139
輻輳眼振 ……………………242
二日酔い ……………………423
振子様眼振 …………………242
分子相同性 …………………347

へ

ヘモジデリン ………………313
平衡機能 ……………………228
　　──障害 ………………307
平衡障害 ……………195,214,237,299
片頭痛 ……3,9,15,95,138,174
　　──の家族歴 ……………11
　　──の年齢分布 …………10
　　──の分類 ………………5
変形性脊椎症 ………………387
変性疾患 …………………264,318

ほ

ポリグルタミン病 …………319
ポリニューロパチー ………358
補充現象 …………………245,281
母系遺伝 ………………………26

方向交代性の水平性眼振 …293
方向交代性下向性頭位眼振 248
方向交代性上向性頭位眼振 248
放散痛 ………………………127
乏突起膠細胞 ………………321
傍腫瘍性小脳変性症 ………224
奔豚気 ………………………418

ま

マーフ …………………167,171
麻黄剤 ………………………418
麻黄湯 ………………………415
麻薬性鎮痛薬 …………………83
末梢前庭系 ……………198,266
関節リウマチの頸椎病変 …119
慢性群発頭痛 …………………46
慢性再発性頭痛 ………………61
慢性習慣性頭痛 ………………70
慢性進行性外眼筋麻痺症候群
　　…………………………167,170
慢性中耳炎 …………………153
慢性日常性頭痛 ………………70
慢性副鼻腔炎 ………………156
慢性発作性片側頭痛 …6,7,53
慢性連日性頭痛 …73,77,38,70

み

ミトコンドリア DNA ………168
ミトコンドリア脳筋症 ……166
ミトコンドリア病の三大病型
　　……………………………166
未破裂脳動脈瘤 ………………94
耳鳴り ………………………245

む

むちうち損傷 ………………117
無痛領域 ………………………86
無動 …………………………326

め

めまい ……………195,211,251
　　──の種類 ………………228
　　──の診察 ………………214
　　──の随伴症状 …………213

　　──の性状 ………………212
　　──の発症の仕方、誘因 212
　　──感 ……………………251
メニエール病
　　………196,244,268,278,337
メラス ………………………167
メラトニン ……………………50
免疫複合体 …………………340
免疫抑制剤 …………………344

も

もやもや病 ……………………95
毛様充血 ………………127,131,132

や

薬物性頭痛 ……………………76
薬物誘発性頭痛 ………………77
薬物誘発性・離脱性頭痛 …75

ゆ

有痛性眼筋麻痺 ………130,140
有痛性強直性痙攣 …………390
有痛領域 ………………………86
有病率 …………………………47

よ

予兆 ……………………………48
腰椎穿刺 ………………………81
抑肝散 ………………………419

り

リウマチ性多発筋痛 ………108
利水剤 ………………………422
両脚直立検査 ………………268
良性頭蓋内圧亢進症 ………136
良性発作性頭位めまい ……205
　　──症 …………………271,279
良性発作性頭位眩暈症 ……288
苓桂朮甘湯 ……………418,424
緑内障 ………………………131

る

類上皮腫 ……………………102

れ

レビー小体 ………………325

―型痴呆 ………………223
レルモワイエ症候群 …244,283

ろ

老視 ……………………133

わ

ワレンベルク症候群 ………401

欧文索引

A

allodynia ……………………18
anesthesia ………………362
Arnold Chiari 奇形 …225
Arnold-Chiari malformation
………………………265

B

Babinski sign ……………380
Babinski 反射陽性 ………319
Barré-Lieou 症候群 ………206
Bickerstaff 型脳幹脳炎 …207
bow hunter's stroke ……206
Brown-Séquard syndrome
………………………378,383
Brown-Séquard 症候群 …359
bruit ………………………133

C

CACNA1A 遺伝子 …160,161
CADASIL ……………………172
calcitonin gene-related
 peptide ………………16,51
caloric nystagmus ………248
caloric test ………………248
canalolithiasis …………290
carbamazepine …………104
CCF ………………………145
CGRP ……………………16,20,51
chronic daily headache 59,70
chronic paroxysmal hemicrania ……………………6

chronic progressive external ophthalmoplegia …167
Churg-Strauss 症候群 371,372
CIDP ………………………372
cluster headache ……………6
CMAP ……………………367
congenital nystagmus ……242
convergence nystagmus …242
cortical spreading depression ……………………20
CPEO ……………………167,170
Creutzfeldt-Jakob 病 ……222
Crow-Fukase 症候群 ……373
CSD ………………………20
cupulolithiasis …………290
COCH 遺伝子 ……………329
COL11A2 遺伝子 …………333

D

deafferentation pain ……374
Dejerine 症候群 …………252
Dejerine-Klumpke syndrome
………………………382
denervation hypersensitivity
………………………20
dermatome ………………378
DFN ………………………328
DFNA ……………………328
DFNB ……………………328
Diffusion MRI ……………301
divergence nystagmus …242
dizziness ………………299,307
DLB ………………………223
dysesthesia ………………362
DIAPH1 遺伝子 ……………333

E

electronystagumography 294
Erb's palsy ………………382
eye tracking test ………248
EYA1 遺伝子 ………………335

F

Familial hemiplegic migraine
………………………160
FHM ………………………160
fMRI ………………………22
Fukuhara disease ………171

G

galvanic body sway test 269
gaze nystagmus test ……239
GBS ………………………394
GBST ……………………269
giddiness …………………299
GOTS ……………………117
greatoccipital trigeminal
 syndrome ………………117
Guillain-Barré Syndrome 394

H

Hallpike 法 ………………205
HAM ……………………390
Hemicrania Continua の診断基準 ……………………74
heteroplasmy ……………169
HLD-DR 分子 ……………109

Horner syndrome ············382
Horner 徴候 ················302
HTLV-Ⅰ associated
　myelopathy ············390
Hunt and Hess ············87
hyperesthesia ············362
hypesthesia ···············362

J

jaw diameter ············387
jumbling 現象 ············210
junction zone ············104

K

Kearns-Sayre 症候群 ······170
KCNQ4 遺伝子 ············331

L

L-arginine ···············169
latent nystagmus ·········242
Lempert 法 ··············296
Lhermitte sign ···········383
lumbosacral radiculoplexus
　neuropathies ··········393

M

MELAS ··················167
Meniere 病 ··············251
MERRF ·············167, 171
MHC クラスⅡ分子 ······346
migraine ··················3
　── with aura ············4
　── without aura ·········3
miscellaneous headaches
　unassociated with struc-
　tural lesion ·············6
mitochondrial myopathy,
　encephalopathy, lactic
　acidosis, and stroke-like
　episodes ···············167
Mondini 奇形 ············335
mononeuritis ············363
MRA ···················306
myoclonus epilepsy associat-
　ed with ragged-red fibers
　·······················167
myotome ···············382
MYO7A 遺伝子 ············331

N

NDPH ····················73
New Daily Persistent Head-
　ache の診断基準 ········74
norepinephrine ···········19
Notch 3 ·················174
NSAIDs ··················41
numb and clumsy hands　383
nystagmography ·········248

O

OKN ···················275
OKP test ···············249
opsoclonus ···············206
optokinetic nystagmus ···275
── pattern test ·········249

P

P/Q 型カルシウムチャンネル
　····················18, 27
PAG ····················16
painful tonic spasm ·······390
paramedian pontine reticu-
　lar formation ··········275
Parnes 法 ···············296
PCD ····················224
pendular nystagmus ······242
PET ·····················22
phenytoin ···············105
piano playing phenomena　383
PICA ···················304
PN ·················371, 372
polymorphism ············28
polyneuropathy ··········362
positron emission tomogra-
　phy ····················22
Powers' syndrome ···206, 262
PPRF ···················275
pseudoathetosis ·········383

R

radicular pain ···········378
Raeder 症候群 ·······54, 146
ragged-red fiber ·········170
RAPD ··················390
red eye ·················127
reflex sympathetic dystrophy
　······················374
relative afferent pupillary
　defect ·················390
Romberg sign ············383
Romberg test ············269
RSD ···················374

S

SCD ····················223
Semont 法 ···············296
Shy-Drager 症候群 ········320
Sjögren 症候群 ···········397
SNAP ··················367
spinal instrumentation ···126
spontaneous nystagmus test
　······················248
spreading depression ······22
spreading oligemia ········20
SSV ····················169
strongly SDH-reactive blood
　vessels ···············169
Subclavian steal syndrome
　······················262
substance P ··············51
SLC26A4 遺伝子 ··········332

T

T 細胞サブセット ·········341
tension-type headache ······4
thalamic pain ···········361
thyrotropin-releasing
　hormone ··············322
TIA ············229, 262, 305
Timed Eden 試験 ·········121
Timed Morley 試験 ·······121
Timed Wright 試験 ·······121
Tinel 徴候 ··········365, 370

Tolosa-Hunt 症候群　136, 140
transient ischemic attack
　……………………229, 306
TRH ……………………322
trigger zone ………………102
tRNA Leu(*UUR*)遺伝子　334

U

unsteadiness ………………299
useless hand ………383, 390

V

vasoactive intestinal peptide
　………………………………51
VBI ………………262, 305
VDT(visual display terminal)
　症候群 ………………134
VEMP ……………………276
ventrolataral periaqueductal
　gray matter ……………16
vertebrobasilar insufficiency
　……………………………305
vertigo ……………………307

vestibular evoke myogenic
　potentials ……………276
vestibulo-ocular refrex …272
VIP ………………………51
Visual Suppression Test
　…………………249, 272
VOR ……………………272

W

Wallenberg 症候群
　……………221, 252, 301
WFNS ……………………87
white eye ………………127

索引 viii

よくわかる
頭痛・めまい・しびれのすべて ―鑑別診断から治療まで―
ISBN4-8159-1671-3 C3047

平成15年10月 1 日	第1版発　行
平成17年 7 月20日	第1版第2刷

編　集	―――	東　儀　英　夫
発行者	―――	松　浦　三　男
印刷所	―――	株式会社 真　興　社
発行所	―――	株式会社 永　井　書　店

〒553-0003 大阪市福島区福島 8 丁目21番15号
電話(06)6452-1881(代表)／Fax(06)6452-1882
東京店
〒101-0062 東京都千代田区神田駿河台 2-10-6(7 F)
電話(03)3291-9717(代表)／Fax(03)3291-9710

Printed in Japan　　　　　　　　　　　© TOUGI hideo, 2003

・本書の複製権・翻訳権・上映権・譲渡権・公衆送信権（送信可能化権を含む）は
　株式会社永井書店が保有します．
・**JCLS**　＜㈳日本著作出版権管理システム委託出版物＞
　本書の無断複写は著作権法上での例外を除き禁じられています．複写される場合
　には，その都度事前に㈳日本著作出版権管理システム(電話 03-3817-5670，FAX
　03-3815-8199) の許諾を得て下さい．